U0392205

《生命至上》编委会

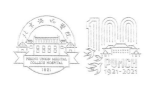

张抒扬　韩　丁◎主编

赵玉沛◎名誉主编

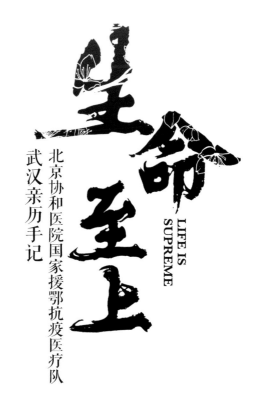

生命至上

LIFE IS SUPREME

北京协和医院国家援鄂抗疫医疗队
武汉亲历手记

人民出版社

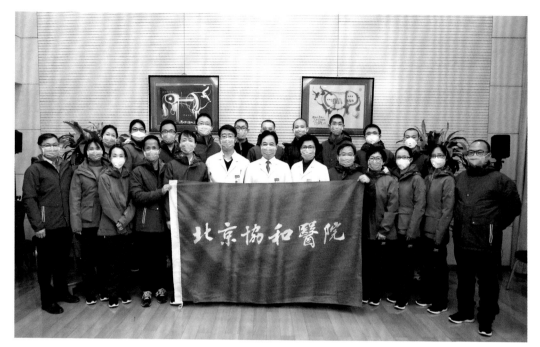

◆ 2020 年 1 月 26 日，首批国家援鄂抗疫医疗队出征武汉，北京协和医院院领导与协和医疗队队员合影

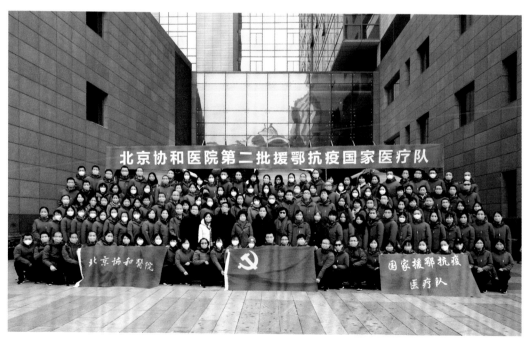

◆ 2020 年 2 月 7 日，第二批队员出征前合影

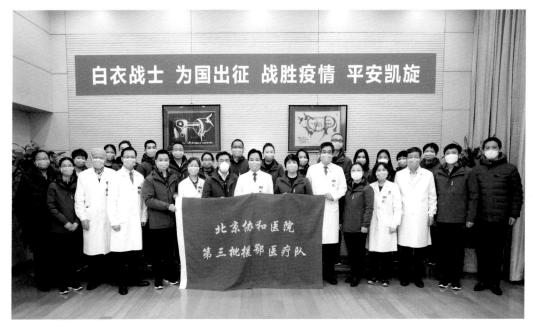

◆ 2020 年 2 月 19 日，第三批队员出征前合影

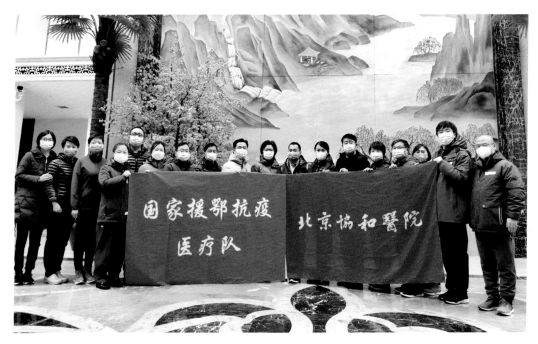

◆ 2020 年 2 月 27 日，第四批队员到达武汉后与大部队合影

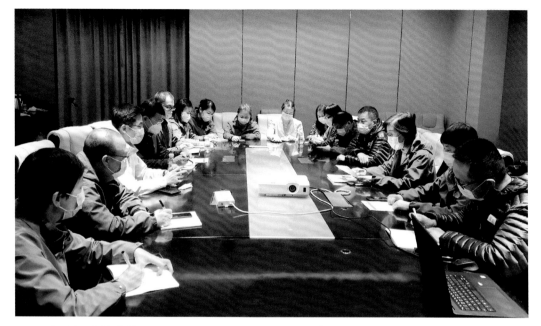

◆ 医疗队组建前线核心组和医疗骨干小组，由 21 名队员组成，每晚召开工作例会。汇聚集体智慧，针对临床问题，坚持立即整改与持续改进相结合，不断优化调整诊疗策略

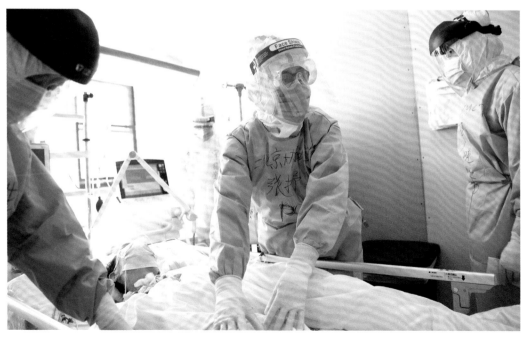

◆ 北京协和医院院长张抒扬（时任北京协和医院党委书记）（中）在床旁查看患者

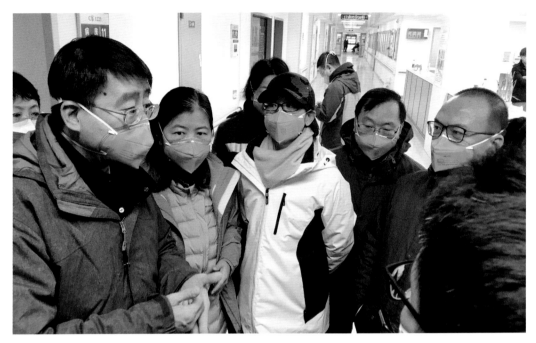

◆ 韩丁副院长带领医疗队队员在病房实地考察，改建重症加强病房

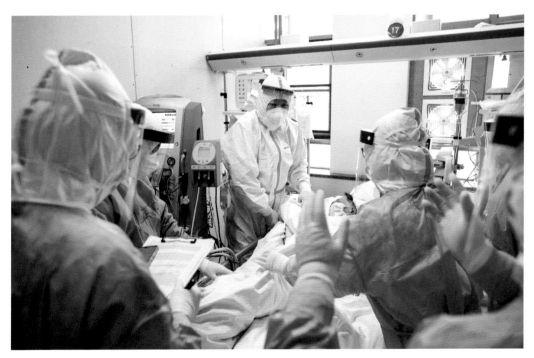

◆ 北京协和医院副院长杜斌（时任北京协和医院内科 ICU 主任）带领医疗队队员查房

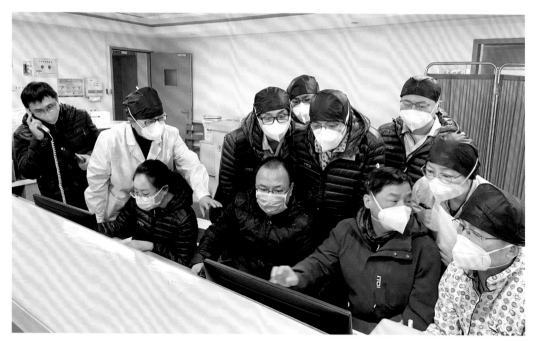

◆ 第三批医疗队员正在听取李太生教授、周翔副教授等介绍情况，了解病房环境及 HIS 系统使用

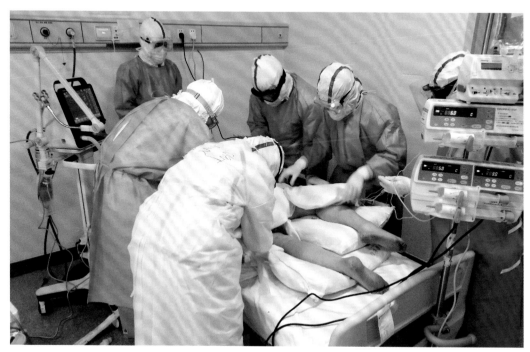

◆ 援鄂期间，医疗队共计为 46 位患者进行俯卧位通气，是最早最多开展此项技术的医疗队

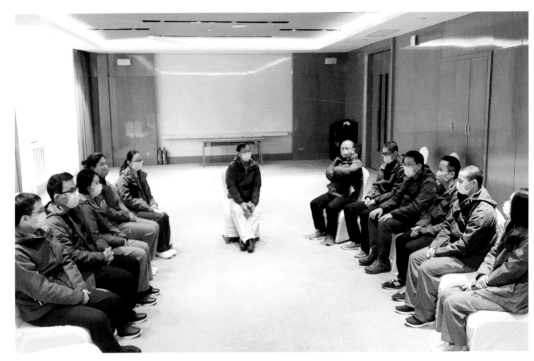

◆ 第一临时党支部书记刘正印主持召开组织生活会

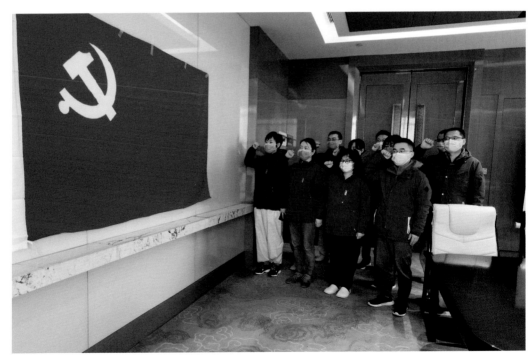

◆ 第二临时党支部书记郑莹（左二）带领支部党员向党旗宣誓

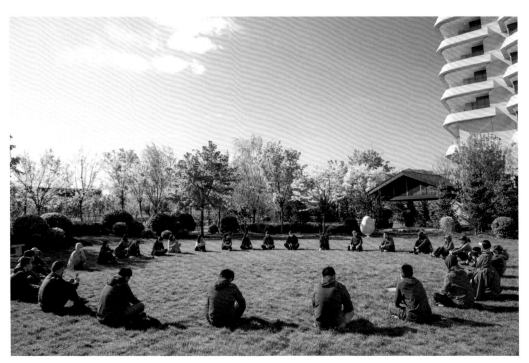

◆ 返京休整期间第三临时党支部书记吴东主持召开支部党员大会

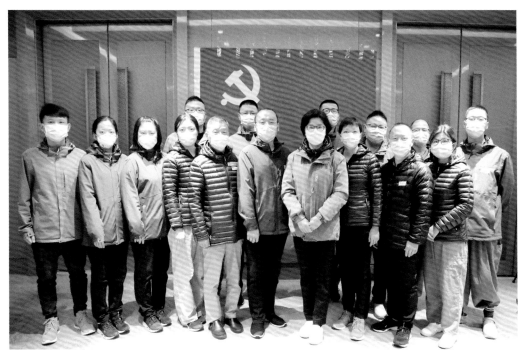

◆ 时任党委书记张抒扬与第四临时党支部成员合影，前排左五为支部书记李太生

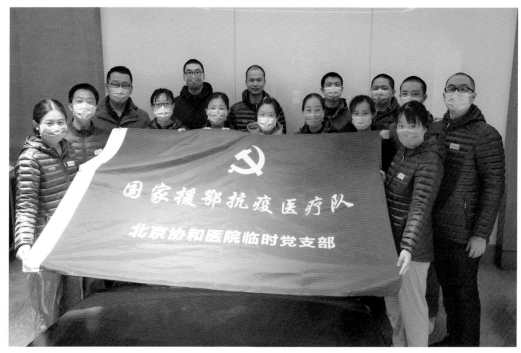

◆ 第五临时党支部召开组织生活会，右一为支部书记宋锴澄

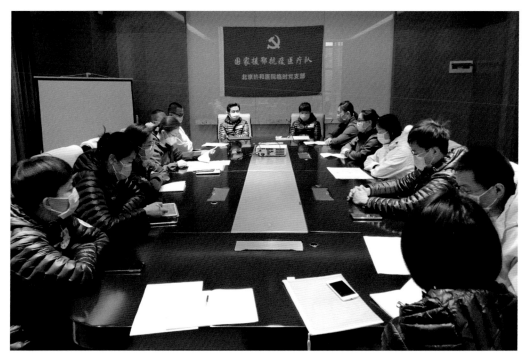

◆ 第六临时党支部书记孙红主持召开支部党员大会，讨论新党员发展事宜

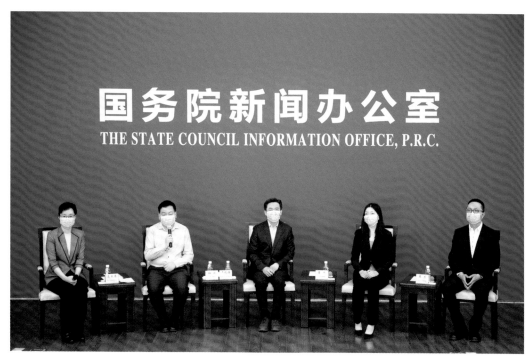

◆ 2020 年 3 月 16 日，协和医疗队参加国新办疫情防控英文记者会，介绍新冠肺炎重症诊治的"协和经验"（湖北日报 蔡俊／摄）

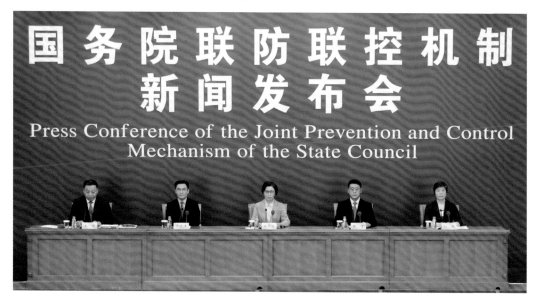

◆ 2020 年 5 月 5 日召开的国务院联防联控机制新闻发布会上，协和医疗队介绍危重症患者救治情况。疫情期间，协和团队及个人 7 次参加国家级新闻发布会（中国网 董宁／摄）

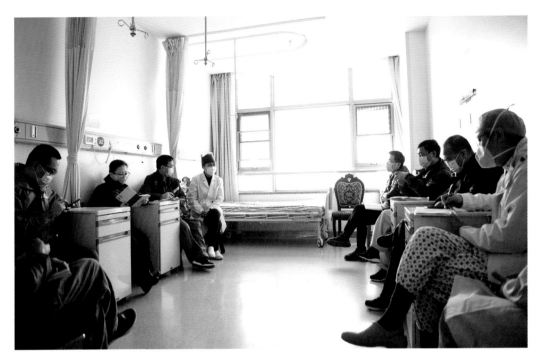

◆ 建立医护共同早交班制度，医疗队领队、三线教授、二线医生和护士长参加早交班

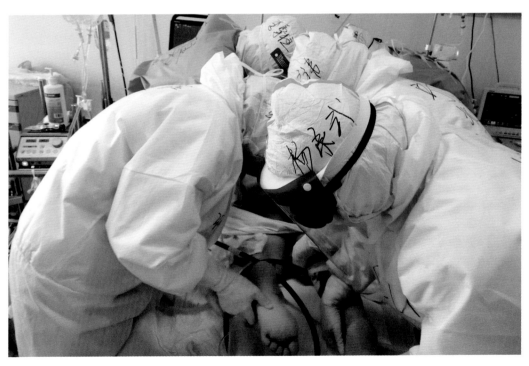

◆ 为 46 位患者进行俯卧位通气，是最早最多开展此项技术的医疗队

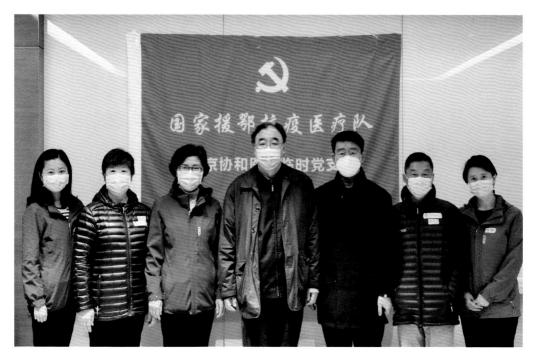

◆ 国家卫生健康委党组书记、主任马晓伟与时任北京协和医院党委书记张抒扬、副院长韩丁及部分队员合影

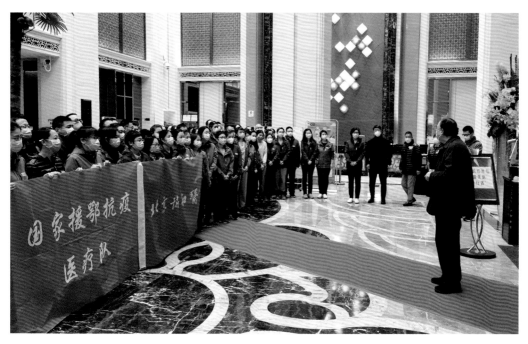

◆ 2020 年 4 月 6 日，国家卫生健康委党组书记、主任马晓伟看望慰问医疗队队员

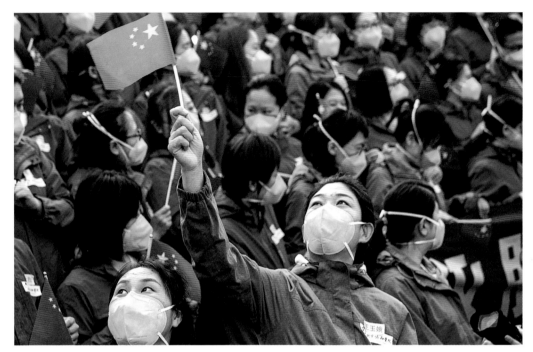

◆ 2020年4月15日队员们饱含深情地告别这座为之奋斗过的城市——武汉（新华社 熊琦／摄）

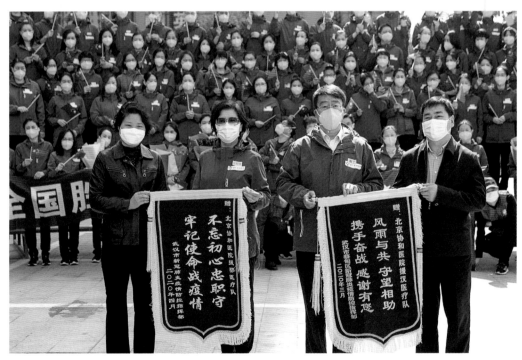

◆ 2020年4月15日上午，武汉同济医院举行欢送仪式，武汉市及蔡甸区各级领导向协和援鄂医疗队赠送锦旗，感谢他们的无私奉献（新华社 熊琦／摄）

合 影 留 念　　2020.4.14　武汉

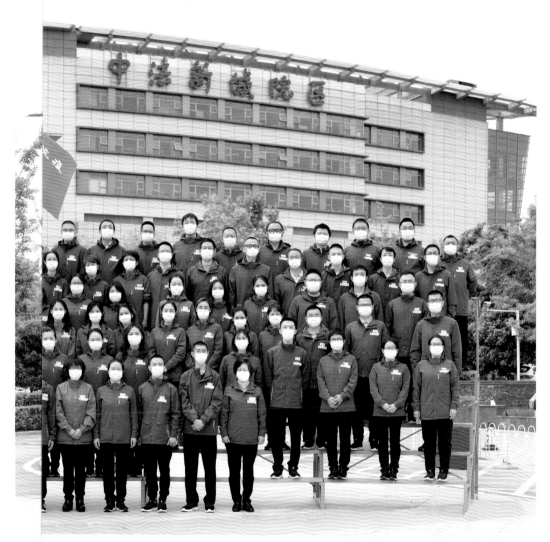

◆ 北

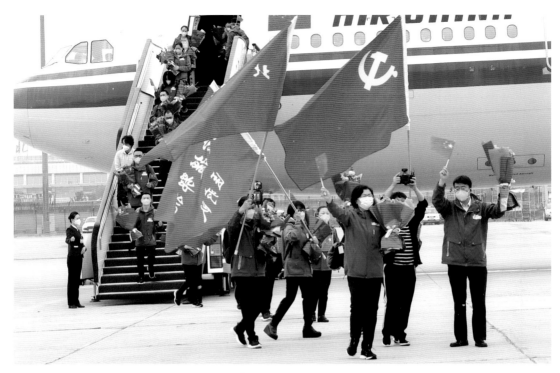

◆ 协和医疗队员挥舞着党旗、院旗、队旗走下舷梯

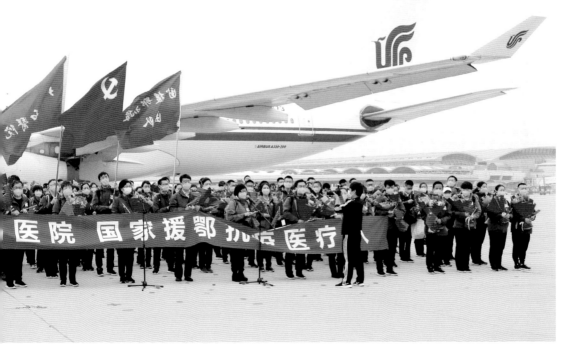

场停机坪合影，留下历史瞬间

目　录

1

第二部分　锤炼·成长

第三部分　真情·感动

~~~~~ 第四部分　书信·寄情 ~~~~~

第五部分　探索·前进

序 一

2020 年暴发的新冠肺炎疫情是百年来全球发生的最严重的传染病大流行，是新中国成立以来我国遭遇的传播速度最快、感染范围最广、防控难度最大的重大突发公共卫生事件。面对突如其来的疫情，党中央统揽全局、果断决策，举全国之力实施规模空前的生命大救援。346 支国家医疗队、4 万多名医务人员逆行武汉，决战抗疫，铸就了生命至上、举国同心、舍生忘死、尊重科学、命运与共的伟大抗疫精神。在这一史诗般气壮山河的战"疫"篇章中，北京协和医院坚持人民至上、生命至上，为提高新冠肺炎危重症患者救治率、降低病亡率发挥了关键作用，出色完成了国家赋予的光荣使命，为百年协和书写了时代荣光。

1 月 26 日，农历大年初二，北京协和医院 21 名医护组成的国家援鄂抗疫医疗队率先驰援武汉，整建制接管同济医院中法新城院区重症加强病房，此后医院又根据前方需要三度增援，累计派出涵盖 17 个专业、41 个科室的 186 名医疗队员。面对来势汹涌的疫情和相对陌生的工作环境，张抒扬同志和韩丁同志带领协和多学科团队，充分发扬协和忠于科学的事业精神和忠于人民的奉献精神，像钉钉子一样牢牢钉在抗疫斗争的最前线，克服重重困难，与时间赛跑，和死神搏斗，连续奋战 81 天，先后收治危重型新冠肺炎患者 109 例，最早最多开展早期机械通气、抗凝治疗、免疫治疗、整体护理等治疗，总结出一系列好的经验和有效方法。协和医疗队也由此成为抵达武汉最早、撤离最晚、救治危重患者最多、国际交流频次最高、抗疫一线发展党员人数最多的国家医疗队，无愧为国家医疗队的中流砥柱和"压舱石"。

前线 81 天的奋战，后方 81 天的牵挂。出发时的铮铮誓言犹在耳畔，白衣战士已经胜利凯旋。令人欣喜的是，队员们在集中休整期间，人人动笔，写下了自己亲历武汉前线的见闻与感受，完成了这部武汉抗疫的工作手记。

我仔细翻阅了这些记录，心中百感交集。186篇文章，内容不同，视角不同，风格不同，但毫无疑问，都是队员们的真情实感，是对协和81天前线"战疫"的全景式再现。纸短情长，见制度亦见实践，见医护亦见病人，见情感亦见精神。可以说，这是一部以"三基三严"的协和优良传统应对严峻考验、探究医学未知的临床实践精解，是一部把生命视若珍宝、永不言弃的医学人文教材，还是一部党建引领抗疫、党员先锋示范的经典案例集锦。

尊重科学规律，回归医疗本质，是协和医疗队在武汉取得的核心经验。医疗队把协和的早交班、三级查房、疑难病例讨论、多学科会诊、内科大查房和临床病理讨论会这些经典制度原样移植到了武汉，协和多学科协作的优良传统和综合诊治优势得到了很好的体现。通过在床旁仔细观察病情，队员们发现新冠肺炎患者普遍存在高凝倾向，严重者甚至出现肢体缺血坏疽，在此基础上很早提出早期抗凝治疗的必要性，相关成果发表在《新英格兰医学杂志》上。翻阅本书，不难发现，类似的例子还有很多很多。

兵马未动，粮草先行。前后联动，上下同心。本书以前线的视角，从一个侧面记录了协和全院组织开展的这场全方位的人力组织战、科技突击战和物资保障战。医院大后方在构筑联防联控严密防线的同时，举全院之力做好医疗队后勤保障与学术支持，前后方顶尖专家通过多学科远程会诊，一起为救治工作出谋划策，为垂危患者赢得生的希望。协和人的精神风貌和学术水准，赢得了社会各界的广泛好评。

让医疗更有温度，是协和人永恒的价值追求。本书细腻记录了隔离病房中医患沟通的动人场景。家属不能陪伴、不能探视，值班的医生护士就每天给病人家属打个电话，或微信联系，沟通反馈病情、报一声平安，向病人传递家人的问候，这些工作看似细微，却极大增强了病人战胜疾病的信心。正如一位家属所言，"医护人员就是病人危难时守候在身边替我们家属尽孝的人"。高度信任和感动之余，有5例去世患者的家属主动将亲人的遗体捐献给协和，支持科学研究。这种医患间的深情厚谊，犹如战争年代的军民鱼水情，令我们感动并永远铭记。这也是医疗队对"待病人如亲人"办院理念的最好践行。

医疗队充分发扬我党"支部建在连上"的光荣传统，将党建作为抗疫斗争的重要引领。前线成立的临时党总支和6个临时党支部先后开展32场支部活动，鼓励队员在艰难困苦中保持革命乐观主义精神，在曙光初现时坚持慎终如始的工作态度。党员同志们不负党和人民的重托，充分发挥骨干带头作用，展现出协和人的医者仁心和家国情怀。在党组织的坚强领导和身边党员的示范感染下，52 名医疗队员在前线递交了入党申请书，41 名同志火线入党。

协和这支队伍里，50% 以上是"80后""90后"，最小的队员才 22 岁。"哪里有什么白衣天使，不过是一群孩子换了一身衣服。"协和青年一代以实际行动展现出不怕苦、不畏难、不惧牺牲、挺身而出的顽强意志，用稚嫩的臂膀扛起如山的责任，展现出青春激昂的风采。实践证明，他们是充满希望和值得托付的一代。他们是协和的希望，是国家的未来。

186 名医疗队员的个人记忆，汇聚成协和的集体记忆，也由此构建了医疗卫生领域在 2020 年抗击新冠疫情的国家记忆中不可或缺的璀璨篇章。记录当下，是向历史致敬，更为启迪未来。在协和即将实现百年梦想、迈向第二个百年之际，这本记录着协和人使命担当的作品集，必将成为启示协和未来发展的一份厚礼。

今年是中国共产党成立 100 周年，北京协和医院也迎来百岁华诞。以史为鉴，知史兴院，非常重要。翻开百年历史，每一次战疫的重大历史关头，都有协和人奋勇拼搏的身影。建立北平第一卫生事务所，创建中国农村公共卫生的"定县模式"，消灭新中国性传播疾病，发现中国第一例艾滋病并由此开启诊治征程，万众一心抗击非典，众志成城抗洪抢险、抗震救灾，协和人为中国乃至世界医学发展进步作出的卓越贡献，都将载入史册。新的百年，我们依然要面对新型传染病和突发重大公共卫生事件的巨大挑战，经此一役凝结的伟大抗疫精神将激励我们始终迎难而上，做守卫人民健康的忠诚卫士，为铸就"健康中国"贡献我们全部的智慧和力量。

北京协和医院名誉院长

中 国 科 学 院 院 士　　赵玉沛

序 二

2020年，北京协和医院国家援鄂抗疫医疗队的186名队员，在一座英雄的城市度过了他们的春天。在这个特殊的春天，我也有幸见证了这座城市在表面的"暂停"之下涌动的生命洪流。无数人舍生忘死，进行了一场惊心动魄的抗疫斗争。所有逆流而上、扶危渡厄的力量中，北京协和医院国家援鄂抗疫医疗队，即是其中闪耀的一支。

2020年1月26日起，北京协和医院先后4批派员驰援武汉。在疫情最严峻的时刻、最紧急的一线，坚持奋战81天，与当地医疗人员配合，在同济医院中法新城院区的重症加强病房，以对人民的赤诚和对生命的敬佑，全力救治极危重症病患，打赢了一场又一场的攻坚战。这支英雄的队伍，以协和速度、协和品质、协和温度与协和精神，守护着性命相托的最后一站。本书就是这场战斗的真实记录。

协和速度，是白衣为甲，闻令而动。疫情就是命令，国家有召唤，协和义不容辞。第一批医疗队在两天内完成重症加强病房改造，第二批医疗队抵达后快速建立起工作模式，引导科学规范有序救治。在这场与病魔较量、同时间赛跑的战斗中，协和人争分夺秒、连续作战，展现了协和速度。

协和品质，是三基三严，科学严谨。面对未知的病毒，协和人始终秉持扎实的专业技能和严谨科学的态度。从移植于协和的工作清单和管理办法，到堪为范本的患者救治和院感防控流程，再到写入国家诊疗方案并被国际借鉴的重症救治经验，都彰显着协和品质。

协和温度，是以人为本，生命至上。协和人在高强度工作下仍然坚持医学人文的理念，为每一个生命拼尽全力，在病人床边的温暖守候，与病人家属的每日沟通，给予逝去生命的最后尊严，都体现了协和温度。

协和速度、协和品质和协和温度，背后的精神密码是协和精神，"严谨、求精、勤奋、奉献"流淌在每个协和人的血液里。医之大者，是对生命的敬佑，对科学的坚守，对人民的守护。前方医疗队冲锋陷阵，后方医院强力支撑，打了一场漂亮的生命守卫战，协和精神贯穿始终，绽放光芒。

本书是 186 名协和医疗队队员将援鄂期间的所思、所想、所感付诸笔端的结集。阅读本书，走进他们内心深处的"战疫记忆"，不仅能体会到他们根植于心的家国情怀，也能通过一个个以生命守护生命的感人故事，感受中国医务工作者仁心仁术的崇高境界。

今年是中国共产党成立 100 周年，党中央决定在全党开展党史学习教育，学党史、悟思想、办实事、开新局。这本近 600 页的札记，以真情实感记录了在基层党组织领导下广大党员干部平凡中铸造伟业的历程，可以说是一本协和党史学习教育的生动教材。

今年也是北京协和医院建院 100 周年，站在"十四五"的起点上，以伟大抗疫精神凝聚团结奋进力量，将引领协和继续阔步前行。希望所有读者能够从这本书中了解政治坚定、业务精湛、品德高尚、作风优良的协和人，体味协和作为医疗国家队的使命担当，感受百年奋斗铸就的为民情怀。

北京协和医院党委书记　吴沛新

第一部分 / 誓言・选择

协和的战斗力从哪里来

张抒扬

[北京协和医院院长（时任北京协和医院党委书记），国家医疗队领队]

2020 年 4 月 15 日下午，协和援鄂医疗队乘坐的专机在首都机场平稳降落。走出舱门，当看到前来迎接的协和亲友团的那一瞬间，我的泪水夺眶而出，是思念，是激动，是感动，是欣慰，是骄傲，是自豪，百感交集。出发前赵玉沛院长交办的两项任务：不惜一切代价救治患者同时确保队员"零感染"，我们都圆满完成了。我们打赢了这场艰苦卓绝的战斗，锻炼了一支精锐之师，并且将协和队员一个不少地带了回来。

在武汉战"疫"接近尾声的时候，国家卫生健康委党组书记、主任马晓伟专程到协和医疗队驻地看望大家，充满深情地讲道："防控疫情最关键的时候，我们这支队伍来到了武汉的主战场，把协和的精神、把协和的风格、把协和的思想带到了这里，在重症救治过程中创造了许多好的经验和好的做法，协和的旗帜一直高高飘扬。"

协和的战斗力究竟从哪里来？休整期间，回顾援鄂 81 天所淬炼出的协和经验，我觉得主要体现在以下三个方面：建机制，发挥协和团队优势；抓细节，以"三基三严"保驾"生命至上"；抓党建，把党旗牢牢插在阵地上。

建机制，发挥协和团队优势

我带领第二批援鄂医疗队 2 月 7 日到达武汉时，正是武汉疫情发展的"至暗"时刻，每天确诊人数过千，有时甚至两三千人，大批重症病人涌向医院。

首批到达的 21 名医疗队员在韩丁副院长带领下，连续作战 48 小时，将同济医院中法新城院区大楼C9西组建成一个重症病区并整建制接管，2月5日开始收治病人。出于对协和的信任，极危重症患者被源源不断送到这里，到2月7日，32张病床收满了病人。第二批医疗队到达的当晚，第一班队员放下行囊立即奔赴医院顶上去。

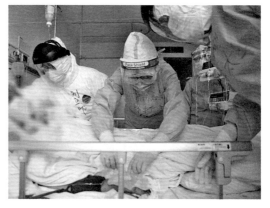

多学科团队为每位患者制定个性化诊疗方案，从左至右依次为刘正印、张抒扬、秦岩、李太生

与普通的重症加强病房（ICU）相比，C9西的危重症ICU困难尤甚。首先是难以纠正的呼吸衰竭，很多病人合并有多脏器多系统的功能衰竭；其次是工作强度高，最多时一晚上新收18个重病人，高峰时32张病床用上了28台呼吸机，院区氧气压力显得"小马拉大车"；医护人员穿着层层防护服，加上刚开始的各种不适应，所有常规的操作、治疗都难度倍增。

降低病亡率，提高救治率，这是中央对协和医疗队的期许；充满未知的疾病、没有特效药物可用、烈性传染与极危重症叠加，这是我们面临的最大考验。协和这支队伍虽身经百战，最初也常感到招架不住的无助。病人生死往往就在一瞬间，而我们能做的只有遵循科学规律，发扬百年协和的传统和精神，回归医疗的本质，探究疾病规律。

我们迅速成立了包括多学科大专家、护士长、临时党支部书记，以及科研人员和检验人员在内的21人核心组，建立了核心组例会制度，每晚8点雷打不动准时召开例会。从最危重的病人讲起，围绕病人需要、以问题为导向开展病例讨论，对当日工作进行复盘，讨论的结果马上电话通知到病房。可以说，特殊时期的核心组承担起多学科MDT、管理MDT的重要职能，促进了多学科之间、医护之间、临床与基础研究之间、医疗活动与管理之间的大协作。这种机制在协和医院整个援鄂工作中发挥了至关重要的作用。

依靠核心组骨干力量，医疗队迅速建章立制，制定标准操作流程、诊疗常规、病历书写、三级查房等制度40余项，梳理了工作清单，明确了各岗职责，将协和的宝贵经验移植至武汉前线，形成了一整套科学规范的制度体系，并进行闭环管理，各项工作开始有章可循。

以三级查房为例。医疗队建立了武汉 ICU 病房三级查房制。每个班次都由一线、二线、三线医生组成，一线为年轻的住院医师，二线为主治医师，三线为在 SARS 诊治、重症管理方面具有丰富经验的查房教授。每个班组均为多学科的搭配，重症、感染、呼吸专业的医师编入每个班组，起到支柱作用。每天早交班后，教授进入"红区"病房查房，到病人床旁掌握第一手资料，根据病人每天的病情变化提出会诊意见。值班的一线、二线医生如遇病情变化处理不了时，可 24 小时与三线联系，从而确保医疗质量。队员

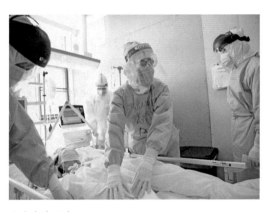

为患者诊治中

虽来自医院各个科室，有的甚至互不相识，但通过明确的分工、清晰的岗位职责，大家都清楚了活儿要怎么干。虽然患者多、病情重、环境新、防护厚，但整个医疗队始终坚持了一个不变的要求，那就是协和标准。

通过会诊，专家们为每个病人制定了个体化、全方位的支持治疗方案，包括呼吸支持、循环支持、营养支持，感染的预防和治疗，以及免疫功能紊乱的调节治疗，血液吸附，血滤治疗，中医药配合等。为确保病人治疗的连续性，协和实行"包床到人、包床到组"，固定医生和护士组来分管一个病人，做到长时间、密切地观察这个病人，确保其治疗方案体现的是整个团队的水平，而不是值班医生的个人水平。

每一个病人的救治，就是一场特殊的战斗。每一场惊心动魄的战斗，都是医务人员同时间的赛跑、与病魔的较量。医疗队将所有医护手段全部关口前移，强化整体医疗、整体护理，强化医护配合和相互补台，对病人进行多器官多系统的功能支持和对症治疗，为病人免疫力的恢复和病情的逆转争取时间和机会。先后举行的 24 次前后方连线，给每个危重症病人提供了恰如其分的支持性治疗。

抓细节，以"三基三严"保驾"生命至上"

"始终把人民群众生命安全和身体健康放在首位，全力以赴救治患者。"在武汉前线，每当遇到困难与挑战，习近平总书记的叮咛与嘱托就像一服清醒剂，让我鼓起迎难而上的勇气。

对于新冠病毒，没有特效药物，病就没法治了吗？此次疫情的阻击战、遭遇战，拷问的正是我们平时对疾病的理解，考验的正是我们"三基三严"的平时功夫。我们坚信，把"三基三严"做到位，就一定能改变医疗结果。每种治疗手段什么时候用，都有度和量的把握，这正是医学的精妙之处。比如呼吸机，该用的时候不要拖延，该撤的时候也要毫不犹豫。

要精准全面地了解疾病，就要到病人的床旁去，与病人零距离接触，尽量多地观察病情的变化，了解病人对治疗手段的反应。这是协和习惯成自然的传统。在前线，很多专家教授忘记了自己的年龄，每天进重症病房，早上8点出发，晚上6点多才回来，有时候一天都顾不上吃一顿盒饭。

在教授们以身作则的影响下，"我们还能为这个患者做点什么？"也成为协和年轻医护的所思所想。一位病人因长期卧床肌肉萎缩而导致肩关节脱位，骨科医生的专业技能就派上了用场；发现一位外院转来的病人生了褥疮，整形外科医生马上为他清理脓疮。武汉一疫，给了年轻人多学科平台历练的机会，也让我们看到了他们全面、独立自主地解决问题的能力。

"穿上了战袍，就要多救几条命回来。"当我们审视自己的工作时，扪心拷问的一句话就是，我们做没做到"拼尽全力，生命至上"。医护人员在宏观的理论知识层面大致相同，但是如何把技术和标准实实在在地落实到位，就体现出知易行难的差距。

比如吸痰，象征性地吸一吸和真正把痰吸出来，二者如何判别？协和医疗队要求每个护士都来实操，由最富经验的重症医学科护士长在旁评估，并进行床旁培

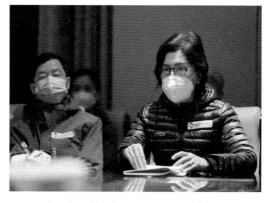

一场题为"中国共产党人的初心和使命"的党课

训，手把手地带教。一丝不苟的一线教学让来自不同专科的护士们技术得到了明显提升。

越是病人多、病情重，越需要"磨刀不误砍柴工"。我们在武汉驻地组织了 37 场"疫"线课堂，按照"临床需要什么，及时培训什么"的原则，让一线队员们补充新知识、掌握新技能，争当多面手。很多队员头一天学到的技能，第二天就用到了临床一线。

在武汉 ICU，我们的现状没有改变，手段也没有改变，但病人的生存率明显提高，活下来的病人越来越多，还有一些已经被医生"判了死刑"的，竟逆袭活下来了。感动！激动！我们共同创造了医学上的一个又一个奇迹。受"严谨、求精、勤奋、奉献"的协和精神熏陶和培养的协和人，关键时刻总能彰显出磅礴伟力。

抓党建，把党旗牢牢插在阵地上

"今天结束工作时已是晚上 8 点。在回驻地的班车上，大家合唱起了《我和我的祖国》。歌声响起的那一刻，我发觉自己是那么地爱我的祖国、爱我身边的每一位战友；那一刻，我切身体会到了中国共产党的伟大以及党引领下的国家、人民的伟大；那一刻，我觉得我的生命和祖国的命运是紧紧联系在一起的。回到驻地，我写下了入党申请书。"

这是一位医疗队员在抗疫日记中写到的，他是协和医疗队 41 位火线入党队员之一，也是一位"80 后"。

武汉之役，青年人成为协和抗疫的生力军。医疗队平均年龄不到 35 岁，其中"80 后"占 52%，"90 后"占 30%。首批医疗队 1 月 26 日到达武汉，第二天早上就有 3 名医护人员递交了火线入党的申请书；4 批医疗队员中先后有 52 名医护人员递交入党申请书。

这是一群充满着朝气、锐气、勇气，无私无畏的年轻人，与我的孩子差不多大。他们在疫情暴发的最危急时刻挺身而出，来到最危险的地方抢救生命。他们全力配合专家组，用生命守护生命，时时刻刻在研究患者的救治。他们就是国家的未来、协和的希望！他们的信仰、斗志、行动和追求，激发我在深深感动之余，思考如何在这个特殊时期做好前线党的工作，把协和精神发扬到极致，把年轻人培养起来。

6 支临时党支部共组织了 32 场党建活动，利用晚上的休息时间组织了 3

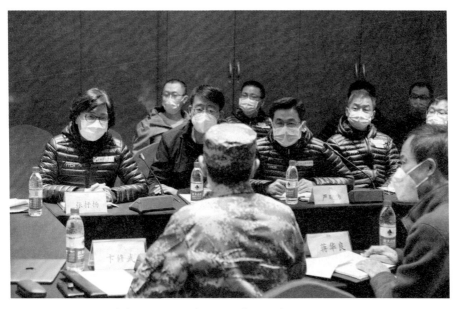

医疗队与陆军军医大学第一附属医院（西南医院）卞修武院士团队探讨临床病理结果，
中排左起：张抒扬、韩丁、严晓伟、李太生、刘正印

次党课，入党积极分子及党外人士的座谈会，以及 37 场"疫"线课堂。

3 月 6 日晚，我为前线党员讲了一堂题为"中国共产党人的初心和使命"的党课。课前播放了协和的老院校长"糖丸爷爷"顾方舟的事迹短片。为了攻克脊髓灰质炎，顾方舟依据国情，提出灭活疫苗技术路线，并于 20 世纪 60 年代，举家入滇，带领团队白手起家，创建了中国医学科学院医学生物学研究所，成功研制出脊灰糖丸活疫苗，历经 40 年艰苦卓绝的不懈努力，使我国于 2000 年最终实现了无脊灰状态。顾方舟老校长"作为一名共产党员，把党和人民交给的任务，一定完成好"的使命担当，和克服种种困难、没有条件也要创造条件干成事的精神深深地激励和鼓舞了每位队员。我给大家梳理了自新冠肺炎疫情发生以来党中央所采取一系列措施，对比当时的国际国内疫情，队员们真切地感受到中国社会主义制度的优越性，直观地看到共产党代表着广大人民的利益。这次党课，对不少队员来说，可能是他们人生中的第一次党课，对我而言也是一次全新的体验。实践证明，党建工作令整个团队保持了高昂的士气，更让我们看到了年轻人坚定的信仰和要求加入中国共产党的决心。

医疗队从寒雪纷飞的严冬抵达，在草长莺飞的暖春离开，历时整整 81

7

天，成为派出人数最多、撤离时间最晚的国家医疗队。危急时刻，最能砥砺一个民族的精神；大事面前，最能考验一个团队的担当。186名协和战士拧成一股绳，用生命守护生命，拼尽了全力，在危重症救治中挑战着一个又一个不可能，用实际行动回答了"协和的战斗力是从哪里来的"。

在武汉的两个多月，我们无时无刻不被真情和感动包围着，无时无刻不感受到来自四面八方的支持与关爱。难以忘记，习近平总书记坚持人民至上、生命至上，以百姓心为心，亲临武汉抗疫一线，给每个人以巨大的鼓舞和无尽的力量。难以忘记，党和国家面对这场战疫大考，举全国之力，快速有效调动资源和力量，不惜一切代价维护人民生命安全和身体健康，彰显出中国制度的显著优势。难以忘记，医院大后方举全院之力，为医疗队提供从人员到物资，从技术到关怀的全方位支持保障，担当起公立医院排头兵的时代使命。难以忘记，武汉同行们在家园遭难的至暗时刻仍要冲锋在前。难以忘记，英雄的武汉人民顾全大局、顽强不屈，承受着失去至爱亲朋的痛苦，咬紧牙关、团结坚守，为战胜疫情作出巨大牺牲和贡献。记录每一个难忘瞬间，让昨天在历史中定格，让我们得以全面检视和思考，协和的战斗力从哪里来，面向新百年如何进一步提升——这也是我们集体编写这本书的目的所在。

武汉战"疫": 大型公立医院的担当和启示

韩　丁

（北京协和医院副院长，国家医疗队领队，国家医疗队临时党总支书记）

这里，曾打响过辛亥革命第一枪。

这里，曾战胜 1954 年、1998 年特大洪水。

2020 年 1 月 26 日，正值新春佳节，我们逆行而上，来到这座英雄的城市，与新冠肺炎疫情鏖战 81 天。作为一名大型公立医院的管理者，亲历战"疫"，我更懂得了生命的珍贵，更懂得了中国的力量，更懂得了中国共产党的伟大……

为武汉集结，为生命而战

2020 年 1 月 23 日，为遏制新冠肺炎疫情肆虐蔓延，千万人口的超大城市武汉关闭离汉通道。武汉疫情牵动人心，千里之外，北京协和医院同日启动组建新冠肺炎疫情防治梯队，不到 24 小时，3306 名协和人报名。

1 月 24 日，火神山医院火速开建，军医医疗队等

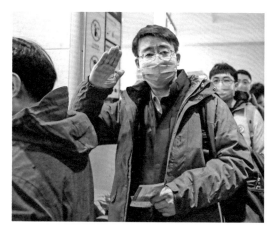

在首都机场准备出征

9

多支医疗队增援湖北。疫情就是号令，1月25日晚8点，北京协和医院接到国家卫生健康委集结令，通知6家委属委管医院各派出20名医护人员，请北京协和医院增派一名副院长做领队，组建一支121人的国家援鄂抗疫医疗队。没有权衡、没有迟疑，我只感到责任所在，使命召唤。"让我去！"第一时间我向赵玉沛院长和张抒扬书记主动报名。不到12小时，来自6家医院重症、感染、呼吸专业的医护人员组成了121人的首批国家医疗队。

白衣执甲，尽锐出战。1月26日16时，医疗队乘专机奔赴疫情风暴中心，也是决胜疫情的主战场——武汉。抵达武汉时已是夜幕降临，从机场前往驻地酒店的3小时路程中，车辆和人稀少，与昔日的喧嚣繁华形成巨大反差。太多的未知让医疗队员陷入沉默，我们肩负着国家的重托、人民的期待，无论困难多大，也一定要完成国家交给的救治危重症病人、降低病亡率的任务。

提高收治能力，刻不容缓

当时的武汉，患者短时间急剧增加，传染病病房严重不足。第一、二批被征用的综合医院进行紧急改建后立刻收满病人，第三批综合医院已接到通知，开始迅速启动，快速改造。

根据国家卫生健康委前方指挥部的总体部署，国家援鄂抗疫医疗队的首个任务是接管武汉同济医院中法新城院区的一个刚改造完的病区，收治新冠肺炎重症病人。刚到武汉的几天，既要保证医疗队员的安全，又要迅速开展医疗工作，最初几天能睡一两个小时就不错了。作为"临时家长"，从队员的防护培训、建立制度，到住宿、饮食等生活起居，再到病房改造施工、仪器设备调试、人员排班、熟悉环境等等，事无巨细，都要操心到。赵玉沛院长、张抒扬书记每天电话指导，在大后方给予全方位强有力的支持，各项工作有序开展。

6家委属委管医院的医疗队员并肩作战，统一思想、统一流程、统一行动。以协和经验为基础，按照科学、规范的原则，建立起医护人员防护标准和流程、重症新冠肺炎病人诊疗常规、传染病房安全运行及监督等系列规章制度。同时，国家卫生健康委直属机关党委火速批准成立临时党总支，由我担任书记，6家医院分别成立党支部，用党组织的力量把整个医疗队团结在一起，为后续工作奠定了坚实的基础。

1月28日晚9点，新冠肺炎重症病房（C12西）在紧急改造完成不满6小时情况下，克服重重困难，开始正式收治患者。1月29日晚上9点至次日凌晨3点，北京协和医院医疗队圆满完成了首个夜班，共收治5名新患者，护理患者28人次。

与时间竞速、与疫情赛跑。1月31日，孙春兰副总理指示武汉同济医院中法新城院区为新冠病毒肺炎危重病人救治定点医院，征用和改造出23个危重症病区，开放床位1085张，专门收治从其他医院和病区转过来的危重症患者。北京协和医院立即担负起设计、改建重症加强病房的艰巨任务。此时，距离第一个病房运转起来刚刚3天。早一天收治病人，就能让更多的患者燃起生的希望。医疗队一边收治病人一边改造病房，从考察选址、设计改造方案、协调落实施工，不到48小时完成了把普通病房改建成重症加强病房的艰巨任务。"创造了奇迹"，这是大家对迅速、高质量改建传染病重症加强病房的由衷评价。

2月4日，新改建成的新冠肺炎重症加强病房正式启用，成为武汉同济医院中法新城院区救治危重症患者的"主战场"。ICU的不眠首夜让我们终生难忘：18名危重症患者接踵而至，血氧饱和度最低的仅有50%。杜斌教授率先垂范，冒着暴露的危险，亲自为第一位转入患者进行紧急气管插管。周翔副教授因在污染区持续战斗8小时之久，在出病房缓冲区换衣时滑倒，眉弓外伤。在与死神战斗的一夜，医疗队的每一位医护人员面对各种突发紧急情况，倾尽所能，不分你我，展现出了顽强的意志力和强大的团队作战能力。

2月6日，我们接到了"整建制接管"ICU病区的通知。2月7日，张抒扬书记率领第二批142人的北京协和医院国家援鄂抗疫医疗队抵达武汉。新冠肺炎重症病人需要全身多器官的支持，所以第二批医疗队队员除了重症、呼吸、感染专科，还有心脏、消化、肾

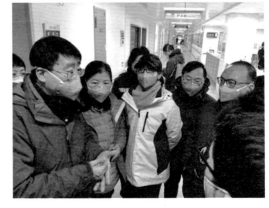

带领各医疗队队长、骨干前往病房，现场布置工作任务

脏、内分泌、神经科方面的专家，组成多学科团队进行危重症病人的抢救。专家和医护人员很多都有抗击非典的经验。当晚9点，就有一组人员入驻病房开始工作，整个医疗队战斗士气大增。

合力攻坚，能用的办法都用上

与通常的ICU病房相比，北京协和医院在武汉接管的新冠肺炎重症加强病房工作难度更大。一是新冠肺炎危重症患者到终末期都有难以纠正的呼吸衰竭，很多病人合并多脏器、多系统的功能衰竭。二是工作强度极高，单位时间内同时转入的重症病人数量多。三是队员穿上防护服以后，常规的操作、治疗、抢救的难度增加。但是大家没有退缩，没有条件就创造条件，能用的办法都用上，一边闯关，一边总结经验。

在初期，新冠肺炎没有特效药物，发病机制也不太清楚。大家就拼基本功，拼"三基三严"，结合最先进的支持手段，关口前移，强化整体医疗、整体护理，通过医护紧密配合，全力对多器官、多系统进行功能支持和对症治疗，为病人免疫力的恢复和病情的逆转争取时间和创造机会。

北京协和医院的优良传统就是到"病人床边去"。我们要求各级医生包括查房教授每天要进污染区，每天早上进行早交班和大查房，晚上雷打不动进行核心组会议，把病例一个一个拿出来讨论，前后方联动、多学科协作，形成"一人一策"。为确保病人治疗的连续性，我们执行"包床到人、包床到组"。这样确保病人的治疗方案体现的是整个团队的水平，而不受值班医生个人水平的限制。

慎终如始，不到完胜绝不收兵

3月18日，武汉确诊病例首次零增长，城市的生机与活力正在恢复，分管轻症病人的医疗队逐步、有序离汉。同济医院中法新城院区的战斗还在持续。队员们慎终如始，守护每一位重症患者，尽最大可能挽救更多生命。关键时刻，党员率先垂范，党组织发挥了决定性的作用。很多队员火线入党，大家统一思想，众志成城，决心战斗到最后时刻。

4月6日晚，国家卫生健康委党组书记、主任马晓伟来到驻地看望协和医疗队队员，队员们备受鼓舞！

4月8日零时，武汉重启，大江奔涌，冬去春来。在重症加强病房里，

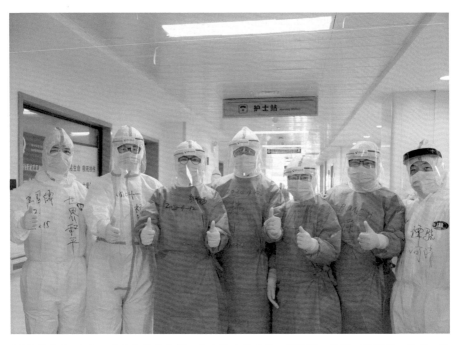

2020 年 4 月 12 日，病房关闭前留影，从左至右依次为：蓝国儒、杨阳、张抒扬、韩丁、奥登苏日塔、徐源、谭骁

值班的队员们依旧紧张地救治、守护着最后 13 位危重症病人。在驻地，下夜班的队员们与后方专家一起远程会诊、激烈讨论，各临时党支部的学习活动仍在进行！

4 月 12 日下午 3 时 38 分，最后一名患者从协和医疗队负责的 C9 西重症加强病房转出。在重症加强病房运转的 69 天里，协和医疗队共收治了 109 名新冠肺炎危重症患者，其中 75 人使用了有创呼吸机，6 人进行了体外膜肺氧合系统（ECMO）治疗，18 人进行了 96 例次的血液净化治疗，46 人进行了俯卧位通气，38 人次使用了床旁气管镜，很多病人转危为安，成功拔出气管插管，脱离呼吸机治疗，转入普通病房。协和医疗队坚持战斗到了最后一刻，圆满完成了国家交给的任务。

在 4 月 14 日上午武汉同济医院为协和医疗队举办的欢送仪式上，医疗队首次整整齐齐照了一张大合影。同济医院中法新城院区胡俊波院长说："协和医疗队是中法新城院区 23 支医疗队中抵达最早、坚守到最后、投入人数最多、累计收治危重症患者最多的队伍。千言万语汇成一句话，就是感恩、感谢！"当晚，大部队都在收拾行李，准备次日返京，张抒扬书记委托我把 6

名专家、一起战斗了近 3 个月的战友：杜斌教授、李太生教授、刘正印教授、周翔副教授、李尊柱副主任护师和刘金榜主管护师送到了新的驻地，他们受命继续留守武汉，作为"压舱石"和国家督导组专家继续指导重症患者救治。

4 月 15 日，协和援鄂医疗队踏上回京的归途。老百姓的敬意是沉甸甸的勋章。自发前来送行的市民、志愿者手拉横幅，呼喊口号，附近小区的居民在窗台上悬挂国旗，向医疗队员挥手致意。举着"感谢首都，因为有你，武汉不怕"标语的市民一路开车跟随医疗队的大巴，把我们送到了机场。国家卫生健康委马晓伟主任一行到天河机场送行，在讲话中再次高度肯定了协和医疗队的工作。

鏖战 81 天，我们只是做了医务人员应该做的事情，大家团结在一起并肩战斗，在党中央和国家卫生健康委的坚强领导下，与武汉各界人士一起打赢了这场人民战争，取得了全国抗疫的阶段性胜利！

做医生既要承受荣光，更要承担责任

杜　斌

［北京协和医院副院长（时任北京协和医院内科 ICU 主任）、主任医师，
国家卫生健康委高级别专家组成员］

作为一名重症医学科（ICU）医生，只有站在这些病情危重病人的床旁才能发挥我们真正的作用，才能帮助这些病人转危为安。

抵达武汉之后，我们发现对于那些病情危重合并呼吸功能衰竭的新冠肺炎病人，初始的救治效果并不令人满意。所以，我和其他专家一起花了很多时间在病人的床旁去了解病情的变化，亲自调整病人的用药、输液以及呼吸机参数。我们还花时间和当地的老师进行交流，总结我们前期的经验和教训，以便更进一步地了解这样一个陌生的、新的疾病。

当北京协和医院国家援鄂医疗队整建制接管武汉同济医院中法新城院区重症加强病房（ICU）后，我被任命为临时科主任。2月4日夜间，刚刚启用的重症加强病房就收治了18名极危重患者，第一位转入的患者极度呼吸困难，血氧饱和度仅50%。我在没有配齐三级防护装备的情况下为他实施紧急气管插管，患者的生命体征终于得到了维持。

在武汉，早期曾有严重

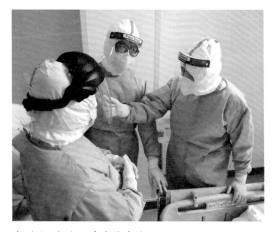

我（右一）与同事在病房讨论

呼吸衰竭病人"不插管救不了，插了管也救不了"的论调，甚至不少医护人员都是这么认为。我们每天巡视多家医院，推广早期气管插管的理念，为降低病亡率打下了坚实基础，专家组提出的早期气管插管、俯卧位通气等重症治疗经验被写入国家卫生健康委诊疗方案。在工作的后期，我们把前期积累的经验传达给所有新抵达武汉的医疗队队员，并且把"关口前移，及早进行气管插管，有创通气"这样的建议写进了国家诊疗指南中。对于 ICU 的医生来说，我们的诊疗方案能够影响到一个或几个病人的生死已经是习以为常的事情。但是，作为国家专家组的成员，一旦我们的意见写入国家诊疗指南中，它影响的不是一个人，也不是几个人，而是很多人的生死。我们深知，肩上的担子有多重。

在武汉战"疫"的 100 多天里，我们从单纯牵挂病情，到开始思考病人今后的生活，思考他的家人会怎么样。每天接触这些病人的时候，医生和病人之间，也会建立起一种更深层次的连接，这就是大疫当前，14 亿中国人民守望相助的真实写照。

有很多人把我们叫作英雄，但我并不这么看。我们在选择医生这个职业的时候，既要承受它所带来的荣光，同时更要承担起这个职业对我们的要求以及应完成的责任，就如同战士奔赴战场、警察追捕逃犯一样。

我们坚信，正是因为有大家共同的努力，才会使得我们终有一天不用再戴口罩，生活也会更加美好。

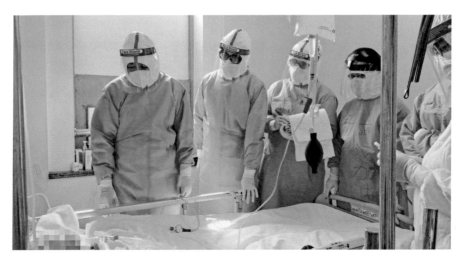

我（左一）与同事们一起查房

用行动践行南丁格尔誓言

吴欣娟

[北京协和医院护理委员会主任委员（时任北京协和医院护理部主任）、
主任护师，第二批国家医疗队队长]

2020 年伊始，一场突如其来的新冠肺炎疫情席卷了中华大地，这场没有硝烟的战斗，其防控难度是 1949 年以来最大的！疫情肆虐、国难当头，作为白衣战士，我们责无旁贷。全国各地医护工作者陆续奔赴武汉，仅驰援的护士就多达 2.86 万人，占国家医疗队总人数的 68%。大家与时间赛跑、与病魔斗争，用实际行动诠释和弘扬了南丁格尔精神。

作为一名曾参加过 2003 年抗击非典疫情、从事护理工作 40 年的协和"老兵"，此时此刻，我必须和我的护士们一起开赴前线，保护好他们，做他们坚强的后盾。2 月 7 日下午，我与北京协和医院第二批国家援鄂抗疫医疗队的队员们一起抵达武汉。与大家一起战斗，度过了一段终生难忘的宝贵时光。协和国家医疗队中共有 135 名护士，他们来自不同的科室和病房，很多人在过去彼此并不相识；他们中间大部分是"80 后""90 后"，平均年龄只有 33 岁。但为了一个共同的目标，他们义无反顾地冲向了最危险的地方，全身心地迅速投入到战斗中。在前线的每一分、每一秒，我都被深深地感动着！

在重症加强病房，患者大多都要气管插管或者气管切开，而护士与患者的接触最密切、时间最长，他们不仅承担着高强度的工作，而且面临着很高的感染风险。在最初，由于不适应穿戴着厚重的防护装备进行工作，有的护士在工作中会出现恶心、头晕、缺氧等不适症状，但是他们不肯退却，都在咬牙坚持，稍作休息后，马上又回到患者身边继续战斗。常常，他们的衣服被汗水浸透。看到他们皮肤上的片片红疹、脸上的道道压痕，以及脱下防护服后的疲惫身躯，我的心里特别难过。但每当我问起他们有什么困难时，他们总是乐呵呵地回答说："我们很好，您放心吧！"其实我知道，面对如此多的危重症患者，面对可能被感染的危险，他们承受着多么大的体力和精神上的压力，我能读懂他们心里在想什么。更何况有的护士身体并不强壮、有的护士没有重症医学科（ICU）工作的经验、有的护士的孩子还很小、有的护士家中的老人身体不好，他们能没有担心和牵挂吗？但是作为一名护士，他们选择了乐观和无畏，坚强的笑容美得让人心疼、让人动容！

由于是隔离病房，患者没有家属陪伴，医护人员就是患者最亲的人！在工作中医护密切配合、全力救治患者，细致的生活照顾、密切的病情观察、规范的气道管理、前瞻性预防并发症……任何一项工作都没有因为穿着厚重的防护服而打折扣、没有因为身在武汉而降低协和标准！翻身、喂饭、清洁皮肤、穿刺、给药、吸痰、监测生命体征，一项项护理措施精准有序、落实到位。同时，考虑到心理护理、人文关怀对新冠肺炎重症患者特别重要，队员们主动与患者沟通交流、通过手机视频让患者与家人相见、贴心地把一个个寓意平安的红苹果摆放在患者桌前，温暖的话语、贴心的举措传递给患者乃至家属无限的信心和力量！即便患者意识不清楚，在每次查房、每项操作时，大家依旧会轻声细语地告知患者、安慰患者、鼓励患者。我想，这正体现了协和人身上的"慎独"精神，是对生命的爱和尊重！一位重症患者在写字板上努力地写下了歪歪扭扭的字迹："工作中的你们都好美丽！"我们的队员就是患者眼中的白衣天使！

由于新冠肺炎是一种新型疾病，医学对其认知甚为有限。为不断提升整体战斗力，更为救治患者再多一点把握，在张抒扬书记的倡议下，医疗队在武汉驻地推出了"疫"线课堂。护士们不论多忙、多累，只要不上班，晚9点钟都会准时出现在课堂里，与实战结合，反映工作中的问题和难点，集思广益，提出对策，快速掌握新知识、新技能。很多护理骨干也成为讲台上的小老师，他们认真备课，把工作中需要关注的问题和护理经验倾囊相授；坐在台下听课的队员，聚精会神。班车和驻地成为队员们交流工作心得的场所，患者新的病情变化、新的治疗措施、新的工作难题以及新的护理经验，都是讨论的热点，一时间，大家似乎忘却了困意和疲倦。在这里，我看到了一群积极向上、互学互勉的好青年，看到了协和美好的明天！

在医疗队中，还有 11 名护士长和 11 名教学老师队员，虽然此刻，他们大多是以一名普通护士的身份在抗疫一线工作，但我在他们身上看到了更多的责任与担当。大年初二，第一批抵鄂的夏莹和李奇两名护士长及 11 名护士，在韩丁副院长的带领下，与医生队员们连夜奋战，在 48 小时内成功将普通病房改造成专门收治新冠肺炎重症患者的重症加强病房，可称为协和速度！为了使护理工作更加精细、规范，我们还迅速总结、整理了一系列护理工作流程、岗位职责、病区环境、物资管理等标准化的 SOP 和核查单，7个护理战斗小组有督导、组长、骨干护士，大家团结协作，把协和的责任制整体护理全面落实到武汉一线病房，有队员说："现在我们的重症加强病房，就是我们的协和病房。"

为了更好地发挥协和引领与示范作用，助力全国抗疫工作，给同道们带来专业而实用的工作指引，在医院大力支持下，我们编写出版了《实用新型冠状病毒肺炎护理手册》，第一时间将 3.5 万册发送到全国 31 个省、市、自治区，为抗疫一线的护理同仁送上了"一份珍贵的礼物"，此书发行后一些国家还提出要购买该书的版权；同时由我们起草的《新冠肺炎重型、危重型患者护理规范》，也成为国家卫生健康委抗疫相关护理文件的主要内容。疫情在全球快速蔓延的关键时刻，我也受国际护士理事会邀请，在国际新冠肺炎抗疫护理网络研讨会上向几十个国家的护理同行介绍了协和抗疫经验，并在《英国医学杂志》（BMJ）上分享了我们的护理体会，为全球抗疫作出了协和护理人的贡献！

送走白雪皑皑的冬日，迎来繁花似锦的春天。在此次艰苦卓绝的生命保卫战中，协和护理团队的每一名

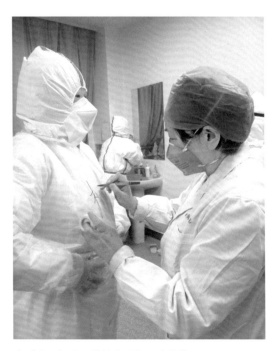

我（右一）为队员检查防护服穿戴情况

队员都经历了锻炼、蜕变和成长！特别是党员护士们，在重大疫情面前迅速汇聚强大力量，充分发挥了冲锋在前的模范带头作用，还有 31 位青年护士在抗疫一线光荣入党。作为护理部主任，我也曾有过担心，面对多样的世界，现在的年轻人是否能够耐得住护士职业的平凡和辛苦、是否能够经受得住考验和挑战。今天，我有了答案，协和的年轻护理人是值得信赖和托付未来的！

谢谢你们，让我与你们一起并肩前行！

谢谢你们，所有人都会记住你们奋斗的身影！

谢谢你们，把汗水洒在了患者最需要的地方！

谢谢你们，让南丁格尔精神在新时代绽放出更加耀眼的光芒！

武汉战"疫",是什么让我们坚守到最后

俞楠泽

(北京协和医院整形美容外科住院医师,国家医疗队第二批队员)

从 2020 年 2 月 7 日登上飞往武汉的专机,2 月 8 日便进入病房工作,到 4 月 15 日我们医疗队撤离已经有 69 天了。在这段时间里,我们见证了一座城市的隐忍和抗争、寂寥和复苏。经历了很多感动的时刻,却始终不知道如何将这些工作和生活中的碎片串起来。直至收到国外朋友的来信,说他们要被派去治疗新冠肺炎患者了,一周只发一个 N95 口罩,防护帽是用布做的,需要反复使用。他急切地询问我如何保护自己不被感染,信中满是毫不掩饰的不安与焦虑。他是我的好朋友,一个毕业于哈佛医学院的整形外科医生。当这一群放之全球任何地方都绝对是医学精英的人,无论从事哪个专业,都必须要去和新冠病毒这个魔鬼肉搏时,真是令人感慨万千。

"不计报酬,无论生死",疫情暴发时奋勇请战的热血之士喊出的这句口号看似煽情,却道出了人类对这种新发传染病知之甚少的真相。朋友问我:"是什么让你们义无反顾地奔赴这个战场?"我想了想,回答了四个字:"我是党员。"是啊,不管是为了信仰,还是因为约束,关键时刻需要党员挺身而出。北京协和医院国家援鄂抗疫医疗队 186 名成员,党员比例超过 70%,所谓使命和担当便是如此。

启程那一刻,没有人知道前线的战况究竟如何,敌人是强大而残暴,抑或是凶狠而狡猾?一切都是未知,只看到武汉的确诊数据不断上涨。第一天进医院,相信所有人的心里都是忐忑的。我们努力依靠严格的二级防护标准来保护自己,护士长会站在缓冲区的入口逐一检查大家的穿戴情况,合格

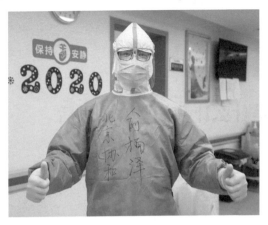

病房留影

才许进入。那是武汉医疗物资最为匮乏的一段时间，即便如此，病房内的标准从未下降。有个别队员会选择多戴一个口罩、一双手套。对此，张抒扬书记是这么解释的："我们要接受每个人对事物的认知存在个体差异，在这里没有过度防护，只有充分的安全感，我们的队员才能更好地救治患者。"如此强大的承诺和保障，让大家悬着的心安定了下来。4.2万名援鄂医护人员零感染的背后，是无法想象的果敢和付出。

协和国家医疗队在武汉同济医院中法新城院区建立了一个全新的重症加强病房。整个病区32张床，开放两天就全部收满，我们强烈感受到了国家和人民对于"协和"的信赖。有意识清醒的患者在给家里打电话时，会反复强调："这里的医生是从北京协和医院来的！"我们赶紧把手机抢过来——再激动，氧分压就要掉了！虽然患者多、病情重、环境新、防护厚，但整个医疗队始终有一个不变的要求，那就是协和标准。内科ICU主任杜斌教授在查房时经常问的一句话是："我们还能为这个患者做点什么？"当国家卫生健康委高级别专家组的教授在查房时都会亲自为患者吸痰拍背，在床旁尽量多待一会儿，在寻找任何一丝生的可能时，作为下级医护的我们又怎能有丝毫的怠慢？

新冠肺炎患者住院期间家属无法探视陪伴，重症患者更是每天都在和死神作殊死搏斗。考虑到待在家里（很多甚至也在医院）的家属们的心情，我们每天定时和每一位患者的家属通一次电话，告之病情变化情况。在这个过程中，医疗队听到了很多感谢的话，但在电话中，我们从未沟通过治疗费的问题。国家医保局发布的数据中提到，新冠肺炎患者人均医疗费用为1.7万元，但这对很多危重症患者来说，只够维持1天。"所有新冠患者的治疗费用，全部由国家财政补贴。"在欧洲一些国家纷纷曝出考虑社会价值、放弃治疗老年患者的情况下，这句话显得尤为铿锵有力。因为"放弃"二字，从来就没有出现在我们任何人的脑海中。面对垂危患者，哪怕只有一丝医学奇迹的可能，医疗队都不计代价地去治疗和抢救。患者转危为安，固然欣喜，可竭尽全力之后，仍无力回天，更是一种难言的折磨。在这样的时刻，大家仍在思索，我们还能为这些患者做点什么？医生会认真除去所有的管道通路，并和护士一起仔细做好最后的遗体护理。如果家属有要求，我们会帮忙拍摄一张最后"安睡"的照片。

不可否认，在两个多月的高强度工作中，我们的体力和毅力都在经受极大的考验，此时便凸显了组织生活的重要性。抵汉初期，医疗队就成立了6个临时党支部，我所在的第三党支部已举办过4次小组会议。支部书记、消化内科吴东副教授的党课一次比一次精彩，从《武汉三镇与中国革命》到《从井冈山革命看武汉抗疫》，用真正的革命者的初心和精神，来鼓舞和激励出生在和平年代的我们要像前辈一样无畏地去战斗。来武汉之前，我从未想过自己经此一役，会比任何时刻都如此强烈而真实地热爱祖国和拥护中国共产党，也更深刻地理解了"代表最广大人民的根本利益"和"一切为了人民健康"的含义。相信医疗队的很多同志和我的感受一样，不少队员纷纷递交了入党申请书，希望能在前线光荣入党。我深信：胸前的党徽不能代表你，口中的誓言也不能代表你，只要坚守自己的职责并热爱每一位同胞，每个人都是合格的共产主义战士！

带上家门的钥匙，踏上武汉的征程

梁靖辉

（北京协和医院内科 ICU 病房主管护师，国家医疗队第三批队员）

2020 年春节前几天，我像往常一样穿梭于家与单位之间。不寻常的是第一次听说了"新型冠状病毒肺炎"这个词。没想到，就是这个词，让接下来的庚子年春节变得格外不寻常了。

毕竟我在三甲医院重症医学科（ICU）工作了 10 余个年头，见过了太多的重症肺炎、重症流感等相关疾病，所以一开始并未对这个新冠肺炎有太多的警觉，只是认为应该是和流感、中东呼吸综合征类似而又新发现的一个冠状病毒引起的疾病而已。殊不知，就是这个疾病竟然让武汉在 1 月 23 日上午 10 点实施了交通管制。一时间，我才和许多人一样开始重新审视这个疾病。

习惯性地拿起了手机，上网关注了一下病例数，"570 例，还好，还好，一

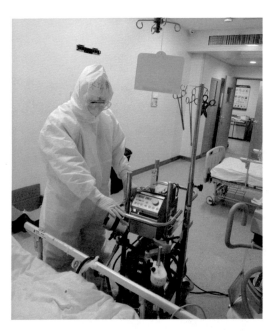

在病房照护患者

个三甲医院的床位数足够应付了"。接下来的两天和往常一样度过，作为医务人员，同事、朋友之间都在讨论疫情的变化。

1月24日除夕值班，我已经清晰地感觉到医院发生了一些变化，严格口罩佩戴制度，除了进食、喝水外，不允许摘口罩，包括换衣服；限制聚集，分散就餐；上班前，测体温；严格探视制度；让大家上报春节行程；将口罩列为战略物资……一系列防患于未然的制度接踵而至。下班路上我又上网关注了一下感染病例数，"830余例，还没有过千，应该在可控的范围内"，心情也稍微放松了一下。

1月26日，初二上班，听到一个意外的消息，我科护士长夏莹作为医院援鄂抗疫医疗队成员之一，下午出发，而科主任杜斌已于春节前抵达武汉。科里两位领导都去了啊，我又习惯性地关注了一下感染人数，2000例，我的心里开始犯嘀咕，这数字上升很快啊。一时间，新闻媒体也倡导大家春节不聚餐、不握手。庚子年的春节让电话拜年成了主流，让安全防护成了拜年的主题。

我也开始思考，我去前线的话，家里能放得下吗？问自己，怕死吗？说实话，怕。倒不是为我自己而怕，怕的是我没了父母怎么办？养儿防老没能实现，反倒让白发人送黑发人也挺可悲的；还怕我的孩子怎么办？孩子还没有长大成人，这个责任妻子一个人扛不动怎么办？当然也怕前线物资缺乏，毕竟病毒是残酷无情的，上了战场，子弹不够怎么办？

再看看外面，工厂停工，餐饮停业，学校停课……不战胜病毒，接下来怎么生活呢？假若人人都不去，武汉失守了，病毒向全国蔓延怎么办？武汉的同胞们还在前线奋战，每倒下一个战友都会导致一个家庭的破碎。

身为医务人员，我有义务冲锋在前，这是我们的使命与担当；作为中华民族的一分子，我有责任为抗疫出力，这是我们的情怀与本能。这是我们的国家啊，没有国哪有家？我不能害怕，更不能退缩，我要申请去前线！内心的声音告诉我自己。在家人的支持下，我向领导递交了申请。没过多久，医院就开始了技能培训、考核。紧接着又收到了去前线的通知。那一刻我是兴奋的，武汉，我来了，这么多战友协同作战，我不怕。面对家人，我是愧疚的，孩子，等爸爸回来，一定实现一起去看海豚的诺言。出发的路上，我看了又看家里的钥匙，每当看见家里的钥匙，仿佛就看见了回家的希望，相信我们定能早日战胜疫情，早日回家！

有一种选择叫"守护"

武 庚

（北京协和医院重症医学科一病房护师，国家医疗队第三批队员）

2020 年的春节异常清冷，一种叫"新冠肺炎"的疾病，让所有人再看不到往日的容颜，都戴起了各式各样的口罩，人与人之间都彼此防备着，保持着合适的"社交距离"。这个类似于 17 年前非典的病毒来势汹汹，首先攻入了武汉。大家看到一天天增长的患病数、确诊数、疑似数、死亡数，如坐针毡，不知何去何从，又无能为力。假期延长、居家办公、商场限流、餐馆停业，大家似乎都停了下来，而作为医护工作者，自然属于那"一少部分人"坚守在岗位上。这次疫情来势迅猛，经常有家人及朋友问起："你会不会去武汉支援？"得知我还未被通知时，家人及朋友都松了一口气，或许因为恐惧，或许因为不舍。

大年初二，医院第一批援鄂人员出发，一切都那么突然，通知和出发的时间仅相隔一天。那之后的每一天，大家都议论着"准备东西，准备出发"。一天，我像往常一样上班，正准备让病人下地坐轮椅治疗时，护士长来到病房门口，说可能明天让我动身去武汉。那一刻，我才发现以前的"准备好"消失殆尽了，我一时没说出话来。或许是害怕未知的危险，更多的是担忧，如果告诉妈妈明天要走，如此突然，她会如何，会不会担心？如何和她说，才能让她少担心一点呢？我走了，只剩下她一个人，身体也不好，怎么办？我冷静了一会儿，让自己的心情稍微放松一些，便拨通了妈妈的电话，告诉她我第二天去武汉的消息，我能感觉到她的紧张和着急，妈妈一时语噎，迟疑了一下才说："既然让你去了，就去吧，记得一定要保护好自己，既然你选择了这个职业，就该知道，有一天如果国家需要，你就得去。"后来第二批援鄂队员的名单里没有我，告知我改为下一批，让我随时准备好。

2月7日，好朋友给我发来微信"大庚庚，我今天走了哈"。临行前，见了一面，就那一面，似乎有千言万语，却堵在心口，堵在嘴边，看到好朋友几天前刚刚染的一头及腰长发，此时已剪成了齐肩，我看出她的不舍、心疼和无奈，没忍住流了眼泪。我问她："剪到这么短心疼不?"她擦了擦眼泪，说道："心疼，怎么不心疼，不过没事，以后长发还可以留。你怎么来了?我就知道你来的话，我肯定会哭。"我把一份早饭放在她包里，告诉她还是温的呢，一会儿记得吃。临行前为她拍下了一张模糊的照片，戴着口罩，竟看不出弯了的眉眼是笑还是哭。

大部队走了，我的心里只有牵挂，希望这些来自北京的牵挂能换来他们的平安。朋友、同事在前线，每每看到电视中对援鄂人员的报道，我都感动得泪眼蒙眬。说不担心不害怕是假，但更多慢慢充斥于心的是一份感动和坚定，希望自己也可以身在其中，并肩战斗。

2月19日，我终于要动身去武汉了。临行前没和几个人说，因为我不喜欢离别，更不喜欢送行，深知"送君千里，终须一别"，所以"都别来了"，还有一句"等我回来"。或许有些人是在我坐上那趟列车，发了那条定位"武汉"的朋友圈后，才知晓我动身的消息，听到最多的是"加油""保重""平安归来"，有朋友临行前送来了我喜欢吃的巧克力，并说："庚，你每天吃一片，等到吃完了，我的庚就回来了。"出发的那天早上，妈妈很早起来，给我做了面包，在面包上用番茄酱挤上"平安"两个字，说吃完定会平安回来。妈妈说："就不远送你了，只送到家门口……就当你去旅行，一趟有挑战的旅行。"

其实，这是我和妈妈第二次分开这么长的时间。第一次是17年前，妈妈是名护士，工作起来，一袭白衣，一顶帽子，一双白鞋。

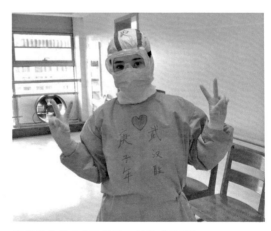

用我的名字为武汉祈福，祝愿"胜利"

这是我对护士的第一印象。2003 年非典暴发，那时候我上小学，不懂什么，只知道因为这场疾病，我和妈妈分别了好长好长的时间。我不知道她去了哪里，也不知道她为什么不回来，有时还会问她："是不是不要我了？"小小的我第一次有了害怕和担忧。长大后，我也选择了这个职业，起初她并不赞同，但看我心意已决，便未阻止。直到我走上了和她相同的路，选择了相同的职业，我才懂得了她的经历。

这是一次不寻常的旅行，或许和妈妈曾经的经历相似，但不同的是，曾经她是感染者，现在我是守护者。有人问我会不会怕？自然会怕，但既然选择了这条路，便该有自己的坚持，既然坐上了这趟车，就该和同伴共同战斗，不是不可畏惧，是无须畏惧。

"一切该来终会来，一切该去终归去。未打的仗怎知不会赢？没有一个冬天不可逾越，没有一个春天不可到来。时间不停，信念不止，终究春暖花开。"

临行前我打出这些字，现在，终于等到春暖花开……

不忘初心

刘艳妍

（北京协和医院重症医学科—病房主管护师，国家医疗队第三批队员）

自从新冠肺炎疫情发生以来，作为一名护理人员，我随时关注着报纸和新闻报道，学习医院安排的文件。随着疫情快速蔓延，2020 年 1 月 21 日，科里召开了誓师大会，隆云主任和护士长分别向我们全体医护人员介绍了新冠肺炎的疫情和预期，号召大家为抗疫工作做好充足的准备。我觉得热血沸腾，作为一名协和医院重症医学科的护士，我觉得有责任、有义务为防控疫情，挽救患者的生命，解除患者的病痛奉献自己的微薄之力。所以，我毫不犹豫地报名，如果有需要我愿意到抗疫的最前线。

回到家，我打算和先生认真谈一谈，先生看我严肃的表情，猜出了大概："怎么？跟疫情有关？"他皱起眉头，问我。我拉着先生的手："是啊，疫情发展迅猛，再这样下去，恐难控制，如果有需要我想去抗疫的一线，对不起，没来得及和你商量，我已经报名了。"先生沉默了一会儿说："听说武汉有医务人员被感染了，有的病情重，有生命危险。从你们专业的角度看，能保证绝对安全吗？"我当时也不是信心十足："毕竟是新型病毒，有些方面需要摸索，不过 2003 年的 SARS 也是冠状病毒，虽然跟这次病毒不完全一样，但仍然有经验可借鉴的。"先生对我的话并不满意："家里孩子上六年级，马上面临小升初，四位父母长辈也都岁数大了，我平时工作又忙。关键是你也 40 岁了，平时下了班老说腰疼胃疼的，晚上睡眠也不好，我不在你身边怕你受不了。"我坚定地表示："我觉得这是我的责任，我应该去，你放心，我一定会认真参加培训，小心保护好自己，做好本职工作，护理好病人。"看我意志坚定，先生说："既然你已经决定了，我就百分百支持你，家里的事交给我，你只管照顾好自己。"先生通情达理，我了解他的担忧和关切，他懂得我的初心和信念。

1月26日，医院选派的第一批国家援鄂抗疫医疗队出发了，名单里没有我，但我内心汹涌澎湃：既为出征的同事们感到骄傲和自豪，也为他们担心，毕竟疫情暴发，未知的状况太多。我在心里默默祝福大家：做好防护，平安归来！在老家的父母打来电话，询问我过年什么时候回家，更表达了对我的担忧。我斟酌再三，还是决定告诉他们实情："爸爸妈妈，现在疫情越来越严重，前线需要大量的医务人员，要不就会有许多病人受更多的病痛折磨，甚至会有生命危险。"父母在电话那头半晌没有说话，我知道他们内心很矛盾，但他们都知道我要做的事是正确的，可现在病情肆虐，又实在担心自家女儿的安全。自从上班至今，由于我在重症医学科（ICU）工作，从没有休过完整的假期，一年回家的次数有限，更别提春节假期。父母一直都理解我，从不埋怨。但这一次，属于新型病毒的传染病，传染性强，父母还是担心我的安危。母亲问我："你岁数不小了，身体也不好，上有老下有小，能不去吗？"我故作轻松地说："妈妈，我才40岁啊，哪里就岁数不小了，正当年呢，陆宁（我先生）可向我保证了，家里的事都归他了，我只要管好自己就可以了。而且，我是一名护理工作者，救死扶伤、护理病患是我的职责，我毕业那年在授护士帽时可是庄严宣过誓的。而且我有着15年的ICU临床护理经验，医院领导各方面准备都很充足，您放心吧，我向你们保证绝对圆满完成任务，全须全尾地回来。"母亲见我去意已决，就只能依我。父亲虽然也很不舍，却鼓励我说："你愿意坚守初心，不畏艰险，爸妈以你为傲！但你要记得，听从领导统筹安排，需要你在后方坚守，你就在医院踏实工作；如果需要你到前线支援，你也要服从命令，做好防护保护好自己的

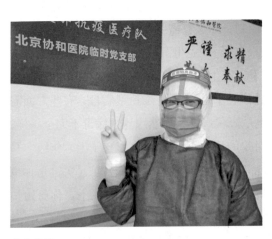

病房留影

同时，同团队协作，圆满完成任务，爸妈都支持你。"听了父母对我的关心和期许，我十分感动，忍不住流下了眼泪。

征得了家人们的同意，带着他们的期许，我的自信心更足了。努力学习与新冠肺炎相关知识并不断更新，积极参加相关防护知识的培训，为顺利完成抗疫工作做好储备。2月7日，听说医院即将选派新一批援鄂队员，我再一次主动请缨。我给护士长发信息："护士长，我身体一直健康，有着多年的临床护理经验，家里人也支持，请求参加援鄂医疗队，奉献自己的微薄之力！"护士长回复我："谢谢！"我觉得承受不起"谢谢"两个字，因为这是我应该做的，是职责所在。2月19日，我如愿成为国家援鄂抗疫医疗队第三批队员，在出行前，我暗暗下定决心：要做到不忘初心、不辱使命，为打赢这场抗疫阻击战而努力！

岂曰无衣，与子同袍

李莫言

（北京协和医院重症医学科二病房护士，国家医疗队第二批队员）

2020年2月6日下午，闲来无事准备收拾一下屋子，这时电话铃响了，电话那头是科里的同事，焦急地问我："莫言，现在要统计可以去武汉支援的人员名单，领导问你明天可以出发吗？"我当下一愣，以为自己听错了时间。

"明天吗？"

"是的，明天就出发！"

"好，没问题，我可以。"

"那你快收拾行李吧，一会儿会具体通知的。"

挂了电话，深吸一口气，走出房门，把爸爸妈妈叫到了一起并告诉他们我即将出发去武汉的消息。爸爸除了问了一句什么时候出发就没再说什么，八成有些发蒙。妈妈倒是比较冷静，叮嘱我去了以后注意安全，保护好自己，还陪我去超市买东西、帮我收拾行李，紧接着又给亲朋好友挨个发信息打电话告别。在一切道别与叮嘱过后我回到了屋里，靠坐在椅子上冷静了一下，脑子里开始像过电影一样想事情。自打疫情暴发，武汉成为攻坚地，全国都在鼎力相助，有重症护理经验的医护人员成了主力队员。作为北京协和医院重症医学科的一分子，我科早在大年初二就已经有同事奔赴战场，而我自己也几次向领导请缨想要尽一份力。因为我想像我母亲那样去帮助别人，她也是一名护士。2003年非典的时候，我还在上小学，对这种可怕的疾病并不是很了解。只记得很久很久没有见过她，后来才知道，我的母亲是一名伟大的白衣战士！是她没日没夜地工作，保护了大家。这一次，换我来保护她了。

时间紧迫，并没有留给我多少时间准备，我并不知道什么时候才能回来，生活用品准备多少都不知道。手忙脚乱地开车去了超市采购，回来又急急忙忙收拾行李，连顿像样的送行饭也没吃成。2月7日一大早，到了医院，托运行李，领取队服。当换好统一的服装到科里集合的时候，才真正有了即将要出发的感觉。不禁又回想起前一天晚上，当我焦急地收拾行李的时候，平常习惯早睡的爸爸，一直坐在客厅看电视，换了一种方式陪着我。而我的妈妈，因为有过上前线的经验，一直在帮助我收拾行李，要是没有她的帮忙，估计我自己得收拾到天亮了。

出发前，主任在说着送别的话语，同事红着眼圈儿给我们每人发了一颗"平安果"，后来这颗"平安果"一直被我揣在兜里带到武汉，放在了驻地酒店的床头上。

简短的欢送仪式结束后，所有人整装待发。跟爸爸拥抱告别后，我和同事上车落座。看着车窗外的老父亲，一脸依依不舍和心疼我的样子，我终于绷不住红了眼圈儿，开始抹眼泪。我本来是想坚强点的，觉得搞得这么悲伤干什么，又不是不回来了，但是当我真正上车要出发的时候，一想到不知道什么时候才能再拥抱老父亲，还是觉得不舍得。冲着车窗外面疯狂挥手告别，大巴车驶出协和医院西门，向机场出发！

到了机场后，安检、登机、再次落座，舱门关闭，飞机起飞。

到了武汉以后，大家都投入到紧张的工作中去。在工作前我们需要里三层外三层地把自己包裹起来，戴上护目镜的一瞬间，感觉自己根本没办法完成任何工作。果不其然，第一次上班，我刚进病房不到3分钟，就因为缺氧被同事扶了出来。脱去刚穿好的衣服，头又晕又疼，一阵一阵地犯恶心，自己真想打退堂鼓。但是后来缓过劲后，想到里面的同事还在坚守着，缺一个就很难完成工作，我立马又去找老师要了一套装备，穿上进去了。这一次我成功地坚持住了。

时间飞快，到了援鄂的第69天，这时候的我们早已经适应了穿着一身厚重装备去工作，也适应了憋气的感觉。而驰援武汉的任务也随着4月12日下午3时38分最后一名病人转出、病房关闭而宣告圆满完成。我们可以回家了！

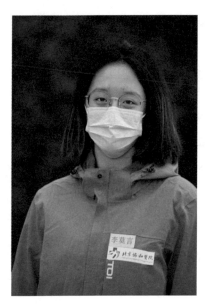

身穿队服

在这 69 天里，每当我觉得难以支撑的时候，都是和父母之间的电话安慰了我。当得知 4 月 15 日可以回家时，我第一时间告诉了他们，他们为我感到骄傲和自豪。我想如果没有他们的理解、安慰与陪伴，我是根本不能独自支撑过那些日子的！

随着飞机起飞、降落，再起飞、再降落。我们的援鄂医疗任务，宣告圆满结束。在回京后休整期间，终于有时间每天与父母视频，聊聊天，把前些日子落下的家常话一一补回来。

选择了护士这个职业，救死扶伤就是我的责任。无论什么时候出现疫情，我都要奋勇当先，拯救生命。即使父母再有不舍，他们也依然在背后支持我；即使我再不放心他们，也要冲向战场救死扶伤，我想我永远都不会后悔自己当初的选择。

就像我们的口号那样："不辱使命，不负协和！"

我和武汉的故事

（北京协和医院重症医学科二病房主管护师，国家医疗队第二批队员）

己亥末，庚子春。荆楚大疫，染者数万计。众惶恐，举国防，皆闭户。南山镇守江南都，率白衣郎中数万抗之。且万众一心，九州共举。疫尽去，国泰民安。

这篇《荆楚大疫记》以寥寥数笔，描绘了这场抗击新冠肺炎疫情的过程。虽笔墨不重，但经历过的人仍然可以体会其中的惊心动魄。

还记得 2019 年年末到 2020 年年初的时候，新冠肺炎疫情愈演愈烈。武汉告急，湖北告急，全国告急。我们生活在一千公里之外的北京，只知道疫情很严重，但究竟有多严重，谁都没有一个明确的概念。直到 1 月 23 日，武汉关闭离汉通道，我才意识到这次疫情的严重性，严重到"史无前例"，严重到超越 17 年前的非典。3 天之后的 1 月 26 日，北京协和医院派出了第一批国家援鄂抗疫医疗队。从那一刻起，我便时刻关注着前方的消息。看到新闻上报道，前方急需大量重症医学领域的医护人员，我便向科室领导递交了请战书。集结的命令很快就下来了，2 月 6 日下午接到命令，2 月 7 日上午出发。

接到命令的那一刻，我想到的第一件事是理发。因为理发店都关门了，只能让妈妈帮忙剪一下。一进门我就说："妈，帮我把头发剪到最短。"妈妈先是愣了一下，紧接着眼圈就红了，声音有些颤抖地说："你要去武汉了？"其实在这之前，我们全家人都是有心理准备的，因为我是一名"协和人"，同时还是一名"重症人"，更是一名有血性的中国人！看着同事们在前线拼搏，看着同胞们急需救治，我的内心十分焦灼，恨不得马上加入救治的队伍。像17年前的妈妈一样，投入到抗击疫情的战斗中去。

出发前我和孩子们说"妈妈要去武汉了"，上幼儿园的儿子还不能理解妈妈要去那么远的地方做什么。已经上小学的女儿给弟弟解释道："武汉有很多人得了肺炎，妈妈是去帮他们治病的。"我说："是的，病毒就像灭霸，它要夺走很多很多人的生命，妈妈要和许多叔叔阿姨们一起去战胜它，等把它消灭了，我们就回家。"儿子也明白了："我知道了，妈妈是惊奇队长，要和其他超级英雄一起去打败坏人，拯救地球！"

从小，我们已经习惯了正义战胜邪恶，大多时候我们只需要静静地等待胜利的到来。总会有那么一些"超级英雄"横空出世，披荆斩棘、力挽狂澜，拯救世界。但其实，世上哪有从天而降的英雄，只有挺身而出的凡人！ 4.2万余名援鄂医疗队员和湖北本地的医护人员一起坚守在病房里、病床旁。同时，还有很多其他行业的人也在为这场抗疫拼尽全力。

出发那天，科室领导给我们每个人准备了一个苹果，并和每一个人拥抱，祝愿我们能够平平安安地归来。大家都哭了，因为没有人知道等待我们的是什么，只能重重地说一句"注意安全，等你回来"。

初到武汉，我的第一感觉是这座城市睡着了。街上很少看到行人，只有搭载医务人员和运送物资的车辆才能通行。很难想象这是一个千万人口的超

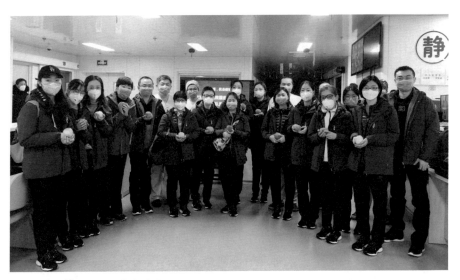

科室同事为我们送行，我在前排左七

级城市。同样难以想象的是在两个多月后，武汉逐渐恢复了此前繁华、喧闹与车水马龙。

第一次进病房，尽管自以为有了充分的思想准备，但依然可以用措手不及来形容。穿上全套防护装备之后，组长带着我们走过一道又一道门，从清洁区穿越半污染区最终来到电视上见过的污染区，俗称"红区"。推开病房门的一刹那，我就被一种紧张的气氛笼罩了。32 张病床已经收满了病人，绝大多数病人使用机械通气，还有血滤和体外膜肺氧合（ECMO）。作为一名在 ICU 工作了 17 年的"老"护士，我能感觉到这里的病人病情太严重了。穿上一层层的防护装备之后，那些平时再熟悉不过的操作竟然困难重重。往往一个操作还没做完就已经上气不接下气，只能休息一下再继续。但还好我们很快就适应了，工作也越来越得心应手。

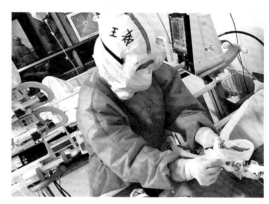

在床旁为患者吸痰

我不愿赘述工作中的辛苦，因为没有一场战役不惊心动魄，但同样，也没有一场胜利不辉煌。此刻，我坐在北京的集中休整酒店里，写着我和武汉的故事，两个多月就像一场梦，我想早点醒来，又有点不舍得醒来。因为"醒来了"，经历就变成了回忆，而这段回忆会伴随我一生。当我成为一位白发苍苍的老人，我会再给你、给他讲讲这段回忆，讲讲我和武汉的故事。

勇

杨燕丽

（北京协和医院呼吸与危重症医学科主治医师，国家医疗队第二批队员）

上　篇

我从武汉回京已经一周了，仍然有一种不真实感。

我只能在寂静的房间里循环播放着一首单曲："我也不是大无畏，我也不是不怕死。"

终于从疫情的风暴中心安全撤离，再有一周就能见到心心念念的家人了，没有想象中的雀跃，只有一个疑问始终萦绕着我，从出发前就一直在思考，却始终没有答案——我为什么要去武汉？

不少亲友曾悄悄问我是不是真的是自愿去的。

我所在的北京协和医院，作为全国综合实力和百姓口碑当之无愧的第一名，根本无须也没有必要强迫医护人员驰援武汉。

在我看来，疫情就是冲锋号。所以我接到消息后，没有过多思索，直接报了名。可惜，因为身体原因错过了第一批出征的 21 人队伍，只能焦急等待着第二批出征的机会。

如今回想起来，如果当时第一批就去了，或许自己也没时间害怕了吧。

因为出发日期迟迟确定不下来，留给了我充足的时间，可以慢慢准备行李，慢慢和亲友告别，慢慢害怕起来。

随着出发时间的推移，我发现，说不害怕是假的：未知的疾病，网上真真假假的传言，都令人心绪不宁甚至恐慌。

　　我先生是我去武汉最坚定的支持者，但越临近出发，他也越煎熬。既希望我能去帮助别人，又担心可能出现的各种万一。清楚记得有一天，他小声嘟囔："希望将来，我不会因为自己的决定（指鼓励我去武汉）而后悔。"

　　我并没有过多流露自己的情绪，只向他提了一个要求，就是出发的时候不要去送我，因为怕自己会情绪崩溃。事实上，怕家人担心，直到此刻，身在家乡的父母都不知道我曾经去过武汉。很长时间，先生才告诉我，尽管没有去送行，坐在家里看着家属群里送别的现场直播，他也落泪了。

　　结婚这么多年，他从不曾在我面前哭，这次他也做到了。

　　2月6日，我终于等到了医院打来的电话：次日出发！

　　原本计划的第二批医疗队也是二三十人，微信小群里，队员名单却在急速增加。看着被不断拉进来的名字，群人数在不停滚动，最终定格在了142人。

　　另一边，北京的数家大医院也都在一天之内各自紧急集结了100多人。

　　这明确传递出一个信号：疫情刻不容缓！

　　我内心的焦虑与恐慌也在升级，即便如此，对于去武汉，我仍然没有任何退意。

　　回想2003年，非典疫情初期，我从家乡坐火车来北京参加了协和的入学考试；在非典疫情最严重时，我收到了录取通知书，从此迈进这座医学圣殿，攻读双博士学位，并在毕业后如愿留下工作。

　　正如李乃适医生在《史海钩沉　百年战疫》中所写："协和百年史，同时也是一部百年中国抗疫史……协和人在百年风雨中一直在恪守实事求是的原则，以科学严谨的态度，踏踏实实地负重前行。这是协和的优良传统，也是根植于每一位协和人血脉中的精神基因。"

　　17年后，在新冠肺炎疫情最凶险的时候，我已经从一名初入协和校门的医学生，成长为能独当一面的呼吸与危重症医学科主治医生。

　　协和精神，医者职责，是鼓舞我前行的灯塔。

　　我用一个晚上，打包好了所有物件。行李很多，牵挂很多，担忧很多，但决心最多。

　　一生所学，皆为此刻。

下　篇

在飞往武汉的机舱中，空气似乎凝重得化不开，有决战来临之前所特有的张力。

带队的张抒扬书记后来回忆，来武汉的时候，其实没有人不害怕，在飞机上她去鼓励大家时，发现每个人的表情都是木的，眼睛里都没有光。

我们接到了最重要的任务——整建制接管一个重症加强病房，里面是全武汉最危重的患者。

32张病床上躺着的全是相同病症的患者，几乎都插管上了呼吸机，无法说话，而且脸上贴着固定的胶布，看不清患者的容貌，甚至分辨不出性别。而且因为病情太过相似，周转也很快，要想记住患者的名字都非常困难。

给我印象最深刻的是一位老年女性患者去世后，当时由于我们对疾病认识还比较粗浅，很想动员她的家属同意遗体捐献。但这一家四口全都感染了新冠肺炎，对一个家庭来说，几乎是灭顶之灾，而且因为是传染病，家属无法见到亲人的最后一面。考虑到中国人"死者为大"的传统，这个建议实在有点说不出口。

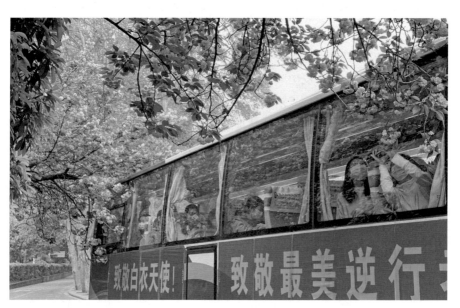

4月5日，樱花树下的医疗队大巴车

告知"坏消息"是所有工作中最后、也是最艰难的一环，全队最有亲和力的刘正印教授给家属打了电话，没想到尝试着提了一下遗体捐献，她的儿子却毫不犹豫地同意了。

这是我们病房第一例同意遗体捐献的患者家属，对医务人员更深刻地认识疾病作出的贡献不可估量。我们都很感动，自发为她的家属组织了捐款，以表敬意。

我是一个平凡的人，也会害怕甚至哭泣。现在我被赞誉为其中"最勇敢的人，最美的逆行者"。但我想，给我无尽勇气的，正是这片土地上每一个平凡的、却也是英雄的中国人民。

山河无恙，曙光初绽，唯愿国泰民安。没有一个冬天不可逾越，没有一个春天不会来临。

走过樱花绽放的日子

兰　静

（北京协和医院内科综合病房教学老师、主管护师，国家医疗队第二批队员）

武汉，位于我国中部。这是一座被江河环绕的城市。提起她，热干面、黄鹤楼、武汉大学……当然，必须要提到的一个词就是：樱花。

每年3月中旬到4月上旬，那绽放的樱花都会引来全国各地的游客在此相会……

但是，2020年伊始，一场突如其来的疫情，给这座美丽的城市按下了"暂停键"……

责　任

1月24日，除夕夜，北京。

或许和往年没有什么不同，依旧是早早地吃完晚饭，依旧是一片其乐融融的景象。此时，老公正在和儿子玩捉迷藏，不时听见他俩的笑声；爸妈则在看电视，间或聊上几句。而我，似乎心有所想，可能是由于职业的缘故，对《新闻联播》关于武汉疫情最新状况的播报倍加留意：火神山医院正在紧急创建中、确诊人数不断攀升、武汉当地医护人员严重短缺且超负荷工作，同时防护物资紧缺等等。听着听着，同为医护工作者的我自然而然地为远在武汉的同道捏了一把汗，但除了在心中默念"武汉加油""千万注意安全"以外，似乎我什么也做不了……渐渐地，有这样一颗种子开始在我心中萌芽："我要去武汉，我要为武汉做点什么！"

但是，就在我以半开玩笑的方式把这个想法说给家人听之后，所有人都沉默了——平时就少言寡语的父亲微微地皱了皱眉，说道："这就是没有硝烟的战场啊！"母亲则默默放下了手机，老公把儿子带到一边，家里突然异常的安静……

现在回想起来，当时人类对新型冠状病毒肺炎的了解，可以说是知之甚少。彼时前往武汉，危险不言而喻。

誓 言

"我要去武汉，我要为武汉做点什么！"对于我以及和我有着同样想法的医护工作者来说并不是一句空话。

2月6日，培训中我接到护理部领导的电话通知，因武汉疫情需要，我被临时编入第二批国家援鄂抗疫医疗队，并将于7日一早驰援武汉。

回到家已经晚上7点多，得到消息的家人为我准备了一桌饭菜——我知道，他们怕我难过、怕我害怕，提前包了正月十五的团圆饺子。

我也知道，这顿饭是为即将飞赴武汉的女儿、妻子和母亲的饯行饭。从来不喝酒的我，将杯中的啤酒一饮而尽，不知该如何表达，也许只能用这样一种方式来感谢家人对我的支持。我说：不必担心，相信组织，防护是有效的，我是专业人员。他们默默地点了点头。

快5岁的儿子还不知道妈妈为什么要走，要去做什么。

"妈妈你去哪啊？"

"妈妈去打怪兽。"

"那妈妈你记得打完怪兽回来给我过生日啊，我要吃巧克力味的蛋糕。"当时我虽满口答应，但我心里知道，我很可能赶不回来……

2月7日，全家都起得很早。爸妈彻夜未眠，老公提前出去把车停在家门口，一句话也没说，默默地搬运着行李……后来我才知道，母亲怕我看见，

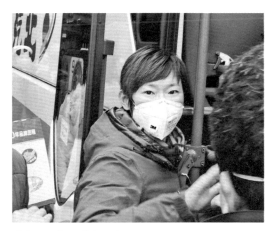

登上开往机场的大巴车

偷偷躲在厨房里抹眼泪。在她后来写给我的信中这样描述道："含泪送子上战场的情景，那种生离死别，那种撕心裂肺，过往只在电视里见过……"每每想到这些，我都会忍不住落泪。

就这样，肩负着国家的使命，带着每个人的祝福，我们第二批国家援鄂抗疫医疗队142名队员一道飞赴武汉。正如赵玉沛院长所讲："协和是一支能打胜仗的队伍，大家一定会用实力展示什么是协和人！勇士出征，平安归来！"

担　当

2月7日当天飞抵武汉，我被分配到第一工作组。刚下飞机就收到了第一批队员老师发来关于新组建病房的视频、图片、文件等。在前往驻地的途中，我认真看了一遍，提前熟悉病房布局、穿脱防护服流程、工作流程、班次安排、驻地消毒隔离要求……

在驻地休整片刻，夜班。

与队中亲历过2003年抗击非典的老师们相比，第一次穿上防护服的我，甚至有过短暂的小兴奋。

但事情的发展与我预想的可谓大相径庭：看不见、听不清、憋闷、反应迟缓、步履维艰、濒死感……我想这几个词可以概括我第一个夜班的直观感受。

呼吸不畅通，手指不灵活，行动不方便——在巨大的心理压力和厚重的防护服的双重考验下，平时5分钟就可以完成的一项工作，甚至需要5—6倍的时间来完成。有的同事开玩笑说："连怎么走路都要重新学习了。"

我们都在默默地坚持："我要挺住。""我有32名危重病人，我不能半途出污染区，我不能浪费这一身装备……"

她，是一位一直称呼我为"阿姨"的84岁老奶奶。老奶奶刚入重症加强病房状

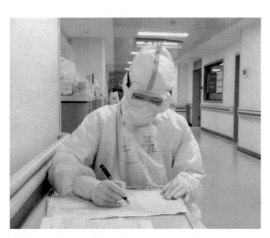

书写护理记录

态不好，时而清醒时而糊涂。为了预防老奶奶误拔身上的各种管子，我们会适当地约束她的双手。在老奶奶清醒的时候还能哄着她好好地配合，可没过一会儿她就会翻脸发脾气，安慰和解释都行不通。老奶奶会喊我"阿姨"，让我把她的手松开。我们很心疼老奶奶，会在给她鼻饲营养液、更换床单等操作的时候短时间给她松开约束。在老奶奶口中，我们是"坏人"。可我们真的就是想保证老奶奶的安全，想帮助她能更好地摄入营养素，希望她能尽快好转，仅此而已。那段时间，除了其他危重患者的护理工作之外，如何保证好她的安全，管理好老奶奶的各种管路，哄她乖乖地配合治疗是让我们每个班次队员"头疼"的重要工作之一。然而老奶奶并不总是糊涂，她清醒的时候会很安静地看着我进出病房，会温柔地喊我"阿姨"。记得有一次老奶奶排便后，我和另一名队员一起给她擦干净，仔细抹上后方医院送来的溃疡油。老奶奶很温柔地对我和队友说："我爱你们，我爱你们。"我和那名队员拉着老奶奶的手说："我们也爱您，您快点好起来，早点回家。"

感动，感谢

在武汉的 69 个日日夜夜，有很多鼓励我们、感动我们的人。

永远记得张抒扬书记和吴欣娟主任亲自为我们检查防护服，和我们度过温暖有爱的情人节，医院科室大后方给我们贴心准备生活物资，科室护士长每天关心问候我们的情况，还记得志愿者们为我们理发，社会各界为我们捐赠生活物资，驻地酒店变着花样给我们准备饭食……

回忆这一切的一切，我只想说感谢！

感谢医院大后方对我们的支持，让我们安全地为患者提供救治服务，同时对我们的家人细心照顾，让我们无后顾之忧！

感谢家人的理解与支持！

感谢社会各界对一线的捐助！

感谢武汉人民对我们的信任！

最初的心，永远的事

李香风

（北京协和医院风湿免疫科二病房教学老师、
主管护师，国家医疗队第二批队员）

2020 年 2 月 7 日，我作为第二批国家援鄂抗疫医疗队成员来到武汉。来时，天气寒冷，69 天的坚守，终于迎来了春暖花开。协和作为最后一支撤离的国家医疗队，也终于完成了自己的任务，向党和国家，向人民交上了一份满意的答卷。而我亦有幸见证了我们重症加强病房关闭的历史时刻，作为最后一名转出患者的责任护士，我与医生们配合顺利地将这位病情好转的重症患者转运到了武汉同济医院中法新城院区 B12 病房，与同济医院的战友们完成交接工作。而当看到我们用 48 小时建立起来的临时重症加强病房完成使命，缓缓地关闭大门的时候，我的眼睛湿润了，我们奋战的每一个日日夜夜恍如昨日。

在前线，我看到了协和护理人的担当

疫情最严重时，武汉牵动着全国人民的心。作为一名普通人，我也为湖北、武汉和全国的疫情心焦；而作为一名医护工作者、共产党员、教学老师，除了心焦以外，我告诉自己：必须做点什么！所以我第一时间报名，主动请缨驰援武汉，也征询了家人意见。"国家需要，你又学这个，你不去谁去？"家人短短的一句表态，让我内心充满了感动和坚定。我是协和的一名医护工作者，我有能力在护理好患者的同时也保护好自己。

终于轮到我了，2 月 6 日傍晚，我接到领导的通知：明日去武汉，今晚去医院培训！第二天我看到了长长的出征名单，她们今天还是我的同事，明天将是我的战友！看到吴欣娟主任的名字也出现在名单里，更加让我感慨，就如大学同学说的："你们的主任亲自带队！太让人敬佩了！"

协和共派出四批186名医护工作者驰援武汉，千里援鄂的我们有一个共同的心愿，让武汉尽快恢复，让武汉人民早日回到正常生活。同事们互相鼓劲，他们都是我的榜样。我看到我们的主任勇挑重担，组织中华护理学会的专家团队撰写新冠护理标准；看到了夏莹护士长为改造重症加强病房，48小时不眠不休；看到了孙红书记、李奇护士长等作为重症护理专家，在临床工作之余，撰写并在线解读重症护理规范；当然，还有工作在临床一线的我们与全国各地驰援武汉的同行们一起，将自己平时练就的医护技能毫无保留地给予患者。

我们把协和的精细化护理模式移植到最前线

北京协和医院医疗队整建制接管同济医院中法新城院区的重症加强病房。32张床位，所有患者都是病危，几乎都处于插管上机状态。医疗队充分考虑了队员可能发生的不适，将全部护理人员分成7个护理小组，每组人员在污染区工作4个小时后由后一组接替。专业组组长由第一批医疗队的人员担任，因为他们已经在病区工作了半个月，熟悉工作流程。我们每组组员16人，根据病房情况分成前组后组，每大组再细分成几个分组，3—4个队员中由一个重症专科护士任组长，一起开展工作。

作为协和人，我们将"协和精细护理模式"带到了武汉。因为护理对象几乎都处于插管上机状态，护理涉及了密闭式吸痰、呼吸机的管理、重症患者的翻身、俯卧位通气、体外膜肺氧合系统（ECMO）及血液净化技术护理等多种内容，对我们提出新的要求，而协和人从来都不怕挑战。我们在一线开展了"疫"线课堂，在几位护士长的推动下，通过调研，根据病区护理工作特点，制作了"责任护士工作流程核查表""俯

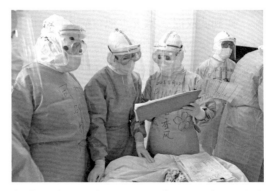

我（左三）与同济医院的护士在B12病房交流患者病情

卧位通气操作核查表"等6个护理岗位核查清单。这些核查清单在保证护理质量的同时，将复杂的专科操作简单化，个性的专科操作规范化，并将依赖时间和经验积累的专科操作同质化，大大增强了我们团队的凝聚力和战斗力。

床头桌上的"平安果"是每一位协和人的美好祝愿

我院吴东副教授在新闻发布会上讲的一段话，让大家潸然泪下，"Human beings are mortal, but love is not（凡人不能永生，但爱可以）"。在隔离病区里，患者唯一可依赖的就是医护人员，我们就是他们的亲人。每天早晨，我们都会一边用温湿的治疗巾为患者轻轻擦拭脸庞，一边为他/她加油鼓劲；为了保护病人的皮肤，我们把自己的湿纸巾带到医院，还为他们抹上医院自制的协和硅霜、硼锌糊和湿疹膏；我们在每个患者床头桌上都放了一个红苹果，期盼他们能够平安战胜病魔，也期盼危重患者在醒来时，看到的不仅仅是单一的白色。

这几天很开心的事情是我护理的12床阿姨终于能脱离呼吸机辅助自主呼吸了。阿姨65岁，住进来一个多月了，据说一家人都感染了新冠肺炎，女儿前不久在方舱医院治愈出院了。在经历了气管插管、呼吸机、俯卧位通气治疗等，她终于能够间断脱离呼吸机了。第一次脱机那天，我们都很激动。我接班的时候，发现阿姨睁开了眼睛，好像能听得懂我说话，当我跟她说"阿姨，你很棒，继续加油，你的女儿在等你回家"时，阿姨突然泪流满面，我懂她的眼神，那是对女儿的牵挂、对家的期盼。我脑海里出现了一家人其乐融融的画面。我想，这一疫，何止是与病毒斗争，更是若干个生命再一次思考爱与生命的真谛！

初到武汉时，冰天雪地，病房内温度很低，我们全身贴满暖宝宝才能撑过酷寒的深夜；而阳春三月的武汉就真的让我们开始"捂汗"了，防护服里汗流浃背，需要抱着冰块上班。然而一想到窗外已春暖花开，疫情即将消退，康复的患者们即将与家人团聚，我们深深地为自己流过的汗水而自豪。身为协和人，有幸与团队一同抗击疫情，再一次为我的医护工作生涯增添了一段难忘的回忆。记得那年在协和的小礼堂拿到属于自己的刻有"勤、慎、警、护"的金质校徽，优雅、美丽地等待前辈们为我戴上燕尾帽的时候，那一刻我是多么骄傲。如今9年过去，此时此刻的我很想跟那时的我说一句："你选对了。你热爱护理这个职业，这是你永远无悔的选择！"

逆向而行，为爱出征

刘　亚

（北京协和医院呼吸与危重症医学科二病房护师，国家医疗队第二批队员）

2020 年 4 月 23 日，回京休整第 8 天，在武汉与病毒较量的日子恍若隔世，69 天的战斗历程，本以为每个瞬间都会历历在目，可它们却已成为一段整体记忆被封存在我的脑海里，永远珍藏。

回忆起这段刻骨铭心的旅程要从决定出征开始。我在 2019 年 12 月底完成呼吸专科护士的学习，2020 年 1 月 20 日便得知同期学习的同学回到武汉后不久就进入了隔离病房，开始参与新冠肺炎患者的救治，接下来就是来自全国各地的同学奔赴武汉、千里支援的消息，"我们来了，武汉不孤单！"这是在那个时间段听到最多、最让人泪目的话语，也是让我迫切地想加入其中的动力源泉。1 月 26 日，协和 21 人医疗队出发驰援武汉，接着就是全员报名支援武汉，虽然看不到大家聚在一起高喊"我报名"的场面，但也能想象每个人在手机上打出"我报名"三个字时的热血与激昂。那时的我无比庆幸能够在这样的集体中生活，每个人都在用实际行动践行着自己曾经许下的誓言，重温从医的初心和治病救人的使命。"救死扶伤，勇赴国难"，这是协和的优良传统，也是根植于每一位协和人血脉中的精神基因。正是这种精神让我毫无畏惧、心无旁骛地决定加入抗疫一线的战斗中。

2 月 6 日，在第一批队员奋战的第 12 天，我得到通知于 2 月 7 日上午作为第二批医疗队员出征武汉，整建制接管武汉同济医院中法新城院区的重症加强病房。临时的通知，打破了我和家人原本的计划，而我们也不得不直面这件事情。在疫情初期，我和先生就对是否去武汉一线支援的事情进行过讨论：我们都是"90后"，生活在和平年代，平平淡淡的生活是常态，但同时我们也是热血青年，有着和前辈一样的爱国情怀，当国家需要的时候，我们有责任和义务挺身而出，这是我们达成的共识。同时我们也坚信不是每个人都能够有这样的机会为国出征，这既是一种使命也是一份荣誉。2003年非典的时候，我们是被保护的人，而现在，我们希望可以接过前辈们手中的接力棒，去做那个勇敢保护大家的人。先生虽然对我即将出征武汉有许多的不舍和担忧，但也因前期我们达成的共识而表示支持与鼓励，临走前他还向我表达："你是专业人员，这个时候你们不去谁去呢，我相信你的团队会给你们最好的保障，也相信你的能力会保护好自己。"这句话是我69天坚持下来的精神支柱。

对于出征武汉，我最担忧的是父母的情绪，我是家里的独生女，是父母的掌上明珠，我的一举一动时刻牵动着他们的心。在疫情初期和父母表达过也许会去一线支援，虽没有过深的交谈，但在言语间可以感受到他们并不希望我去一线。所以在得知即将出征武汉后，我没有勇气与父母商量，更没有勇气与父母告别，只能以先斩后奏的方式善意地瞒着他们，虽然心痛但不后悔，因为我知道，我一直都是他们的骄傲。随着抗疫日程的进展、新闻媒体的宣传，以及长时间没有回家，父母开始对我有所怀疑。在到达武汉近一个月后我告知了父母，父亲在得知消息后忍不住落泪，很长时间拒绝和我通电话，既是生气我的隐瞒，也是不忍看到我的憔悴。母亲为了顾及我的情绪一直隐忍，每次都笑脸与我对话，时刻嘱咐我要保护好自己，告诉我这是我的职业，去前线是义不容辞的，我知道这是她安慰自己和父亲的话语。同期在武汉，在我们的病房里一位患者对医生说道："我不想死，我还想去参加下个月女儿的婚礼。"突然间让我明白，父母对子女的爱不仅是无私、无畏，更是超越生死的。正如最近很流行的一句话：凡人不能永生，但爱

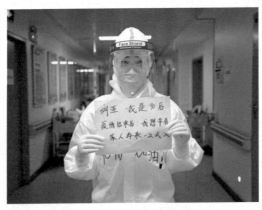

手拿"疫情结束后，我想带着家人再来一次武汉"的祈愿纸

可以。

在武汉的时候，繁忙的工作、紧绷的神经，让我无暇思考在这次疫情中我得到了什么，现在回想起来，我收获最多的是对于爱的解读。因为爱，即使担心，家人依旧选择支持；因为爱，即使痛苦，患者依旧努力支撑；因为爱，即使危险，医务人员依旧坚守在一线；因为爱，即使煎熬，武汉人民依旧选择留守。大家都说今年的武汉几乎失去了整个冬天，但同时也得到了全国人民的爱和帮助，迎来了最温暖的春天。

情不知所起，因家国责任而深

彭 莹

（北京协和医院老年医学科病房护师，国家医疗队第二批队员）

2020年1月24日除夕，新冠肺炎疫情正在江城武汉肆虐，此时的家中，饺子才刚吃了一半，我爱人所在的公司就接到某定点医院电力配套工程任务，需要他马上返岗，看着他紧皱的眉头，我并没有抱怨，也没有多说，我心里却很明白，像这样的场景，我经历过太多次，每一次有保电任务，他都会参加，这让我对他的敬佩之情又加深了一些。我是北京协和医院的一名普通护士，作为一名共产党员，在特殊时刻就要第一时间冲上前线，相信不仅仅是我，很多人也都在自己平凡的岗位上为国家作着贡献……此时的他还不知道，我早已向医院递交了请战书，主动请缨前往武汉抗疫一线。

在他响应公司号召投身到修缮工程中后的第13天，我接到了援鄂任务。已然奋战在一线的他十分不舍，但他深知此时援鄂的重要性，电话中对我的决定给予了最大的支持，也为我感到骄傲。2月7日是我出发驰援武汉的日子，他特意向公司请了半天假来医院送我，此时，我们已经有近半个月没有见面了……我站在队伍里，看着那个熟悉又陌生的他，虽然戴着口罩看不见表情，但是从神情中能够看出不舍，一米八的小伙子竟还转过身偷偷抹眼泪，看到这场景我心中的惆怅又多了一层，多日不见，再见竟又是离别……没有等到他完成任务回家陪我，我就踏上了驰援武汉之路，登机前他在电话中一遍一遍地叮嘱着即将出征的我："在那边千万要照顾好自己，有时间就给我打电话。家里有我，你放心！"平日里，我总操心他在工程现场太忙顾不上喝水、吃饭，这次轮到他不放心我了。结婚5年，每次告别都会有拥抱，但这次为了让他放心，也为了让他不那么伤感，我没有拥抱他，故作轻松地上了车，面带着微笑向他告别。我相信他懂我，一个手势，寄托了我的千言万语……等我回来。从此心里留下了一个小小的遗憾，我欠他一个拥抱。

今年的情人节没有玫瑰、没有约会、没有誓言、没有礼物、没有烛光，连见面都没有，但是他知道，我懂他的呼吸和心跳，懂他的担心和支持。"你救死扶伤，我保电护航。你说穿上防护服就是肩负使命，我说戴上安全帽就是头顶责任。等待春暖花开，等你平安凯旋。"这是情人节他写给我的话，看着这简短的几句话，眼泪却不由自主地流了下来，虽然武汉很湿冷，我的心里却是暖暖的。

他送别我后就把3岁的女儿送到了姥姥姥爷家，自己则返回了一线岗位继续工作，直至送电成功。第一次离开家这么久，第一次离开女儿这么久，3岁的小女孩，在这个春节假期没有爸爸妈妈的陪伴会孤单吧……

很多次，他拿起电话又默默放下："万一她正在救治病人、万一她穿着防护服不方便、万一她正在休息……"遇到短暂的空闲时间，我会收到他的微信，有时是对家人的挂念，有时是相互加油打气，有时是一张女儿照片……虽然心疼，但他却给予了我无限的鼓励与支持，做我最坚强的后盾。

我们在各自的岗位上逆风前行，超越"小家"，成就"大家"。在不同的城市，用同样的坚守携手前行。情不知所起，因家国责任而深。我还记得我欠他一个拥抱，再见面，我们定会紧紧相拥。

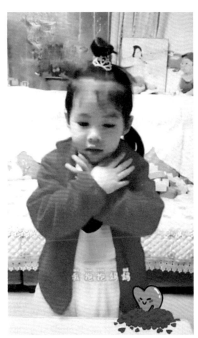

3 岁女儿为我专门录制祝福视频

敬畏·坚守

李　蕊

（北京协和医院内分泌科二病房教学老师、主管护师，
国家医疗队第二批队员）

2020年春节来临之际，新冠肺炎疫情越发严重，我毅然决然地退了飞往西安的机票。"苟利国家生死以，岂因祸福避趋之。"这个紧要关头，我必须义无反顾地勇往直前！在22年前，护理老前辈将神圣的护士帽戴在头上的一瞬间，就注定了救死扶伤是我们的天职，我们今天所付出的一切都是必须的、值得的。不负誓言，不辱使命！

当时有两个选择，一是去医院发热门诊，二是奔赴武汉。看到新闻里武汉各大医院人满为患，医务工作者们疲惫艰辛的身影，要穿着尿不湿不停歇地工作，被口罩和护目镜勒出血印痕迹的脸，听到他们疲惫、颤抖的声音，我流泪了。于是我成了科里第一个报名去武汉的人！我的爱人是一名也要穿着防护服和护目镜、戴N95口罩战斗在一线的公安民警，因为我们都不能回家，父母立刻将孩子接过去，在我即将奔赴疫情最严重的武汉时，我看到了父母满眼的不舍，为了让我踏踏实实地去武汉，他们面带笑容在向我挥手告别，可我知道老爸老妈哭了，眼里装的全是担心。妈妈身体不好，去年年底查出肺癌，我实在是不放心她的身体，不舍得与他们分开。车子开动了，老爸老妈的背影逐渐模糊，慢慢地消失……

2月7日抵达武汉，我开始了为期69天的危重症患者的护理工作。由于经历过2003年的非典，所以我顺利地按要求穿戴好防护服隔离衣进入病房，30个插管有创呼吸机、1个无创呼吸机、1个体外膜肺氧合系统（ECMO），无

数个注射泵和输液泵、动脉导管，翻身时看到患者的双手双脚因病情导致的紫绀、水疱、溃烂、渗液……触目惊心！"血压低了，快，调去甲肾！""潮气量怎么这么低，吸吸痰，什么颜色，量多吗，看看管路连接，集水瓶盖紧没"，"尿量多少，血钾多少，查个血气，给点速尿"……这就是我们每天反复的工作，繁忙而充实。张抒扬书记说过，"病人的病情就像在走钢丝"，是的，生与死之间，仅在一刹那，我们能做的就是"有时治愈，常常帮助，总是安慰"！

面对疫情，我们在工作中感受着生命的坚强！有一位65岁气切后的阿姨，每天医生都会联系她的女儿视频，虽然她说不出话，但她要让女儿看到她的微笑，视频完却黯然泪下，那泪水承载着高兴、欣慰、希望和期盼！她让我看到了武汉人民的坚强！23岁的小李，他那坚定的信念支撑他挺过了最危险的时期，临近转科的前夕，他握着我的手说："感谢你们，是你们让我看到了天使的光环，让我重拾信心和希望，虽然我看不见你们的样子，但我会永远记住北京协和医院的白衣天使们！谢谢你们！"

同样，我们也时常面对死亡。有一位当地的医务工作者，在工作中被感染，虽然竭尽全力地抢救，最终还是没能留住他！他的去世让我们深感遗憾。在视频中看到同样是医务工作者的他的爱人穿着防护服悲痛欲绝地追赶灵车，那撕心裂肺的痛我是能感同身受的！那些逝去的人们没能来得及与亲人告别就天人永隔，深深地触动了我。要珍惜生命，珍惜身边每一个人，要勇敢地把爱说出来，不管发生什么都不后悔，因为意外和明天不知道哪个先来！

英雄武汉，英雄人民，历经风雨沧桑，感动点亮了武汉4月8日凌晨的夜空，武汉终于迎来了最美的晨曦。阳光洒满武汉每一个角落，照进每一个武汉人的心里，沉寂被冲破压抑的热情打破，看到身边每一个心存感激的人，口罩也掩饰不住他们的笑容。武汉苏醒了，我流泪了，是我们用生命、用坚守托起了每一个明天、每一个等候。

在与同济医院的老师们

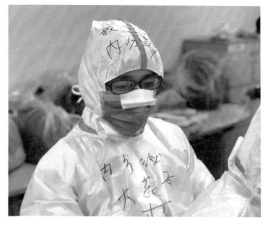

准备褪去防护服

一起工作的日子里，我们之间也结下了深厚的友谊。在欢送会那天，我看到了一个熟悉的身影，我用尽全身的力气喊着她的名字，当她回眸时，我们同时泪目，紧紧地拥抱在一起，一切言语在这一刻都显得那么苍白无力……

我们无愧于"协同作战，和济苍生"！我们披上这身白色铠甲，带着心中的信仰，定要逆行而上，义无反顾！虽逆风而行，但向阳而生。用无畏致敬灵魂！我们一个不少的回来了，不辱使命，不负协和，不忘誓言，坚守初心，尽我所能，山河无恙！

武汉，我来了

宫佳成

（北京协和医院内科 ICU 护师，国家医疗队第二批队员）

己亥岁末，庚子年初，新冠病毒肺炎疫情突袭华夏。

自 2019 年 12 月起，武汉出现疫情的消息就断断续续出现在新闻中，但那时觉得北京距离武汉很远，加上近几年我国公共卫生体系愈加完善，像非典这种重大公共卫生事件应该不会重现。

1 月 21 日春节假期，我回到老家发现新冠肺炎已成为很多人茶余饭后谈论的话题。紧接着几天里，手机上、电视里武汉确诊人数激增，医疗物资紧缺，医护人员感染等各种消息扑面而来。繁忙的春运更是让这场疫情的防控难上加难，紧接着武汉关闭离汉通道。那几日，我想包括我在内的所有医护人员都寝食难安。每天关注着武汉及全国各地的疫情动态，我唯一能做的就是加强宣传，让身边的人意识到此次疫情的严重性，减少春节聚会，避免人群聚集，出门戴口罩。

除夕夜，本该是喜庆祥和的日子，却被肆虐在中华大地的新冠肺炎疫情阴霾所笼罩。我看到了曾经在我们科进修过的老师们紧急驰援武汉的身影，既为他们担心，也为他们自豪。而此刻，我知道，我距离奔赴武汉不远了。

大年初二，我院首批医疗队出征，里面有我的师长、领导，曾经的室友、学弟，那天我独自回到北京，开始新一年的工作，同时也瞒着家人，再次向领导请缨。我自入职以来，轮转过感染内科、呼吸与危重症医学科、呼吸重症监护病房（RICU）、内科 ICU，正是这次抗疫所需专业，希望领导第二批能让我去。后来正如队友所讲，我可能是专为这次新冠肺炎而生的人。

几天后，爱人回到北京，我没有告诉她我主动申请去武汉的事情，我只对她说，我可能要去武汉了，她的反应出乎我意料的平静，也许当疫情来时，她早已做好我随时出征的准备。

2月6日，因晚上要去上夜班，下午我正在家睡觉，接到了科里蔡晶老师的电话，问我愿不愿意去武汉，我说："愿意，可随时出发。""邱月放心让你去吗？""她可以。"我说。我问何时出发，蔡晶老师说目前先统计意愿，让我先做好准备。晚上临上夜班前，医院电话打过来通知我第二天去武汉，当晚的夜班由同事接替。当时我心情很复杂，激动，是因为终于可以去前线贡献我的一份力量；担忧，是因为留爱人一人在京。我跟她讲："我明天走后，你就回老家，有家里人陪着你，我能放心些。"

在去医院的路上，我给几位师长发了信息，告诉他们我要去武汉了。联系了几位朋友在我走后帮我照顾爱人。告诉了爸妈，他们没有多说什么，叮嘱我照顾好自己，每天打个电话报个平安。

在科里，蔡晶老师和马慧老师在为我们整理出发所需物资，蔡晶老师眼里含着泪，嘱咐我们一定要保护好自己。她对我说，工作中一定不要慌慌张张，时刻记得防护。

那天回到家，已是夜里10点，爱人已经为我打包好行李，表面上看似平静，心里却充满了担忧，她说："你不用担心我，你只需要平安去，平安归。""放心吧，我很快就会回来的。"我安慰她说。其实在我心里也不知道自己这一走究竟何时能回来，武汉的方舱医院刚刚建立起来，确诊人数每天仍然在攀升，武汉那边的形势依旧很严峻。

每个医疗队员背后都有为他们牵肠挂肚的家人，每个坚强身影背后都有柔软的一面。在严峻的考验面前，身为一名协和重症人，我义不容辞，此刻武汉更需要我！

2月7日，出征。早上离开家的时候，我和爱人深深地拥抱。我告诉她，等我回来。后来她和我讲，我走后她哭了好久，心犹如裂成了两半，一半为我担忧，一半为我骄傲。

早上来到医院，院里充满了忙碌的身影，后勤部门和科里的老师们几乎彻夜未眠为我们准备物资。院里想到了所有细节，为我们备足了作战装备，满满当当两个行李箱，有防护服、护目镜、口罩、鞋套、面屏、棉签、毛巾、洗漱套装等几十种物资，还有药剂科贴心准备的几十种常用药物，真正

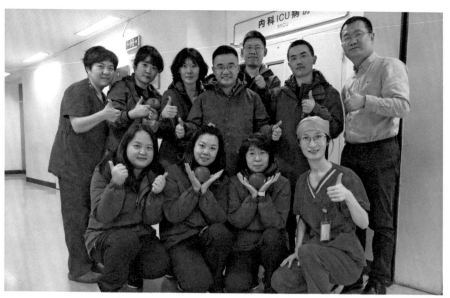

内科ICU第二批国家援鄂抗疫医疗队队员，我在二排右二

体现了协和"待同事如家人、提高员工幸福感"的办院理念。参加完医院的出征大会，我们一行百余人，前往机场，登上了飞往武汉的专机。没有过多的话语，一句保重，大家都相拥而泣。

飞机上，异常的安静。那时，我的内心很平静，没有恐惧，因为我知道我的背后有协和，身后有祖国！2003年非典，我是全国人民守护的"90后"。17年后，我已长大，现在由我来守护祖国。和恐惧相比，内心更多的是战胜这场疫情的信心和决心。

手机里很多师长、同学、朋友、家人给我发微信，有叮嘱，有赞美，有牵挂。我们虽不是军人，却有着军人般"若有战，召必回"的使命担当！

面对肆虐的新冠病毒，披甲出征，武汉，我们来了！

白衣铠甲，不忘初心

张艳彬

（北京协和医院血液内科一病房护士长、主管护师，国家医疗队第二批队员）

此时此刻，距离接到余总电话的那一刻已过去70多天了，那天的情景却还历历在目……

"医院通知明天就要组织第二批人员支援武汉，你有没有问题？有没有困难？"

"好的领导，没问题，没有困难。"

我身为党员，身为在临床工作了22年的"老"护士，从实习起轮转过医院的许多CU科室和病房，重症医学科、呼吸重症监护病房、冠心病重症监护治疗病房、心内科、感染内科、血液内科，还有10年的临床护理管理经验，医院培养了我，我不去谁去，我不上谁上！我早就报了名，只是还瞒着家里人，爸爸半身不遂，虽然能自理，但现在没有小时工，每天还要照顾他的饮食，而且一旦告诉他，他会不会接受不了；女儿今年中考，还需要有人在身边时时监督、鼓励；还有公公刚刚过世，家里一大摊子的事情都要由爱人一个人扛。可再想想，谁家没有困难？谁家没有负担？我没有过多的豪言壮语，心中只有一个坚定的信念："国家有难，我必挺身而出，坚决完成任务！"懂事的女儿和爱人默默地陪着我准备东西，一向不爱表达的他们反反复复嘱咐我要注意身体、注意防护、别减肥、好好吃饭。第二天为了避免临别时的激动，我没有叫醒女儿，也没有让爱人到现场送我，这么大岁数了，实在不喜欢分离的感觉，强忍着，眼泪在眼圈里来回打转，说实话，出发时我没有想象过凯旋的情景，直到现在真正凯旋了，也如做梦一般……

还记得出发的那一天，血液科的领导和同事们都纷纷赶来和我道别，周主任还亲自送到了机场。当时的我，几次都想拥抱他们，但又怕自己控制不住哭出来，支援武汉是多么光荣的使命，怎么能哭呢？所以，只有默默地在心里感谢他们，感谢所有的亲人们！

紧张的工作在飞机落地那一刻便开始了，我当晚就要进入病房上班，一整天没吃过东西了，匆匆扒拉了两口，便拿了必备的物品坐上了班车，看着车窗外的这座城市，它正等待着我们的帮助与救援。

进入武汉同济医院中法新城院区 C9 西病房，我们遇到了说话声音已经变得沙哑的夏莹护士长。她是第一批来此支援的护士长，在这里已奋战了十几天，从改造病房到收治第一个病人用了不到 48 小时的时间。夏莹护士长提前为我们录制好了视频，为了方便我们学习，尽快适应环境和要求，尽快

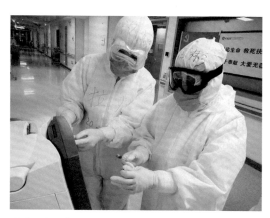

动脉血气分析

投入工作。我们在她的指导和帮助下穿好防护服，进入到污染区。看着她深陷下去的眼眶，略显浮肿的双眼，我们能体会到这些天她付出了多少……

北京协和医院医疗队负责的病房，收治的均是危重症新冠肺炎患者，当我进入病区时，耳边是熟悉的监护设备报警声，眼前是熟悉的患者插管上机的景象，所不同的是，这里的患者都是具有高度传染性的！当时的情景让人顾不上思索太多，有太多的工作需要我们马上进入状态，患者需要吸痰、需要倒尿、需要协助翻身、需要……

南方的城市与北方不同，没有暖气，传染病房是不允许开放中央空调的，工作忙起来，防护服里的衣服很快便被汗水浸湿了，休息片刻，沾满冰冷汗水的防护服又贴在了身上，真是冰冷刺骨啊！我抱着双肩不住地在病房来回走动，动起来会好受些，这里冬天的室内真是比北方冷多了！

第一个班结束，坐上回酒店的班车已是凌晨 2 点多了，给家里报了平安："一切安好，放心。"电话那头还是不住的嘱咐，天虽冷，心是暖的。回

到酒店，要严格按照流程进行消毒、洗澡、洗衣服，待一切收拾完毕，躺在床上已是凌晨 5 点多了……

此后，我主要负责配液工作，记得最开始时病房内一共有 32 个病人。相比于床旁的护理工作，配液工作也非常重要，除了三查八对，还要有慎独精神，每次都要反反复复进行自我核对，而且药品的分区放置也是非常严格的，送进污染区的东西是不能再拿出来的，在配置和使用前一定要做好分拣工作。在繁重且快节奏的工作中，我们始终坚守着"严谨、求精、勤奋、奉献"的协和精神，并落实在工作的各个细节中，保证大家有一个更安全更高效的工作环境！

这次援鄂，是我人生中最难忘的一次经历，我们被很多人称为"最美逆行者""白衣战士"或是"英雄"，可我并不认为自己是英雄，身为医者，只是做了自己应该做的事情，"协同作战，共济苍生"，我只是换了一个地方工作而已。武汉同济医院中法新城院区 C9 西病房，我永远铭记在这里与大家奋战的每一天。

记出发援鄂的第一个 48 小时

付　静

（北京协和医院心内科一病房护师，国家医疗队第二批队员）

2020 年 2 月 6 日晨，下了一夜雪，让万物穿上了银装。出门前我对儿子大泽说："妈妈今天上 24 小时班，你晚上和姥姥睡，乖乖的，明天早晨妈妈就回来了！"儿子乖巧地点点头。午休的时候被领导通知 2 月 7 日立即出发，随第二批国家援鄂抗疫医疗队驰援武汉。虽然早已报过名，但这么紧急地通知，内心还是有一点小小的波动。快速地洗澡，开车回家收拾行李，把行李送回医院，紧急培训……忙完已经晚上 9 点，开车回到妈妈家，打开家门后儿子冲到我面前，兴奋地说："妈妈，您怎么这么早就回来啦？您不是明天早晨才回来吗？"我告诉他，也是说给爸爸妈妈听："妈妈明天要去武汉打病毒了，今天得回来陪陪你啊！妈妈去武汉的这段时间你就住在姥姥家，等病毒都打跑了妈妈就回来了！"不知道一个 3 岁半的孩子能不能理解妈妈为什么要离开他去另外一个地方，不能每天回家陪他，但他还是回应了一句"好的"。

爸爸妈妈知道我要去武汉后的反应倒是很淡定，简单说了句"去吧，相信医院会给你们最好的防护，大泽这边儿你放心，我们会照顾好他的"。我不争气地眼圈红了。这天晚上大泽睡得格外晚，是不是小小的人儿心里也希望妈妈多陪他玩会儿再睡。2 月 7 日凌晨 5 点多，我洗漱完准备从妈妈家出发，临走前看了眼正在熟睡的儿子，跟父母道声别。屋里灯光很暗，看不清妈妈的脸，但能听到她哽咽的声音嘱咐我注意安全，我答应着便关门离开了。回到自己家，把车停好，老公送我来到医院。来送行的人很多，挤满了外科楼大厅，科室的主任、护士长和上班的同事都来送我们了，和同事、老公拍完照，把他们的祝福和嘱托都记在心里，我再也不敢看他们的眼睛，怕眼泪会不听话地流下来。直到坐上去往机场的大巴车我都没有和我的好朋友们说一声我要去驰援武汉了，我怕他们担心，怕听到他们一句句问候我会流眼泪，但老公的朋友圈"出卖"了我，问候消息轰炸着我的手机。"家里有事随时联系我们，我们给你做好后援，你安心工作。""做好防护，照顾好自己。""昨天看视频里那些护士医生我眼泪噼里啪啦地掉，都受不了了，你没去之前是敬佩这些人，但你去了我是心疼"……一句句暖心的祝福和牵挂，我眼泪像决堤一样往下淌，坐我旁边的同事一直给我递纸巾。

到达武汉天河机场，看到空荡荡的机场大厅，静止的行李旋转盘，配上当天阴沉沉的天气，显得整个城市没有一点生机。从机场到酒店，沿路只看到几辆警车和几个身穿白色防护服的警察同志。车上没有人说话，一切都是那么安静。

到酒店办入住，简单吃过晚饭，作为第二批国家援鄂抗疫医疗队第一组的成员，我和队友们在晚上 8 点就踏上了去往同济医院中法新城院区的班

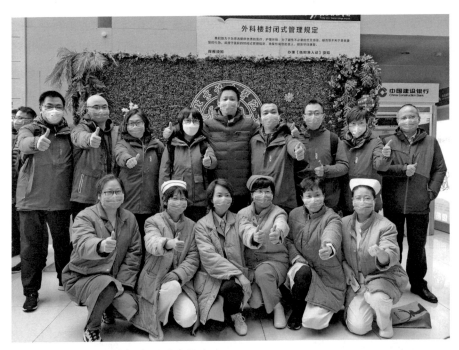

心内科同事为出征人员送行，我在二排左四

车，开启了第一个夜班！在夏莹护士长的带领下，我们第一次进入更衣室，大家按照培训内容认真地穿着防护服，经夏护士长检查无误后进入到污染区，也就是我们即将奋战的地方——C9西重症监护病房。初到病房看到接管的病人时，对我的冲击力还是挺大的，呼吸机辅助呼吸、镇静止疼、从头到脚的各种管路就能说明他们的病情有多么危重。在他们床旁的我深感生命的脆弱。

下班回到酒店已是凌晨2点半，有很多话想和家人说，也很想念孩子，只能带着这份想念等到天亮。受益于科技的飞速发展，虽然我们相隔千里，但仍然可以通过手机视频见到彼此。终于天亮了，我满心欢喜地给妈妈拨打视频电话，屏幕里出现了儿子可爱的脸，只是眼睛里满含泪水，头依靠在姥姥怀里一言不发，只看着手机屏幕里的我默默哭泣。无论我说什么、逗他，他都不张口，也不叫妈妈，我的眼泪也涌了出来。儿子出生后，我们从来没有分开过，我尽可能地去安抚他，可我说得越多，他哭得越厉害，像是在怪我为什么不回来陪他。挂掉电话，努力平复自己

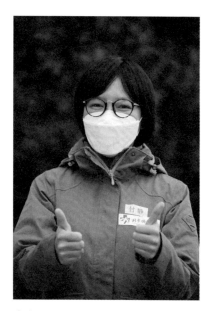

身穿队服

的心情，在这种国难当头的时刻，我明白了什么叫作舍小家顾大家，我相信儿子长大后会为妈妈此刻作出的决定感到自豪的。

没有一个冬天不能逾越，没有一个春天不会到来！等春天到了，我就会回来给你们一个大大的拥抱！

国家兴亡，匹夫有责

周海莎

（北京协和医院妇产科一病房护师，国家医疗队第二批队员）

2020年1月23日，农历腊月二十九，在全国人民准备欢度春节时，武汉市新型冠状病毒肺炎疫情防控指挥部发布了公告，湖北武汉关闭离汉通道的消息不期而至。

关于武汉的消息陆续传来，网络上各种传闻不断，家乡亲戚群也是一片哗然。而我，已经作了决定，只要祖国需要，我就要到一线去，到人民需要的地方去。

1月24日，大年三十，同事进入发热门诊。她告诉我她爸爸给她发了一张贴春联的照片，她一下就崩溃了，她哭着跟我说，以前每年的春联都是她贴……那天我开始教我的女儿："妈妈可能会去比较远的地方上班，如果妈妈回不来了，你要照顾好姥姥姥爷。"4岁的女儿懵懵懂懂地点头，跟着我学了一遍又一遍。

1月27日，领导微信："海莎，护理部又在报名预备梯队！注明是否可以去武汉。"我回复了领导三条微信："我可以去武汉""我愿意去武汉""我申请去武汉"。提交完相关信息后，领导对我说："要做好充分的心理准备和心理建设。"我再次表示："我不怕，能参与到这件国家大事里，能尽自己一份力量，能去武汉，我觉得很光荣，麻烦领导在梯队里优先考虑我。"

请战书

尊敬的各位领导：

我请求投身到抗击新型冠状病毒战役的一线中去。

我是一名普通护士，在协和医院妇产科工作8年。我深知在此次疫情中，我并不是当前急需的相关专业护士，但这场阻击战中，肯定也需要无数的普通护士，我愿用我所学的护理知识和护理技能协助医生完成相关治疗，帮扶病人渡过难关。一方有难，八方支援。祖国培养了我，我必将倾自己所学，报效国家，服务人民，无愧于我身上这圣洁的白衣，无愧于南丁格尔誓言。

我是一名普通的群众，但我和所有人一样，有颗报效祖国的心。我父亲是一名老党员，从小他就告诉我"祖国需要的时候你就要往上冲"，保卫国家的职责不论党员群众，人人一样。疫情至今，在组织发出号召的时候，每一次我都坚定地报名，怀着一颗勇于奉献的心，做好了艰苦战斗的准备，我必能够完成组织交给我的各项任务，携手并肩，共克时艰。

我是一名普通的协和人，疫情发生至今，我同每一位协和人一样关注着感染人数的变化，关注着每一条疫情相关的新闻。协和医院被人民信任，当人民有危险的时候，协和人也必将挺身而出。我安排好家里的相关事宜，等待着组织的召唤。随时出发，迎难而上，不辱使命。

我是一个普通的女儿、母亲、妻子。我的父母、婆婆年纪都不大，身体健康，现分别居住于河北廊坊和北京平谷。我的孩子4岁了，现由我父母照顾。她知道妈妈是白衣天使，她知道病人需要妈妈，我希望等她长大，我能告诉她，妈妈在祖国和人民需要的时候毫不犹豫地站了出来。我家先生是一名口腔医师，因行业特点，他目前已经停诊，我相信他一定能照顾好家里。我所爱的家人们都非常支持我的工作，也理解我主动请战的心情。对于家庭，我没有任何顾虑。

32年前，我出生于湖北枝江，我父母都是湖北人，我尽管不是成长于湖北，但终究血脉相连！我的所有亲人仍然在那方土地上生息劳作……可现在，我的故乡、我的亲人，正遭受着疫情的折磨，每念及于此，不禁泪盈于睫。我必须做点儿什么，为他们，为更多活在疫情阴霾下的湖北老乡。

疫情发生以来，我多次提出申请，我请求到抗击疫情的一线去，我请求到祖国人民最需要我的地方去，请领导同意。

那天领导拿着我的请战书，拉着我，说她为我骄傲。

2月7日，心愿得偿，我随队出征武汉。

日记本上，我写下几句摘抄：

"大圣，此去欲何？""踏南天，碎凌霄。""若一去不回？""便一去不回！"

如今，经过两个多月的战斗，我们圆满地完成了援助武汉的任务，已于4月15日撤回北京。

在武汉的每一个日子仍然历历在目。

我们经历过知识经验更新的焦虑，经历过工作强度陡增的压力，经历过思念亲人的苦闷，经历过前路未知的困顿，经历过生物钟混乱带来的失眠和厌食……

你问我后悔吗？

我不后悔，为什么要后悔！

二月的武汉，二月的中国，有迷茫，有无措，有慌乱……这个时候，每一个中华儿女都会站出来，尽自己的一份力量，为自己的祖国，为自己的同胞做些事情。4万多医护人员，哪一个不是家庭的支柱？哪一个不是儿子女儿？哪一个不是丈夫妻子？又有哪一个不是孩子的爸爸妈妈？我们站出来，因为我们对祖国的每一寸土地都爱得深沉。能去武汉，能投入到一线的抗疫中去，于我，是信任，是荣光。

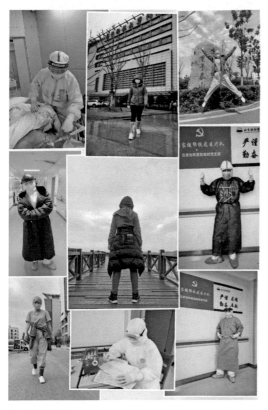

在武汉的锤炼

我们作出选择，立下誓言，而且，我们做到了。

白衣执甲，同心抗疫

刘雪娇

(北京协和医院血管外科病房护师，国家医疗队第二批队员)

逆行而上，母爱如天

时隔几月余，犹记得出征前一天的那个下午，正在酣睡的我被一通电话叫醒，被告知将作为第二批援鄂医疗队队员，第二天出征武汉。我怔了一下，马上从床上爬了起来，以最快的速度冲出门去超市、去单位进行出发前的准备。我一刻不停地忙碌起来，刻意地去忽视即将面对的一个难题——如何告知父母。在我看来这不过是再正常不过的一次远行，但是我知道在他们的心里并不是这样看待的。我不知道该如何说出口，也不敢去想他们知道这个消息以后会是何反应。我很害怕，老妈会不会心脏病复发？老爸会不会暴脾气冲过来阻拦？我的内心无比矛盾。究竟是准备瞒着他们，还是如实告知？我满脑子都在纠结这个问题。

时间不停地流逝，恍恍惚惚就已经到了深夜。看着还未收拾完的行李，心中几番挣扎之后，在弟弟的建议下，还是拨通了爸妈的视频电话。看着电话那头，他们什么都不知道，还像往常一样开心地嘘寒问暖，我心中再次犹豫了。我实在不忍心打破现在这个欢快的气氛，话到嘴边却无法再吐一言。深吸一口气，故作轻松地开口道："爸，妈，跟你们说一件事，你们不要着急——我明天就要去武汉了。有科里的同事一起去，你们不要担心我……"话音未落就看到老妈的眼泪一下子涌了出来。我强压住心头的酸涩，试图去安慰他们。但是老妈的眼泪如断了线的珠子，一发不可收拾；老爸在屋子里，烦躁地走来走去，不停地问我可不可以不去。向来能说会道的我，那一刻竟想不出任何语言来安抚他们。不想再让气氛沉重下去，我只能找了个借口挂断了视频，眼泪却再也控制不住地汹涌而出。在他们眼里，从小到大娇生惯养的我永远都是一个需要照顾的小孩子，尤其随着年龄的增长，他们更是拙于表达内心的爱女之情。那个晚上我失眠了。因为我知道他们肯定也无法入睡。越是彼此了解，越是难以放心彼此。

第二天早上，坐在空荡荡的地铁车厢里，实在放心不下的我拨通了老妈的电话。又是故作轻松地和她说着我的行程。听着她每一句都带着哭腔的嘱咐，我也只能单音字回应着。挂断了电话，看到老妈又发来了微信语音，在听筒贴近耳朵时传来了妈妈熟悉的声音，我再也忍不住眼眶里的泪水，任其倾泻而下……

直到现在我始终记得妈妈的那句话："闺女，你放心去吧！国家有难，现在正是需要你们的时候，妈妈为你骄傲，妈妈会一直支持你，等你凯旋！"那一刻，老妈会说出那样的话，着实让我吃惊。因为在我眼里的她，勤劳朴实，从来没有说过什么豪言壮语。正是那句话，让我整个阴沉的心终于透亮了起来，坚定了信念，终于义无反顾地踏上了征程。

岂曰无衣？与子同袍

出征的那天是个阳光明媚的日子。一大早就收到了来自护士长的贴心电话——叫我起床，再次叮嘱我一定要带好相关证件。马大哈又爱睡觉的我，让她操心不已。

来到科里，看到办公桌上摆满了各式各样的吃食：热气腾腾的早餐；寓意着平安的红苹果；各式各样补充能量的干货。不争气的眼泪又要涌出眼眶，我硬是强忍住眼泪，一口一口吃着精致的早餐，将大家可爱的身影深深印刻在了脑海里。直至现在，那清晰的一幕犹如昨天：百忙之中仍旧抽身而来的郑月宏主任和刘暴哥；拖着病体前来的陈跃鑫姐姐；忙前忙后为我们把物品塞进行李箱的王磊护士长、徐雪蕾和冯爱军；担心我晕车，跑了一早上药店买来晕车贴的王悦；值了24小时班却依旧留下来为我们搬运行李的狄潇和李方达；下了班却仍然留下来的倪冷；穿着家居服来送我们的陈佳嫔；特地开车来的石洋；熬了一宿夜班的金京晶；一路公交地铁赶来的杨春旭……临别时的那一幕幕，泪水终成了最好的表达。主任微红的眼圈和写满

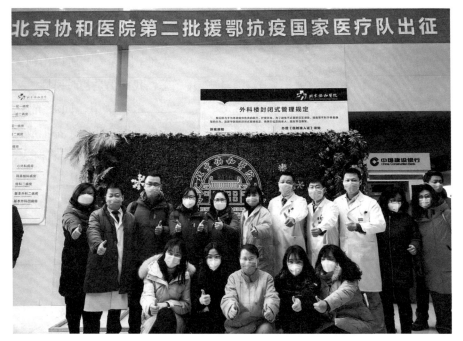

血管外科送行合影，我在二排左四

了担忧的眼神，抱着我哭成了泪人的护士长，拥着我一边叮咛一边落泪的姐妹们，还有微信里传来的其他伙伴们的鼓励与祝福……就这样，满载着大家的爱的我们，勇敢地出发了。

初到武汉，初入病区，穿着厚重的防护服，戴着视线模糊的护目镜，看着靠呼吸机支持治疗的患者……面对这陌生的一切，我内心是一片恐惧。刚开始上班的那几日，整个人都陷入恐慌无助之中。在这些沮丧的日子里，工作搭档内科重症监护室（MICU）小姐姐却一直安抚着我的不安，耐心地给我讲解重症护理要点……两个人的工作，她总是抢着包揽一切。手忙脚乱的我，是工作七组的伙伴们也用她们的包容与友爱照顾着我，温暖着我……

在武汉的日子里，感受着来自协和这个大家庭的互助友爱：每日清晨总是能见到在班车上为我们加油鼓劲的张书记、韩院长；一直为我们源源不断邮寄物资的大后方；和家人一样关心着我，亦不辞辛苦"物资快递上门"的生活六组的姐妹们；战友们都在以自己的方式给予我理解和帮助，让我可以勇敢地在这个寒冷的冬天和大家一起努力奋斗，迎来了春暖樱开，赢取了属于我们的胜利！

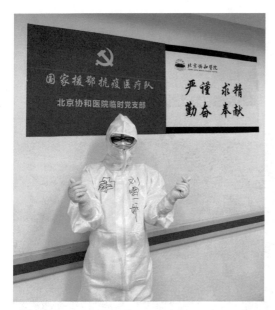

病房留影

因为爱，因为大家都在，所以我们迎来了春暖大地；因为爱，所以山河无恙，我们仍是初时模样。

白衣执甲，同心抗疫，千言万语在我胸，都汇成一句话——今生无悔着白衣，来世还做协和人！

无悔的选择

齐 琦

（北京协和医院内科二病房护师，国家医疗队第二批队员）

2020 年的新年，是一个特殊的新年。按照预定的计划，1 月 19 日下班后，我踏上了离京的列车。那时的北京还不是那么紧张，可能只有在医院工作的我们听到了一些相关信息，全程没有摘掉口罩的我，在火车上显得那么另类。那时的我对这未知的病毒感到恐惧，可是这种恐惧在群体里，就好像大海里的一朵小浪花，大家脸上洋溢的还是回家的喜悦、对家人的思念以及对新年团聚的期盼。对于将近一年没有回家的我来说，这趟列车有着特殊的含义，望着窗外的冰雪，我想家啦，想念我的姥爷，谁能想到去年过年竟是我和姥爷的最后一次团聚……我曾经想过如果我一直不回家，那是不是我可以认为姥爷还在家里？就这样，我逃避了一年。

到家了，等待我的依旧是早已到达车站、在出站口踮脚张望的爸爸妈妈。也许是身高优势，我每次都会在人海中一下子就看到他们，开心地跑过去，依旧是爸爸拉着行李箱，妈妈牵着手，这个时候我是世界上最幸福的孩子，不用长大，有我爸妈给我遮风挡雨……

到家啦，睡醒了之后，事情好像变得不一样了，铺天盖地的新闻报道都是这种新型冠状病毒肺炎的消息。我每天坐在电视机前，或在手机微博上，时刻关注着疫情的变化。人传人，武汉关闭离汉通道……我开始在家劝说爸妈少出门，除了采购必要的生活用品、食物，他们都在家陪着我。

在回京的列车上我就看到微信群里自愿报名的通知，我的第一反应是我要去，无论是医院的发热门诊还是武汉，我要去，我年轻，我不怕。可真当我要输入名字的那一刻，我想到了我的爸妈，我是独生女，如果真的是发生不好的情况，他们怎么办？可是我又想到每个人都是家里的宝贝，你不去我不去，谁又能去呢？而且我是一名党员，我不能忘记自己的誓言，我决定偷偷地报名，当时的情况我觉得年轻人虽然有感染的风险，但是年轻人身体好，应该能恢复，就算不能，今生的缘分尽了，来生我再来尽孝。

纸终归包不住火，我决定不瞒着他们二老，也算是让他们在心理上有个准备。结果出乎意料，爸妈还是支持我的，并告诉我他们在家会好好的，让我别担心他们，在前线好好照顾自己，他们为有我这样有担当的女儿感到骄傲，国家需要我，我就应该勇敢地站出来。爸爸说，也算是替他圆了梦，替他在国家困难时刻挺身而出。爸妈的支持，给了我很大的鼓舞，让我免除了后顾之忧。在武汉的这段时间里，跟爸妈视频向来是报喜不报忧，每天视频前把情绪调整好，把状态调整好，不让他们担心。从武汉回京后，我才从侧面知道，妈妈在我去武汉的这段时间吃不好、睡不好，天天在家担心我，都消瘦了不少，爸爸在家还承担起了妈妈心理疏导员的工作，这可能就是父母的爱。

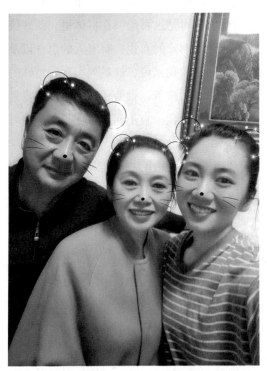

爸比妈咪，新年快乐

感谢医院领导，感谢医院工会的各位老师在我离家的这段时间，对我父母的关怀和照顾，让我在前线能够安心工作；感恩你们，现在春暖花开啦，我如约回来啦；感谢武汉，感谢武汉人民，感谢我最爱的祖国，愿武汉人民早日走出悲伤，未来一切都好，祖国的明天更加繁荣昌盛。能够前往武汉进行医疗支援，是我这一生最光荣无悔的选择。

人间四月天

王 薇

（北京协和医院骨科一病房主管护师，国家医疗队第二批队员）

去时寒风凛冽，归时繁花似锦。望着窗外北京的蓝天白云、远山村落，这两个多月来的援鄂抗疫经历一一涌上心头。

犹记得那个收到逆行通知的冬夜，我自己一个人在家，给在远方的老公打了电话："我收到通知，明天要出发去武汉支援。"老公沉默了一会儿，在电话里说："保护好自己，我在家带好孩子，等你回来。"我听出了他的哽咽，也听到了儿子在旁边的哭泣。又匆忙给爸爸妈妈和弟弟打了电话："保护好自己，等你平安回来。"家人们都没有过多的言语，默默地支持着我。收拾好行李，赶去医院培训，一个人走在北京飘雪的冬夜里，心里沉甸甸的。

武汉有着"火炉"之称，临江靠海的城市一般都比较发达，以"火炉"称之，更是证明了这座城市的热度。然而去时，我们走过空旷的候机大厅，看着通往驻地沿路空旷的街道、安静的小区、紧闭的店门……泪水不停地落下，心被紧紧地揪了起来，这是一座被按了"暂停键"的城市啊！无悔于逆行出征的选择，只是希望这座城市能够再度活起来：人声鼎沸，车水马龙。

我们小组在到达地点的当晚要第一个进入病房工作。大家默默地穿上防护服、隔离衣，戴上护目镜，反复互相检查，确保防护到位。这么多层的穿戴，瞬间感到心慌、憋气。大家没有过多的言语，用眼神交流给对方打气。推开一层层的门，经过清洁区、缓冲区，当手碰触到最后一扇通往污染区的门的时候，我感到了恐惧。

进入病房，看到一个个鲜活的生命被病痛所折磨。他们原本都应该有着

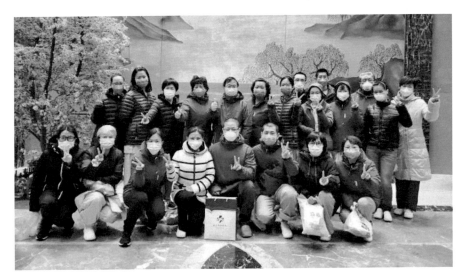

我的援鄂第一天

幸福的家庭，闲暇的时候可以唱歌、跳舞、打太极，然而现在却被这突如其来的病毒击倒，戴着呼吸机，在生死线上苦苦挣扎。这么多如此重的病人，深深震撼了我，我只是想尽所有可能地去帮助他们，他们的家人还在等着他们回家。

对于我这种不是长期从事重症护理工作的人来说，如此多的危重患者带来的压力太大了。我要努力去学习新的知识，尽快地掌握。忘记了厚厚防护服所带来的憋气，透过充满雾气的护目镜使劲地看。给患者翻身、清理污物、更换呼吸机的固定带、吸痰、观察皮肤情况、输液、给药、查血气……繁重的护理工作，经常从一接班一直忙碌到下班。不停地倒班轮班，消耗着大量的体力和精力，但是当我们从死亡线上抢救回来一条条鲜活的生命时，又觉得所付出的一切都值得。

最沉重、最无力的是面对生命的凋零。我从事护理工作已经16年了，这么多年的工作经验，还只是在多年以前送走过一位消化道大出血的患者，那时的一幕还一直印在我的脑海里。而这次尽管我们已经尽了我们全部的努力，却仍然无法避免一些患者的离去。生命是如此的脆弱，我们只能在沉默中负重前行。

援鄂一个月后，虽然形势在不断好转，很多地方都已经复工复产，但是我们归期未定。工作结束后最想的就是和家人的视频相见。有一天视频，发现了老公的疲惫，在我再三追问下，他才告诉我，他们公司已经网络办公多日，孩子也开始上网课多日。他一个人带孩子，每天忙完家务，把孩子安排妥当，还要工作，这么多天每天都只能睡两三个小时。他一直没有告诉我，还每次都跟孩子一直给我讲笑话，逗我开心，让我放心家里，安心工作，做好防护。我跟他急了："你这样熬着，把自己熬坏了，咱们家怎么办？""你别着急，忙完手头这点工作，我就请长假，等你回来再说啊。"他还笑着安慰我。结束视频，看着窗外依旧空荡荡的街道，我哭了半天。对于一个在私企工作的人来

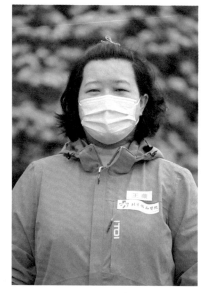

身穿队服

说，他能请长假，而公司批给他长假。这意味着什么？

　　在春光明媚的 4 月，我们踏上归途，我们相约来年在樱花盛开的季节，再来看一看这个我们曾经战斗过的地方。愿每一个善良的人都被这个世界温柔以待！

这就是爱

周　璐

（北京协和医院骨科一病房护师，国家医疗队第二批队员）

"英雄武汉，英雄人民，协同作战，和济苍生，不辱使命，不负协和"。这是我们响亮的口号，也是我们坚守到最后的信念。在武汉的点点滴滴依旧历历在目，甚至恍惚间我仍要起床收拾去上班，去同济医院 C9 西，去给我的患者吸痰，俯卧位通气……

1 月 26 日，我转发了协和第一批援鄂抗疫医疗队出征的朋友圈，老公看见了问我："你报的第几批？""我报的第二批，估计还没等我去，疫情早就结束了，哈哈。"生活就是这么戏剧性，因为疫情在家休息了几天，2 月 6 日下午，心里想着工作了 10 年都没像现在这样放松过。下午 2 点，突然接到护士长的电话，电话那头问："周璐，现在特别急，如果去武汉，你能走么？有困难么？""能走！"我肯定地回答。挂断电话，顿时感觉心跳加速，一种家国情怀油然而生。我并没有准备好，但我又似乎随时都准备着。

妈　妈

收拾好行李出发，在去医院的路上，我接到妈妈的电话，我的第一反应是不能让妈妈知道。为人父母方知父母恩，没有哪个母亲不惦念自己的孩子，作为孩子我也不想让她担心。尽管和妈妈家住得很近，但上次见面我都记不清是哪一天了。到了医院紧急培训结束已经晚上 10 点钟，我决定住在医院，第二天直接出发。晚上妈妈打来电话，接通后，她哭了，原来她已经从姐姐那儿得知了消息。第一次听到妈妈那么强烈的请求，她请求我回去，请求我不要去那么危险的地方，她想了很多个理由，甚至谎称自己生病。但我告诉她："别人能去，我也能去。"面对我的坚持，她显得那么无助，但我也知道这是她对我的爱。当我接到医院紧急通知的时候，我就意识到疫情的严重性，远远超过我天真的预想。我是一名

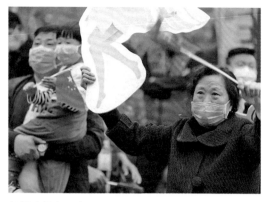

妈妈迎接我回京

普普通通的护士，从没想过要成为别人口中的英雄，我只知道，我要对得起这身白衣。在武汉的日日夜夜，妈妈每天都会与我视频或者发信息，怕影响我的休息，她把我的班次算得丝毫不差，每天必定会说："一定做好防护，多吃饭，下班多睡觉。"在各种宣传下，我也成了英雄，一位"逆行者"，各方组织到家里慰问，亲朋好友纷纷和妈妈说："孩子真棒，是我们大家的骄傲。"朋友圈里都在转发我们的事迹，在妈妈眼里，我俨然成了英雄。

在武汉坚守了69天，我深知她的担心，她怕我感染，怕我发生意外，怕我再也回不来。回到北京那天，当看见妈妈泪眼婆娑地遥望着我，那一刻她的心才放下来，妈妈不善表达，但那天晚上她和我说"我爱你"。

爱人和儿子

当听到我要去武汉的消息，我先生瞬间就不淡定了，再也没有了风趣幽默，也没了喋喋不休，回家收拾行李的时候，他拎了两袋子零食，非要装在我的行李箱里。结婚6年，从没看见他表情如此凝重，送我去医院的路上，一言不发，不知道要说些什么，当我抬头看他时，他的眼泪已经流下了脸颊，突然他很生气地说："不去不行么？"本来坚强的我眼泪也止不住往下流，依然倔强地说："不行。"相识十几年，他把所有事情的决定权都交给我，不管我作什么决定，他都支持我。尽管这次很难，但我要他相信，我可以。临行前，他抱住我，哭着说："你给我好好的，我跟儿子还等着你呢。"在武汉的这段时间里，孩子的大小事宜都交给了不能上班的爸爸，尽管我知道这很辛苦，但他一直都在让我放心，让我踏实地工作，让我好好地保护自己，他

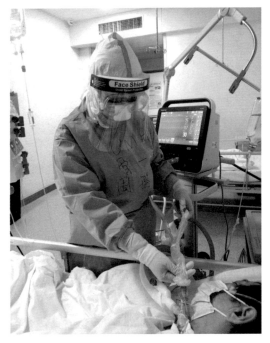

我在为患者吸痰

说："你要交给儿子一个健康的妈妈。"

我可爱的儿子，刚满3岁，过年休息期间终于有时间陪陪他，年幼的他只知道妈妈又要去上班了，殊不知，这次要分开这么久，现在还记得他小小的身影，站在街旁，和我挥手告别。每一次视频，他都会问同样的问题，"妈妈怎么还不回来，妈妈病魔打完了没有?"甚至他会说"我明天去帮妈妈打病毒，我想你了妈妈"。每每听到他奶声奶气的话，我都忍不住思念、惦念我的孩子。

在我们凯旋的那天，我爱的人以及爱我的人，站在那里迎接我归来，我跳跃着，真想好好地抱一抱他们，我激动地无法言语，妈妈哭着向我挥手，爱人哭着遥望着我，儿子在爸爸的肩膀上大喊："我看见妈妈啦，我看见妈妈啦!"小小的他挺直了腰背，举起"欢迎妈妈回家"的迎接牌。那一刻我是幸福的，我有这么多要爱的人，也有这么多爱我的人。这都是满满的爱啊!

从2月7日到4月15日，整整的69天，我们经历了寒冬雨雪，也经历了春暖花开。我们时时刻刻都身处危险的最中心，我们用生命去守护生命。你问我怕吗? 我的回答是肯定的，我也怕被感染，我也怕不能安全回家，但是我是一名护士啊，是一名医务工作者啊，这时候的我，能选择的只有向前冲，只有去救治我的病人，那才不枉费我的一身白衣。护佑生命是我们的信仰，救死扶伤是我们的职责，而大爱无疆永远都是我们的精神力量。

薪火相传，践行护理使命

曹海颖

（北京协和医院骨科二病房护士，国家医疗队第二批队员）

我是新婚 4 个月的妻子，我是父母眼中的孩子，我是妹妹眼中长不大的姐姐。在疫情暴发之际，我选择逆行武汉，只因职责所在，义不容辞。职责是什么？职责是职业责任，责任就是你应该去做的，我是一名护士，护士的责任就是护佑生命。

在疫情初期，我就报名支援武汉，但是迟迟没有收到消息。我每天早晨起床第一件事变成了打开手机看疫情情况，每天讨论的事情变成了昨日新增确诊病例多少、疑似病例多少、死亡病例多少，每天睡前最后一件事变成了祈祷明日报告病例少一些、再少一些。然后，眼看着病例数字由一位数变成了两位数、三位数、四位数，直到变成了五位数，看着电视里播放的疫情情况，我的思绪竟被拉回到在协和小礼堂授帽的情景。

接过红烛，追随南丁格尔脚步

我排着队，小心翼翼地走到护理前辈的面前，直跪在软垫上，护理前辈为我戴上洁白的燕尾帽，戴好后，我站起来向护理前辈鞠躬感谢，随后接过前辈手中的红烛，向前走去。授帽仪式结束后，进行宣誓：我志愿献身护理事业，奉行革命的人道主义精神，坚守救死扶伤的信念，履行"保存生命，减轻痛苦，促进健康"的职责。

一顶燕帽，一身白衣，一束烛光，一段誓词，看似简单却不简单，我由一名护生变成了护士，从此我便是生命的守护者，我愿如这红烛，燃烧自己，点亮生命。

逆行武汉，践行护理使命

"铃，铃，铃"，手机屏幕上显示着护士长的名字。"咱们医院即将组织第二批支援武汉的队伍，你可以吗？""我时刻准备着。""好，明天出发去武汉。"收拾行囊，在爱人的陪伴下前往医院，一路上我们没有过多的话语，这件事情在脑海中预演过了多次，可是真的来临了还是有点突然，送别时的一句"等我回家"，是对我的期许，也是对你的承诺。

刚到武汉的那个晚上，便穿着厚重的防护服，进入病房，当面对躺在病床上靠呼吸机维持生命的病人，护目镜也不争气地遮挡住双眼，只能靠着一条缝隙看清护目镜外面的"世界"，我依然努力地为每一位病人提供优质护理服务，输液、采血、吸痰、翻身、晨晚护……当看着自己负责的病人脱机拔管成功，当看着自己负责的病人竖起大拇指，当第一次听清病人说出自己名字的时候，我觉得所有付出的辛苦都是值得的，被汗水浸湿的防护服也变成了庆祝胜利的见证……终于跨过了黑暗，迎来了黎明。

4月12日，随着最后一例患者顺利转入普通病房，协和负责的重症病房清零，在大家的共同努力下，终于取得了阶段性的胜利，我们也即将踏上回家的归程，我们来时雪花纷飞，归时已春暖花开。

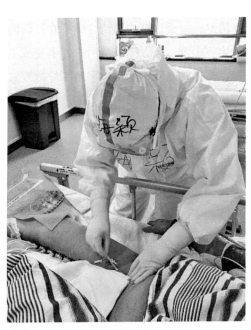

为患者更换中心静脉导管敷料

有人说：哪有什么白衣天使，不过是一群孩子换了一身衣服，学着前辈的样子，治病救人、和死神抢人罢了。我想是的，当我们接过护理前辈手中的红烛，我们就是他们的传承、延续，面对疫情，我们不会畏惧，毅然选择逆流而上。

战 "疫"

程 龙

（北京协和医院基本外科三病房护师，国家医疗队第二批队员）

召即来

这次突如其来席卷中华大地的疫情，改变了原本其乐融融、万家欢聚的庚子新年。

正月初二，协和派往前线的第一批 21 名援鄂抗疫队员，整建制接管了武汉同济医院中法新城院区重症加强病房。因为收治了很多危重的病人，现在需要派出大部队前去支援。正月初九，我看到护士工作群里发来的通知，护士长在群里再次确认能去参加前线工作的人员名单。原本平静的群里又开始了踊跃报名。"护士长，我肯定能去！我的年资最高，而且有重症护理的经验，让我去吧！""护士长！我以前曾经在重症科室待过好多年，而且有丰富的病房工作经验，让我去吧！""护士长，我单身一人，家里也特别支持，没有什么个人负担，可以专心在前线工作，让我去吧！"护士长又在屏幕那端激动地流下了热泪。她在群里这样说："各位同志们，谢谢大家！谢谢大家！咱们的信息，我都会提交上去，然后听护理部的统一安排，好不好？咱们全院报名了 3000 多人！肯定要有人留下来守住大本营，这次疫情是全国性的！在哪里都是战斗！大家都是好样的！"最后，我有幸去参与执行这次特殊的任务，出发前行李塞满了同事们准备的各种防疫物资，也带上了全体同事战"疫"的决心！

来即战

在前去武汉的路上，队员们都默不作声。此时大家虽无言，但因共同的目标聚在了一起，大家心中都有一个共同的希冀，那就是战胜疫情。

与时间赛跑！与病魔抢病人！我和大家一样，也都明白此次疫情的严重紧迫，机会之窗正在缩小，听着新闻中每日更新的患病确诊人数在几何倍数上涨，我默默地攥紧了拳头，口罩和帽子也遮不住坚毅的眼神。

2月7日下午5点到达酒店。不顾舟车劳顿，我们直接进入工作状态，马上开始了再次培训。虽然已经在医院完成了一整套完整的疫情防护工作演练，但是战前的培训，仍是不可或缺的。偌大的会议室里，每一个人都认真盯着培训老师，仔细听老师讲的每一个字，生怕疏漏了最关键的细节。病房就是战场，稍微有所疏忽，就可能产生非常严重的后果。一个人暴露，那么整支队伍就会陷入危险；只有保护好自己，才能更好地去救治更多的病人。每一个人就是一支队伍，保护自己就是保护整支队伍。

2月7日晚上9点，第一班队员乘上了前往中法新城院区的大巴车，此时距离抵达武汉不到5个小时，来不及去收拾自己的行李，大家坐在车里默默地回想每个穿防护服的动作。来之则战，我们每个人都知道，在疫情最关键的时刻，在武汉人民最需要我们的时候，必须马上进入战场，哪怕提前一个小时、提前一分钟，都能多给患者带来生的希望，都能多挽救一个家庭。

战必胜

我穿上一层又一层的防护服，戴上一层又一层的手套，隔着厚厚的口罩，透过护目镜和防护面屏，突然感觉到骤然而来的压力。这和平时不一样，哪怕是一次最简单的帮助病人翻身操作，做完后都要停下来喘上几口气，心脏一直用力地撞击着胸腔。我不禁暗暗吃惊，和想象的还是不一样，虽然已经做了万全的思想准备，但隔着层层的橡胶手套，病人静脉的弹性完全感知不到；哪怕是高热的病人，隔了许久才能感知到一点点的温度；身体的操作像是放了慢动作，感知的器官被封上厚厚的鞘。尽管如此，身边护士医生仍在竭尽全力地和病魔拉锯，因为我们所承担的是极危重症病人的治疗，每时每刻都不能有丝毫的松懈。我们想为病人多做一些：多翻一次身，再多吸一次痰，多帮病人一把，让他离病魔远一些，让他离生的希望近一点。因为我们怕最佳的治疗时机会转瞬错过。

此时此刻，我也不禁心生感慨。病人身上都插满了管路，胸腔随着呼吸机工作而起伏：在他的身旁一边是死神，一边是战士。

我是驰援武汉医护人员中的一分子，在这逆行的队伍中，在这一个个义无反顾的身影中，厚厚的防护服筑起了生命的盔甲。听着自己

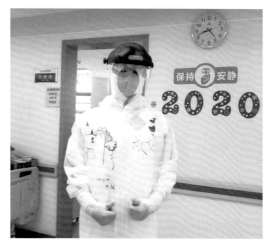

病房留影

深深的喘息，仿佛能看到生命之光又重新燃烧了起来。病魔被打倒了，病床上一条条濒危的生命又重见新生。他们都是武汉普通的民众，有的可能是餐馆里卖热干面的阿姨，有的可能是学校里教书育人的老师，有的还可能是未来的国之栋梁。我仿佛看到了，他们都在自己平凡的岗位上，又继续做着平凡的事情。而我们在战"疫"胜利之后全身而退，回到原来的工作岗位继续从事往日的工作，竭尽全力除人类之病痛，助人类健康之完美，维护医学的圣洁和荣光。

启　程

刘湘玫

（北京协和医院国际医疗部病房教学老师、主管护师，国家医疗队第二批队员）

得知援鄂任务已近尾声，归期将至时，终于可以提笔将这次武汉之行记录下来。虽然说不上是什么轰轰烈烈，但终究是一次不寻常的经历，也许此生再无机会有这样的亲身经历和特殊回忆了。

春节前就得到消息，医院会派医护人员到武汉支援，我和病房的几位护士第一时间报名，因为救死扶伤、治病救人就是我们做医生、做护士的本职工作，若国家需要，必义不容辞！如果马上出发，本想对家人保密，但家庭的重担就要落在他们的身上，尤其是照顾3个未成年的孩子，我必须让家人有所准备。当征求他们的意见时，全家人都很支持我，父亲在医院工作30多年，参加过2003年非典病人救治，他告诉我，这只是尽一个护士的本分，要用科学克服恐惧。我先生也说，去吧，协和医院水平高，你不会有事。我心里明白，这是在安慰我，也是在安慰他自己。不知道其他队友，在2020年2月6日下午接到那个电话时，是何感受？我当时竟有一些兴奋和终于如愿以偿的感觉。这是我期待已久的结果。自从2003年由中国协和医科大学护理学院毕业后，一直在临床一线工作，至今已满16年，作为一名内科护士，在协和医院护理人才培养的要求下，先后轮转了血液内科、消化内科、呼吸内科、内分泌科、风湿免疫科、骨髓移植、内科重症监护室（MICU）、肺癌专科这几个内科病房，期间还有4年时间受护理部的委派，到国际医疗部的内科、外科、妇科病房工作。总之，我的轮转经历是非常丰富的，这16年听起来很漫长，但实际上是在不断地变换工作岗位，不断地适应中度过的，我经常自豪地向别人介绍，我在协和医院东单院区和西单院区的每一栋楼都工作过。直到 2019 年 11 月，我又被护理部调任西单院区国际医疗部综合一病房，代理护士长职位，和同事们一起组建了一个新的集体，虽然我们这个集体只有 8 名成员，但是也同样把一个从无到有的病房管理得井井有条，面对各种突发情况都能够积极有效地应对。

而这次的突发疫情是我工作以来遇到的最为紧急而且严峻的事件，早在 1 月中上旬，那时候对"新冠"还鲜有人知，特别是在北京这个远离武汉的地方，此时大家都在为甲流、乙流的筛查和防控做一些必要的工作，偶尔从新闻媒体听说了"新冠"一词，即使是 2003 年在医院实习时参与过抗击非典的工作，我仍没有感受到这次病毒对我们医护人员的威胁到底有多大。直到那天夜晚，接到值班护士给我打来的电话，病房即将接收一例疑似患者，电话那头，我感受到了不安和焦虑，还有一些紧张和恐惧。"根据疾病已知的呼吸道传播途径，在病人到病房之前，立即准备好防护用品、隔离衣、N95 口罩、护目镜、手套、圆帽、消毒地巾、治疗车，氧气、监护仪等设备专用，待病人和家属进入房间后，限制其活动范围，勿出房间，将楼道所有窗户打开，持续通风换气⋯⋯""嗯，在病人到来之前，所有准备工作就绪！"

在接下来的工作中，每天监测患者的生命体征，保证其生活必需的供应，还要安抚病人和家属的焦虑和紧张，在疾病预防控制中心（CDC）筛查结果出来之前，所有接触过患者的医护人员原地隔离，不能离开病房，并每日监测体温，确保我们护士绝对安全，家人不被传染。经过一周多的治疗和护理，患者康复出院，所幸筛查结果均为阴性。回想当时的决策，至今都不后悔，未留遗憾，因为多年来的工作经验告诉我，在一个传染性不明、病原体不明的情况下，多高级别的防护都不为过。

从接到电话通知，到启程赶往武汉的时间非常短，只有十几个小时，因此个人物资来不及准备，仅有一个随身的小拉杆箱。孩子还小，并不能理解，我只告诉她们说，妈妈要去很远的地方工作一段时间，趁着她们还在熟睡，趁着黎明到来之前，我只身前往医院与大部队会合。飞机上的两三个小时好像过得很慢，对未来的不确定性使得气氛有些压抑。

当抵达驻地，打开医院为每个人准备的两个大的行李箱时，我的心踏实了，里面吃、穿、用、消耗品、防护物资一应俱全，医院真是为我们准备

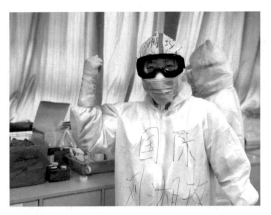

病房留影

得太齐全了，简直把一个小家都搬来了，只要人来了就行，哪怕什么东西都没带也没关系。充足的物资和装备给了我们踏实的自信感。迅速收拾好东西，来不及休息，因为当晚我们组就要出发，投入第一次战斗了！

战地黄花分外香

陈延春

（北京协和医院手术室护师，国家医疗队第二批队员）

庚子年春，荆楚大疫。疫情如战情，分秒不容缓，2020 年 2 月 6 日下午 2 点左右，医院接到上级命令需要火速支援武汉，3 点护理部开始确定人选并下发通知，我们手术室的崔秋菊（护士长）、孙羲昆（教学老师）、闻科迪、李同、王博、席日乐和我 7 名护士英勇出征。本来除了孙羲昆和我第二批出发外，其他 5 名护士都是计划第三批出发的，当她们接到通知，第二天上午就要驰援武汉时，大家都毫不犹豫地表态没问题。其实接到通知时，大家的第一反应还是有点懵，因为太突然，之前也没有培训过，当时的慌张可想而知，因为对武汉的疫情知之甚少，大家既紧张激动又焦虑忐忑。但身为协和人，身为一名医务工作者，既然远方选择了我，便不顾风雨兼程！接到通知，我们就第一时间赶到医院参加紧急培训，行李等物品都未来得及准备。

手术室的领导们接到通知后，马上就开始为我们准备援鄂所需的物品。领导们无微不至的关心，让我们感受到家的温暖。领导们就像送自己的孩子出远门一样，生怕我们缺了什么、少带了什么。虽然我们不知道要去多久，但有科室的支持和帮助，我们一定会不辱使命，平安回家的。

2 月 7 日上午 8 点，刚到医院，我们就感受到了浓浓的送别气息，忙碌的人群，低泣送别的家属，医院为我们准备的张贴着"北京协和医院国家援鄂抗疫医疗队"字样的行李箱，排列得整整齐齐。刚进科室，领导们又把昨天没想到的一些物品塞到我们手里，瞬间觉得在这个大家庭里很温暖。

上午 10 点，医院在外科楼一层举办了简短而隆重的仪式，赵院长和张书记在讲话中殷切地嘱咐我们："协和是一支能打胜仗的队伍，大家一定会用实力展示什么是协和人！勇士出征，平安归来！"我们一定会用实际行动证明协和人的实力的！

下午 1 点，我们到达了首都机场，机场的工作人员为我们一路开绿灯，我们以最快的速度登上飞机，上了飞机才知道原来不止我们一家医院，还有北京医院的同行们和我们同一班飞机飞往武汉。我们并不孤单！

下午 3 点，我们到达武汉天河机场，刚下飞机就能感受到一股冷清的气息扑面而来，空荡的大厅，关闭的商铺。坐在开往酒店的大巴上，看着窗外寂寥和空荡荡的马路，车上有人说，好想唱一首《空城》。因为疫情的肆虐，武汉这么美丽的城市失去了生机，但我相信我们的到来一定会使这座江城再次充满生机的。

下午 5 点，我们到达了驻地酒店，刚到酒店就接到通知，晚上 9 点我们护理第一小组就要去上班了（我们的护理队伍被分为 7 个小组）。当时我们都有些震惊，难道武汉的疫情都紧急到这种程度了？晚上 6 点多，我们的行李刚到，第一组的同事们都没来得及收拾就乘晚上 8 点的班车出发了。那时大家都感觉到了，此时的武汉正处于战时焦灼状态，而我们都变成了"拿枪"的战士，随时准备上战场。还记得赵院长和张书记说的话，"协和是一支能打胜仗的队伍"，我们就是要做到召之即来，来之能战，战之必胜！

4 月 15 日，我们协和国家援鄂抗疫医疗队胜利凯旋。我们在寒雪纷飞的冬季

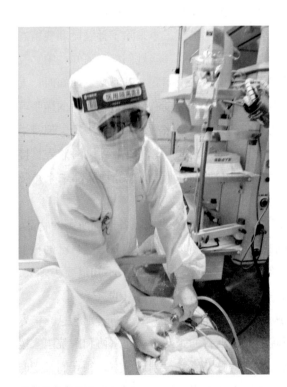

我在为患者吸痰

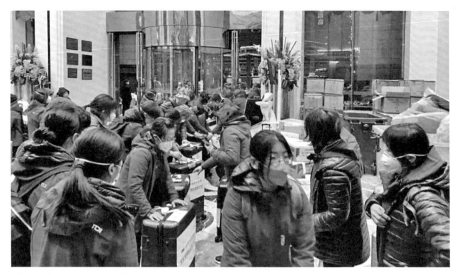

到达驻地酒店后大家一起搬运行李

抵达，在草长莺飞的暖春回家。回首在武汉的 69 天，历历在目，点滴在心。这段时光必将是我们每个队员终生难忘的，愿人间再无病毒肆虐，人人都能平安快乐！

黎明的那道光，必将穿透黑暗

谭　骁

（北京协和医院麻醉科住院医师，国家医疗队第二批队员）

呼吸着北京的空气，温暖而干燥；享受着北京的阳光，明媚得耀眼；感受着北京的春风，虽不算柔和却是那么熟悉——我全身的各个器官都在用它们自己的方式告诉我：回家真好。回想过去的两个多月，从2月6日接到科室出发的通知，到4月15日顺利返京，69个日日夜夜，恍如梦境一般。

暗　夜

作为协和医院麻醉科的一名普通住院医师，我从没有想过自己会成为"英雄"。然而，看到国家因为疫情的肆虐而陷入困境，我也陷入了沉思。在今年这个异常冷清的春节假期，我每天在家都要做的一件事就是关注疫情的最新报道。特别是在大年初二，得知我院派出了第一批援鄂抗疫医疗队时，我也曾幻想过自己是否也能有机会来到前线亲身为抗疫出一份力。因此在接到通知召集第二批援鄂抗疫医疗队的人员时，我几乎不假思索就同意了。我想，与其在家休息，心中肯定也常挂念着前线的同胞们，不如和他们一起并肩作战。但是，当我挂了电话，看着身旁呆呆注视着我的妻子时，想到4个月大的宝贝女儿就要和父亲分开，归期未定，心中好像翻倒五味瓶一般。然而，再次想到肆虐全国的疫情，这些家长里短好像又显得那么渺小。在放下电话后不到24小时，我已经身处湖北武汉的驻地酒店。至今仍然记得，2月7日的武汉，让我心灵为之震撼。天河国际机场只有医疗队的航班起降，一天之内恐怕只有一两架航班。走出机舱，走在空空荡荡的航站楼里，看到没有车辆的街道、空无一人的马路，我感受到的是一座没有丝毫活力的城市和可怕的沉寂。

然而，既幸运也十分令人动容的是，在之后的 69 天中，我亲身感受到了在这黑暗之下最闪亮的光辉。

光 明

刚到武汉的时候，工作忙碌到让人无暇思考。在基本熟悉了工作的各方面流程后，才有机会偶尔与同事们聊聊天、谈谈心。让我内心产生共鸣的是，和我一起奋战的队员们，或多或少背后都有一些挥之不去的牵挂。有的孩子才刚满月，有的老婆刚刚怀孕，有的家中亲人身体不好……即便如此，我们却都不约而同地选择了向前。此时间，一句话闪现在我脑海当中："Home is a place that keeps you moving."（家是一个让你不断前进的地方）

更让我感动不已的，是那些医疗队以外，默默坚守在自己岗位上，为我们提供各种服务的可爱的人们。他们有的是开车接送我们上下班的司机师傅，有的是酒店餐厅的大厨或其他服务人员，有的是酒店门口每日值守的保安小哥，有的是为我们运送物资而忙碌的物流人员……他们默默无闻，没有大幅的新闻报道，但他们却仍然一丝不苟地在自己的岗位上坚守，为了全国一盘棋的抗疫奉献着自己的力量。他们也是令人敬佩的逆行者，他们无一不是舍小家、为大家。他们本可以选择沉默，可以选择在家安心休息；然而他们没有，他们选择了挺身而出。没有他们的通力合作，仅靠全国医护人员的努力是远远不够的。特别是那位每天接送我们通勤的司机周师傅，在这段时间内家中至亲不幸去世，但他

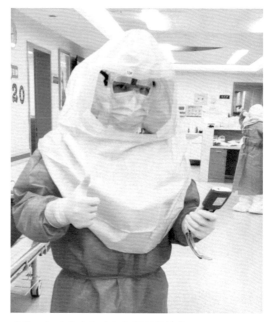

身着三级防护准备进行气管插管操作

只休息了不到一天，料理完事情又回到工作岗位，继续为我们默默服务。我真切地感受到，他们每一个人身上都闪烁着人间大爱，正是这一点一滴爱的光辉，汇聚起来共同组成了冲破黑暗的希望之光。或许，世上本没有英雄，那每一个在困境前能作出个人牺牲、毅然为集体奉献的人，就是英雄吧！

想要感谢的人太多太多。感谢我的父母、爱人对我默默的支持，你们提供的心灵港湾就是我前行的加油站和休息区。感谢赵院长、张书记、黄主任等领导以及同事和小伙伴们，你们使我在湖北的时光少了几分彷徨，多了几分踏实。感谢为我们抗疫作出优秀后勤保障的各方工作人员，你们也是真正的英雄！

最后，我想对所有的队友们道一声感谢，能和你们并肩奋战，是我莫大的荣幸。一个人的力量是微不足道的，而正是我们每个人在"战场"上奋勇拼搏，无声地激励了其他人。也正是在这样相互的激励之下，我们最终圆满完成了此次抗疫任务。让我们放声为自己喝彩，愿这份记忆在我们各自的心中长存！

第二部分

锤炼·成长

善终·善别·善生

秦　岩

（北京协和医院肾内科副主任、副主任医师，国家医疗队第三批队员）

2020年4月15日，当坐上最后一架援鄂医疗队回京包机升至万米高空时，才有了告别武汉的真实感！距离2020年2月19日出征武汉，我已在武汉57天了，而第一批队友已在武汉81天了。我们这一支北京协和医院远征军在这里留下了汗水、泪水，留下了悲悯、伤痛、欣喜、感动与不舍等所有情感！也全身心地见证了这座英雄的城市和英雄的人民如凤凰涅槃一样浴火重生……

　　我们全力救下的生者正走向重生，虽道阻且长！
　　我们挽留不住的逝者也定然重生，无论形式！
　　而我们这些撤离的医者，是不是也与这座城一起经历着重生，或多或少？

重生意味着从至深至死的痛苦中走出来，重沐阳光！

我在武汉第一份痛，始于抵汉次日，初次穿上厚重的防护服步入红区后的所见。虽然一切救治都在有序进行着，但32个患者，30个都有气管插管及呼吸机辅助呼吸。只有亲临现场，才能感到那种无助。而病床上沉沉睡着的患者和周遭忙碌的医护人员其实都在尽全力和死神搏斗！

容不得我们更多的心绪，只能迅速收敛心神，投入抢救中。当天，我们肾内科团队开始接管病房所有血液净化治疗。马杰医生和胡燕护士初披战袍，就在污染区连续奋战了 14 个小时。当他们满身汗水走出污染区时，已近凌晨，不觉疲劳，反倒庆幸自己来了，来之能战！

在汉期间，肾内科团队总共完成 96 例次连续性肾脏替代治疗（CRRT），治疗时长 1100 小时，用有效的生命支持治疗，协助降低了病房患者病亡率；同时，因细胞因子风暴参与 COVID-19 疾病的进展，团队克服条件限制，进行探索性吸附滤过、全血吸附等治疗，有效清除了炎症因子，协助改善患者病情。另外，还开展血浆置换治疗，协助救治了 COVID-19 继发的灾难性抗磷脂抗体综合征患者一例，最终患者脱机成功，转入普通病房。当面对新发疾病肆虐，我们只能把已知部分做到极致，充分发挥协和的优良传统，医护密切配合，提供个体化、精细化医疗服务，让患者的生命不因为次生灾害从我们指缝中滑落！

一部分患者就是这样和我们一起迈过一道道关口，重新醒来、睁眼、拔管、脱机，目光开始追着我们的声音，能执行点头指令了，手指能动了，能坐轮椅了，最后能转出 ICU 了！每天每一点的进展，都让人落泪！正是这些一点一滴的正向激励，减轻了医者的伤痛，鼓舞着我们前行！

来武汉的第二份痛，源于与逝者家属肝肠寸断的谈话，源于电话那一端咬着牙、扼着腕作出的同意遗体捐献的决定，也源于电话这一端的自己从医者的立场，融入这个支离破碎的家庭，一同滴血流泪……To be or not to be，被问者和提问者，都痛苦！如果真的可以选择的话，我内心想逃避这样的对话！然而，在大疫当前，当未知远远大于已知时，遗体捐献的意义是何等重要！正因如此，这种谈话的任务特地交给了医疗队的三线医生，希望我们倾尽最大的努力，获得家属的理解与支持！

一位 57 岁的女性，尽管在与新冠肺炎的抗争中呈现了坚韧的生命力，但随着病情的持续僵持和不断恶化，在呼吸机辅助呼吸 30 天，持续 CRRT11 天后，还是去世了。

我作为当天的三线医生，拿着家属的电话号码，自己还是做了一番心理建设，并列好了谈话提纲。本来，做了 24 年医生，天天与患者及家属谈话，尽告知、解惑、鼓励之义之情，有时"话疗"本身就是治疗的一部分，是驾轻就熟的本事。而今天如此郑重以待，是因头一次不但有所求，还求对方给予最深的信任，并肩去挑战传统的丧葬观念。而且，我自己都很难做到的事情，还要去说服别人！

电话拨通了，我告知了患者女儿，过去1个月里她妈妈和我们一起做过哪些努力；今天临终时因镇静状态她没有痛苦；类似的患者也是一样在努力。我也对我们拼尽全力去做的这一切仍然很遗憾，源于我们对感染病毒后的发病机制仍不了解，所以需要更多的人去奉献……电话另一头全程在哭，不知听进去了多少。我问了她的年纪，只有32岁！就在我想让她休息休息，与丈夫商量一下时，这位年轻的女儿独自支撑着，毅然作出值得全社会都尊敬的决定——同意为其母亲做尸检！

她的初衷是："我妈妈一直很坚强，希望我妈妈不白来这个世界一趟……"

她的遗憾是："我没能见妈妈最后一面……"

她的愧疚是："我以为妈妈还年轻，我还没来得及孝敬她，没有为她养老……"

我只能安慰："把你的人生过好、把你的日子过好，就是对妈妈最大的孝顺！"

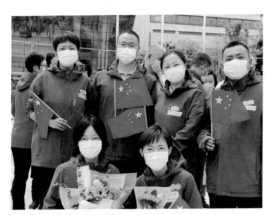

肾内科队员撤离前合影，我在后排右二

这个时候，所有语言都是苍白的！我隔空用心拥抱了她，感谢她的深明大义，感谢她的果敢，感谢她对北京协和医疗队的信任，感谢她让妈妈有机会去做最深沉的奉献！

后来有一天，听护士长讲安宁疗护，幻灯片上3个词让我相见恨晚——善终，善别，善生！

我瞬间豁然开朗，如重沐阳光！

再见了，武汉！经此一疫，我们终于学会了善终、善别，并走向善生！

经历了这些痛苦之后，也可谓重生了！

重生后仍感悟：人间值得！做医生值得！

内科 ICU 三征江城

夏　莹

（北京协和医院内科 ICU 护士长、主管护师，国家医疗队第一批队员）

2020 年初，原本应该是万家灯火、阖家团圆的日子，却被新冠肺炎疫情所打乱，病毒来势汹汹，很快便席卷了一座英雄的城市——武汉。由于病毒传播能力超强，病例数呈几何倍数增长，迅速扩散至全国。疫情牵动着全国人民的心。身为一名护士，救死扶伤的誓言铭记在心，践行誓言是我们的职责！

在党中央的号召下，北京协和医院各科室纷纷响应号召，作为重症科室的内科 ICU 更是首当其冲。在短短的 5 分钟时间里，我便收到了全科护士及医生的主动请缨，大家纷纷表示要前往危险的一线奉献自己的一份力量。

身为护士长，我决定亲自代表内科 ICU 奔赴战场，这场无声的战斗刚刚拉开帷幕，谁也不知道前方战况如何，我不能让科里朝夕相处的同事去冒险，我必须自己亲赴前线。

1 月 26 日抵达最危险的疫情中心。为了更好地诊治患者，在设备有限、环境陌生的条件下，第一批队员 48 小时内史无前例地新建了重症加强病房，用协和速度创造了奇迹。不论是物资管理、护理防护、明确护理职责和流程，还是精细化管理等工作我都反复思考，与同事细致商讨。面对护理工作更是不敢有一丝一毫的懈怠。

我科有一位资深重症护士——王菁，她在 17 年前非典时就作为北京协和医院抗疫人员奔赴过战场，驻扎在中日友好医院护理非典患者。如今在抗疫关键时刻，她再次主动请缨前往协和发热门诊工作。请愿的话语虽然简单，但是那么的坚定："我参加过抗击非典，有经验，家里无牵无挂，父母身体健康，我去吧。"17年前的无私无畏，17年后的从容不迫，这就是内科ICU护理精英，这就是协和护理人！

疫情的不断肆虐，整个江城告急，对医护人员的需求量与日俱增。在院党委书记张抒扬同志带领下，第二批北京协和医院国家援鄂抗疫医疗队142人奔赴武汉，其中就有内科ICU护士6人。他们抵达武汉的当晚便投入了战斗，冲在最前。

护士张慧是一名高年资护理人员，从事护理工作20余年，经验丰富。这个新春假期，她放弃了陪伴高龄的母亲，毅然来到前线。她的防护服上写的话语永远都是那么开朗，她说：我坚信胜利属于我们，我要把这份信心带给患者！

李婧、王晶晶两位护士身为内科ICU科室资深组长，关键时刻挺身而出，分别接任两个护理组组长职位。面对近20名陌生的队员，她们团结同事，根据患者和护士情况精准分班，主动包揽风险最高的护理工作。她们不知疲倦，做最苦的工作，展现"白衣天使"最美的风采。

杨洋、厍砚君作为科室的中坚力量，她们护理的患者病情相对更加危重，但从不言苦与累。厍砚君说："逆行而上，苦累不存，白衣披身，不胜不归。"杨洋从事多年重症工作，腰部不好，可她一直咬牙坚持，她说："坚持到胜利就可以休息了，曙光很近了。"

护士宫佳成是科里的青年才俊，虽年纪轻但护理技术扎实，他应用超声引导进行动静脉穿刺，提高穿刺和置管成功率。其实他新婚不久，在疫情初期便申请前往一线。春节期间本该走访双方父母的，但国家有难时，他舍小家为大家，彰显内科ICU男子汉的担当！

随着疫情不断发展，患者病情更加复杂，所需医疗护理措施更加多样和精专。为贯彻落实党中央和国家卫生健康委决策部署，全力提高重症患者救治成功率，降低病亡率，北京协和医院第三批国家援鄂抗疫医疗队再出发，科里5名重症护理"特种兵"踏上征程，展开与病毒斗争的生死博弈。

马慧、唐晔两位资深重症护士迅速熟悉工作环境和流程，满腔热忱地投入到救治新冠肺炎重症患者的一线护理工作中，主动协助其他护士，帮助处理血滤机、呼吸机报警等问题，对于组员的求助从来都是有求必应，从不推辞。

张冉积极能干，被同组组员称为"ECMO小能手"。她作为一名优秀的党员时刻冲锋在前，并且积极配合医疗队第六临时党支部开展活动。她也是第三批援鄂队员的生活组组长，在日常生活中对大家关心体贴，帮助大家解决问题。

梁靖辉作为科里男护士们的大哥，勇担重任，不惧危险，为科内男护士树立了好的榜样。他曾说："国有召，召必赴，赴必胜。"他不善言辞，却干着最累、最有技术含量的护理工作，他所在组的ECMO、血滤几乎总是他在维护，身体力行，不辞劳苦！科里最年轻的刘一夫身为"95后"，到达武汉第一天便提交思想汇报，经过党组织考察火线入党。工作中他主动承担重体力工作，为了降低患者误吸风险，他每班都通过超声评估患者胃潴留情况。他怕母亲担心，只告诉了父亲自己前往武汉。当母亲知道他在前线，鼓励他道："此乃国之大事，定要抛头颅洒热血，疫情不灭，不能还。"

81天的日日夜夜，我们战斗在疫情最危险、任务最艰巨、人民最需要的地方。每一位队友都感到责任重大，使命光荣！在前线，用协和人的精神，以及精湛的医疗技术和精心的护理，救治了众多患者的生命，我们用赤

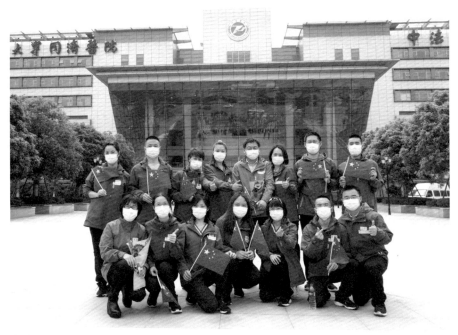

内科ICU赴江城抗疫全员合影，我在前排左一

子之心续写了协和人爱国的英雄篇章。

如今，在大家众志成城的努力下，江城的寒冬已过，迎来了春暖花开，我们也已经凯旋！回忆过往，其实在疫情面前，我们也有放不下的牵挂，也有人之常情的担忧，但因职责所系，在国家和人民最需要的时候，作出了无怨无悔的选择！"防护服裹满全身，汗水湿透衣背。我不知道，你是谁，我却知道，你为了谁……"这就是我的战友，是身披铠甲的白衣战士，是战地绽放的铿锵玫瑰！

如今樱花已落，战场尘封，记忆必将长留心间，战"疫"结束，成长了许多，也总结了自己的不足之处。感谢这段经历，锤炼了我们，帮助我们成长。愿逝者安息，生者如斯，愿江城早日重拾往日雄姿。

最长的一夜

宋锴澄

（北京协和医院麻醉科主任助理、主治医师，国家医疗队第二批队员，
第五临时党支部书记）

即使已经过去快 3 个月了，但只要一回想起那一夜，我的肾上腺素水平就会让我心跳加速、血液汹涌，连吸气都有些阻力，仿佛还戴着 N95 口罩。

那是我到达武汉后第一次进重症病房，2020 年 2 月 8 日，元宵节，夜班。

这个由普通病房临时改造成的重症病房刚刚紧急投入使用。大功率排风机的噪音、此起彼伏的监护仪警报、护士们已经近乎嘶哑的呼喊，震动得耳鼓膜嗡嗡作响。我坐在医生工作站，刺骨的寒冷与热闹的"炮火"声形成鲜明对比，是我熟悉的南方家乡冬天里那种深入肌肤的冰冷。为了不让父母担心，我出发时没有告诉他们。今天元宵佳节，他们应该正在沙发上烤着暖炉，盼着跟小孙子视频通话吧？

"14 床的血氧掉到 90 以下了，大夫快来看一下！"护士的呼喊把我拉回现实。我赶紧来到 14 床边。这是下午刚来的老年病人，从呼吸机的相关指标来看，参数已经非常高。呼吸机一次次超乎寻常频率的通气，急促而又沉重，仿佛不是在给患者呼吸，而是无比艰难地把气体压进我的肺里。同时戴着 N95 口罩和外科口罩造成的空气阻力让我每次吸气都变得困难。如果给我也监测一下氧饱和度，我相信不会比这些患者高多少。我加深镇静和调整呼吸参数，减轻了人机对抗；用超声检查了肺部和心脏，排除了气胸等可能的情况，患者情况稳定了些，此时我才发现贴身衣服已经湿透，冰凉地粘在身上。而这只是其中一个病人，我这一晚面对的是 18 个类似的危重症患者，我的任务是在这个元宵节的夜晚，守护他们一直到天明。

这里已经不是我平时工作中习惯的手术间，那里恒温恒湿，灯光明亮而柔和，监护仪弹奏的心跳声动听又美好，不急不慢地每隔12秒钟描绘出一幅蓝绿相间的生命画卷。那些手术后苏醒的患者甚至会握着我的手微笑地说："谢谢大夫，手术一点也不疼。"而这里不一样，这里是战场，敌人是一种我们谁也不了解的病毒。而我所面对的这些危重症患者，很有可能再也不能苏醒过来。

我戴着涂抹了洗手液的护目镜坚持了不到30分钟，就变成了斜视和管状视野，只能歪着脖子从护目镜侧面极小的一块没有水珠的部分向外看。而双层手套让我的双手与电脑键盘之间只剩下有限的粗触觉。这一切让刚开始熟悉医嘱系统的我，即使给患者开一袋生理盐水都变得困难重重。之前听到的传闻里有在病房呕吐甚至晕倒的医务人员，但直到亲身体会，才明白这是什么样的境况。

1床血压下降了，2床呼吸机持续报警，15床出现了室性心律失常，6床二氧化碳已经超过了100……即使在正常工作环境的病房里，这些患者都是极其危重的，而我今晚要身着全副武装的防护服，行动不便、视野不清，并且在设备、耗材、药品还不齐全的情况下守护住他们的生命。诚实地说，我也很恐惧，只是当时没有余地考虑自己是否可能被感染。

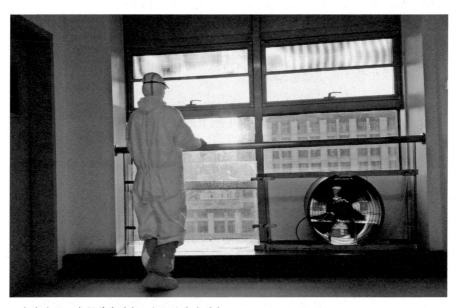

一夜战斗后，我望着窗外想：太阳终究会升起

护士们在病床旁连续不停地工作，客观条件导致她们的工作量和工作难度都成倍地增长。为了获得一个血气结果需要弯着腰趴在床边 20 分钟，而平时这种操作不用 5 分钟就能完成。没有喘气休息的时间，这一夜变得无比漫长，时间仿佛静止不动了。当太阳终于再一次升起时，有些人却无法再看到。

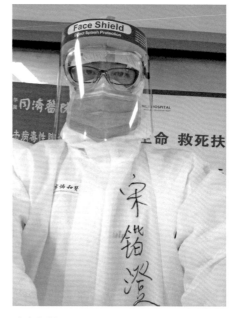

病房留影

我们坚信，为了患者的生命而战斗，是每个医生护士的职责所在。每个人都只有一次生命，每个生命的背后都还有一个家庭。这场战役才刚刚开始，我们的敌人是病毒，是一种未知的传染病。对未知的恐慌，是一切人性的弱点，而我们的武器是科学，是实事求是的精神，是人性中的正直、勇敢、坚强和光辉。

情满江城

郑 莹

（北京协和医院肿瘤内科护士长、主管护师，第二临时党支部书记，
国家医疗队第二批队员）

2020 年将是我毕生难忘的一年！疫情突如其来，肆虐的新冠肺炎，使得千里之外的武汉成为疫情防控的决胜之地。在"白衣执甲，逆行而上"的号召下，全国的医护人员不畏凶险，赴汤蹈火驰援武汉。而我作为北京协和医院第二批国家援鄂医疗队的一员于 2 月 7 日随队出征。

相信我！我会保护好你们

记得 1 月 26 日第一批队员出发后，我给远在外地工作的爱人打去电话，委婉地告知他："你要做好准备，我可能也会去武汉。估计接到通知，马上就会出发。第一批队伍是下午得到通知，第二天上午就出发了。"电话那头沉吟了一会儿，低沉的嗓音响起来："好的，我知道了。"两天后，爱人拖着他的行李回到了家。

我的第六感一向很准。2 月 5 日快下班时接到了通知，心里犹如一块大石头落了地。我打电话给他，用平静而缓慢的语气说："刚接到电话，明天参加培训，快的话后天就会走……今天晚上陪我去买点东西吧。"

以前总是觉得事事不放心，现在托付给他，感觉更加不稳妥。千叮咛、万嘱咐，恨不得把家里的冰箱都塞满；喋喋不休地、填鸭式地灌输着我的家庭照顾理念。他跟在身后，边帮我拿东西边安慰我："你放心吧，家里我会照顾好的。你自己注意！"沉稳的语气，让我的心逐渐安定下来。

2 月 7 日，我们到达武汉。当时武汉已经宣布关闭离汉通道。望着空无

一人的街道，高楼林立的住宅小区透出冷清和死寂气氛，觉得我们肩上的担子又重了许多，我和队员们对望着，神情凝重而坚决！

我心中默念："相信我！我会保护好你们！"

这是一支高素养的队伍

初到武汉的工作是紧张而忙碌的。我们负责的病房是一个有 32 张床的重症加强病房，即使我有 29 年的工作经验，经历非典疫情，轮转过 8 年的重症病房，仍然感到紧张与不安。

到达武汉的第二天，我们就投入到紧张的临床工作中。早 7 点出发，9 点进行交接班。穿隔离服时心里还是有些忐忑：戴上两层橡胶手套、一层 PE 手套的不适，进入污染区前对即将面对的工作环境的不确定感，这一切使我在做好防护时，感到了始料未及的憋闷和心慌。当看到身边的护士们那一张张年轻而坚毅的脸，我深吸了一口气，逐渐平复自己的心情，并用尽量轻松的语气和她们开着玩笑："太奢侈了！ 17 年前非典的时候，我们可没有这么好的装备！"

第一天的班次真的够"酸爽"。当准备交接班时，领导问："是否可以再坚持两个小时？"我毫不犹豫就答应了，心中暗自庆幸之前穿上了纸尿裤。时间一分一秒地过去，不时仍有队员因

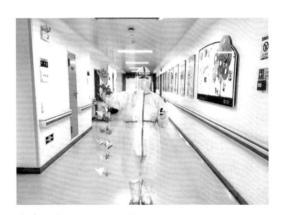

手持为病人祈福的千纸鹤

紧张和对防护装备的不适而暂时退出岗位，但没有一个人主动提出离开。他们都是在清洁区或半污染区，短暂的休息与调整后就再次回到自己的工作岗位。这些年轻的护士们，在第一天，就让大家看到了协和人勤奋、奉献的精神，这是一支具有高素养的队伍！

天佑中华，共克时艰

到达武汉不久，前线援鄂医疗队核心组成立，第一件大事就是成立武汉

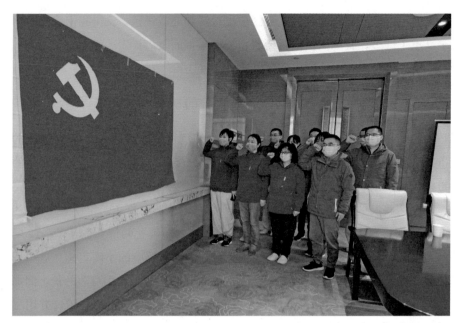

我（前排左二）作为第二临时党支部书记带领支部党员向党旗宣誓

前线临时党支部，我被任命为第二临时党支部的支部书记。19名党员有了自己的小家。

我们的支部成员来自3个生活小组，是一个充满活力、生机勃勃的支部。很快，入党积极分子涌现，入党申请书纷至沓来。

在工作之余，安排介绍人、深入谈话，了解他（她）们的入党动机，及时跟进思想动态、组织党的理论学习；抗疫第一线的党员发展工作紧锣密鼓、有条不紊地展开了。

在武汉期间，我们共发展了9名预备党员，还有4位同志在抗疫期间写了入党申请书。多难兴邦精诚志，同心同德显担当，天佑中华，共克时艰。

最有意义的生日礼物

初到武汉的时候，病患积压严重，使大家每天都精神高度集中，昼夜颠倒，令人苦不堪言。

为了帮助同事们更好地恢复身心以及缓解病患的痛苦，我主动与后方团队沟通，获得了包括音乐治疗、芳香治疗、线上身体修复方案等支持，帮助大家舒缓身心的疲惫。

4月1日，是我的生日，当天，我承担了"疫"线课堂的"新冠疫情下的安宁疗护实践"授课，让更多的人了解"安宁缓和"以及在新冠疫情下用好"安宁疗护"的知识为病人提供照护。

课后，我收到了一份最有意义、最让我感动、让我永生难忘的生日礼物。在张抒扬书记的倡议下，现场的队员们一起为我送上了生日的祝福：一首由韩丁副院长领唱的《生日歌》。当"祝你生日快乐……"歌声响起的瞬间，我热泪盈眶！

两个多月的武汉阻击战，使我能重新审视我的生活，感受被忽略已久的温情，使我的心态变得更加充满活力，因为我的队友都是那么朝气蓬勃，我会更加珍惜这段经历。

感恩与成长

张宏民

（北京协和医院重症医学科副主任医师，国家医疗队第一批队员）

回北京已经有四整天了。今天窗外下着小雨，整理一下思绪，觉得应该写点什么，也算是对自己在武汉的 81 天作一个交代与总结。说实话，虽然非常感谢武汉人民热烈的欢送，以及北京的工作人员极为热情的迎接和照顾，但我并不觉得自己是"英雄"。我们只是做了一个医生应该做的事情，而且又是在武汉同济医院与北京协和医院的有力支持下完成的工作。现在想想，我觉得我能想到的关键词就是"感恩与成长"。

首先，感恩医院给我们施展自己能力的机会。医院里留守的其他同事都是在勤勤恳恳地工作，我们仿佛在聚光灯下工作，得到了太多的赞颂。我觉得在这个特殊的环境里，我的心智得到了锻炼，虽然已经过了继续成长的年纪，还是觉得自己的心态更平静了些。另外，在武汉接触到的重症患者是我以前临床中没有接触过的，这次武汉战"疫"让我在专业上得到了锻炼，更增加了对重症的兴趣、对生命的敬畏之心。

我还非常感恩我的战友。"战友"这个词没有任何夸张的成分，是极为贴切的。我觉得进了污染区，你身边的同事不再仅仅是同事，他们已成了你的战友。我真真切切的体会来自为一个患者插管的过程。他是一个 50 多岁的男性，转入时呼吸极度困难，但神志尚清醒，虽然他没有直说，但从跟他的对话中可以清晰地感觉到他的恐惧以及对生的渴望。短暂安慰他后，我开始了紧急的气管插管准备。然而，过程非常不顺利，典型的困难气道，再加上插管的麻醉医生护目镜视野不好，眼看着病人的血氧掉到了 20%—30%，心率 150 次 / 分，随时心跳就要停了。我当时急得无法用语言形容了，心想这个病人就这么走了，太可惜了，无论如何也不能放弃呀。虽然我的护目镜模糊了，手也酸了，浑身都被汗浸透了，但我还是没有放弃面罩加压给氧。其实，我们也知道加压给氧会产生气溶胶，暴露的风险明显增加，本来想加戴头套，但是太热了，视野又不好，匆匆试了一下又摘了。面罩给氧一段时间后，我觉得最后一丝力气也已用尽，简直要绝望。这时我们呼吸与危重症医学科的王京岚大夫赶了过来，二话没说就开始动手帮忙，一直跟我们一起奋战了两个小时，最后大家全都精疲力竭了。非常幸运的是我们的坚持有了回报，最终麻醉科找来新的可视喉镜，插管成功！当时我太高兴了，不仅是因为病人活了下来，更因为我发现身边并肩作战的不只是同事，他们真的是战友。我记得，那一刻大家都非常激动，为自己能坚持住，更为身边有真正做到"不抛弃，不放弃"的战友。

另一个让我感触颇深的战友是我的搭档吴东大夫，虽然以前没有很多接触，但是我早就了解他是一个非常有才华的内科医生。更让我敬重的是他居然有深厚的重症功底、极为负责任的工作精神以及对同事始终非常谦和的态度。我们病房内的患者极其危重，穿着防护服操作难度大，有创操作暴露风险也增加。吴大夫在面对如此危险的状况下，居然举重若轻，亲自进行各种有创操作，而且十分熟练，让我无比佩服。最后的一段时间，我们组收治了一个感染新冠肺炎的医生同行。这位患者很受关注，而且家属也非常焦虑。吴大夫除了对患者的治疗亲力亲为，还主动承担起每日固定时间跟家属沟通病情的重任，相当于主动牺牲了很多工作之外的休息时间，我们都非常感动。其实，我觉得能和吴大夫搭班非常幸运，我们配合得极好，这份情谊是我的巨大收获。

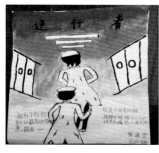
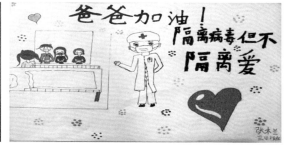

女儿给我的画

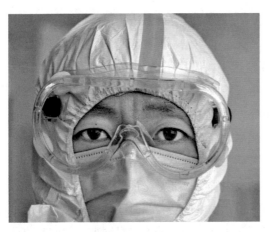

身穿防护服、头戴护目镜

我的家人也让我很感恩。女儿变得懂事了；老妈很少说什么，只是反复叮嘱我不可大意，但是听老姨说，她是每天都在数着我在武汉的日子，又不确定我何时回，应该是挺难熬的。我回来的第二天，老姨跟我说，你妈妈终于不看新闻，改看电视剧了，原来老妈没有别的消息渠道，只能天天看新闻，了解进展；老姨也是，每次发微信嘱咐我注意防护，都特地加上不用回复，你注意休息。家人的温暖每每让我眼眶湿润。

驰援武汉的日子结束了，由于还在集中休整期，我有很多自由时间，觉得往事还在一幕幕呈现……武汉战"疫"胜利了，真好！自己也有收获，真好！

万众一心跨严冬，春暖花开终相逢

崔文博

（北京协和医院重症医学科一病房护师，国家医疗队第一批队员）

2020 年 1 月 25 日晚上，我接到医院通知，第二天出发前往武汉参加一线的抗疫工作。当时已是大年初一的晚上，本来应该是阖家团圆的时刻，但是接到任务后，我们没有丝毫的犹豫。第二天我们来到医院时，医院管理部门尽他们最大的努力为我们准备了生活物资和防护物资，在院领导和家人们的一声声保重声中，我们踏上了前往武汉的征程。

1 月 26 日，第一批国家援鄂抗疫医疗队到达武汉时已经是夜间，根据工作需要，我们很快就要开始收治病人。当晚简单的休整后，大家就立刻开始分工，分组练习穿脱防护服，制订工作流程，设计病区布局等。开始的时候 6 家医院一起管理一个重症病房，大家很快就磨合完毕，合作无间。当我第一次穿着防护服走进病区工作时，虽然已经做好了准备，但真正进入病区的那一刻还是会感到紧张，但是这种紧张在我来到患者身边的那一刻就烟消云散了——因为没有时间紧张，必须把全部精力用到救治患者的工作中。与我想象的不同，患者都十分坚强，虽然他们受到病痛的折磨十分难受，但是他们还是积极配合我们的治疗，并不断向我们表达他们的感谢，这令我万分感动。

随着疫情形势日益严峻，每家医院需要整体接管一个病房。北京协和医院医疗队要在 48 小时内建立起一个全新的重症加强病房来接管病情最重的新冠肺炎患者，这是一项超负荷的任务。在各方的通力协作下还是按时完成了，让我再一次看到了在困难面前我们中国人的行动力与凝聚力。开放病区后的当晚我们就收治了 18 名极危重的患者。

重症加强病房不同于普通病房，患者的病情随时可能发生变化，更需要我们提起十二万分的精神。"如临深渊，如履薄冰"，面对每一条生命时我们更能理解这句话的含义。刚开始收治患者的那晚，患者一个接一个地被送进来，救治工作一分钟都不能延误，常常是我们的医生正在抢救一名患者，这时又收进一名患者。当时我们都戴着护目镜、面屏，一旦操作起来会出很多汗，很容易让护目镜起雾，就在这种条件下我们依旧不停地救治着每一名患者，直到交接班后我们从病区离开时，才发现全身已经湿透了，有的队员手都僵了。虽然身体十分疲惫，但是我们感到十分的欣慰，因为我们把病人从死神手中抢了回来。

随着重症加强病房的开放，两天内我们就收满了所有床位共计 32 名患者，根据国家卫生健康委科学救治、精准施策的方针，我们将协和标准完完整整地带进了病房，每天专家组都会进行查房，决定每个患者的诊疗目标，护士也会根据患者每天不同的诊疗目标制定相应的护理措施，大家作为一个团队为了同一个目标一起奋战，发现已经存在或是潜在的问题都会提出来，一起讨论寻找解决的办法，我们将很多新技术应用在了新冠肺炎患者的临床救治上，比如超声下穿刺置管、超声评估患者肺部情况精准治疗等，极大地提升了工作效率。

当时我们收治了一位新冠肺炎患者，他来的时候还是高流量吸氧的状态，随着患者病情进展，医生讨论后决定立即插管，插管之后立即进行俯卧位通气治疗，在这个过程中全都需要医护团队紧密合作。

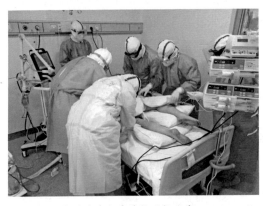

医护团队一起为患者行俯卧位通气治疗

后期，患者出现了急性肾衰竭，我们又对他进行血滤治疗。随着患者慢慢好转，我们可以给他减停镇静药之后，他又出现了谵妄。我们就持续陪在患者身边，陪伴他、安慰他，直到他清醒拔管，然后转出病房。转出时，他朝我们竖起大拇指的那一刻永远印在了我的脑海中。在病房里，我们是医生，是护士，是护理员，是患者的家属，是关键时刻他们唯一可以依赖的人。

作为一名"90后"，当年非典的时候我还是一名小学生，当时大家保护了我们，让我们得以健康成长；这次我作为一名医务工作者站在了抗击新冠肺炎疫情最前线，我将接过前辈们的接力棒，将他们无私奉献的精神永远地传递下去。当我离开武汉的那天，我看到来送行的武汉市民，我感到我们所有人的心全都连在了一起。武汉终将春暖花开，祖国必将越来越好！

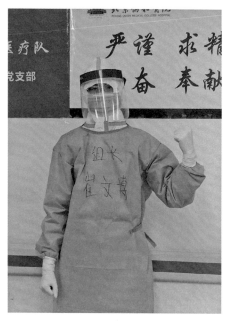

病房留影

心　路

吕洪维

（北京协和医院重症医学科二病房护师，国家医疗队第一批队员）

"爆竹声中一岁除，春风送暖入屠苏。"正当全国人民准备享受春节团聚的喜悦时，一场突如其来的疫情，打破了这原本热闹的欢乐佳节气氛。在党中央的坚强领导下，全国4万多名医务工作者纷纷响应，陆续驰援湖北，而我就是其中的一员，是这支队伍中一名普通的重症医学科（ICU）"90后"男护士。

作为一名男孩，我自小心中便有武侠梦、英雄梦。记得金庸先生曾在《神雕侠侣》中写道："侠之大者，为国为民。"我曾无数次幻想自己是武侠世界的武者，行侠仗义，惩恶扬善。如今，新冠肺炎疫情肆虐，国家处于危难之时，我自当仁不让，势必要与这病毒搏上一搏，方能实现心中的武侠梦。"苟利国家生死以，岂因祸福避趋之。"吾辈研习护理之术，所为何事？然，悬壶济世、祛除病痛固然是本分。但，除病毒之肆虐，守万家之安康，护国家之周全，才是大义。

光阴者，百代之过客。人的一生不过短短数十载，能经历这场足以改变世界的"战争"，实属荣幸。然而不经历战争，就永远不知战争残酷。当我真正处在疫情的风暴中心，才真真切切地体会到什么是战争，什么是生死！当看见病人逝去，而自己又无能为力的时候，我才知生命的脆弱和人类在灾难面前的渺小。出发前的豪言壮志，在顷刻间分崩离析。心中所想皆是心中所爱之人，皆是面对病毒的怯懦与恐惧，侠之大义荡然无存，寸步难行。

疫情之下，情绪的波动比病毒更能影响工作。我未能幸免，恐惧的心理与我的意志时刻进行着博弈。我希望有人能拉我一把，帮我摆脱困境、战胜恐惧。幸运的是，身边皆是战士。一起出发的同事，如今身穿"战甲"（防护服），带领增援部队再一次冲进危机四伏的战场，不跟上他们的脚步，这将是我一生的遗憾。至此我也庄严立下"黄沙百战穿金甲，不破楼兰终不还"的誓言。

81天，不分昼夜。这81天，是历练，是成长，更是我人生中不可多得的一笔财富。

有位前辈在社交平台这样说道："哪有什么白衣天使，不过是一群孩子换了一身衣服，学着前辈的样子治病救人，和死神抢人罢了……"正是有前辈作为楷模、作为榜样，才激励着一代又一代的年轻人前赴后继、不计生死奔向前线。

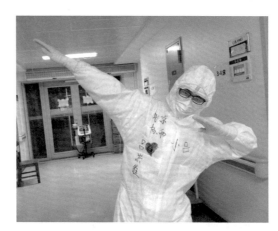

我为患者加油鼓劲

"少年强则国强。"17年前的孩子们，如今都已长大成人，也能用自己的肩膀，撑起祖国的未来。时代在改变，不变的是中华民族团结一心、同仇敌忾的奋斗精神。"哪有什么岁月静好，只是有人默默地为你负重前行。"正因为在我们国家，有更多的人愿意在灾难中挺身而出，在灾难来临之时，毅然决然地选择逆行，救人民于水火之中，救国家于危难之间。此乃民族之幸也，国家之幸也！

我敬佩抗疫前线的医护人员，敬佩人民的子弟兵，敬佩所有的逆行者，更敬佩武汉人民，敬佩他们为疫情作出的巨大牺牲。武汉不愧为英雄的城市！武汉人民不愧为英雄的人民！

武汉加油！中国加油！武汉必胜！中国必胜！

逆 行

孙 红

（北京协和医院消化内科一病房护师，国家医疗队第一批队员）

2020 年春节，全国遭受到新型冠状病毒肺炎突如其来的袭击。这次疫情形势严峻，每天增长的确诊数字，不断扩大的疫情范围，时刻牵动着 14 亿国人的心。在国家和医院的号召下，为阻击疫情，保护人民健康和生命安全，我义无反顾地报名支援临床一线。

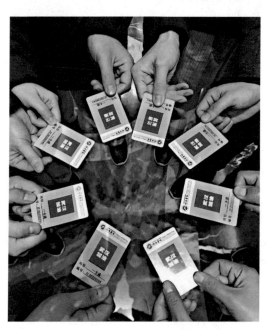

队员们手持工作证合影纪念第一天上班

大年初一晚上，我接到了医院的电话，通知我第二天作为协和第一批医疗队员奔赴武汉前线。

抵达武汉，我们很快投入到收治患者的繁忙工作中，由协和等 6 家医院共同负责同济医院中法新城院区的一个重症病房。第一天上班的经历让我记忆深刻。我们一个班 6 个人，两个人一组进病房。当时我们组正在休息，突然电话铃声响起来了，病房里的老师焦急地说："有一个护士不舒服需要马上退出。"听到后，我和我的同事"噌"地一下站起来说要去替换他们。虽然还没到我们上班时间，但我们还是立即转身去穿防护服。在督导老师认真检查后，我们一同进入病房，之后不舒服的护士被同伴扶出了病房。

我们穿着厚厚的防护服，戴着雾气蒙蒙的护目镜，克服着各种困难，顺利完成了值班任务。下班后脱掉防护服，露出里面已经湿透的衣服，看着脸上被口罩压出的深深印痕，身体是疲惫的，内心却是自豪的。在返回驻地后，回想这一天的工作，刚进入病房时内心还是有一些恐惧和紧张的，但看到孱弱的病人躺在床上时，我想：面对疾病的肆虐，他们心里应该更害怕吧！而我们呢？不正是来帮助他们的吗！我们给他们带来了希望呀！我的顾虑打消后，操作变得更从容，给他们输液，协助他们下床，测量生命体征……虽然穿着防护服在病房行动很费力，呼吸很困难，但我觉得自己做的工作非常有意义，这也是对自己的锻炼，使我更能够全身心投入到这场抗击新冠肺炎的战役中。

随着第二批医疗队员的到来，我们整建制接管了同济医院中法新城院区的重症加强病房。第二批队员到达当晚，我便跟随我的新组员一起进入病房开启了第一个夜班。因武汉地区物资有限，我们制定了一套穿脱防护服流程。我作为第一批队员，比他们更熟悉病房环境、各种流程及要求，我便协

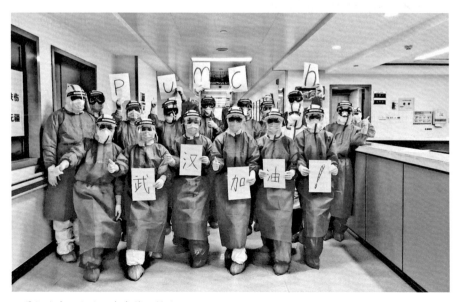

队员们为武汉加油，我在第二排右一

助第二批队员穿脱防护服，介绍病房环境，熟悉流程……因为一天的舟车劳顿，有些队员进入病房后有些不适，我便帮助他们吸氧，实在坚持不住的，我便把他们送出病房，让他们在清洁区休息。

我们第一组队员来自医院的各个科室，之前互不相识，但在这里我们变成亲密无间的"战友"，互相扶持，互相帮助，一起成长。重症病房病人病情很危重，我们一同收病人、抢救，相互配合。我每天为病人翻身，俯卧位通气治疗，更换气管插管胶布，更换胃管胶布，吸痰、换药、抽血、穿刺，还要收垃圾、倾倒呼吸机管路的冷凝水……虽然戴着多层手套，但手法却越来越娴熟。看着病人一点点好转，可以成功脱机，转到普通病房，对我是一种激励，让我充满希望和力量。希望自己可以为他们多做一些，可以帮助他们，可以加快他们康复的进度。

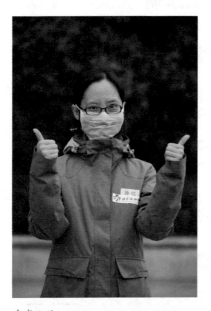

身穿队服

参加援鄂抗疫医疗队是我离开家时间最长的一次，对家人有不少的惦念与牵挂，我将这些惦念与牵挂转化为我前行的动力，面对无情的病毒，我和同事们互相搀扶、互相勉励、共同抗疫，面对生死，我们坚定信心、团结一致，与病毒作抗争。

这场战役不仅锻炼了我的意志力，使我变得坚强，百折不挠，还让我看到武汉人民的坚韧与付出，看到全国人民为了打赢这场艰巨的战役付出的努力。我虽然身在武汉，但仍秉承着"严谨、求精、勤奋、奉献"的协和精神，更加精心护理着每一位病人，并在各位专家及前辈们的指导下，给病人提供高质量的护理，圆满地完成了党和国家交给我们的任务，交出了我们合格的答卷。

爱在 "C9 西"

孙雪峰

（北京协和医院呼吸与危重症医学科副主任医师，国家医疗队第一批队员）

班车像往常一样停在了同济医院中法新城院区门口，大家陆续下车，我最后一个跳下车，和前一班等班车回酒店的同事打了个招呼。广场上稀稀拉拉站着数位工作人员，午后明媚的阳光照射在主楼门前写着"生命之托，重于泰山"的巨石上。我深吸了一口气，终究是要告别湖北、告别武汉了。

2020 年 1 月就从网上看到武汉有冠状病毒肺炎传染的消息。后来的事就如新闻报道的那样，1 月 23 日武汉关闭离汉通道，1 月 24 日除夕夜解放军各附属医院驰援武汉，1 月 25 日主任征求我去武汉的意见，1 月 26 日韩丁副院长带领国家援鄂抗疫医疗队飞抵武汉。

我走过武汉同济医院中法新城院区广场右侧的空地，刷了侧门门禁后进到医院大厅。空旷的大厅里不知何时起多了一架钢琴，自动播放着轻柔而悦耳的钢琴曲。依稀记得头一次走这条路时，紧张得完全没记清路线，以至往回走时差点找不到路。

C9 西病房是指同济医

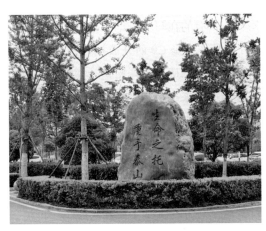

院区门前写有"生命之托，重于泰山"的巨石

院中法新城院区 C 区 9 层西，原先是儿科病房，后被改造成了我们战斗的重症加强病房。但我们最开始战斗的地点并不是 C9 西，而是 C12 西，协和医院和其他 5 家医院组成的国家队在这里一起奋斗了一周。在那里，我第一次实战穿上防护服、戴上护目镜，第一次近距离接触新冠肺炎患者，第一次被捂得满头大汗却不敢减去一样装备，第一次体验护目镜上布满水雾后什么叫"睁眼瞎"。经历了这些第一次后，病房终于收满患者，也慢慢走上正轨。正在大家松口气的时候，武汉的疫情却在加重，患者数量的增加已经超过了原先的预期。先期的一个病房已经不足，扩增后每个医院负责一个病房以收治更多患者。我们医院负责的是重症加强病房，位于 C9 西。

我穿过大厅和长长的走廊，再穿过两道门后，坐电梯直接上 9 楼，就是 C9 病区。我走进 C9 东清洁区，护士站很安静，两位负责后勤的老师正在忙碌地准备防护装备，偶尔地交流两句。墙上"国家援鄂抗疫医疗队"的标语，和"严谨、求精、勤奋、奉献"的协和精神，显得格外醒目，它见证了我们两个多月的努力与奋斗。脑海仍清晰地记得病房改造时的仓促，王京岚教授带领我们一台一台调校呼吸机，护士长一件一件清点物品，设计、改造、物品准备，均在 48 小时之内完成。

这天是我在 C9 西值的最后一个班。我在更衣室戴上 N95 口罩，穿上防护服和隔离衣，戴上面屏、手套和脚套。全副武装的我推开了前往缓冲区的门，穿过阳光普照的缓冲区，越过一道道门，终于进到了 C9 西——我们的战场。和清洁区的冷清相反，C9 西一如往常的热闹，护士们包裹在严密的防护服内，往返穿梭于病房和护士站；同样装束的医生们，有的坐在电脑前写病程，有的在写交班记录，有的正前往病房看患者，一片忙碌景象。

2 月 4 日是 C9 西开放接收患者的日期，所有医生、护士均被征召到了清洁区待命。从下午开始，一辆接一辆的救护车将一个个危重症患者从其他医院转送过来，每来一个患者，都是医生、护士的一番紧张忙碌。4 小时的忙碌让这一班人筋疲力尽，下一班再顶上。我上的是凌晨 1 点的班，病房里 10 余名患者大都上着呼吸机，我们一边盯着呼吸机，一边继续收治新来的患者。偶尔歇息下，夜间的寒意却侵入湿透的内衣，不由得打寒战。

经历最初两天的忙碌后，病房很快就满员了。我们也送走了北京医院和江苏队的战友，迎来了协和医院第二批援鄂队伍。床位负责制形成了，早交班制度形成了，三级查房制度形成了。工作之余，一系列培训也都展开了。

渐渐地，大家习惯了穿着防护服的工作条件，而工作环境越来越像协和医院本部——那个我们所熟悉的环境。随着医疗步入正轨，患者的病亡率日渐下降，我们也从开始的绝望逐渐转为欣慰。

生活从来不是只有工作和忙碌，但在武汉的两个多月里，我们是孤独的，上班前、下班后的时间里，我们都只能待在酒店房间里，一个人细品寂寞；我们又并不孤独，工作微信群里的各抒己见，生活群里的谈天说地，院领导的无私关怀，孕育出的是大家的战友情。见微知著，在支援武汉的4万余名医务工作者的努力下，数十上百个"C9西"在默默地抢救着生命，只有一线的医务工作者才能切身体会到，一个个"C9西"凝聚成的是国家之爱、党之爱，以及战友之爱。

今天的C9西病房已经只剩10名患者，其中多人已经不需要呼吸机支持。在医生和护士团队保驾下，5名患者被顺利地转到了缓冲病房。其余的5名患者也将在第二天转出，之后，C9西就将关闭，时间也将定格在4月12日。最后再看一眼C9西，空旷的病房，排列整齐的空闲呼吸机，角落里堆成一堆的患者记录；最后再听一听C9西排风扇的低鸣声，少数几台仍在工作的呼吸机的通气声，与同济医院护士的告别声。

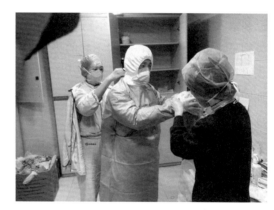

李奇护士长在为我进行防护服和隔离衣穿戴检查

昔我往矣，雨雪霏霏，今我来思，杨柳依依。来去武汉间，已然冬逝春生。明年樱花盛开时，我会以一名游客的身份，再来感受一下武汉的热情与美丽，然后再远远地望一眼同济医院中法新城院区——曾经，我和我的战友们，在这里的C9西共同战斗过！

江城成长

万朝阳

（北京协和医院重症医学科二病房护师，国家医疗队第一批队员）

之前买好了 2020 年大年初一的火车票，准备除夕值完班后坐火车回武汉和家人团聚。啊，又是一年到头，终于可以见到爸妈、姐姐，还有我的小外甥了。可是在年前，一股不好的势头起来了。"武汉暴发肺炎了，你还回去吗？""回呀，一年到头不就盼望着这一刻吗？"到后来"你还是别回去了，你回去可能没有办法回来工作了"。听闻武汉关闭离汉通道的消息，不得不点下了退票按钮。大年初一，刚值完 24 小时班回到宿舍，我接到科里通知要去武汉支援。当时挺紧张的，感觉到自己的双腿在抖动，说话也有点胆怯。打电话给老爸，没想到老爸非常支持我，就这样，最后以逆行者的身份"回家"。

到达武汉，第二天就开始了紧张的培训。穿脱防护服、隔离衣，如何戴帽子、手套、口罩，怎么穿戴能保护好自己，怎么脱下能不被污染。虽然穿脱了好几次，注意的事项也牢牢记住，但是自己还是挺担心的，今后工作要接触这么危重的病人，会不会太累，会不会被感染……感觉再练多少遍，还是紧张、迷茫、害怕、恐惧、胆怯，脑子一片空白。还好，有我爸妈的鼓励，老爸说，你是一个男人，长大了，还是一名护士，如今正是需要用自己的力量为家乡作贡献的时候。爸妈基本上每天都会通过微信视频给我打气，在武汉的这 81 天里，和我说话最多的可能就是我爸妈了。

第一次进病房，我在换衣间更换防护服，动作生疏而慌乱，赶紧找组长检查，一遍又一遍地检查着，恨不得把自己包裹得严严实实、密不透风，让

124

病毒没有机会靠近我。

准备就绪，我怀着忐忑不安的心情，迈着沉重的步伐，走进病房，还没到污染区，刚刚走过医生办公室，来到污染区第一道门，就感觉自己喘不上气，呼吸急促，像是掉进水里，想要呼吸却没有办法呼吸，全身出汗，胃部不适，顿时想要呕吐。这一刻我开始想走回清

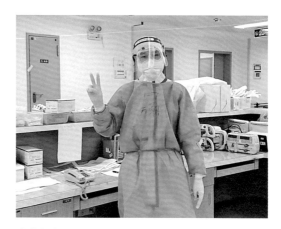

病房留影

洁区，刚走到医生办公室，我停下脚步，心里想，还有这么多同仁也在这，我怎么能做一名逃兵？我伸手把自己外面一层的医用外科口罩摘下，靠在墙边休息一下，鼓励自己，又重新走进污染区的一道道大门，一层，两层，三层……打开最后一层大门，走进污染区，走到患者床旁接班。

看着一个个病危的患者，嘴里插着气管插管，身上的监护线交织着，虽然自己平时工作在重症医学科（ICU），面对的也是危重症患者，但面对这么重的患者还是会紧张和沉重。

好在后来通过学习、培训，我一步一步了解了病毒的知识，只要防护做好，不会出什么问题。随着后续人员的加入，患者得到很好治疗，医疗质量越来越高，已经有能拔管转科的患者，感觉我们的努力没有白费，这一切的一切都是有回报的。

81天，对于我来说是一段难忘的回忆，有害怕，有成长，有自信。如今的武汉，仿佛回到了往日的热闹，街道上的车辆也越来越多，很开心；能为这一切作出自己的努力，更开心。

愿他们的记忆中没有我，而我的回忆中有你们

赵 彤

（北京协和医院健康医学系护师，国家医疗队第三批队员）

愿他们的记忆中没有我

与外界隔绝的环境，被隔离衣、护目镜遮盖住真面目的医护人员——新冠肺炎重症加强病房——这就是我们所在的特殊病房。

作为中华护理学会血液净化专科护士，同时又是一名重症医学科护士的我，在这次抗击新冠肺炎的战役中被编排入重症二组工作，不仅负责小组危重症患者的临床护理工作，还负责班上需要连续肾脏替代疗法（CRRT）治疗的患者床旁血滤机的管路安装、预冲、上下机操作及报警处理，最忙碌时曾在 4 小时的班次中先结束一位患者的 CRRT、独立安装及预冲 4 台血滤机后，再为 4 名患者进行 CRRT 上机操作。重症二组共有 18 名护理人员，我们来自医院各个科室，都认真工作、聪明好学，当遇到机器报警时，同伴会第一时间把我叫到床旁，向我学习血滤机的相关操作，短短 3 个班的时间，所有护理人员都掌握了血滤机的基础操作以及超滤量的查看和计算。

2 月 25 日，医疗队负责救治的一位患者心力衰竭、呼吸衰竭急性加重，出现无尿、血氧饱和度逐渐降到 75% 的状况，需立即行床旁血滤。接到通知，我与本组同事迅速交接后，便径直奔向治疗室安装、预冲管路。当血滤机器准备完毕后推至床旁，主管医生也已完成了深静脉置管，我快速与肾内科大夫共同确认了 CRRT 方案，立即为患者上机。设定参数、观察通路、巡视病人……不到 20 分钟，患者的血氧已上升至 90% 以上，医生来到患者床

边，欣慰地点了点头……

晚饭后，在电梯间偶遇医疗队中的呼吸与危重症医学科赵静副教授，看到衣服上的名签，赵大夫说："赵彤，终于见到你本人了，护士们在病房都穿着厚防护服，看不清你们的容颜。你知道吗，是你救了那位患者一命，如果不是当时立刻上了血滤，她可能很快就走了……"

是啊，虽然这里的大多数患者并不知道我们为他们做了什么，厚厚的防护服下，他们看不清我们的相貌，他们更看不到防护服里被汗水浸湿的衣服，他们或许并不像清醒的患者那样，可以用语言、用动作甚至用眼神表达感激之情，但他们病情的好转，监护仪上各项生命体征的逐渐恢复，都无声地在对我们表达着感激和肯定。

新冠肺炎重症加强病房，对于新冠肺炎危重症患者来说，他们要在这里度过一段艰难的日子，气管插管、呼吸机辅助呼吸、ECMO、CRRT……大剂量的镇静镇痛，才有可能把他们从死亡线上拉回来。

我希望患者的记忆里没有我。当患者把我忘记，这段艰难的日子才能被删除。

我的回忆里有你们——来自大后方的爱

2月28日是我父亲的生日，科室领导们在百忙之中录制视频、预订蛋糕为父亲庆生。收到祝福的我，感激之情溢于言表！身披白色铠甲，协和医院是我们坚强的后盾，相信我们定能披荆斩棘，早日战胜疫情，凯旋！

在武汉的这些日子里，协和医院及科室给予了我们家人般的关怀，医院为我们每个人在酒店都备好了各种食物、生活用品，科室为我们安排了"爱心联络人"，我的爱心联络人是我曾经的亲密同事、现在的好朋友——血液净化中心的王娟。在得知我即将赴武汉支援的消息时，她第一时间跑到各大超市为我准备物资，出发时她含泪拥抱我为我送行。我来到武汉后她贴心地为我和家人建立了

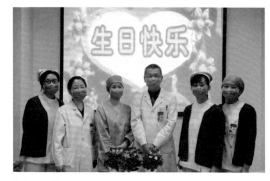

"娘家人"录制视频为父亲庆生

"爱心群",随时询问父母有什么困难和需要。她每天询问我在武汉是否习惯,工作累不累,身体是否有不适。当得知酒店客房灯光有些暗时,当天便给我订下了台灯,不到两天就收到了。我手捧这沉甸甸的包装盒子,看着上面可爱的涂鸦,想着这位雪中送炭的朋友,瞬间热泪盈眶。

4月12日,我们工作的中法新城院区重症加强病房清零。看着最后一位转出的病人,我不禁感慨:或许随着患者的清零,关于我们的回忆也会逐渐在他们的脑海中隐去,而我的回忆里有你们——那些我们日夜照顾的患者,那些大后方给予我们支持的亲人、领导、同事们。如果说这段经历是我成长的土壤,那么成长的路上一定盛开着感恩的花!

随师赴鄂，援鄂散记

——记我在武汉的日子

田　然

（北京协和医院心内科主治医师，国家医疗队第三批队员）

2020 年庚子鼠年的春节极不平凡。从大年初二我院第一批援鄂医疗队出征到第二批医疗队出发，我间或和前线的同事在微信中聊几句，大多是表达一些关心和鼓舞，已奔赴前线的钱浩笑着回复我说应该不需要你们再来了，但我一直做着备战的准备。

第二批医疗队动身是 2 月 7 日，我的老师张抒扬书记也是在 2 月 7 日带队出发的。老师最近经常腰痛，我知道对她来说，从没有什么太多时间属于她自己，医院的事、科里的事、学生的事使她忙碌不停。

对于这场疫情，客观地说初期的准备是不足的，尤其是第二批医疗队的调动和集结略显仓促。我虽然是在 2 月 6 日，也就是第二批队员出发的前一天就向严晓伟书记明确表达了我作为一名共产党员、青年医生，有奔赴疫情前线的能力和勇气，也做好了万全的准备，家中两个孩子也有人照看等等。但我还是没有被优先选中，后来我想，这应该是和大内科以及医院各方面的考虑有关（年龄、体力、专业性及重症技能等）。

谓之仓促，是相比较我们 2 月 7 日再集结的预备队而言的。如果说第二批赴鄂前的准备是考验协和人应急作战的能力，那后来的准备是真正考验协和的持续作战能力。第二批出发后，内科及其他各兄弟科室都迅速筹备了预备队，开始战前培训，为可能再次奔赴湖北做准备，我们心内科有多人被征召。从新冠肺炎防控知识考核，到穿脱防护服，再到重症技能的培训，我们无疑比前面的援鄂队员们幸运，在心理上和技能上得到充分的准备。我被分配到内科 ICU 培训，翁利师兄慷慨地拿出了正规的 N95 口罩，命令我夜班开始戴上，还有护目镜和隔离衣，要求夜班至少 6 小时不许摘、不要上厕所，再加上协和的总值班经历及我 8 年前在内科 ICU 住院医培训的 3 个月及 CCU 的专业经验，这些经历无疑对我后续来到武汉病房有巨大的帮助。即便如此，最后面对的时候，还是有着预料之外的身体和心理上的挑战。

再次接到张抒扬书记的电话，是在作为预备队员备战的某一日下午，我清楚地记得电话响起时看到老师的号码，赶紧拿手机接听，稍有一些忐忑，因为老师并不会轻易打电话，我知道她在前线，应该很忙，如果医院需要，科里或支部应该会通知我。我深刻地记得她那天话不多，就问我准备好了去武汉没有，那里可能需要心内科的支援。从语气中我明显听出了以前从未在她身上表现出来的担忧。我记得当时我坚定地告诉老师说："我准备好了，您放心。"放下电话，我和夫人打电话说要准备第三批援鄂时，我告诉她，我觉得老师情绪不好，压力很大，我要尽快过去帮助她，和其他人一起工作。后来到了前线，我才逐渐知道为什么坚强如她抑或其他身经百战的教授，在武汉那个战场上，会悲恸至泪流。

2 月 19 日，在医院充分的准备下，在简短的送别仪式后，我们第三批 20 人踏上了南下的高铁。晚上一行人走出站台，"武汉站"以及"武汉，必胜"这几个字，是此次武汉之行这个城市夜景给我的唯一留念及记忆。至今我还是难以忘记抵达这个城市后，看到的是多么令人窒息的空旷，但是那几个鲜红的大字给初来乍到的我们注入了一股勇气和信念。不可否认，在武汉的日子即使到最后撤离的时候，我还是忘不了最初的情景，从那一扇扇高楼的窗户中映射出的略显昏黄但暖色的灯光，代表了这个城市人民的坚韧与希望。

从 2 月 20 日来到武汉第一次走进隔离病房迅速投入战斗，到最终撤离，我的记忆是循环播放的。每次登上班车，都是在老师一遍又一遍的嘱咐中大家结伴而行，每一次在夜间和战友们走入院区，每一次查房，每一次调整呼吸机，每一次俯卧位通气，每一次转运患者，每一次抢救，每一次走出隔离区和战友们互相沐浴在对方的酒精喷雾中，这些熟悉得不能再熟悉的过程，甚至超过了我对做手术时消毒、铺巾、穿刺桡动脉节奏的程度。当你身处抗疫最中心，内心的恐惧是转瞬即逝的，因为身边的战友都是值得信赖和依靠的，让人无所畏惧。

这段时光转瞬即逝，但于我来说弥足珍贵。在这里我体会到了医者的责任，看到了不同地域、不同医院的医护们齐心协力，汇聚而成的医者力量，看到了协和的责任与担当，也看到了武汉人民的力量、中国的力量。心内科的刘震宇副主任在群里发了一张他在2003年成功抗击非典的奖状，笑称"这是'护身符'，你存在手机里，放心吧！"那一刻，我感觉到了老一辈的医者用他们的经历所带给我们的力量。现在，经历了疫情的洗礼，我也有这样的"护身符"了，守护患者，守护生命，守护我们所爱的一切！

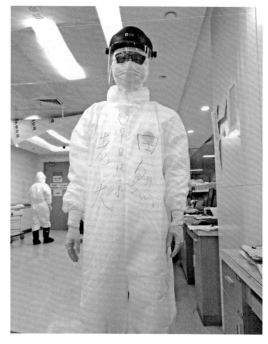

病房留影

走过风雨

（北京协和医院肾内科主治医师，国家医疗队第三批队员）

武汉对于我来说是一个特殊的地方，1999 年到 2004 年我在同济医学院度过了 5 年的大学时光。这次疫情在武汉暴发，心中总有一个声音在呼唤我回武汉，于是，作为北京协和医院第三批国家援鄂抗疫医疗队队员，我在 2 月 19 日踏上了开往武汉的列车。

工作是忙碌的，第一天我和我科的胡燕护士就一直忙了十几个小时，夏鹏大夫下了夜班也来帮忙。第一次穿上厚重的防护服、戴上两层手套后，工作很不方便，我们必须自己想办法解决血滤需要关注的许多具体问题，还有一个需要克服的就是恐惧的心理——你身边就是新冠肺炎病人，接着呼吸机，上着体外膜肺氧合系统（ECMO），我的口罩漏气吗？病毒会穿过口罩吗？我的眼罩漏气吗？病毒会不会飘进来？我必须停止思考这些，必须专注在做的事情上，这样才可以继续，这样才不会窒息。李雪梅主任和秦岩副主任迅速从全国协调来两台宝贵的全新血滤机，这对于我们能顺利开展工作至关重要。最忙的一段时间，我们每天有五六个病人需要血滤支持治疗，我在 3 天时间内掌握了安装血滤管路、给病人上机的技能。

开始的一周，夜里睡眠很差，总是睡睡醒醒，有时候后半夜就没有睡意，会想很多事情，会因为嗓子痒或者一声咳嗽担心自己是不是已经感染了病毒。经过一周多时间，终于慢慢适应了这些工作压力。

在这样一个特殊的时期，做一项特殊的工作，不是任何一个个体可以单独完成的，这项任务不是靠一个英雄就可以完成，而是团队作战，只有靠集

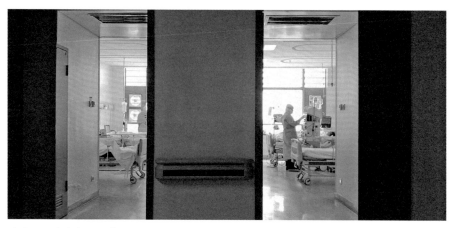

重病加强病房中的一幕

体的力量才可以取得战"疫"的胜利。每天早上，张抒扬书记都会送大家上班，是鼓励也是力量，支持大家完成几十天的工作。秦岩副主任每天查房，指导治疗。我和胡燕护士想尽办法完成每个病人的治疗，从基本的血滤，到枸橼酸抗凝，到免疫吸附、血滤联合吸附、血浆置换，我们在 55 天的工作中完成了所有的血液净化工作。有些工作细节渐渐变模糊，但还是会记得，送病人做介入的路上，闷热得一直想吐，我却不敢挪动一下口罩，一直坚持着。记得有一次，胡燕在忙碌了一上午后对我说实在头晕难受，我当时心情紧张，幸好李尊柱护士长扶着胡燕出了污染区。当我看到缓过来的胡燕后才松了口气。会记得，污染区里那些忙碌的身影；会记得，大家依旧开着玩笑，仿佛什么都没有发生。某一个午后，我在病房门口为胡燕护士拍了这张照片，这已经是 3 月的武汉，病房显得平静了一些，这样一个普通的午后，大家就这样忙碌着。走过这一段特殊时光，心里留下的只有感恩，那些帮助支持我们的人，都在记忆的长河里熠熠发光。

海明威曾说过，面对风暴，你不一定能战胜它，唯一能肯定的是，经过风暴，你已经不再是之前的你。一天傍晚下班回宿舍，路过一片菜地，已经有农民在那里耕作了，我不由得想起了带我长大的姥姥，想起了小时候家里的菜园。

你一定会保佑我，那也要保佑我们的队员和这里的人们。

病房留影

弥漫着疫情的日子

弥漫着疫情的日子里，
我读书、走路、与人交谈。
我知道，
有一朵花，
明天就会盛开。
我会早起，
去河边早市看看有没有你喜欢的蔬菜？
我一伸手，
接住了那滴清晨的露水。

弥漫着疫情的日子里，
寺庙闪着蓝色的金光，
僧人吟唱着经文。
我也许会爬上你的屋顶，
看远处的田野。

成　长

丁　欣

（北京协和医院重症医学科主治医师，国家医疗队第二批队员）

2003 年　春　学校隔离点

"报一下今天的体温！"每天下午，大夫例行的体温登记几乎是我唯一与对外沟通的时刻。

"36.5℃。"

"好的，记下了。哎？你还是医学院的呢？"

"是的，这几天实在没啥事，我还好好评估了一下我自己的病史和症状，应该就是前两天在外面野餐的时候着凉了，可能得的是风寒性感冒，喝点板蓝根过两天就能好。"

2003 年的春天，留在我记忆里的，是隔离点的蓝白板房，是宿舍楼道里刺鼻的醋酸味道，是学校操场与草地上三三两两的人群，还有，关闭的校园。

2009 年　协和医院　ICU 办公室

"翔哥（周翔），原来您还剃过光头啊？"看到一张老照片，我随口问道。

"那是 SARS 的时候。当时刘主任（刘大为）要去中日组建 SARS 病房，还有柴哥（柴文昭）和王郝过去。过去之前，我们就把头发都剃了，这样生活和抢救起来都方便。"

"SARS 的时候，到底是一个什么样的情况？"刚刚工作的我还有点好奇。

"怎么说呢？当时我们去的时候，正是形势最危急的时候……"

就这样，从那张三个小光头的照片开始，翔哥带领我们这些 ICU 的菜鸟们回忆起了当时抗击非典时的点点滴滴。插管、呼吸机、深静脉穿刺、ARDS（急性呼吸窘迫综合征）那些名词听着有点耳熟，却又有点遥远。

2020 年 2 月　武汉同济医院中法新城院区重症加强病房

"这些病人怎么都这么重？"透过已经被水汽笼罩的护目镜的缝隙，看着病人床旁的呼吸机，我不禁跟身边的陈焕大夫说道。他是我们医疗队第一批到达武汉的队员。

"是啊，来的时候全都是极其严重的低氧，都得紧急插管，而且呼吸机条件都非常高！你可不知道那天一个晚上收了 18 个病人，个个都需要上呼吸机，可把大家给累坏了！"经历了那场可怕的遭遇战的他，这会儿谈起来还心有余悸。

"就是平时咱们 ICU 病房最忙的时候也没有这样啊，这么多重病人，这么多的纯氧，这么高 PEEP（呼吸末正压）！真的需要这么高吗？这样的话，肺和心脏都受不了啊！"我一边说着，一边试图往下减呼吸机条件。

"还是先别减了，每个人来都看不下去，都试图往下减条件，早上杜斌主任来的时候也调过，一会儿氧合就维持不住了。"他拦住了我，"这些病人似乎跟我们以前碰到的不太一样，重的病毒性肺炎咱们以前也见过，但是需要这么高呼吸条件的还真的不多见！"

"是啊，而且这些病人的呼吸窘迫格外明显，我还很少用这么大量的肌松药去抑制自主呼吸的。而且，还都有严重的二氧化碳潴留，怎么吹也吹不下来！"面对这些病人，我显然觉得有点棘手。

"我也发现了，本来觉得我们对 ARDS 已经很了解了，来了以后才发现，这个新冠病毒肺炎导致的问题有点超出我们的理解范围，只能边治疗边总结了。我觉得啊，这些病人对我们可是不小的挑战。"

"是啊，这个病人看起来不乐观啊。"我明显有点焦虑。

"嗯，情况很不乐观，希望他能坚持住吧，也希望我们能坚持住！"

坐上返回驻地的班车，我又想起非典时候的三个光头的故事，不知道前辈们当年在踏进 SARS 重症病房的时候，又是什么样的心情。

2020 年 4 月　武汉　医疗队驻地

"丁大夫，我们就想采访一下，您到武汉两个月了，有什么感受想跟大家分享的？"回去之前，电视台的记者这么问我。

两个月里的种种画面，各种感触，诸多滋味，汹涌而来，一时间，反而不知道该说什么。

我想起了 SARS 期间还是一脸稚嫩的医学生的那段对话，想起了刚成为医生时听前辈们述说他们故事时的那份崇拜，想起了进入病房后的第一次值班。

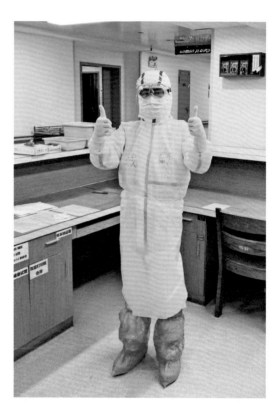

"在过往的岁月里，几百年，甚至是几千年，碰到不同的灾难，总有一批又一批的人，作出跟前人相似的选择，总有些东西一代又一代传承下来了。我们的老师当年就是这么做的，我们现在也这么做了。那么今天的医学生，明天也还会这么去做。"

说完这句话，我心里浮现出了一个小的念想，我要把这段心路历程记下，也在一个不经意的下午，看着身边的新成长起来的医生们，讲给他们听。

病房留影

国家援鄂抗疫医疗队最小一员的成长故事

韩雪儿

（北京协和医院重症医学科一病房护士，国家医疗队第二批队员）

2020年2月7日，由142名医护人员组成的协和医院第二批国家援鄂抗疫医疗队抵达武汉，与第一批队员一起整建制接管同济医院中法新城院区的一个重症加强病房。

2月8日下午1点，我第一次进入病房。来到医院后在清洁区不熟练地穿好防护服，李奇老师亲自检查，最后帮我们粘上胶带。当李奇老师整理我的服装时，那关爱的眼神有种妈妈的感觉。进入病房和上一班次交接好工作后，开启了我真正的武汉抗疫阻击战的工作。由于缺乏经验，3位老师因防护服粘贴位置过高，导致呼吸不畅，但经过短暂调整后立即返岗。我在最开始的两个小时也极度不适应，加之护目镜上全是水蒸气，整个人陷入昏沉的状态，但是我已经顾不上这些，赶紧交接班，梳理手上的工作，心里只想着一定不能出病房，要坚持，出去就浪费了一套宝贵

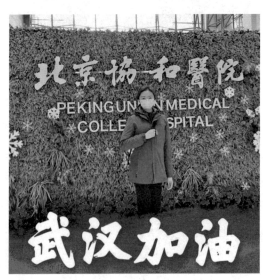

出发前

的防护服。多亏我的搭档李同帮我分散注意力，还给我加油打气，成功让我满血复活，顺利完成这4个小时的工作。脱去防护服后，贴身穿的衣服都湿透了。但是我心里异常坚定，在这个特殊的环境里，我感受到自己正在快速的成长。

永远忘不了2月14日那天，正在熟睡的我被一声惊雷震醒，收拾好准备去医院。换好防护服后我进入熟悉的病房，发现今天病人都收满了。我看管的阿姨发烧了，我为她放置退热栓，吸痰，检查体位，记录泵的参数。突然，阿姨的血氧急剧恶化，医生紧急插管，复查血气，但阿姨的皮肤开始出现斑，血流缓慢，血氧也逐渐监测不出。虽然大家都已经竭尽全力，阿姨还是离开了我们，这一刻，我感到了生命的脆弱，也增添了对生命的敬畏之心。

我记得2月22日那天天特别阴沉，让人有种压抑的感觉。有一位患者不幸去世了。我先熟悉了流程，首先医生要做心电图，宣布患者死亡，由医生拔除病人的气管插管和深静脉置管，护士拔除动脉、外周、胃管、尿管等一切管路。我们再一起留4个拭子，用酒精把病人从上到下喷一遍，用酒精浸湿棉球塞进耳朵、鼻腔、口腔等，用床单（被罩）把病人整个包起来。收拾好病人的物品，手机、身份证、钱包等将来要交给家属。那天下班后，我一个人想了很多很多，每个人都是孤零零来到这个世界，又孤零零从这个世界消失，作为一名护士，这两个人生最重要的时间点都有我们的陪伴，所以我更加热爱我的职业。

3月7日，援鄂整整一个月，我终于可以休息一天

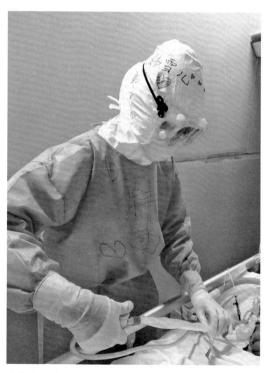

为患者吸痰

啦！感觉紧绷着的弦儿终于松开了一下，今天好好调整了自己的身体和心灵，明天起继续战斗！

3月16日，第30个班结束。回顾这30个班，我也经历过尸体料理，配合医生插管3次，推过除颤仪，看过第一台血滤，参与了头一回外出CT，也参与了头一回电子气管镜，穿着防护服哭过两次。总而言之，这段经历，必定终生难忘。坚定地成为自己，同时关心他人的命运。学会爱这个世界，但随时准备好与之抗争。

4月3日，晚上开了入党积极分子座谈会，听完各位党员前辈的发言后，我内心特别激动，我也发言了。我是协和医院第二批国家援鄂抗疫医疗队中最年轻的护士，前不久刚刚过完22岁生日，来鄂之前我说："尽管我年轻，但我不怕苦不怕累，我希望能有机会去一线发挥自己的微薄作用……"很荣幸医院能给我此次机会让我来武汉支援，我如愿以偿地站在重症加强病房的战"疫"一线，我现在是一名共青团员，但我怀着无比诚挚的心情向党组织递交了入党申请书，用行动表达奋战的坚定信念。虽然最后我没能火线入党，因为我和优秀党员之间还有很大的一段距离，但我要积极学习，储备知识，在不久的将来争取成为一名合格的中国共产党党员。

4月15日，凯旋。这69天的经历对我来说是独一无二的，我可以不成功，但我不能不成长。以后的路还很长，这次经历只是一个小插曲，正因为有了这个插曲，我会更坚定地走下去。感恩这次援鄂经历所遇到的人和事，正因为有了你们，我的22岁才变得更加不平凡。

爱的坚持

罗春荣

（北京协和医院重症医学科一病房护师，国家医疗队第二批队员）

新冠肺炎疫情的发生与蔓延，牵动着每一个人的心。我很荣幸能成为北京协和医院第二批国家援鄂抗疫医疗队的一员，为抗击疫情贡献自己的力量，这是我的职责所在，也是我人生的一次历练。

到达武汉的那天，天阴冷得厉害，从机场到驻地，一路上只有医疗队的队员和车辆，整个城市仿佛按下了暂停键，看到眼前的一切，我迫切希望能为这里做些什么，希望疫情早日结束，武汉能恢复往昔的光景。从没有哪一个春天，让我如此期盼。

上完第一个班后的感觉是想马上离开的，现状是：看不清，听不清，呼吸费力，病人多，病情危重，工作有各种困难，操作演练和实战一点儿都不一样。恐慌、无措是我所有的感受。但后来，身边很多的人和事都感动着我，激励着我。

周翔副主任工作中不慎摔倒，眉骨缝了三针后仍坚持"要到能听到炮声的地方"

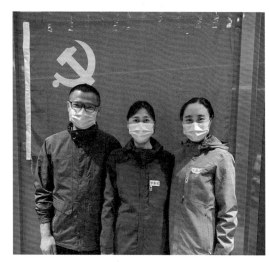

3月26日，我（中）光荣加入中国共产党，我和两位入党介绍人合影

工作，来武汉 20 多天了，才第一次在餐厅吃中午饭；李尊柱护士长带伤坚持进污染区工作，孙红主任知晓后要求他休息，他仍坚持到半污染区，说那里离污染区近，有需要能马上就到；"90 后"赵明曦，在自己的班上一共实施了 12 例俯卧位通气治疗；崔文博总是承担着小组倾倒呼吸机冷凝水等感染风险高的工作。他们不仅履行医生护士治病救人的职责，更承担着面对困难挺身而出的责任。

重症加强病房的危重型患者，病情危急，变化快，治疗多，操作困难，很多工作的实施都需要多人合力完成。对我们来说，这是一场与死神抗争、与时间赛跑的战斗，既然已经打响，那就必须要坚持到最后。刚开始我们之间大多不熟悉，工作习惯不同，但我们的目标是一致的，大家很快变得熟悉、默契，病房里总会看到医、护一起工作的场景。我有重症经验，有同事遇到问题我会主动帮忙解决，在我身体不舒服的时候也有同事主动接管我的病人，看到病人病情好转，转出重症病房，是我们最开心、最自豪的事。以前我们是同事，此疫过后，我们互称"战友"，在工作和生活中互助互爱。疫情是可怕的，一个人的力量也是弱小的，但集中在一起，朝着一个目标努力，我们就是强大的。

一次，因为防护服太紧，导致憋气、呼吸困难，我体验到了病人窒息的感受，理解了他们惊恐的眼神中对生的渴望。因为感同身受，工作就更加尽心、严谨，一句问候、一个简单的握手，都能给病人增强信心，我们要做的就是既有专业的技术又有充分的人文关怀，不放弃每一个病人。

每次上班前督导老师总会检查我们防护服是否穿着合格；张抒扬书记在驻地时一定会送大家上班车并反复叮嘱个人安全；晚上下班回来总会有同事放在门把手上的食物或是餐厅准备的宵夜；洗衣机里的衣服总会有人帮忙取出烘干；医院的物资车来的时候总会收到后方同事和家人送来的各种物品，还有队员们的相互分享；病人朝我们竖起的大拇指，武汉市民热情地打招呼和道谢……所有的一切都让我感到温暖，这是我坚持下去的动力。

使命和责任

张媛媛

（北京协和医院重症医学科一病房护师，国家医疗队第二批队员）

从接到任务到抵达武汉，短短 24 小时，期间来不及准备、来不及道别、来不及叮嘱、来不及感动、来不及害怕，却清晰记得临行前隆云主任把苹果送到我手中时的嘱咐："一定要平安回来。"我小心翼翼地把苹果捧在手里，带着它随医院第二批国家援鄂抗疫医疗队的全体队员一同驰援武汉。疫情面前，人人恐慌。但想起临行时赵玉沛院长对我们的殷殷嘱托："协和是一支能打胜仗的队伍，大家一定会用实力展示什么是协和人。"我相信在全国医护人员的共同努力下，我们一定能早日打赢这场战役。相信自己，相信大家，不辱使命，不负协和。整整 69 天的时间，我工作在武汉同济医院中法新城院区 C9 西临时组建的重症加强病房，在这里有我们每一个人奋斗的身影，有抢救时的忙碌，有送别患者时的悲伤，有成功拔管后的喜悦，有依依惜别时的不舍……

记得到武汉的第一个班是下飞机后的第 5 个小时，为了有足够时间去现场练习穿脱防护服，我们提前 2 个小时来到医院，从穿防护服到准备进病房足足用了 1 小时 40 分钟，这期间我们需要一步一步检查，一遍一遍核对，互相确认身体没有暴露才能通过多道门进入到病房，也就是我们所说的污染区。当最后一道门被推开的瞬间，病房里各种机器运作声、报警声、风机转动着的嗡嗡声此起彼伏，确实让我有些不知所措。这个完全不熟悉的环境让我心怀忐忑，我顿时感到这个陌生的环境和熟悉的工作状态确实是我们的战场，然而我们的敌人就是这个看不见的新型冠状病毒肺炎。

作为病房第二小组组长，按照我之前的工作习惯，接班后我先要简单了解患者病情，然后去清点物品，随后跟着大夫查房。然而来到这里我最应该做什么，我想是应该先到患者身边去。随后我踏着小碎步走向离护士站左手最远的那个房间，当我看到 FiO_2 100%，SPO_2 90%，R40bpm 这些数字的时候，我知道这些数字意味着什么：严重呼吸衰竭。我接着去了所有病房，这些数字又让我不知所措。有着 20 年重症工作经验的我曾护理过千余名危重症患者，新冠肺炎难道真的这么可怕吗？接下来怎样接近它，怎样战胜它，怎样全心救治我们的患者，怎样安全带领我的队友上下班，就成了我的使命和责任。

想起有位教授曾说过的一句话：重症，就是死亡的暂停。患者既然来了我们病房，我们就要竭尽全力把他们救活。从 2 月 9 日开始由我们独立接管重症加强病房。病区 32 张床，除了观察每个患者生命体征变化，严格记录出入量，每天的基础护理、打针、输液、喂口服药以外，我们还要注意很多。病房接近 80% 的患者都会有人工气道，我们必须熟练正确掌握密闭吸痰技术和保证管路安全，以及安全倾倒呼吸机冷凝水以保证我们自身的安全。我们使用了密闭式压力套装，方便大家采血，同时也为患者减少了每次抽血穿刺带来的痛苦；寻找可以延长耗材使用时间与次数的方法，同时还要避免院内感染发生。俯卧位通气作为新冠肺炎治疗的有效方法普遍在临床推广后，病房每天有 1/3 的患者要进行俯卧位通气，其实在平时工作中也不容易操作，更何况我们现在穿得像个"大白"，又戴着双层手套，护目镜里还经常像蒸过桑拿一样，偶尔还带着水帘，操作就更困难了。

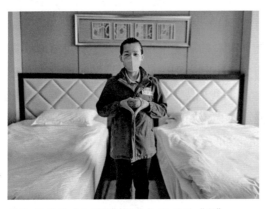

带着 69 天的"平安果"离开我 69 天的"家"

看着我们的患者呼吸机条件逐渐递减直至脱机，监护、化验指标趋于正常，患者慢慢开始跟我们有了眼神的交流，渐渐对我们露出笑容，主动去拉我们的手，向我们竖起大拇指，我们的心情像季节的变化，从冰冷寒冬到了樱花盛开的暖春。我们也终于可以在病房让患者起床做早期功能锻炼，给患者过生日、唱生日歌，让患者给家人发视频报平安了。看着患者一天天好转，我们也踏实了。这时我也可以自豪地说，我履行了一名医务工作者的使命，我也完成了重症工作者的责任。回想起我们一个班虽然只有短短4小时，但每一个4小时里发生的一切，注定是我这辈子也忘不了的。

从4月12日C9西病房清零，到4月15日我们最后一批国家援鄂医疗队撤离，我们在武汉度过了

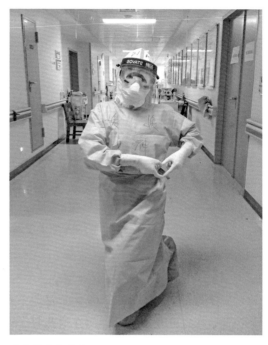

向英雄城市致敬

69个日日夜夜，我们伴着春寒料峭出征，随着草长莺飞而凯旋。我们见证了武汉人民与时间赛跑、与病魔较量；我们也见证了武汉这座按下"暂停键"的城市如何重新再"启动"。

英雄城市，英雄人民，我们爱你！

69 天

周润爽

(北京协和医院重症医学科一病房主管护师，国家医疗队第二批队员)

人的一生中会有许多个 69 天，这些个 69 天组成了我们的一生。这些日子可能平凡，可能不平凡。而在这些日子中，让你记忆深刻的可能是某一天，或者某几天。而对于我来说，有一个特殊的 69 天在我人生中留下了浓墨重彩的一笔。

2020 年 2 月 6 日的下午对于我来说注定是一个记忆深刻的日子。在此之前，我们全科人在科主任的带领下，全员请战，大家斗志昂扬，纷纷表示愿意支援武汉。那一天是第一批出发的同事们在武汉奋斗的第 12 天。那一天我本该是夜班，下午在家里睡觉，醒来后发现手机里有数十条微信。看见群里大家的讨论，我的心终于落了地。之前也接到过几次要去支援武汉的通知，但是并没有出发。那一刻我知道，我们终于要出发了。当时的心情是十分复杂的，作为一个独生女，我的父母均已退休，身体有一些慢性疾病，需要长期服药，但是作为一名重症专业护士，我知道我必须去，因为那里的人们需要我。接到电话的那一刻，我被拉回了现实，我知道这是吹响了集结的号角。

2 月 7 日早上 10 点，我们陆陆续续到了医院，发现器材处、药剂科同事已经帮我们准备好了出行所需的用品。看着沉甸甸的行李，我深深地感受到了协和这个大家庭的温暖，感觉到我不是一个人在战斗。我的同事们和我所在的协和医院，他们都是我最坚实的后盾。

出发前，科里举行了一个简短的欢送仪式，刘大为主任和隆云主任分别给大家鼓劲儿，还为每一个出征的人送上了"平安果"。我把"平安果"放在了随身的背包里。

临行前，赵玉沛院长在外科楼的一层为我们送行，"全员零感染，一个都不能少"的谆谆嘱托深深印在了我的脑海里，揣着这份沉甸甸的嘱托我们坐上了去往机场的大巴。

当飞机落地以后，我们就收到排班的通知。晚上 10 点，我们再次进行了穿脱隔离衣的培训，这次培训过后就是真正的实战了。

我们组提前两个小时出发去上班，夜里 3 点，我们坐上了开往武汉同济医院中法新城院区的班车。到了院区，穿过长长的走廊，我们到达了病房所在的 C9 西，内科 ICU 的护士长夏莹老师一直在等着我们，当我们磕磕绊绊穿好防护服以后，夏老师帮我们每一个人都进行了仔细的检查，连头发丝都不放过。夏老师像妈妈一样，一遍遍地叮嘱，我们感到既安心又温暖。检查完之后，我们小组又进行了短暂的会议，交代了工作流程。

终于到了交接班的时间。我们先是穿过第一道门从清洁区走到半污染区，然后再穿过半污染区的层层大门，终于来到了最后一道门前，走进这道门就是污染区病房。面对未知的情况，我们小组没有一个人犹豫，坚定地推开了最后一道大门。里面是一派忙碌的景象，这些忙碌的身影从我们眼前走过。透过厚厚的防护服，我只能看到他们的眼睛，甚至有的同事护目镜已经起了雾，连眼睛都看不真切了。简短而细致的交接班之后，上一班的小伙伴陆陆续续走出去，我们这一班开始了工作。由于这个班次需要为病人采血及血气，很多在普通病房工作的老师很少采集动脉血气，因此我和组长两个人，穿梭在整个病房，帮大家采血。短短 4 个小时，我们抽了 32 个患者的血，透过厚厚的手套，我很难摸到病人的动脉，但是如果我都抽不出来，谁还能完成这个事情呢？重症护士的专业技能在这一刻帮助了我，采血有条不紊地进行着，也是通过这个事情，我得到了同组小伙伴们的认可。

紧张的 4 小时很快就过去了，下一班的小伙伴过来接班，我们两人一组走出污染区病房，互相小心翼翼地帮对方脱下防护服，这时我们才发现，里面的衣服已经湿透了。

2 月 17 日这天是我经历过最大的一次抢救，我们救治的一位患者出现了严重的器官衰竭，心率、呼吸难以维持，内环境紊乱。我的前一个班给患者紧急上了最高级的生命支持 ECMO，但是患者的情况仍旧十分危重，反复出现心律失常。由于患者病情危重，这个患者就由我接管了，杜斌主任一步不离地守在患者身边，4 个小时忙忙碌碌，一个班上不知道推了多少抢救用药，也不知抽了多少次血气。但是，这个患者还是没能救过来，在 2 月 18 日的上午去世了。得知这个消息时，每一个队员的心情都很沉重。

每次下班回到驻地，我们进门就把衣服放到桶里，加消毒液泡上，因为消毒液有漂白的作用，所以许多同事的衣服都掉了色，我们笑称这是我们独一无二的染色技术。

接我们上下班的是同济医院的班车师傅，每一个师傅都很辛苦，无论刮风下雨，无论深夜几点，师傅总是按时按点到达。这其中有一位周师傅性格十分开朗，每次都会和我们聊天，还会把蓝牙音箱放在车上给我们放歌。可是，我们谁也不知道，周师傅的父亲感染了新冠肺炎，也在抢救，直到周师傅的父亲因为新冠肺炎去世了，周师傅请假回去处理后事，我们才得知。我们以为在我们离开之前周师傅可能都不会再接我们上下班了，没想到第二天周师傅就回来了，看着他哭肿的眼睛，我们每一个队员都很难过。大家问他为什么这么着急回来，他却说："我说了陪你们到最后，就不能食言。"

接到返程通知以后我们从 4 月 11 日开始，陆陆续续将患者转至同济医院的缓冲监护病房，并将病房进行了最后的整理和消杀。看着空空荡荡的病房，这一刻更多的是不舍。

4 月 14 日，我们在中法新城院区举行了简短的仪式，两家医院互赠了礼物，

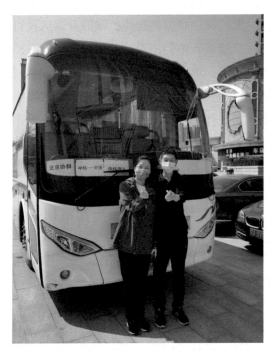

与班车司机周师傅合影

当大家喊出"向同济学习，向同济致敬，协同作战，和济苍生，英雄城市，英雄人民，我们爱您"的时候，每个人都激动不已。当我们走下拍照的台阶和同济的老师们拥抱在一起，激动与不舍交织，眼泪控制不住地流下来。我们约定，等到疫情彻底结束时，相约北京再见。

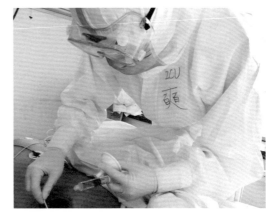

我在为患者做治疗

我的新身份

唐 瑶

（北京协和医院肾内科病房主管护师，国家医疗队第二批队员）

今天，我院国家援鄂抗疫医疗工作任务已初步完成，回想在武汉的 69 天，各种复杂的情感涌上心头。对我而言，我最大的感悟来自从群众成长为一名预备党员的过程，这体现了我思想上的重大升华。春节前，习近平总书记多次对打赢疫情防控阻击战作出重要指示：疫情就是命令，防控就是责任；让党旗在第一线高高飘扬。他要求所有共产党员牢记人民利益高于一切，不忘初心，牢记使命，在危难时刻挺身而出。

在我身边就有着许多优秀党员同志。从小对我影响最大的是我妈妈，作为一名有着三十余年党龄的她，即使已退休多年，仍然积极参加党组织的各项活动，主动学习党内课程，热情助人，邻里间谁家有事都习惯找她帮忙。以前我并不知道她做这些事的动力在哪儿，还总劝她多休息不要管别人闲事，妈妈总是淡淡一笑。这次疫情，全院同事积极报名的热潮深深感染了我，同时我考虑到自己有抗击非典时重症监护室工作的经验，也随即提交了请战书。当得知将作为第二批队员奔赴武汉时，我踌躇着不知如何跟妈妈开口。妈妈得知这个消息后，并没有表现出任何的害怕情绪，而是以很轻松的口气鼓励着我，嘱咐我听医院的话，嘱咐我吃好喝好，并保证她会照顾好自己，成为我最强大的支持。可我知道她的不舍和担心，就像当年我去往非典一线时，她也是在我走后才落泪不已。我不知道她送孩子上战场的心情是怎样的，可作为她的孩子，在完成本职工作的同时为了家中的这份牵挂，我也会照顾好自己，安全回家。

来到武汉后和同事们一起作战，我的身边又有一群人，他们用凡事冲在前面的实际行动激励了我，他们的名字叫党员。从他们身上，我感受到了不同于别人的一种无所畏惧的精神，他们说这叫共产党员的初心和使命，这是"全心全意为人民服务"不变的追求。这让我对自己开始有了深层的思考，也开始理解妈妈。通过几次党史学习，我对共产党有了更进一步的认识，从而逐渐树立了自己的理想信念，我想要像这些同事们一样坚定勇敢，想要像妈妈一样终身坚持信仰，所以我积极向党组织靠拢，并提交了入党申请书。在党组织对我工作生活等各个方面进行考察后，我有幸成为了一名预备党员。我想如果我真的在战役中倒下，倒下的是躯体，站立的是永爱，全国人民的斗志不会消减，会有更多的人踊跃参战，因为我们的祖国是强大且坚不可摧的，我的父母也会一直为我骄傲。

援鄂工作已经结束，休整结束后我回到自己的工作岗位上继续战斗。作为一名新时期的共产党员，身为一名医务工作者，我感到任务艰巨。新的身份决定着我新的工作态度，新的人生观和世界观要求我有新的思想高度。目前疫情防控还未结束，越是这个时候，越是要保持头脑清醒，越是要慎终如始，越是要再接再厉，越是要毫不放松。不辱使命，不负协和，将成为我永远的座右铭。

以此纪念在抗疫中获得的共产党员身份，并向我的妈妈和所有共产党员们致敬。

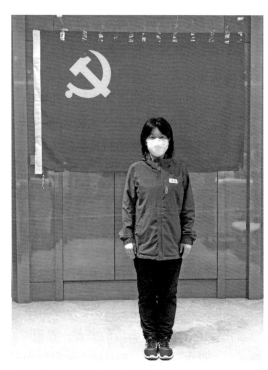

成为预备党员后在党旗下留影

爱可以

谢　丹

（北京协和医院眼科教学老师、主管护师，国家医疗队第二批队员）

武汉这座城市对我来说注定是印象深刻的。还记得 19 年前的五一劳动节，刚上大学从来没有出过远门、没坐过火车的我买了人生中的第一张火车票：从江西南昌前往武汉武昌。武汉有我最好的同学。我们一起登黄鹤楼看长江滚滚东流去，一起漫步武大校园，一起吃遍武汉美食。如果让我形容武汉，那么它就像陶渊明所描绘的世外桃源一样美好。

而今年这场新冠肺炎疫情却无情地破坏了我心中的"桃源"。每天早上和晚上，以前从不看新闻的我都会从不同渠道刷新闻，看每日增长的确诊人数和死亡人数，难受不已。因此，在我收到院内驰援武汉的报名通知时，就毫不犹豫地报名了，除了作为一名护士的职业使命感之外，我也想为守护我心中的"桃源"献出微薄的力量。

特殊的时期、特殊的疫情对我们的工作提出了新的要求：穿防护服，戴护目镜、多层手套，使平常工作中简单的抽血和输液变得困难起来。我上第二个班时，需要对两个上呼吸机的患者进行抽血化验。查找患者全身血管之后，我的心态几近崩溃，因为我完全看不到、也摸不到血管。看着躺在床上急需化验指标来判断病情的患者，我顿时心急如焚、手足无措。因为紧张，呼吸也变得急促起来，护目镜上的雾气变得越来越重，我更加慌了。但一瞬间想起临走时陈有信主任对我说的话："谢丹，我们一起去过那么多条件艰苦、风险重重的地方，你都出色地完成了任务。我相信这次你一定可以做好自身防护，顺利圆满完成这次工作的。"我冷静下来，深呼吸了几次之后，护目镜上的雾气也逐渐有了消退。我重新查找了一遍患者的血管，最后决定在股动脉处放手一搏。指尖的神经透过三层手套感受到了微弱的血管特有的弹性，患者转过头看着我仿佛在跟我说："你可以的！"消毒、进针、看到回血！内心的喜悦就像当年第一次练习抽血成功时一样，我更加坚信我可以做好。

去时千重雪，归来万里春。这两个多月的时间我们在武汉经历了从下雪到高温的反差天气，由于怕气溶胶的产生，病房和驻地都禁止使用空调，冷了我们就用医疗队给大家准备的暖宝宝，热了就用同济医院制作的大冰块放在楼道降温，小冰块放在腹股沟。在艰难时刻，人是需要鼓励和支持的。我慢慢地发现身边出现了越来越多的鼓励与支持，有耐心细致的心理疏导，各种专业的指导和帮助，让我逐渐从手足无措到镇定熟练，还有大后方源源不断的最强有力的支持，都给了我莫大的感动与安慰。我们来不及感叹工作生活的艰难，重症加强病房患者的病情瞬息万变，监护仪的嘀嘀声响、呼吸机的报警声时刻提醒着我们，漫长的那几个小时，汗水湿透了我们防护服内的衣服，但浇不灭我们的热情和希望。

经常有人问我去武汉怕不怕，我感觉就像天平，变化在瞬间。报名的时候我没有想太多，只是觉得我可以，临行前一晚我却失眠了，怕自己有意外，假装不经意把银行卡密码告诉了家人。但真正出发时看到那么多认识的同事同行，我又慢慢放松了不少。可刚刚平复的心情随着到达武汉当晚上第一个班再次崩溃，我清楚记得从半污染区进入污染区有 5 道门，每推开一道都感觉自己要窒息，屏住呼吸推开最后一道门时，我好像看到了另外一个人世间，病人病情的严重程度都超出我

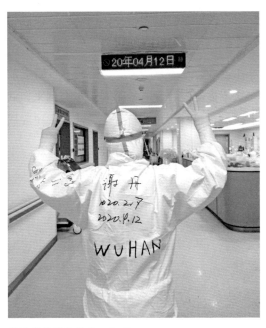

离开武汉前的最后一个班

们的想象，所有的医务人员都全副武装待在病人的身边，现在想想我的恐惧在那晚达到了顶点。接下来每天的工作很忙很忙，没时间想怕不怕，再后来随着第一批队员核酸检测阴性，病房病人核酸检测阴性，又有很多医生和护理骨干在我身边协同工作，心情越来越平静了，时间充分证明做好防护是完全可以避免感染的。

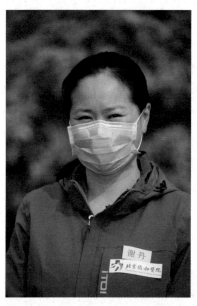

身穿队服

回顾整个战"疫"过程，从最初时的忙乱，到协和接手后的有条不紊；从刚开始经常有死亡病例，到后来患者病情逐渐平稳好转，每当医疗队救活一个生命，就是对大家一个最好的安慰。我们经历过失败，也经历过成功，不抛弃、不放弃是协和人的信念。在病房，有不断发来视频的家属，有为了跟女儿视频让我们给抹口红的患者……不轻言放弃，患者教会我们坚持。有爱就有希望，坚持就有希望，脆弱的生命随时可能迸发出坚强的火花。任何情况下都不要轻言放弃，这是我收获最深的感悟。

工作之余抬头看到病房窗外远方田野上油菜花开得金黄。是呀，没有一个冬天不能逾越，没有一个春天不会到来，武汉的春天已经到来。祝福英雄的武汉城市早日再现昔日繁华，武汉人民安居乐业！

身穿白色铠甲，守护生的希望

张丽萍

（北京协和医院神经科一病房主管护师，国家医疗队第二批队员）

2020 年的庚子春节，街道上看不见熙熙攘攘的人群和车水马龙的繁忙，每天增长的新冠肺炎确诊数字，不断扩大的疫情地图，时刻牵动着 14 亿人民的心。

2月7日，我告别了父母和爱人，带着亲人与朋友、同事们满满的牵挂，白衣着身，奔赴战场——武汉。怕吗？不怕！武汉人民需要我。职责所在，穿了这身白袍，就什么都不怕了。因为参加过 2003 年的抗击非典，所以我在心里已经做好了充分的准备。但真的走进病房，看到病床上危重的病人时，还是震惊了。我不敢有丝毫懈怠，打起十二分精神，辗转于我护理的病人身旁。毕竟不比 17 年前的身体，层层防护下的自己，已经在大口喘气了，憋气，呼吸加快，心率增快，我暂停了一下脚步，深呼吸几下之后，又忙碌起来。4 个小时，我必须坚持。4 个小时下来，防护服里面的衣衫，已经被汗水湿透了。更衣室里，同组的姐妹们打趣，可是减肥了，但是大家都知道这汗水的背后，有多少的辛苦。那一刻，这身白衣，那顶燕尾帽，让我有了信仰，无论何种困难，也绝不后退！

7，是一个很有意思的数字。7 日，来到武汉，很有幸的，我们 17 个小伙伴，来自协和医院的不同科室，组成了同济医院中法新城院区 C9 西重症加强病房的护理第七组。互相帮助，互相扶持。我们，从陌生到熟悉，从忙乱到从容，逐渐汇聚自己的力量，克服工作中一个又一个难关。有情，有爱。在许多文化中，7 都是个吉利数字。数字 7 写出来像个大大的"V"字；

数字 7 意味着完美，数字 7 意味着胜利！我们这个由 17 个小伙伴组成的第七组，终于在战"疫"中，迎来最后的胜利！

4 月 15 日，这一天，我们离汉返京！最后一支国家医疗队撤离！拍照、唱歌、国旗、鲜花，当这些都接踵而至的时候，我才感觉，真的要回北京了。"协同作战，和济苍生，不辱使命，不负协和，英雄城市，英雄人民，我们爱您"——当 186 位协和人齐声喊出这句话的时候，我的眼睛湿润了。"热干面"已经好起来了，"炸酱面"也要回家了。同济医院一起奋战过的战友，还未完全康复的患者，驻地酒店为我们操劳了六十多天的工作人员，风雨无阻接我们上下班的班车师傅，还有那个被我们当自家狗狗喂养的流浪狗小黑……你们，是我在武汉的惦念，是我在武汉的牵挂。大家，都要好好的！

去时千重雪，归来万里春。前方奋战的我们，离不开协和医院这个强大后方的大力支持与关爱。出发时满满两箱的生活与防护物资，到达后事无巨细的叮嘱与关心，吃穿住行各方面的周到安排以及每周来自神经科领导和同事们从北京寄来的跨越千山万水的爱心物品，打来的关爱电话，发来的牵挂信息，这一切的一切，都给我满满的感动与力量！鼓舞着我牢记"严谨、求精、勤奋、奉献"的协和精神，为患者带去生的希望！

今天我已经平安返京，经过短暂集中休整之后重新回到协和自己的岗位，比起抗疫工作前，我有许多感触，对生的珍惜，对死的无畏，对亲人的惦念，对同事的感谢，更有对协和敢于担当的崇敬，这些都将成为我成长的动力，化作今后努力工作的力量，为继承和弘扬南丁格尔精神奋斗终生。

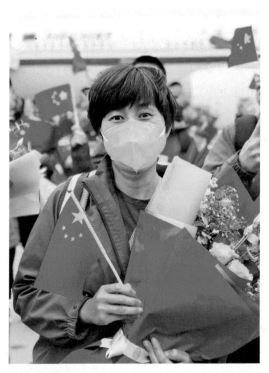

2020 年 4 月 15 日平安返京

浴火重生，希望长留

张晓菲

（北京协和医院神经科护师，国家医疗队第二批队员）

人们说起武汉，想到的是热干面、鸭脖、黄鹤楼、长江，是楚文化发祥地。这是一个有着悠久历史文化以及热情勇敢、追求卓越的城市。而在2020年伊始，一个新的名词，再次让武汉这座城市走进全国人民的视野，那就是——新型冠状病毒肺炎。新冠肺炎从早期被发现，到确定人传人，再到大规模暴发用时仅仅半个月，武汉随即被按下了暂停键。

当我知道我有机会可以驰援武汉的时候，便毫不犹豫地报名了，填写报名信息的时候我甚至没有和家人商量，也不敢和他们商量，更不敢直视未满3岁的女儿。还记得当时有朋友问我为什么要去，我说是因为职责所在，穿着这身白衣，从事这样一份工作，这只是做自己该做的事而已。

"没有从天而降的英雄，只有挺身而出的凡人。"一件分内之事，不计报酬，毅然决然选择逆行。从接到通知到防护培训，再到整装待发随机前往武汉，不到20个小时，一切行程紧张有序，告别了同事、家人，带着亲人的爱与牵挂，毅然前行，因为前方的疫情容不得我们有半点的拖延。

说不害怕是假的，因为前方究竟是什么状况谁也不清楚，到底有多么危险谁也说不好。在飞机上，曾经参加过抗击非典的前辈用简单生动的话向我们介绍了她的经验。听了她的话，一颗不安的心突然就踏实了。当真正踏上武汉土地的时候，还有一种不真实的感觉，整个机场，所有的街道上，除了我们，再也看不到其他的人，此时才觉得形势严峻。

我是第二天进入病房的，进入病房前，有人带着我们穿防护服，虽然之前经过了简单的培训，但是真正开始穿还是有点生疏。所有人一丝不苟一步一步地跟着做，防护服、隔离衣、护目镜、手套、面屏，整套下来，就感觉有些憋了。大家互相帮忙，互相检查，确定没有问题才能进入病房。

进入病房后，看到床上的病人，才发现情况远比想象的严重。我们整建制接管了重症加强病房，32 张床全部收满，绝大部分的病人是靠呼吸机维持呼吸，输液泵输着各种血管活性药，各种监护仪器的报警声此起彼伏。病人都躺在床上，身上有各种管子，各种仪器，超大的护理工作量，这在平时都是个庞大的工程，更何况现在，再穿着层层的防护，戴着厚厚的手套，稍微动作大点都会觉得心跳加速。所以在刚开始，组长说得最多的话就是慢，动作慢，走路慢。随着时间的推进，我慢慢适应了这里的工作节奏和强度，一切都变得得心应手了。病人的病情复杂，变化快，随时都需抢救。每个人的脚步都不曾停歇，都希望可以为病人多争取一分活下去的机会。

病房里每一个病人的病情都是非常危重的，身上戴着各种管路，嘴里插着呼吸机，为了病人的安全，也为了减少他们的痛苦，会给他们用一定量的镇静药。有时我们可能就会忽略病人的感受。我记得有一次我在为一位爷爷进行护理的时候，爷爷轻轻地皱了皱眉头，我随口问了一句："是疼了吗？"然后我就看到一滴泪从爷爷的眼角流了下来。那一刻，我的内心受到了很大

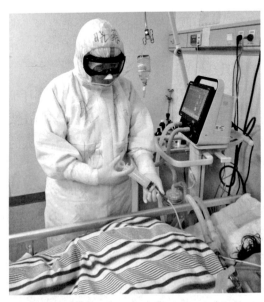

为患者鼻饲营养液

的触动。虽然他们昏睡着，不能和我们互动，可是他们还是能感觉到我们所做的一切。从那以后，我每天都会和病人说说话，虽然他们无法回应，但我知道他们能听见，我希望我的话能给他们力量、给他们希望。我记得张抒扬书记对我们说过一句话："要多想想我们还能为病人再做些什么，不要等我们离开之后，因为没有为病人做到而感到后悔。"面对疾病我们有很多无可奈何，

但是面对病人我们又有许多可以做的。我希望当我们离开工作岗位的那一天，我们可以无愧地对自己说我尽力去做了，我没留遗憾。那样我们就无愧于这身白衣，无愧于自己的使命。

经过 69 天的坚守，我终于完成了任务。你若问我 69 天长不长？我说长，因为我是妈妈、是妻子、也是女儿，我无时无刻不在想念着我的家人。我又觉得这 69 天太短，我们还能做很多，我不愿看到任何一名医护同仁因为抗击疫情而失去生命，我也不想看到任何一个家庭流下失去亲人的泪水，因为一家人最重要的就是平平安安、团团圆圆，武汉如是，中国如是。这段日子，必将成为我人生中最珍贵而难忘的经历，我学到了许多新的知识，也得到了锻炼。我们始终坚持慎终如始，慎始慎终。当我们结束任务，回到北京，喊出那句"不辱使命，不负协和"时，我的眼泪再也忍不住了。我们用自己的实际行动诠释了这句话，向协和、向国家交上了合格的答卷。

我的武汉记忆

祁继伟

（北京协和医院神经外科护师，国家医疗队第二批队员）

写此文的时候，我正在北京休整，接受 14 天的医学观察。2020 年 4 月 8 日零点，武汉这座英雄的城市重启了，这一历史性时刻终将载入史册。回想起来，不知不觉两个多月过去了，武汉的面貌和刚去的时候已是天壤之别，见证了武汉的复苏，我倍感荣幸，这将会是我今生难忘的回忆。

以前没有来过湖北，也没有来过武汉，但这里一直是我旅行计划中的一部分。记得我们刚下飞机的时候，天河机场除了前来支援的医疗队就看不到其他人了，空空荡荡，大家路上也都少言寡语，我想多数人会和我一样，心里都绷着一根弦，前方是未知的，是危险也是挑战，那个时候我并不能拍着胸脯说一定行，我只在心里默念着，加油，做好自己能做的、该做的，既然来了，就要全力以赴。

还没到驻地的时候，群里就发出上班的通知，第一班是当晚 9 点。这意味着没有时间休整就得"上战场"，可见形势相当严峻。我们小组当天夜里 11 点从驻地出发，然后穿防护服，小心翼翼，裹得严严实实，生怕有一点不到位，凌晨 1 点进入污染区。出来的时候将近 6 点，累、饿、困、冷，第一个班后，回到驻地赶紧洗完倒头就睡。第二个班，凌晨 5 点接班，夜里 3 点就得起床，一些睡不着的同志一夜还是没法睡，生物钟全是乱的，即使白天睡了，人的精神还是不足。上第二个班时我感觉自己快要倒在里面，每天戴护目镜，因为没有经验，刚戴上的时候感觉可以接受，时间长了，被勒得头疼，几次想呕吐，都强忍住，我知道如果吐到口罩上我就得出去，一身防护服就浪费了，尽管身体很排斥，但还是想坚持，不愿退缩，不想给队友增加负担。用煎熬来形容前两个班不为过，后来身体就慢慢适应了，能做的更多了。协和的标准是我们心中的标尺，协和人在的地方标尺就在，在我们接管整个病区后，一天一个变化，看着病人一天天逐渐转好，心里十分自豪。就这样我们一天一天坚持着，回过头来发现已经两个月有余。两个月以来，我的心态从担忧害怕到内心充满坚定，参与了数次抢救，在急救中的表现越来越成熟。两个多月，听起来很简单，对于我而言，却是一个个奋战的日夜，有时一夜不能休息，有时早、午、晚三餐都顾不上吃，有时想上厕所要憋很久。为了同胞，值得！随着疫情有所控制，工作较之前也轻松了一些，于我而言，也在这次疫情中得到了成长，内心更加坚定。

　　中间有段时间，我感到十分沮丧，并不是因为太累，而是那段时间，一直看管的病人去世了，无数个日日夜夜，多少同事的不眠不休，没能阻止死亡的脚步，一度想哭。后来在一次访谈中吴东副教授说："凡人不能永生，但爱可以。"是的，我们带来的不仅仅是专业的救治，我们还带着爱和希望，生命最终会逝去，但爱

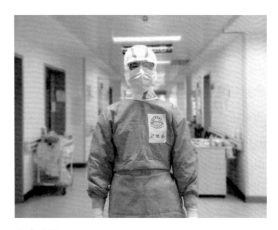

病房留影

可以延续下去。带着这份信念我们继续战斗着，为了在此次疫情中牺牲的战友们，为了仍在与病魔作斗争的同胞们。

　　曾几何时，少年的梦想是一身戎装，投身军营，报效祖国。梦想终归是梦想了，但这次，能作为一名奔赴火线的白衣战士，参与抗击疫情阻击战，也是无上光荣。有人说，人短暂的一生，被祖国需要能有几次？是啊，能为国出征，这骄傲永藏内心深处。

江流千里，初心不改

范俊平

（北京协和医院呼吸与危重症医学科主治医师，国家医疗队第二批队员）

2020 年 2 月 7 日，我作为一名呼吸与危重症医学科的医生，奉命随医院第二批援鄂医疗队奔赴武汉，次日即投入到新组建重症加强病房的工作中去。第一批医疗队里就有 5 名我们科的同事，大年初二即抵达武汉。我们虽然是第二批，但是人员和规模增加很多，从侧面也反映出疫情紧急。一切正如世卫组织总干事谭德塞先生所描述的那样，"我这一生都未见过如此规模的动员"。进入同济医院中法新城院区重症加强病房后，新冠肺炎患者数量很多，送我们病房的病人病情都重，加之我们对新冠肺炎本身了解不够，工作环境也十分陌生，最初这场战"疫"似乎看不到尽头。人非草木，要说内心没有压力是不可能的。抵达武汉不久，学校老师就发来慰问，建议我以毕业生的身份向在校的师弟师妹说一说来武汉的感想，我就分享了以下几点：

第一，医务人员的专业精神。

专业精神是现代医学教育强调很多的，在不同的场合下也有不同的内涵，但面对疫情，这个词解释起来变得十分简单——"我就是

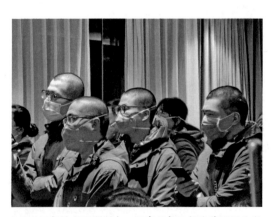

2 月 7 日抵达当日培训会，同事们都默契地剪短了头发

干这个的。"新冠肺炎作为一种病毒，主要累及的是呼吸道，呼吸科医生可以称得上专业对口，可以深入参与到全流程的病人管理之中，因此我责无旁贷。

第二，学校和医院多年来给我的教育和训练。

我们接受了漫长的医学教育，进入工作岗位后，又经历了医院日复一日的打磨和塑造。记得第二年住院医师开始，就要去急诊出流水，每天接待潮水一样的急诊病人，不仅锻炼诊疗决策，还要锻炼抗压能力、协调能力；担任总住院医师期间，拿着工作手机，需要负责整个内科病房的抢救，"手上攥着人命"绝非虚言；进了呼吸专科之后，更是在常见专科病、气管镜、阅片、重症技术方面得到了全面的提高。

第三，"偶尔去治愈，常常去帮助，总是去安慰"的信条。

19世纪一位叫特鲁多（Edward Trudeau）的美国医生将这句话镌刻在了自己的墓碑上，百余年来鼓励了无数的医护人员。即使在科学技术飞速发展、医疗创新层出不穷的现代，作为医生总觉得自己能完全治好的病人十分有限，不依靠病人和家属的配合，没有其他同事的合作，战胜疾病更是无从谈起。因此，不再会有两手空空、无所适从的感觉，不管在武汉能为病人做什么，至少可以陪伴他们走一程。

4月12日，将剩余的几位病人转出后，我们终于顺利关闭了奋战了两个多月的C9西重症加强病房。休息之余，还是不断想起在这60多个日夜里，我们先后救治的100余位危重症病人。尽管病魔无情，很多患者在病房逝去，但是作为团队，我们确实可以说做到了"尽力"二字。我们在武汉的工作得到了上级的肯定、同行的认可以及家属的感谢。最初的信念一直支撑着我，但是总结起来，要打赢这场战役，仅靠个人的经验、情怀和付出是远远不够的，我们还需要：

一是团队。在前线奋战期间，疫情越是紧张，工作压力越是大，越能感受到和同事一起工作的幸福感。180多位同事虽然科室不一、分工不同，但不论什么年资、什么岗位，大家各司其职、团结一致，同一个信念、同一个方向。我们保留了习以为常的三级查房制度，每天的工作全都围绕病人的救治而展开，生活上也互相关心。同样作为老牌的医院，"同济"和"协和"本身就有历史和气质上的共通之处。

二是体系。全社会都习惯将新冠肺炎疫情称为一场"战役"，和现代战争

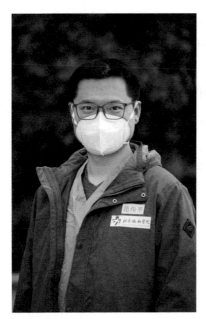

身穿队服

一样，靠士兵作战勇敢是远远不够的，我们需要武器，需要后勤，需要部门间的配合，需要高昂的士气，简单地说，需要依靠体系。整个武汉战"疫"，又在政府全方位的协调和保障体系之下。作为临床医生，唯一要做的事就是在病人床边，把自己擅长的事情做好。

三是科学精神。在临床工作中我们秉承了协和一贯的科学施治的作风，坚持专业人做专业事。另一方面，我们作为专门的重症医生，在日日夜夜的工作中积累了丰富的新冠重症救治经验。协和团队也积极响应上级的号召，通过各种平台，无私地将这些经验传递给了全国及全世界多个国家的同行。

回到北京后，在武汉的抗疫工作正式告一段落，但作为协和的一名呼吸科医生，光荣的职业生涯仍将继续。这段经历是难忘的，在武汉学习的知识，在武汉积累的经验，在武汉锤炼的信念都将是未来临床工作中的极大财富。对于我个人来说，从非典到新冠肺炎这17年，是高考到专科医生的17年，最好永远没有下一次疫情，但是如果疫情真的来临，我会准备得更好。

财　富

马晨曦

（北京协和医院风湿免疫科教学老师、主管护师，国家医疗队第二批队员）

两个多月的援鄂经历如同一部电影一样在我脑海里一幕幕闪过。感动的、悲痛的、懊恼的、释然的，所有这一切都萦绕在心中。

2020年2月8日，是中国传统节日元宵节，这天下午1点是我们第五工作组正式进入隔离病房的日子。两层防护服和两层口罩带来的窒息感，对门那边未知世界的不确定感，一下让我的心率飙升，呼吸频率也越来越快，严重缺氧的状态让我的大脑一片空白。这应该算是援鄂对我的第一次锤炼吧！

我定了定神，心中不断地鼓励自己：你一定行，那么多人都能坚持，你一定可以！我试着慢慢调整自己的呼吸节奏，尽管此时的自己如同被灌了铅一般，我还是被一股力量支撑着推开了那扇门。刚刚稳定下来的情绪一下子又被呼吸机、注射泵、小伙伴们匆忙的脚步等各种声音打乱。各种声音肆意地钻进我的耳朵，但是我感受到的却是死一般的寂静。对我触动最大的是看到病人的第一眼，他们身上的羽绒服甚至都没来得及被脱下。因为气管插管连接呼吸机的缘故，每个人都处于药物镇静状态，有呼吸、有心跳，却丝毫感受不到生命的气息。即使我这个工作了十几年自认为习惯了医院里生离死别的人，此时此刻此景，全身也如同被冬日的寒冷席卷了一样。不处于这种环境之下的人可能无法体会我和小伙伴们此时此刻的感受。都说武汉是个英雄的城市，武汉人民是英雄的人民，谁又能体会得到"英雄"这两个字的背后是他们牺牲了多少、付出多少代价换来的。

来到武汉最初的一两个星期确实是有些浑浑噩噩，生命的脆弱、生命流逝的速度让我来不及思考。我一度对自己的工作产生了怀疑，我到底是来做什么的？我做的这些真的帮助到他们了吗？我相信很多小伙伴也有同我一样的疑虑。

直到我曾经护理过的一个小伙子成功脱机，改为双鼻导管吸氧，在我的护送下转到了普通病房，我的内心终于重新燃起了希望：病毒再可怕、生命再渺小，只要我们坚定信念，只要我们有战胜病毒的决心，任何艰难都会被我们克服。

在病房接手工作都会从床旁交接班开始，这里也不例外。病人的神志、皮肤、管路，呼吸机的模式，注射泵的速度，生命体征的变化，痰液的颜色、性质和量，等等。这些听起来和病房里日常工作没什么两样，但在这里真的可以用"举步维艰"来形容。需要克服满是雾气的护目镜带给我们的"视而不见"，克服三层橡胶手套带给我们的"毫无感觉"，克服各种型号的注射泵带给我们的"素不相识"。然而，所有这一切都不是我们叫苦叫累的理由。面对躺在病床上正被病毒折磨着的我的同胞，再大的困难我们也要迈过去。我想当时支持我推开病房大门的那股力气应该就是作为医务工作者的责任和使命吧。

两个多月的朝夕相处，我和第五组的小伙伴们结下了深厚的友情，也从他们身上学到了更加专业的重症护理技能。小到密闭式吸痰器的使用、气管插管气囊压力的测定和正常范围，大到俯卧位通气患者如何翻身、呼吸机各个模式下数值意义及病情观察、床旁血滤的护理，还有好多省力、节力的小窍门。4个小时的工作循环往复，最初的心理压力被逐渐提升的护理质量冲散。我发现呼吸顺畅了，工作也越来越顺手了。

然而，意外还是时有发生。记得有一个气管切开留有金属套管的患者，由于痰液较多，一个班上会为他频繁吸痰，就在交班前准备再次吸痰的时候，吸痰管突然卡在金属套管上怎么也拔不出来。患者呛咳得越来越厉害，心率也飙升至130多次/分，氧合也在不断下降。慌了神儿的我在尝试了几次后，来不及脱下头罩就跑去找组长帮忙。他接过手来很快就成功地拔出了吸痰管。患者的生命体征也逐渐稳定下来，我内心充满了自责和愧疚。这件事让我看到了自己身上的问题：遇事少导致经验不足，经验不足造成心理素质较差，而较差的心理素质导致遇事无法有效思考、解决问题。这听起来像个恶性循环，不过好在我有经验丰富的队友，凡是不懂不明白没遇到过的事情我全都可以向他们请教，尽力缩小我这个普通科室的护士与重症医学科伙伴们的差距。所谓的成长就是如此吧！

从 2 月 7 日到 4 月 12 日，我们和武汉人民一起，经历了恐慌、害怕、接受、坚持、努力和胜利。疫情之下，我见证了人与人之间最可贵的信任和感恩，同时内心也变得更加坚定与强大。也许有人会说，由无数悲壮、伤痛和感动组合而成的

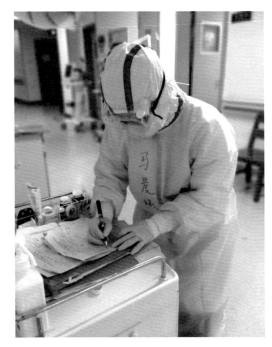

在书写护理记录

疫情终将会被时间长河稀释和冲淡。但对于经历了这一切的我们来说，它一定是烙印在我心中永远难忘的记忆和无比宝贵的财富。

在抗疫一线成长

孙艳艳

（北京协和医院呼吸与危重症医学科护师，国家医疗队第二批队员）

最初听到武汉疫情的时候，几天彻夜难眠，抱着手机搜索关于武汉的一切，脑子里只有一个声音："我要去武汉"。我是共产党员，也是协和呼吸与危重症医学科的一名护士，而且是危重症专科护士，我觉得，应该让我去。

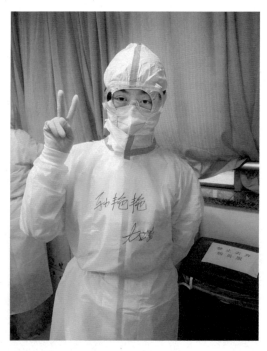

病房留影

等待的时间是漫长的，虽然做好背水一战的准备，但得知转天就出发时，心里依然忐忑。果不其然，到了武汉，我震惊了，本应是车水马龙的大街，不用说行人，连过往车辆都寥寥无几，偶尔身旁呼啸而过的，大多也是救护车。这些像是在提醒我，城市表面的安静下，是一场没有硝烟的战争，而我们，就是来与死神赛跑的战士，我们要迅速进入工作状态。

但是，工作并没有想象中那么顺利，我的第一个班，便出了问题。由于防护服过于严密，我出现了典型的缺氧症状，呼吸频率急促，呼吸困难，头晕恶心，甚至一度神志恍惚，想要直接摘掉口罩，我用仅存的理智反复告诉自己：绝对不能暴露，绝对不能暴露。之后我跌跌跄跄地走出了污染区，勉强坚持着按照防护标准，脱下了防护装备。当时我进入清洁区，大口大口地呼吸着，庆幸自己没有因为突发的身体不适而影响大家的工作，然而内心却是无比自责！一开始信心满满，可第一天就没能完成好自己的工作！再想想后面的路漫漫，我不能因此而退缩，平复情绪后，我又重新出发……

现在回忆起当时的感受还是那么记忆犹新，我在呼吸科工作了将近十年，见过无数病人在呼吸困难时的各种挣扎，但非身临其境，难能穷其边崖。那些躺在病床上的重症病人，因为一场突如其来的疫情，连正常呼吸一口新鲜空气，都成为一种奢望，他们该多么痛苦，多么渴望得到救治！

接下来的日子，我全身心地投入工作，一天比一天得心应手，配合医生完成病房里第一例俯卧位通气，完善患者气道管理流程，排除医疗隐患；配合各种抢救除颤，同死神抢时间。当药物或物资出现短缺时，我利用自己的工作经验和快速反应予以解决，全力守护患者的生命。之后，我们每天都有上 ECMO 和床旁透析的病人，患者病情危重程度可想而知，同时对我们的专业素养要求也越来越高。即使穿戴着让人不适的厚重防护服，即使步履艰难，我们仍然靠着毅力和内心源于协和的使命感，坚持，再坚持，取得一个又一个来之不易的胜利。

每个班次结束后，我们的团队都要进行一次自我消毒。同事开玩笑说，现在喷洒酒精就像是享受着高级香水。笑过之后，我觉得，酒精喷在脸上虽然透心凉，但那是每个在一线工作人员才有的骄傲。随着大家对新冠病毒认知的加深，前线的工作量在不断加码，护理要求也在不断提升。工作中我不再恐慌，不再犹豫，时刻提醒自己：我是协和人，呼吸人，拿出协和的标准，不忘初心，不负韶华，不辱使命，砥砺前行。

美丽大武汉，风光天下传，英雄千百万，胸怀比海宽。感动于武汉人民热情好客，感谢他们无私付出，感谢他们纯真朴实，我作为万千护士中的一员，只是履行自己应有的责任，是你们，给了我动力。灿烂星空，谁是真的英雄？平凡的人们给了我最多感动。

告别"C9西"

谢 静

（北京协和医院感染内科助理研究员，国家医疗队第二批队员）

"C9西"，有字母、数字和汉字，听起来像个密码，它指引我们走向尚存诸多未知的新冠肺炎危重症病人。"C9西"是北京协和医院国家援鄂抗疫医疗队整建制管理的新冠肺炎重症加强病房所在地——华中科技大学附属同济医院中法新城院区C栋9楼西区。从2020年1月26日协和医疗队第一批队员抵达这里，到4月15日协和医疗队返回北京，共计186人的协和医疗队在"C9西"奋战81天，累计收治新冠肺炎危重症患者109人。

进入"C9西"的过程有点漫长。先在清洁区更衣室换掉通勤衣服，穿刷手服或病号服，胶布固定衣领和袖口，脸上贴敷料防压伤，戴帽子、戴N95口罩、穿防护服、套第一层鞋套、戴第一层手套，穿隔离衣、套第二层鞋套、戴第二层手套、戴外科口罩、戴护目镜或面屏。隔离衣上写名字，方便队友工作时互相辨认。从清洁区到半污染区、再到污染区总共经过10道门。进入每一道门后，务必确保身后的门已经关上，才能推开面前的门。

"C9西"原是普通病房，经紧急改造后成为收治新冠肺炎患者的病房，不具备传染病病房的进、出两条独立通道的硬件条件，只能进、出同一条通道。与进入过程相比，从污染区出来的步骤更加严格。每道门前，先进行手部消毒，酒精喷洒门把手，开门。走出污染区，依次脱掉/摘掉外层隔离衣、外科口罩、手套等防护品后，回到半污染区，在此脱掉/摘掉内层防护服和手套等防护品，最后回到清洁区，再换上通勤衣服，坐班车回驻地。这一套完整的感控流程是第一批医疗队员到达武汉后建立起来的。

我是第二批医疗队员，2 月 7 日到武汉时只需要接受培训，按照流程去做就好，难以想象第一批医疗队员是在怎样一种紧急又困难的条件下一步步推进工作的。整个 2 月，"C9 西"收治的病人数都是满负荷的，各种生命支持手段能上的都上，工作量很大。进入 3 月，随着多种控制措施起效，病人数逐渐减少。3 月 19 日，武汉的新增新冠肺炎确诊及疑似病例首次双双归零。其他省市医疗队开始逐步返回。我们仍然工作在"C9 西"，病人在，我们在。

3 月 17 日，在中国广播电视总台中国国际电视台（CGTN）策划和安排的"全球疫情会诊室"节目中，吴炜、丁欣和我同加拿大麦吉尔大学的同行们连线。当时加拿大病例数不多，对方同我们讨论了扩大检测能力、尽早发现并收治每一例感染者的必要性，对方重症医学科（ICU）主任说他的病房里现在只有 4 位重症患者，而轻症不需要特殊治疗。我们告诉他，如果不尽力检测并发现每一例感染，随着感染者数量的快速增加，ICU 资源也会被快速用尽，而我们对轻症病例的集中收治也是为了隔离切断传播途径，并提供基本的医学观察，病情出现进展能够快速转诊。随后在 3 月 19 日、3 月 26 日又同美国、欧盟、以色列、加拿大的同行连线交流。4 月 6 日，张抒扬教授带领我们和意大利疫情中心的伦巴第省多家医院进行视频会议，第一次看到外国医生们都戴上了口罩，对方的问题也不再仅限于危重症患者的救治，

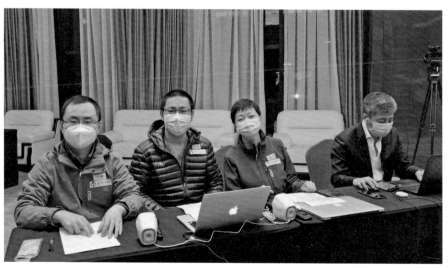

在中国国际电视台的"全球疫情会诊室"节目中同加拿大麦吉尔大学的同行们连线，我在右二

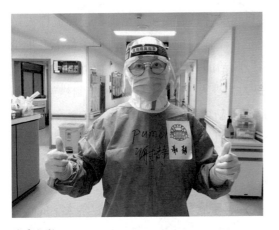

病房留影

而是扩展到医院恢复正常运营如何进行流程改造和感染防控，意大利医生说病人数逐渐在减少，这真是令人高兴的消息。全球化时代，面对新发突发传染病的危险，没有某个人、某个地区、某个国家可以独善其身，公共卫生是集体行动，而非个人行为。

回想起来，去武汉之前每天看增长的数字，听又多又杂的外界声音，充满了面对疫情的无力感和焦虑感。到了武汉，每天进到协和医疗队管理的"C9西"病区，反而获得了平静，好像外界声音都被屏蔽掉，只剩下一个声音：我有帮助别人的能力，做能帮助别人的事情。

坚守初心，践行使命

李　婧

（北京协和医院内科 ICU 护师，国家医疗队第二批队员）

2020 年 2 月 6 日下午 3 点，我接到了科里的电话，询问我是否能去支援。我没有一刻停顿，立刻给出了肯定的回答，直到现在，我也没能忘记挂了电话转头那一刻，看到坐在身边的爱人的表情和眼神，欲言又止，担心，紧张……

比预想的更快，当天下午 5 点半正式通知我要去援鄂了。为了不耽误抵鄂后的工作，医院为我们准备了紧急培训。晚上到达培训地点，发现人很多，大家井然有序地学习做着每一项操作：穿脱防护服和隔离衣；戴着五层手套进行动脉穿刺；熟悉武汉不同款式静脉留置针等。培训完毕到家已是接近晚上 9 点。2 月 7 日一早，爱人送我到医院，简单的叮嘱和告别后，我加入了第二批援鄂的大部队。

在去首都机场的大巴车上，我接到通知，将于当天晚上 9 点，作为护理一组组长，带领 15 位护理同事打头阵，上第一个班。当时我不但没有紧张，反而有小小的兴奋，冷静下来后，我发现组员来自各个科室：手术室、耳鼻喉科、骨科……一丝丝担忧开始浮现在我心头。我们要支援的是重症加强病房，虽然具体情况没有更多的了解，但毕竟是监护室，现下疫情严峻，病人情况可想而知。而接下来要一起奋战的队友们没有经过系统的重症监护培训，不知道她们能否适应，只能走一步看一步，逐个击破阻碍。

到达武汉驻地已是接近晚上 6 点。匆忙吃了晚餐，几乎是刚拿到行李，就集结出发前往医院了。出发前，院领导在酒店大堂给我们做了简单的动员

173

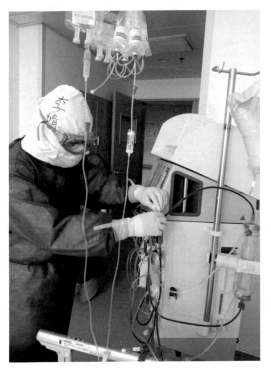

工作状态

及鼓励。真正感到紧张，是迈进医院员工通道的那一刻，集中精神一层层穿好防护服，组员们虽然之前都互不相识，此刻却都能相互帮助，默契十足。每个人穿戴好后，都会经过护士长的逐一检查，合格后方可进入污染区工作。这种感觉是在之前的培训中无法体会到的，最里层是刷手服，依次穿防护服、外层隔离衣、多层手套、两层帽子、防水鞋套、N95口罩、外科口罩、护目镜或面屏。每种防护品都有相应的穿戴顺序及标准，第一次穿好全套防护，因为不熟练，耗时将近40分钟，在此后的两个月中，这一时间逐渐缩短至20分钟。部分队员在第一天穿好防护服穿过层层大门，还没到达污染区时，就出现了憋气、头晕、缺氧等症状，艰难可想而知。

用"傻眼"来形容第一天站在污染区护士站的我再贴切不过了。重症加强病房32张床全部满员，基本都是上着呼吸机的患者。屋里各种报警声此起彼伏，在监护室工作了12年的我，遇到这种情况，也着实觉得棘手，更不用提平时工作在普通病房的同事们了。时值寒冬，因为是由普通病房改造的监护室，因此结构设施不具备监护室条件，没有层流，没有负压环境，所以我们不能开启中央空调，每间病室都有排风扇，室内温度很低，但是一个班下来，往往我们最里层的刷手服都会被汗水浸透。另外，由于室内温度低，呼吸机呼气管路中就极易产生冷凝水，一旦冷凝水过多就会影响患者呼吸，甚至可能会导致呼吸机相关肺炎发生。所以及时倾倒冷凝水就成了一项必须要及时完成的工作。因为大部分组员都不是重症医学专科护士，操作稍有不慎，就会使患者气道处于开放状态，大量飞沫及气溶胶会散布到病室环境中造成严重污染，所以我自然地将这项工作安排给了自己，我要统一倾倒30位患者呼吸机中的冷凝水。戴好三级防护头罩，一路走一路操作，第一次做完这项工作后，由于缺氧，真切体会了一把头痛欲裂的感觉。好在之后逐渐适应，这一坚持就是两个多月，其间也曾担心会有感染的风险，但是我更相信自己的专业水准，对自己的防护和操作流程都是有信心的。

在平时的工作中，虽然我也担任组长一职，但武汉病房与平时还是有很多不同之处的。其中最令我困扰的就是分班。由于病人多，我们的分组也多，分组安排要根据患者病情，还要考虑到人员配比、工作强度及组员们的心理状况，这期间，组里的几位重症医学专科护士起到了至关重要的作用，她们需要做得更多，承担更多，付出更多，着实不易。包括后期组员间开始按要求轮休，我的排班不但要保证工作安全，还要考虑到轮休的合理及公平，对我又是一次新的挑战，为此积累了许多与以往不同的工作经验。

工作之余，在驻地酒店，我们还定期开展危重症相关护理知识培训，每次下班后，我会在小组微信群里发布工作注意事项，把大家在工作中遇到的问题汇总，帮助大家更顺利地适应新环境及繁重的工作。在这两个多月中，我从未降低对自己的要求，不管工作强度如何增加，就算病房中有多达十余位俯卧位通气的患者，体外肺膜氧合（ECMO）、持续肾脏替代治疗（CRRT）等治疗接踵而至，我们也尽力保证并不断提高护理质量，这是作为协和人应有的精神。当各地援鄂人员在网络中展示她们在防护服上的寄语及绘画时，我和我的组员们在防护服上写的是"严谨、求精、勤奋、奉献"这八字协和院训，时刻提醒自己对待工作、对待患者时应有的态度和专业精神。在工作中，每当发现问题，我会逐一通知到每位组员，戴着两层口罩说话声音会变小，再加上倾听者也都是包裹在层层防护下，这就使我们在说话时比平常要用力得多，近乎喊话，说几句就可能气喘。在全副武装的情况下，通常是一个班4小时停不下脚步，哪里需要帮助，我就会出现在哪里。

随着疫情逐渐平稳，我们的工作也更加有序。经历了严冬，时间转眼到了3月中下旬，春暖花开，武汉气温开始回升。在封闭的病房中，仅仅是穿好防护，都会觉得闷热，更不用说还要连续工作了，此时脱水现象更为显著，一般在出发前1小时我就不敢喝水了，所以一个班次下来，有将近7个小时不能饮水。还记得连续工作30天，当我迎来自己的第一个轮休日时，首要的想法就是，我今天可以毫无顾虑地喝水了！

　　回顾在武汉的日子，只要不忘记最初为什么开始，就心甘情愿，经常回头望一下自己的来路，回忆起最初为什么启程，就可以坚定自己的追求，抵达自己的初衷。不忘初心，方得始终。在过去的这两个多月时间里，每当我身处困境，一直是用这句话来激励自己。面对挑战，不放弃，不逃避，勇敢面对，积极解决，从中得到锻炼，不断成长。愿国泰民安，疫情早消！

"平淡"的援鄂记忆

王晶晶

（北京协和医院内科 ICU 护师，国家医疗队第二批队员）

2020 年 2 月 7 日上午，我作为第二批国家援鄂抗疫医疗队的一员，在医院与队员们集结完毕，带着院里给准备的充足物资、领导和同事们的惦念与嘱咐，踏上了征途。下午 3 点抵达武汉机场，乘大巴车前往驻地，一路上无心欣赏沿路的风景，忙于学习夏莹护士长发来的各种培训信息及视频，做好抗疫战斗的准备。下午 5 点正式进入驻地，完成各种事宜已是晚上 10 点。

2 月 8 日早上 7 点，出发前往武汉同济医院中法新城院区"C9 西"重症加强病房，因为有 8 年的内科 ICU 护理工作经验，我被任命为援鄂医疗队第四护理组组长。在两位护理督导的帮助和监督下，我们严格按流程穿上了防护装备进入污染区病房。第一天值班是忙乱的，32 名危重症患者中，有 18 名患者上着有创呼吸机，其余几乎都上着无创呼吸机，用着各种微量泵，让初入病房的我们很忙碌，而陌生的环境、厚重的防护服，让以往的常规工作，都变得无比艰难，然而面对这些困难，大家都努力一一适应，调整好心态投入到工作中。

在工作之余，队员们也相互交流经验，相互学习，立志于把工作做得更好，让患者能早日转危为安。为了让工作顺利进行，尽快适应新的环境并熟悉工作内容，我也给自己制定了工作流程，每班提前了解患者病情，合理分配人员。进入污染区与上一班组长床旁交接班，巡视患者，查看患者病情，了解治疗进度等；参与医生查房，掌握现阶段治疗方案，协助队员制定护理要点，完成如更换体位、清理粪便、拍背吸痰、身体护理等日常护理工作及俯卧位通气、床旁活动等特殊治疗；查看污染区抢救仪器设备的运转情况，及时协助解除设备异常报警，随时处理突发状况，保证抢救工作的顺利进行。与主管护士核对医嘱及药物，及时发放到患者床旁，保证患者治疗和用药的及时性；随时了解物资使用情况，与清洁区督导衔接，保证污染区物资供应，及时运送缓冲区和污染区的医用垃圾，严格执行双袋封存，不给病毒任何溢出的可能；关注每一位污染区工作人员的防护及身体状况，保证大家安全有效地完成每项工作；离岗时，坚持最后一个离开污染区，保证每一个队员能安全回到清洁区，并返回驻地。

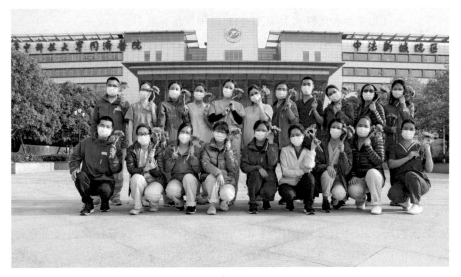

第四护理小组合影

这段日子里，就是这样在驻地——医院"两点一线"中度过的，在医院尽心工作，在驻地安心休息，很纯粹，队员们的配合越来越默契，工作也越来越顺利。

2月24日，随着救治的有效，患者的减少，第三批队员的加入，医疗队开始轮休，大家非常高兴，感觉终于能放松一下了。

3月8日，享受我的第一次轮休。

3月23日，随着方舱医院的关闭，首批援鄂医疗队开始撤离，而我们病房的危重症患者还需要我们，我们还要继续坚守，直到他们病情好转。

4月8日，武汉重启了，一切都在慢慢恢复，一切都在慢慢变好，记忆中的武汉就要回来了。

　　4 月 12 日，我有幸值"C9 西"关闭前的最后一班，整个病房还有两名患者待转出，我们如往常一样，完成下午的常规护理工作，整理好患者的物品，做好转出患者的准备。随着我们转出最后一名患者，"C9 西"重症加强病房正式关闭，抗疫取得了阶段性胜利。

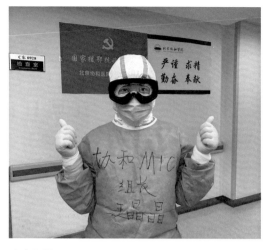

病房留影

　　每当一个生命垂危的病人经过我们的救治和护理转危为安的时候，我都感叹自己从事着一份多么有意义的工作。也是这份意义，支撑我们日复一日的工作，虽然我只是一名普通群众，但我也有职业信念，不畏惧，不退却，勇于担当，迎难而上，与队友们互相帮助，遵循"严谨、求精、勤奋、奉献"的协和精神，精心护理好我们的患者，终于取得了战"疫"的胜利。

江城日记

杨　洋

（北京协和医院内科 ICU 主管护师，国家医疗队第二批队员）

庚子不惑，楚荆大疫
白衣执甲，职责使然
北来料峭，颦眉蹙额
南归即至，荆挑清歌
同袍相庆，国泰民安

2月6日，多云

今天过生日，中午同志们为我准备了生日蛋糕，哈哈哈，40岁了。

晚饭的时候，科里接到通知，让我和几位同事去武汉支援，蔡晶老师问我有没有困难，我说没有。要和我的同事共赴前线，有点激动。但是爸爸妈妈怎么办？告诉他们吗？

2月7日，晴，有风

时间太仓促，只带了几件保暖衣物。不过第一批队员反馈了宝贵的信息，医院贴心地为每个人准备了两大箱物资，仅用了一晚上。真的要为老师们点赞，协和速度！

欢送，碰到了同学，什么话都没说，就是哭成一团……出发，安检。准备登机的时候，爱人打电话告诉我，同意我对双方父母隐瞒援鄂的决定，从来不哭的男人哽咽着："我在！等你！"

　　我：哥，我今天去武汉支援，千万保密，家里有事帮我照顾一下。

　　表哥：国难当头，自不能退缩，哥不能和你并肩作战，惭愧无语，唯有全心祝福你，远方遥盼吾妹，早日凯旋！

2月7日，阴转小雨

飞机平稳落地。人生第一次坐专机，把登机牌收到自己的背包里，留个纪念。

淅淅沥沥的小雨打在大巴车上，寒意阵阵，手机里传来群消息，我被分在第四工作组，第一组今晚9点进病房接班，我看了一下时间，15点15分。

2月8日，晴

到了武汉同济医院中法新城院区，我们的夏莹护士长给每一个进入污染区的小伙伴仔细检查防护屏障，嘴里还不停地宣教安全，脸上有丝不易察觉的疲惫，她已经24小时不眠不休了，真不愧是"铁娘子"，心疼！

隔着防护服和护目镜，所有的感官都迟钝了，不舒服，不适应，小心翼翼地走过每一道隔离门，手心出汗，同组的小伙伴没有一个人出声。当推开最后一道门时，报警声此起彼伏地冲进耳朵，时不时还夹杂着医生、护士的高音，这场景无比地熟悉，我竟然瞬间兴奋起来，迅速加入了战斗。对，这才是我该有的状态，我相信我能行！

2月13日，晴

16床拔管了！漫天黑幕，还是被我们撕开，迎接第一道曙光！

现在每个病人都配有负压吸引器，不用我拉着"小货箱"到处跑，有点小开心，哈哈哈哈。

2月19日，阴

他来了，他来了，第三批搭着专列赶来了。下楼迎接我们的"战友"去！

2月24日，晴

听说上午9床拔管了！协和威武！

2月29日，晴

不出意外，腰部的老伤复发，领导"勒令"我休一天，而且腰托正在紧急调配中，及时雨！感谢麻醉科F4里的宋锴澄医生，手到痛除！

3月5日，热

不愧四大火炉之一！工作4小时全身湿透，一口气喝了两瓶水。

3月8日，冷

夜里上班好冷，虽然戴着手套，但冰冷的消毒液还是带走了我指尖的温度。班车周师傅说得没错，武汉的春天果然凶狠，骤热骤冷，为了让镇静中不能表达的病人更舒适，小伙伴们把自己的电热毯拿来给病人用。

3月18日，小雨

难得的休息日，晚饭后坐在窗边，手捧热茶，看着夹着寒意的春雨，莫名的感伤。来汉整整40天了，忙碌的工作和充电般的休息让我都没机会仔细地观察这个巨大的城市。高耸的楼宇，孤独的街灯，零星的霓虹，每一个亮着的窗口里，应该都有武汉人的克制和隐忍，千万人口的大型城市一夜之间落尽繁华，自我隔离，该是怎样的勇气和牺牲！英雄的城市，英雄的人民，援汉乃我荣幸之至！我们一起努力！

3月25日，晴

今天是给餐厅点赞的，特殊时期，驻地酒店的工作人员总能想尽办法给我们弄来肉和菜，合理搭配膳食，每天高效投喂，导致我的体重偷偷长了不少，"热干面"名不虚传呐。

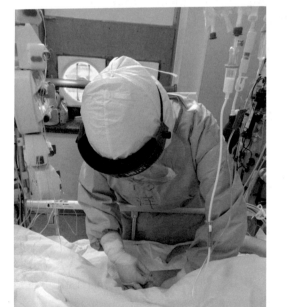

我在抽动脉血标本

3月28日，晴

有医疗队陆续离汉，各个医院频频告捷，小伙伴们都纷纷揣度我们返京的时间，应该不远了吧。

3月31日，晴

第一批援鄂的孙红同学过生日，夏莹老师和我们偷偷为她准备了蛋糕和好吃的，泪目……

4月4日，晴

上午10点，全国默哀3分钟，我站在污染区的楼道里，和同事们默默地为逝者哀悼，为生者祈福，武汉加油！

4月8日，晴

武汉重启，大喜!!!

4月12日，格外晴

下午5点。随着最后一位病人转出，我们奋战了66天的武汉同济医院中法新城院区"C9西"终于关门大吉! 我值污染区最后一班，结束了所有的援汉工作，第四护理组的其他小伙伴都赶来医院，举行了一个简单温馨的仪式，庆祝这一历史性的时刻! （张雨辰竟然订到了鲜花，谢谢贴心的小伙伴）

4月15日，晴

两天紧张的收尾工作过后，我们要返京了! 人生中意义非凡的69天，我将铭记一生! 感谢所有为抗疫作出努力和牺牲的武汉人民! 感谢所有一直坚守和奉献的逆行者们! 愿江城浴火重生，愿华夏国泰民安!

改　变

张　栋

（北京协和医院检验科技师，国家医疗队第四批队员）

鼠年伊始，突遭大疫。武汉，成为中国的焦点。当疫情逐渐散去，神州大地也从寒冬来到了万象更新的春天，这场疫情给我们带来了哪些改变也成为了大家讨论的内容。改变，有些是刻意的，但也有一些改变发生于不经意间，或存在于潜移默化之中。如今回头望去，已尽是欣慰。

赴　疫

面对不断变化的疫情，北京协和医院国家援鄂医疗队急需增加检验力量。2020年2月27日，检验科核心管理层为我和陈雨老师举办了简单而温馨的欢送仪式。在去往武汉的高铁列车上，我心中仍然有些害怕，也紧张，但是职责所在，义不容辞。跟爱人视频的时候她哭了，她担心我的安全。我强忍泪水，故作镇静地嘱咐她："好好照顾自己，等我回家。"

晚上近9点，列车停靠在武汉站，陈雨老师和我两个人拿着国家卫生健康委的援鄂批文，拖着9大件行李、医用物资下了火车。站台上，早有3位本地的民警在等候接我们去驻地，因为少有人下车，站台不再拥挤，空旷的车站没有了往日"九省通衢"的热闹繁华，零星亮着的几盏灯不足以照亮偌大的候车室，让人觉得有些黯淡。

去驻地的车程大概要1个小时，路上几乎没有遇到什么车辆，但是有很多关卡。这种场景，和北京重大节日重点区域实行交通管制的时候一样，但这次不同，起因是疫情，路上一道道关卡似乎都在告诉我们这座城市目前已是"寸步难行"。车上和几位民警攀谈起来，得知疫情期间一线民警的工作压力很大，他们已经有 50 天没有与家人见面了。此战，在胜利到来之前，没有人知道它什么时间结束，我们能感受到的就是武汉停住了脚步。民警说："感谢你们，谢谢你们来帮助武汉，能来车站接你们是我们的荣耀。"那一刻，使命感瞬间涌上心头，仿佛置身于战场。

抵达驻地，车还未停稳，就听到张抒扬书记在叫我和陈雨老师的名字，那种感觉像是小时候到了姥姥家，心中满是亲切和宽慰。书记给了我们每人一个大大的拥抱，从那一刻起，我们正式加入了北京协和医院国家援鄂医疗队，而这支队伍的总人数也定格在了 186 人。

战 "疫"

2020 年 2 月 28 日是我到达武汉的第二天，晚上 8 点，医疗队召开了核心组扩大会议，医疗队中涉及的 17 个学科均有队员参会。会议没有太多的开场白，张抒扬书记和韩丁副院长的讲话直奔主题，面对病房里仍然存在的几十位危重症患者，我们接下来应该如何行动，才能最大限度地把他们从死神身边拉回来。在场的队员，多是北京协和医院各个科室的业务骨干，或是业内颇有名望的专家教授。张书记说，今天大家聚在一起，进行头脑风暴，以协和之名、以保卫生命为目标，总结经验教训，向重症患者救治发起"总攻"。

病房里，防护服、护目镜，从头到脚全副武装，是我们的"标配"；由于工作时间长，汗水浸透的贴身衣服和面部的压痕也成了我们的"标志"。因为护目镜常起雾，视线往往是模糊不清的，因此常常看不清擦肩而过的是哪位队友，但是医疗队的目标只有一个，每一位队员的行动也是一致的，那就是"在战场上，拼尽全力救助每一位患者"，把病人从死亡线上拉回来。通过一天一次的核心组会查房以及遗体病理解剖工作，医疗队对于新冠肺炎的了解和认识不断加深。随着更加精准的治疗方案的临床应用，病区里越来越多的患者转危为安，队员们也越战越勇。

一天，结束了一天的工作已经是晚上 8 点，疲惫感慢慢袭来。在回驻地的班车上，有一位可爱队友提议合唱《我和我的祖国》。歌声响起的那一刻，我发觉我是那么爱我的祖国和我身边的每一位战友；那一刻，我切身体会到了中国共产党的伟大以及党引领下的国家、人民的伟大；那一刻，我觉得我的生命和祖国的命运是紧紧联系在一起的。回到驻地，我写下了入党申请

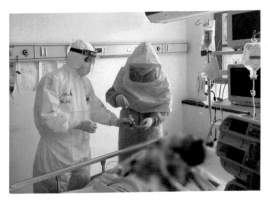

我与陈雨老师在患者床旁采样

书，此次战"疫"中我如愿成为了一名预备党员。

3月中下旬开始，方舱医院逐渐关闭，援鄂医疗队开始按计划有序撤离，武汉抗疫形势向好。与此同时，天气渐渐变暖，樱花开了，好美！通勤路上，车辆开始渐渐多了起来，渐渐地有一些门店开门营业。不知不觉中，这座英雄的城市开始慢慢苏醒，真好！

依 别

4月15日，北京协和医院医疗队，作为援鄂医疗队的"压舱石"圆满完成任务后凯旋。在医院、酒店、武汉机场、首都机场，我们受到了英雄般的待遇。那天我是诚惶诚恐的，这场疫情，武汉人民作出了太大牺牲。每一个人都是这场疫情中的英雄。

得知最后一支援鄂医疗队要撤离湖北，前来送行的市民很多。此间，更有与我们并肩作战的武汉同济医院的战友们，他们也来了。从下车到登机，不记得走了多久，只记得送行的队伍一直高喊："感谢协和，感谢首都，祖国万岁！"协和医疗队也齐声回应："不辱使命，不负协和，英雄城市，英雄人民，我们爱您！"如果世间有永恒，那一刻的情感应该是永恒。队伍中不断有人控制不住情感，默默抹着眼泪。武汉的这段日子，英雄的武汉人民，已经融于我们心底最深的记忆之中。

离别，是为了更好的开始；离别，也是为了更好的相遇。感谢武汉人民，你们是这个时代的骄傲，是你们的努力让祖国度过了这个冬天，祝愿每一位武汉人都平安喜乐！

江城回忆

张 慧

（北京协和医院内科 ICU 护师，国家医疗队第二批队员）

2月7日，在科室及医院简单而隆重的欢送会后，带着大家的嘱咐与祝福，我们来到了武汉。

到达驻地，我们护理人员被分成7个工作组，我所处的第一工作组的同事们来自医院各个科室，当时大家并不熟悉。当晚7点就抵达我们的工作场所——武汉同济医院中法新城院区 C9 病房，这里全是危重症患者。第一批来到武汉的我的好友孙红与我同组，还有夏莹护士长，她们不顾白天已经工作很长时间，指导我们穿戴防护装备，给我们一个一个地检查。第一次穿戴防护装备，我们用了一个半小时。在中法新城院区，防护服、隔离衣、护目镜、面屏、手套、鞋套、帽子、N95 口罩，就连护目镜所需要的防雾喷剂都有充足的准备。物资的齐

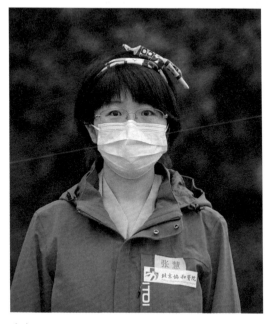

身穿队服

备缓解了大家部分的紧张心情。

刚开始有的同事不太适应，一方面是防护装备造成的，一方面是工作环境的压力，大家来自医院的各个科室，有的同事日常工作中没有接触过这么重的患者，各种仪器与平时所用的品牌也不大一样。但是好在医疗队快速为大家安排了重症患者护理的讲座，大家靠着协和护理人积极上进的心，靠着大家相互关心、互相传授的工作经验，没过几天都成了护理多面手。我在工作中也与同济医院老师配合，快速适应新的环境、新的工作程序、陌生的医嘱系统，及时准确地配制及分发各类药物，从小处着眼、从细节着手，及时发现初期医嘱中的漏洞，把好病人用药的第一道关。

通过这次疫情，在紧张的工作之余，我认识了很多其他科室的同事。我们从开始的陌生，逐渐成为相辅相成、日亲日近的小伙伴，也与一同工作的同济医院老师们建立了战友情。

有时候后方公众号小组让我们给他们发一些日常工作的照片，这才意识到我们都没有工作照。我想可能是秉承了内科ICU一贯的作风：不言工作苦，敬业有担当，只愿奋斗换幸福！所以我们的照片几乎都是在辛苦工作后换来幸福的休息时间的蔡甸区街拍照。在我们眼中抗疫工作并不是那么"高大上"，做好自己的本分就是最大的奉献。我们不是英雄，我们没有伟大的梦想，只希望病人平平安安出院，我们平平安安回家。借用最新纪录片《行走的力量》中的旁白：我们承认难过，也承认感动，我们不粉饰泪水，也不回避笑容，我们不太突出，不算起眼，2020年春天的武汉留下我们努力工作的痕迹。

刚来武汉时我在防护服上写下了"桃李不言随雨意，亦知终是有晴时"，诗情画意，是美好的祝愿，更是满满的信心。踏着北京的雪迎来武汉的春，一天傍晚我从酒店窗台看到了美丽的晚霞，与刚来时阴雨连连的武汉形成了鲜明的对比，当一个城市的色彩、光亮、温度都焕然一新时，突然间觉得整个城市充满了希望。从此之后，电视新闻报道里每天确诊的人数都在减少。

随着4月8日武汉重启，这座素有"九省通衢"之称的城市终于摁下播放键。清早步行到最近的邮局给我的朋友们邮寄了带有4月8日邮戳的明信片，与大家一起分享新生的快乐。疫情还没有完全结束，但所幸的是我们心底渴盼的春天终于如约而至。我在武汉的工作也逐渐接近尾声，虽然没有登上黄鹤楼鸟瞰长江，没有去珞珈山下赏樱花，也没有去户部巷吃热干面，但这个非同寻常的春天，教会了我许多：有敬畏，有珍惜，有成长。

从2月7日来，到4月15日走，在武汉短暂的停留，也许是选择性遗忘，好像已经忘记2月武汉的寒冷，3月武汉的炎热，忘记防护服里湿透的衣衫，忘记护目镜中的汗水，忘记如假手瓣笨拙的操作，留在心中的只有同济医院老师托人送来小龙虾的美味，蔡甸区油菜花盛开的美景，长江两岸灯光秀的震撼。

青山一道同云雨，明月何曾是两乡。

武汉，不说再见！

努力的意义

钱　浩

（北京协和医院心内科主治医师，国家医疗队第二批队员）

2020 年年初，一场突如其来的新冠肺炎疫情降临武汉，席卷湖北，并逐步向全国蔓延。在此紧要关头，在中国共产党的领导决策之下，决定关闭离汉、离鄂通道，防止疫情进一步扩散。同时，从全国各地调集 4 万多名医务工作者驰援湖北，和湖北当地的医务工作者共同努力奋斗。经过近 3 个月的通力合作，终于取得了这场抗疫战争的阶段性胜利。我，一名普通的医务工作者，很荣幸能作为一名参与者直接投入这场战"疫"之中。我去时踌躇满志，待我踏上归途，感慨万千。这场战"疫"，让我感叹于祖国母亲强大的凝聚力和爆发力，也让我直面生命脆弱的冲击，最终让我更深刻地理解了努力的意义。

2 月 6 日，在科室微信群里接龙报名之后大概 3 个小时，我接到医院通知第二天前往武汉。那一刻，我说不上来是什么感受，主要是踌躇满志加上对家庭的不舍，有一丝丝的担忧和瞬间的大脑空白，虽然说时刻准备着，但我现在回想起来还是没有完全准备好。第二天清晨起床，告别了儿子和岳母，来到医院迎来了我的爱人（她前一天在医院值夜班），在与她和同事们依依惜别之后，我随医疗队前往机场直飞武汉。

2 月 8 日，我们到达武汉后的第二天，我第一次进入病房，开始直面这场疫情中最危重的病人。手忙脚乱地穿好防护装备，互相检查着有没有暴露的皮肤，把所有的缝隙拿纱布或者胶条封上。虽有些气闷，但我们依然坚定地踏入了污染区。这个时候，谁都没有意识到我们将面对的是怎样一个困难的开局。

　　进入污染区的第一天，我完全成了一个"盲人"，护目镜的雾水让我什么都看不清，只能模糊地看到外面的影子，避免互相撞到；至于仪表参数、化验数据，根本没有办法获取。曾经的踌躇满志，变成了束手无策、呆若木鸡。

　　在战友们的帮助下，我很快适应并恢复了基本的五感功能，我觉得我又可以做些什么了；就像我之前作为一名心内科介入医生一样，可以和死神（急性心肌梗死）抢人了！可现实的残酷给了我沉重的一击，疫情对治疗造成的困局远超我的想象，让人束手无策。人生第一次，不得不承认我有点懵了，我开始对我们努力的意义产生了质疑：我们的工作有意义？虽然，这几年的放射介入工作让我能够很好地适应在防护装备下工作，同时保有充沛的体力和精力；此时，我的信仰和自信是崩塌的，没有目标和方向，也缺乏了动力，一如疫情之下的白莲大桥、街道，没有了车水马龙，再美丽的路灯也带不来生气。

　　接下来的时间里，我们的工作慢慢走上了正轨，似乎情况正在发生着一些改变。但实际上，我们只是把死神向病人宣布死亡的时间稍稍延迟一点，

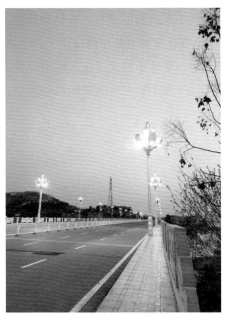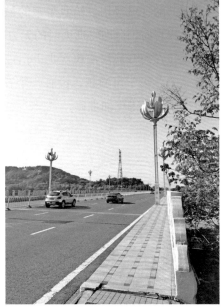

疫情期间的武汉白莲大桥（左）；疫情好转后的情形（右）

191

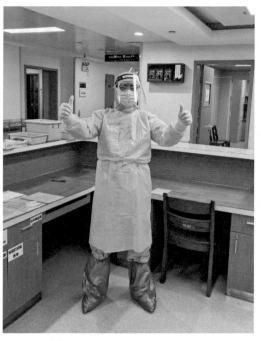

整装待发准备进入污染区

并没有把患者从死神手中抢回来。

某一天，一次偶然的机会和一位前辈聊起我的困扰，前辈笑笑说："虽然死了那么多病人，但只要多救一个，就有意义！我们不是神，没有权力判任何人死刑！"那一刻，我豁然开朗：在考试结束之前，谁也没有办法知道结果，尤其当我们面对的是生命，这是一场没有机会重考的考试。只有当我们拼尽全力，才有资格说无愧于心。努力所追求的从来不是单纯的结果，它的意义其实从我开始努力的那一刻就开始显现了，并且一直闪光下去。

援鄂的这段经历，给我带来的最大收获不是满满的荣誉、赞扬和尊敬，而是让我直面生命即将逝去时的无力，但是我在这种考验面前站住了，没趴下！当我在离开武汉前再次走上白莲大桥时，复苏中的武汉让我眼前一亮。没有一个冬天不可逾越，没有一个春天不会来临；黎明前的黑暗越是沉重，越会让朝阳显得更加璀璨。

守得初心，慎终如始

张　炎

（北京协和医院血液内科主治医师，国家医疗队第二批队员）

战前准备

2020 年年初，突如其来的新冠肺炎疫情打破了日常工作的宁静。当时我作为血液内科病房主治医生，依然每日忙于收治新病人、随访老病人，安排病房的化疗工作。

疫情发展之快让人震惊。武汉，这个一千多万人口的超大城市，实施关闭离汉通道，这是用壮士断腕的决心，要在武汉打一场歼灭战。这种情况无疑需要大量的人手。1 月 26 日，协和医院第一批援鄂医疗队奉命出征，全国各地也开始陆续驰援武汉，让我感到全民抗疫的时候到了。无论是作为普通人，还是作为医生，都需要有所担当。于是抱着"到一线去，为那里的患者做些事情，给武汉的同道们提供一点帮助"的想法，我申请作为血液内科第一批队员前往武汉。

2 月 6 日傍晚，在结束病房工作回家的地铁上，我接到了医务处的电话：明天需要前往武汉！接到电话的时候，我情绪有些许复杂：一是担心，毕竟武汉的疫情形势不容乐观；二是激动，能够临危受命，必然不负使命；三是犹豫，怎么和家里老人交代，让老人不必担心；再有就是病房患者谁来接手。我下地铁第一时间和周道斌主任汇报，周主任说，无论是家里还是病房，你不用担心，我们都会安排。

初到武汉

2月7日，阴，无论北京还是武汉。虽然从医院出发时，大家欢声笑语，但在飞机上和前往武汉驻地的大巴上，气氛十分凝重，空旷的机场和街道让这种压抑感更加明显。确实，就要上一线了，谁不紧张呢。但是，第一批护士老师当晚9点就进入病房工作了，这无疑对所有人都是一种鼓励。

2月8日上午，我作为第一个班次的白班队员进入病房。人生中第一次身着完整个人防护装置进入"红区"，各种不适是难免的，包括憋气、护目镜起雾、头痛、情绪紧张等。但是大家一起工作，这极大地缓解了各种不适。匆匆忙忙间，第一个白班结束了，多年未在重症医学科（ICU）工作的我，只能机械地完成调呼吸机、开医嘱等工作。脑子是迟钝的，节奏是缓慢的，而病人病情进展是迅速的。这些鲜明的矛盾摆在面前，让我不得不思考，如何才能尽早适应这里的工作节奏，如何尽快实现从一个血液内科主治医生到ICU一线医生的转换。

2月9日夜班，我感到有些乏力症状，但自认为可以胜任夜班工作，便照常去上班了。但进病房前的体温检测显示，低烧37.5℃。以上情况被迅速上报核心组，半小时后，我得到了一个好消息和一个坏消息：好消息是，专家组认为我的症状不是新冠肺炎引起的，这只是个普通感冒；坏消息是，我要回驻地休息，暂时不能工作。

接下来的三天，内心是比较焦灼的，看着同事们在前面奋战，而我成了伤兵。所幸体温迅速恢复正常，我也重返了岗位。

经过三天的休整，从身体上到心理上都有了充分的准备，我能顺利地完成ICU一线医生的工作。第一周，通过身体的康复、心理的调整、对工作流程的熟悉，虽然成长周期比预想的慢了些，但是，我已无所畏惧。

步入正轨

第二周开始，我已经能够在自己经管患者之余，开始关注其他治疗组的患者。血液内科医生的工作习惯让我关注到患者的凝血相存在明显异常，同时其他医生也发现了肢端缺血等临床症状。一线医生是联系患者与后方多学科疗诊模式（MDT）团队的桥梁，要准确地总结、汇报前线情况，经过前后方仔细地沟通、讨论，确定了高凝状态—抗凝治疗的策略。接下来的几天内，汇总凝血信息，向血液科出凝血专业组汇报，给医疗队同事讲抗凝治疗，忙碌而充实。同样的情况发生在各个亚专业，心脏、肾脏、消化等，在此基础上，我们的治疗步入正轨，病房患者的整体情况也在好转。我们用更专业的知识、更细致的观察、更有针对性的治疗，来帮助患者。

慎终如始

接下来的日子，整个医疗队有条不紊地运转着，病房患者的情况日益稳定。每天上下班的班车上也有了欢声笑语。每个班次 6 小时值班，也是在有序地交接班、开化验、做操作、看病人中悄悄结束，不再像最初觉得每分钟都很漫长。工作效率提高的同时，便有时间思考和总结。张抒扬书记说，要把我们的发现发布出去，去帮助更多患者，从临床中来，回到临床去。于是我们将 COVID-19 患者高凝、抗凝等表现汇总成文，传播协和的经验。

这期间，因临床工作需要，部分患者需要进行骨髓检查，在李太生主任等核心组成员的支持下，我们成立了重症加强病房临时骨髓检查室，对患者骨髓增生情况，是否合并噬血现象等进行评估，对后续治疗产生了一定帮助。我庆幸自己在协和得到了全面而严苛的基本功训练，任何时候都能"来之能战"，这才是终身受益的法宝。

抱定初心，慎终如始，牢记老协和"如履薄冰、如临深渊"的警训安心工作。

转眼间，两个多月的援鄂工作已经结束，"武汉阻击战"胜局已定。回头看去，从最初在北京的观望，到初

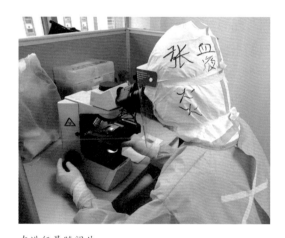

在进行骨髓阅片

来武汉的紧张，再到后来的有条不紊，这无不是成长所需付出的代价以及成长后的收获。一分付出，一分收获。"武汉阻击战"的胜利，正是武汉人民、医务工作者共同努力后取得的。

能和我的同事们共同参与这场战斗，是一种光荣。

樱花年年开放

常 龙

（北京协和医院内科医师，国家医疗队第二批队员）

对于患者而言，协和是一线光明，承载着生命最后的希望。

对于医生而言，协和是一叶扁舟，行驶在疑难病症的海洋。

对于学生而言，协和是一座灯塔，指引着学子未来的方向。

2007年，我顺着这盏明灯的指引，经历了千军万马过独木桥的高考，虽初出茅庐，但志在四方，遂填下了心中唯一的志愿：北京协和医学院。那一刻，我心潮澎湃，梦想着有朝一日可以着手成春、悬壶济世。

2013年，穿梭在医院实习和图书馆备考之间，我偶然翻到一本抗击非典英雄纪念画册，从画册中我看到了传说中波涛汹涌的战场，勇敢的协和人中流击楫、浪遏飞舟。那些如雷贯耳的名字——杜斌教授、李太生教授、刘正印教授印在画册上，前辈们当年意气风发、踌躇满志的样子跃然眼前。男儿何不带吴钩，哪一个热血青年不曾想过百战黄沙、冰河铁马！那一刻，慷慨激昂，梦想着有生之年可以一展羽翼、直冲云霄。

2020年，工作五载寒暑，小有所成。不敢说阅尽沧桑、看惯枯荣，自问疑难危重指挥若定，生死离别淡然面对。一年总住院医师的锤炼，深耕临床，无问西东，挫锐解纷，和光同尘。紧张而不慌张的生活，也无风雨也无晴，平凡而不平淡的日子，多情却似总无情。曾经的雄心壮志也似乎被深深地埋藏起来。

己亥岁末，荆楚大患，九省通衢，九州悬念。无情的病毒悄然蔓延，不断增长的数字牵动着每一个中华儿女的心，有限的医护人员早已不堪重负。

庚子年初，众志成城，一方有难，八方支援。中国人民团结在一起，全国上下一盘棋，白衣战士们逆行而上。这一刻，点燃了我心中的烈火，或许此生再无机会投笔从戎、金戈铁马，但前线病毒肆虐的地方就是我们的战场。接到医院的紧急征召令，我毅然报名，终究不负当年的雄心壮志，无愧最初的医道誓言。平时聚少离多的女友一如既往地支持我。湖北是她的家乡，从此也是我的家乡。她不能去，我便替她去。

12 小时后，没有请战书，百余人的协和医疗队整装待发，为了心中的信念。誓师会简短而隆重，师长、亲友前来相送。眼睛牵不住脚步，思念绑不住衣角。第一次在众人面前落泪，我与战友们执手相看泪眼，竟无语凝噎。

24 小时后，我们空降武汉，这时节的荆楚大地，天地寂寥，窗外素雪纷飘、

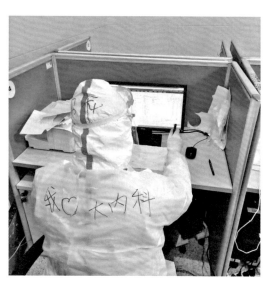

在缓冲区整理病历

屋内灯光摇曳。虽有将帅齐心杀敌、同侪并肩战斗，可这终究抵不过现实沉痛的一击。临危受命的战地重症加强病房瞬间收满，呼吸机和血管活性药是每个患者的标配。笨重的防护服让初来乍到的我们步履维艰，禁锢的眼罩和面屏让自由呼吸都变成了奢望。陌生的环境，不陌生的监护报警却此起彼伏，魑魅魍魉乱吼纷飞；熟悉的战友，共同面临着未知的病毒。一天繁忙的白班身心俱疲，迎着落日熔金，荒原霜染，心中依然有无限春光。一宿煎熬的夜班形神俱散，看着朦胧星月，夜凉如水，我们坚守盼朝阳。

权当换班记时间，聊将锦瑟记流年。日夜颠倒，人困马乏，第三批特种兵火速支援。记得一次抢救过程中深静脉穿刺，没有超声定位、没有助手辅佐，汗水浸透了衣衫、雾水模糊了双眼，我第一次萌生出放弃的念头。然

而，抬头看到相濡以沫的兄弟们还在全力为患者争取最后一点希望，同舟共济的护士们有条不紊地配液，我绝不能退缩，更不能放弃。协和内科培育了我良好的工作习惯和坚韧不拔的品格，忍着雾水滴进双眼的刺痛，我慢慢回想起做过无数遍的操作，尝试着定位、穿刺。来，再来！已经分不清是汗水还是泪水，虽然依旧困难，但并不畏惧。无论白昼黑夜，无论北京武汉，一旦进入病房，一旦来到床旁，我都要做一名合格的住院医师。

冬去春来，更替寒暑，谁也拦不住时间的脚步。苦心人，天不负，我们克服了最初的陌生和恐惧，慢慢地像在北京一样规范有序地工作。多学科团队各显神通，高年资医护各司其职。联合查房，病例讨论，一切都是"熟悉的味道"。我渐渐地喜欢上这种感觉，简单而纯粹。多为患者吸一次痰，再去看看患者的皮肤；多给家属打一通电话，再去调调机器的参数。无论昼夜更替物换星移，病房里苦心孤诣；无论嘈杂喧嚣，病床前甘之如饴。我又见到了图书馆画册里的前辈们，平日里他们查房和授课时，总因为内心的敬畏而不敢亲近。如今真的有机会和前辈并肩作战，他们渊渟岳峙的品格，更令我仰慕了。疫情不结束，坚决不撤退，张抒扬书记带领我们向新冠病毒发起的最后总攻，"黄沙百战穿金甲，不破楼兰终不还"。

随着最后一名患者的转出，协和人81天的武汉战"疫"结束了。作为坚守到最后的国家医疗队，没有辜负临行前的誓言。我们目睹了一群英雄的战斗，也见证了一座城市的苏醒。还记得黄鹤楼前，玉宇清冷、人迹罕至，如今车水马龙、满目繁华，多么让人欣慰；还记得后官湖畔，波涛汹涌、恶浪滔天，如今烟波浩渺，明湖百里，多么让人心安。

樱花年年开放，心迹岁岁不同，

英雄的城市，英雄的人民，

山高水远，纸短情长，

召必战，战必胜，

武汉，再见！

努力成为别人生命中的那道光亮

郭　帆

（北京协和医院心内科医师，国家医疗队第二批队员）

　　临行前夜，雪下得很大，当被电话告知，报名已获批准，第二天要启程前往武汉时，我并不知道需要准备什么。掏出手机看了下武汉的新增确诊病例曲线，每天都在陡直地走高，而这座城市的病例数早已占了全国的一大半。

　　我爱人孙渊满屋子翻箱倒柜想找出几件贴身的保暖内衣，然而未遂，于是含着热泪给我理了发。我一边佯装轻松地听着抖音神曲，一边脑补在武汉驻地，给队友掏出全家福时的景象。

　　武汉的天气随性率意，充满了变幻和惊喜，晴转多云、多云、转阴、阴有雨夹雪，总是搞得人猝不及防。

　　驻地酒店条件不错，大床房，落地窗，干湿分离，独立卫浴，还有总是掉线的中速 WiFi，以及虽然可以投屏但从没打开一次的网络电视。肉菜很硬，热干面好吃，每餐有水果，还能吃到扇贝、大虾、鸭脖、"稻香村"食品和拍黄瓜，间歇更有多种口味冰淇淋全新上市。我用自己的体重，记录着这里的每一餐。

　　刚到武汉的那段日子，生活出奇规律，吃了睡，睡了吃，美其名曰"伊壁鸠鲁主义巴甫洛夫原理内分泌调节免疫力增强综合疗法"。三班倒的重症加强病房工作，让我沾上枕头就睡得像个 200 斤的孩子，经常昼夜颠倒，顾不上吃饭。超强的适应能力，让我工作时很快习惯了起雾的护目镜、闷热的防护服以及笨重的多层手套，能够自如地书写打字、摆弄电脑、进行床旁

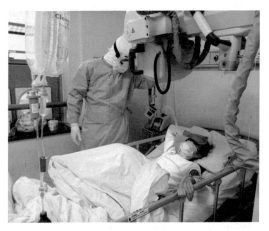

为患者行床旁胸部 X 线检查

操作。

然而，适应新的工作状态只是一切的开始。

我们支援的武汉同济医院中法新城院区，地处偏远，硬件很硬，设施崭新。但由于是普通病房临时改造出来的重症加强病房，因陋就简、因地制宜成了常态：超大风扇替代负压层流，监护屏显替代心电图纸，无创血压替代有创监测，静脉导管替代动脉套装，直针手缝替代无菌针持；没有超声，就靠动脉搏动估计静脉定位；不能听诊，就靠触诊／叩诊确定胃管位置；容易低温，就靠加热／保暖维持连续肾脏替代疗法（CRRT）恒温；病人危重难以外出做胸部 CT，就学着拍摄床旁胸片；设备有限缺乏多余的 ECMO 机器，就试着组装替代装置（ECCO2R）。

如果说设备的添置、硬件的完善相对容易，那么流程的规范、团队的磨合却更为艰难。患者痰痂频繁堵管，大家意识到需要加强湿化翻身、痰液引流，并渐渐开始使用气管镜、留置气切管；患者容量能量亏欠，大家注意到应该加强静脉补液、肠内营养，还慢慢开始应用营养泵、放置空肠管。如果没有从无到有的摸索，根本无法体会要维持水电酸碱平衡——利尿、带泵液、补充微量元素每个细节都并不简单；如果抛开身体力行的实践，完全不能了解要促进心肺功能恢复——下地、俯卧位通气、调整呼吸参数每个环节都至关重要。

最初的鏖战，即使夜以继日、拼尽全力，患者情况仍在手中逐渐恶化、生命无法挽回，这种不受掌控的压抑让人想要逃离。而医生这个职业最残酷的地方在于，每次成功的决策／诊治总是随时光被淡忘，但所有的不足却始终萦绕在脑海里挥之不去：如果我能坚持自己的判断，这个气管插管更换得再及时一些，能不能避免脑损伤？如果这个穿刺能够提前定位，避开早先拔管按压的位置，会不会更顺利？

还好，这一切都只是暂时的，每个人都咬紧牙关挺了过来。

当住院人数以肉眼可见的速度减少，病人状况趋于稳定时，每轮班次之间有了充分的休息，于是细致的检验量表、详尽的病程交班、全面的三级查房、积极的多科协作、强力的远程会诊，协和熟悉的一切就又都回来了。

同去前线的各个专科也开始纷纷提供力所能及的帮助：可视气管插管（麻醉科）、神经体征定位（神经科）、骨髓涂片 / 活检（血液内科）、血液净化治疗（肾内科）、心脏急症管理（心内科）、胸腔闭式引流（胸外科），以及肢体坏疽清创 / 关节脱臼复位（骨科 / 整形美容外科）、鼻咽填塞止血 / 气切插管更换（耳鼻喉科）、核酸抗体检测 / 病原基因测序（检验科）、呼吸支持转运 / 支气管镜引流（呼吸与危重症医学科）。

而我也得以在每次值班期间，把一些不常用到的重症知识重新捡拾起来，甚至还粗通了尸体遗容料理、针刺尸体活检以及床旁支气管镜的技术。除此之外，每次值班我都会再细细整理一遍患者的病程和主要检验指标，希望能在长期诊疗上找到一丝线索、寻求一些突破。

下了班，除了总结病人的病情，参加多科会诊、远程查房外，我还在几次与协和校友、国外医师的连线中，交流思考新冠肺炎的整体诊疗方案。犹记得一次最拼命的 48 小时里，我花了 36 小时在整理患者外院厚重的病历资料上，并匀出 4 小时与校友连线交流，肾都差点透支了。

4 月 12 日，我慎终如始地亲手转走了重症加强病房的最后一个病人，4 月 15 日，我启程返京。

在武汉的 69 个日夜里，我历经 27 个白班、13 个夜班，操作 11 例深静脉置管（2 例失败）、1 例动脉置管、1 例胸腔置管、3 例心肺复苏（1 例脑损伤）、4 例电复律（1 例失败）、30 余例床旁胸部 X 线，参与 3 次转运、2 次临床病理讨论、2 次远程查房 / 多科会诊、4 次对外连线经验分享，准备了 6 份 PPT、2 份经验总结。

但愿以后回想起来，即使在最艰难的时刻，自己仍然拼力，发出了一丝微光，创造了一点希望。

逆风拥抱太阳

李 奇

（北京协和医院心内科心导管室护师，国家医疗队第二批队员）

"去时风雨锁寒江，归来落樱染轻裳。""山河无恙在我胸，愿君归来若春风。"2020 年 2 月 7 日，作为北京协和医院第二批国家援鄂抗疫医疗队一员，我踏上了奔赴武汉的征途。在武汉参与抗疫的 69 天，是我最难忘的一段日子。在这里，我们协和的 186 位同事共抗疫情，在这场战疫中，我亲身经受了一场前所未有的历练，我亲眼见证了武汉这座英雄之城如同浴火凤凰涅槃重生的艰难历程。在我的心中，武汉这座美丽的城市不仅仅是我曾经战斗的地方，更成为了我的第二故乡。

作为一名医护人员，我的职责是救死扶伤，尤其是作为一名有着多年重症护理工作经验的护士，在国家和人民最需要的时候我更不能退缩，所以我义无反顾地报名参战。我清楚地记得出征仪式上，赵玉沛院长在讲话中殷殷嘱托："协和是一支能打胜仗的队伍，大家一定会用实力展示什么是协和人！"

出发前，我们全体医疗队员接受了医院的紧急培训，认真学习了穿脱隔离衣和多层手套防护下的穿刺技术，对此次一线抗疫战斗增强了信心。2 月 7 日刚到武汉时，随着确诊病例数量不断上升，重症病人也在增加，协和医院国家医疗队在武汉同济医院中法新城院区 C9 西区 48 小时内建立了一个全新的重症加强病房，整个病区 32 张床，开放两天就全部收满病人。重症加强病房患者病情危重，生命体征变化迅速，我们穿着厚重的防护服和隔离衣，戴着布满水雾的护目镜，护理工作面临着高难度、高强度、高风险的挑战。初到武汉时，我有过些许的紧张不安，有过对家人的思念，但伴随着病房工作紧张有序的开展，我全身心投入到了工作中。我们护理的治疗措施非常复杂，护理工作量极大，在这里生死只是一瞬间。我深知自身肩负的责任，不敢有丝毫懈怠，在重症医学科（ICU）病房六年的工作经历，让我在这里更加感受到生命重于泰山。同事们每时每刻都在与时间赛跑，努力挽救每一个患者。

随着疫情进入攻坚阶段，我心中铭记着"严谨、求精、勤奋、奉献"的协和院训，在张抒扬书记和吴欣娟主任的指挥下，我们因人施"治"，对病人"个性化""全方位"治疗，在生理和心理上实现整体护理，翻身、吸痰、测气囊压、更换气管插管胶布、俯卧位治疗、床旁血滤治疗、更换引流袋、鼻饲、收垃圾、物品空气消毒……我们时刻忙碌着，一个班次下来，汗水早已浸湿了衣服，甚至有的人出现憋气不适、头晕等症状，但作为协和人，我们没有一个人退缩。还记得刚来武汉第二天，有个病人因使用无创呼吸机不能很好地人机配合，产生烦躁的情绪，我不停地安慰他，告诉他现在所打的点滴是最新研制的"特效药"，让他从内心深处看到生的希望，此后患者心情平静，对我们的护理工作积极配合，最后痊愈出院。

在这里，我们医护人员的心无比紧密地联系在一起，每一条指令都精准完成，小组工作配合空前完美，我们的团队精神达到巅峰；在这里，我们是一家人，互帮互助，在防护服上书写着我们之间的"爱"。在护理工作中，我也不忘钻研业务，我发现穿着防护服的情况下，传统听诊器不能发挥作用，但是气管插管、胃管和肺部呼吸音听诊都离不开听诊器，基于此，我翻阅了大量的资料，经过深入思考、反复论证，撰写了《无线听诊器》。由于病毒存在于患者肺部，呼吸机管路与患者气道相通，呼吸机冷凝水里面很有可能存在病毒，所以在冷凝水倾倒过程中很有可能存在职业暴露，我发挥自

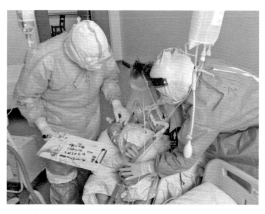

把患者从床位转运到轮椅，加强患者体位锻炼和功能康复

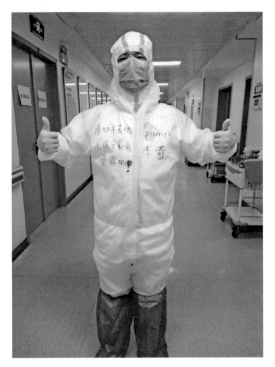

病房留影

己的所长，撰写了实用新型专利《密闭式呼吸机冷凝水倾倒装置》。经过这次一线战"疫"，我全面系统地学习了各种专业知识，提高了对病人个性化、整体化的护理和团队创新协作能力。

加入中国共产党时，我发出过铮铮誓言："随时准备为党和人民牺牲一切！"在疫情考验面前，作为一名共产党员，我以奋斗为荣，以维护人民群众的利益为荣，以实现伟大崇高理想而默默奉献为荣。就像院党委书记张抒扬在党课中提到的，我把初心和使命写在了抗疫一线。

九州一心，逆风前行。一个个抗击疫情的医护人员、社区工作者、志愿者，无数个你我他，用自己的微弱之光撕破了暗夜的一角。"岂曰无衣，与子同袍"，在亿万华夏儿女的共同努力下，我相信抗疫的终点站将是武汉涅槃重生，万家灯火齐明！

再 别 江 城

吴 楠

（北京协和医院心内科一病房教学老师、主管护师，国家医疗队第二批队员）

疫情暴发正值新春佳节，我主动请缨，奔赴前线，支援武汉，抗击疫情，一场没有硝烟的战"疫"随之打响。

作为一个3岁孩子的母亲，一个父母宠爱的女儿，一个爱人眼中的娇妻，当面对这场突如其来的疫情的时候，我也有过忐忑和不安。但我是一名共产党员，一名协和医务工作者，一名心内科教学老师，在国家危难之时，应该起到党员的模范带头作用，挺身而出、勇于担当、践行使命。我曾在非典病房工作过，也在呼吸内科轮转过，此时此刻，国家需要医护人员，武汉患者需要救治，当地医院需要支援，我积极调整心态，战胜内心脆弱，着手准备用品，学习防疫文件，安排家务琐事。

2月7日，我作为北京协和医院第二批国家援鄂医疗队员飞抵武汉。整理物资、熟悉环境、完成培训，抵汉当晚即开始了在武汉同济医院中法新城院区重症加强病房的救治工作。这里是抗击疫情的核心战场，收治的都是新冠肺炎的危重症患者，多数都需要呼吸循环支持治疗。和普通病区相比，这里在工作内容、工作强度、工作性质上有很大的区别。在这样特殊的时期，从心血管患者护理转向危重症患者护理，从普通病房工作转向危重症病房工作，我需要不断地学习最新诊疗方案和调整自我工作状态。我谨记"精心救治患者"和"医务人员零感染"的总目标，执行统一工作部署，落实护理工作安排。在我身边有医学专家、临床教授和具有多年实践经验的重症医学科（ICU）护士，从处理血滤机报警、呼吸机的管理、俯卧位通气到维持体外膜肺氧合（ECMO）设备正常运转，我的战友们给予我很大帮助。在互相鼓励、互相扶持、互相帮助中，在共同作战、精心护理病人中，我们结下了深厚的情谊。战友间彼此守护是我工作的坚强动力，协和人互助互爱让我走过在武汉最艰难的一段日子。

电视、广播各种媒体对医务人员的报道让我感动，在危重症病房对患者的救治工作更让我难忘。一天中午，一名上着呼吸机进行机械通气的中年男性患者，有点躁动，总想坐起来，手在不停地动。我仔细观察发现，他正在用手不停地写着什么，因为无法和插管患者进行言语沟通，于是我给了他笔和纸，患者写道："口干，想喝口水"。值班护士刘孟婷知道后，连忙解释说，现在上着呼吸机是不能饮水的，但为了给患者加油鼓劲，她请示过主管医生后，小心翼翼地用棉签蘸了水帮患者浸湿了口唇，让患者抿了抿，她一边操作一边用哽咽的声音鼓励患者："加油，你一定能挺过去的！"患者点了点头，不再躁动不安，安心接受治疗。一位危重症患者经过医疗队的精心救治，顺利脱机拔管，并在生日当天吃上了医护人员亲手准备的生日蛋糕，李太生教授对她说："你获得了第二次生命。"还有一次，在床旁进行ECMO动静脉插管的周翔教授一边操作，一边喊着："武汉必胜，中国必胜，地球必胜！"协和医疗队的原则就是永不放弃。协和人用行动展现了"严谨、求精、勤奋、奉献"的协和精神。在抗疫一线，协和医疗队成立临时党支部，共产党员纷纷喊出"我是党员我先上"的响亮口号。党员带头，凝聚力量，逆势而行，危难之时，党旗迎风飘扬。

援鄂一个半月，迎来了我的生日。爱人的礼物是一封写给我的家书《致援鄂一线的你》。我经常会想起其中这样一段话："随着疫情的好转，周末我也将女儿接回家，让岳父母休息，陪孩子玩耍。有一次我俩去水果店，买了好多水果，一边往外走，一边照顾她，她一直紧跟着我，突然跑到我前面，伸出小手，'爸爸我来拿一些'，当时一瞬间，泪水早已润湿了眼眶，女儿长大了！我也问过她，你想妈妈吗？她从容地回答：'妈妈在救治病人。'我心中明白，这是理解、是分担、是勇气。岳父母也很少向我问询你的工作，但是他们知道你所工作的医院、收治情况、工作安排。儿行千里母担忧，这是他们的信任、支持、期待。我的妈妈、妹妹也总是询问你，期待你早日回家。家中充满爱，让我感到温暖；国家充满爱，让社会更美好。让爱不断传递、延续！"正是父母和爱人的理解、支持和信任给了我最大的鼓励，他们作为坚强的后盾支持了我的工作，他们也是我前行的动力。在此期间，院领导给予的照顾，医院后方给予的支持，心内科护士长给予的关怀和同事们给予的帮助，让我感受到协和大家庭的温暖，使我备受鼓舞，内心充满勇气和力量。

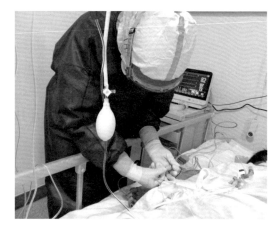

在采集动脉血标本

4月13日清晨，我睁开眼睛，向窗外望去，迎着明媚的阳光，马路上车流穿梭，美丽的江城迎来了新的春天。我们的援鄂工作取得了阶段性胜利，我们也正式准备回归休整。在武汉的这两个多月，经历冬日迎来春色，拨开阴霾迎接明媚，我不断历练，不断成长。

回想起这两个多月来的工作和生活，历历在目，即使是专科护士的培训，远赴芬兰的学习访问，我都从没像现在这样，长时间地离开家。而今的我，喝过江城的水，吃过江城的面，仰望过江城的蓝天，感受过江城的寒风，看过江城的夜景，迎过江城的暖阳，曾在江城危重症病房里奋战过、拼搏过、守护过。蓦然回首，这座城市对我已不再陌生，我对这里的人、这里的景、这里的水、这里的桥，生出无限的眷恋之情。最后那天，当载着我们离开的大巴车缓缓驶离驻地，驶过喧嚣的人群，驶过后官湖的栈道，驶出我曾坚守过的同济医院中法新城院区，驶上汉江大桥的时候，望着窗外的汉江之水，迎着春日的阳光，我突然热泪盈眶。我对武汉的长江大桥之固、之最、之盛名充满好奇，对黄鹤楼之高、之美、之赞誉充满向往，从古代楚汉文化到近代辛亥革命，武汉日月交替辉映，古老与现代交融。在这段日子里，武汉同济医院战友的支持、武汉人民的热情，让我感动、让我难忘、让我留恋。到达与离开都是注定的，世间所有的相遇都是久别重逢。武汉，这座见证我成长的城市，我们还会再相见！

"90后"的成长

冯卫兰

（北京协和医院妇产科二病房护师，国家医疗队第二批队员）

我叫冯卫兰，出生于1992年，来自北京协和医院妇产科。2016年，我从一名培训护士转正成为正式护士，很荣幸地成为协和大家庭的一员，至今已工作4年。

2020年2月6日下午4点，我接到科护士长的紧急通知，次日要随医院医疗队奔赴武汉支援重症医疗抢救工作。

2月7日，我们到达当晚就开始进入病区工作。当时，我心里有兴奋，也有害怕、忐忑。兴奋的是，能为抗击疫情贡献一份绵薄力量；害怕的是，对未知病毒不免恐惧；忐忑的是，不知道自己是否能胜任重症护理工作。

2月7日晚上9点是我们第二批医疗队进入病房的第一个班次。我在这个夜班工作，的确是格外吃力，推开那一道道大门，进入污染区后，等待我的是看不见的病毒，是未知的风险。我穿上这身行头就费了不少力气，第一次穿戴上多层防护服，连走路都要重新学习，眼罩里全是雾气和水滴，可视范围急剧下降，脚下有多层鞋套，我们就像太空漫步一样，每一步都得小心翼翼，不然就可能摔倒。一个个忙碌的白色身影，厚厚手套下不灵活的双手，几个小时连续工作，疲惫连同着低血糖和高压力缺氧，带来的气闷、晕眩感一阵又一阵冲击着我的头脑。这时，我联想到了产科的分娩镇痛呼吸法，就这样跟着节奏呼吸，缓解一下缺氧状态，并分享给了身边的小伙伴。当然，有了办法也依然需要小心翼翼地完成各项护理操作。

我上到第四个班的时候，才逐渐适应了新工作环境和有序的治疗护理工作。我坚持做到，上班前防护穿戴细致检查，下班后严格执行消毒步骤。每日工作的数小时我们身兼数职：护士、家属、保洁员、护理员、心理辅导员等，操作有翻身、吸痰、测气囊压、更换气管插管胶布、气切换药、俯卧位治疗、床旁血滤通气、更换引流袋、鼻饲、收垃圾、物品空气消毒……俯卧位治疗更是需要多人密切合作并耗费极大的体力，这既是对患者的考验，也是对医护人员的考验。我们每当遇到抢救病人的工作时，配合做到忙而不乱、忙而不慌，认真做好每项抢救护理工作。我们进入了病区，就是进入了阵地。目的就一个，救治重症患者，挽救更多的生命，挽救更多的家庭。

我每天面临工作中多种复杂情绪的影响，生死一瞬间。有奋力抢救后未能把病人从死亡边缘拉回的悲伤，面对离世的患者和伤心的家属，我们深表同情，我们会像亲人一样细心为逝去的患者擦拭身体，梳理头发，整理衣物等，让他们安详地离开这个世界。只有亲身体验后我才有了前所未有的伤痛感、无力感、挫败感，走近患者，贴近患者，做好有温度的护理。有的患者在我们的治疗和精心护理下变得乐观了，看到他们充满信任的眼神，即使再苦再累，哪怕浑身湿透，只要能以自己的微薄之力，为重症患者带来希望之光，我就信心满满，感到一股来自心底的力量和使命感，觉得这一切的辛劳和付出都是值得的。我真正体会到了这身白色战袍的使命所在。

在援鄂医疗的 69 天里，要问我在北京和在武汉护理工作上的区别，我的感受是天壤之别。我在北京从事产科护理工作，每天都是迎接呱呱落地的新生命，一个新生命的诞生是如此神奇，病房内每天充满了喜庆和温馨的感觉；而在武汉的重症加强病房，病人身上插满了各种管路。一个工作环境面对的是新的小生命，一个工作环境面对的是在死亡边缘求生的成人重患。这些对我来说是颠覆性的重大角色变化，让我实现了从一名普通的妇产科护士到能够参与护理重症病人的战士的转变。我们冒着生命危险奋战在重症最前线，用实际行动践行了"敬佑生命、救死扶伤、甘于奉献、大爱无疆"的职业精神，获得了党和人民的高度认可和赞扬。

我身边优秀的同事，尤其是共产党员们的先锋模范作用，无时无刻不在感染着我、带动着我，坚定了我做好重症患者护理的信心和决心，带给我极大的动力和能量，支持我顶住压力，不断进步和成长。认真践行"严谨、求精、勤奋、奉献"的协和精神，细致地做好抢救工作。2 月 13 日，我向党

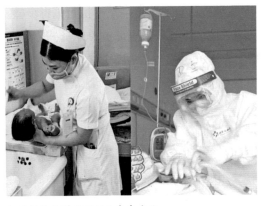

妇产科护士到重症护士角色变化

组织递交了入党申请书。我的精神面貌也随之发生了翻天覆地的变化，在极度危险中砥砺了意志和品质，积淀了气质和涵养，在重症护理中真诚、淡定、踏实地工作，表现出了"90后"的勇敢、责任与担当。我现在已被院党组织确定为入党积极分子，我希望能以实际行动和高标准严格要求自己，早日成为一名中国共产党党员。

国家卫生健康委、中国医学科学院及北京协和医院分别宣传报道了在武汉"90后"的工作表现。我作为其中的一员，3月9日在北京协和医院官方微信公众号"协和医生说"发表了队员日志《武汉别怕，我们来了》，3月18日参与了国家卫生健康委机关党委《战"疫"青春，不负韶华的抗疫"90后"青年》宣传视频的拍摄。

"90后"的我们曾经是温室中的花朵，而这次援鄂是我离开家最长的一段时间，两个多月来，让我学会了离开父母后自己独立生活的本领，提高了责任心。还记得一次震耳欲聋的雷声让我从睡梦中醒来，这是多年来第一次听到打雷声让我感到害怕，可能是因为自己身在异乡的宿舍内，没有家人的陪伴和依靠吧。也可能是面对无情肆虐的病毒，我们用尽全力未能夺回的每一条生命，而噩梦惊醒吧。在这些日子里，感谢家人们通过视频对我的远程鼓励、开导和支持，我学会了自我调整心态，心中充满了战胜病毒的信心和憧憬。在整个工作期间，我们保持"两点一线"，我可以全身心地投入"战斗"，我是一个乐观向上的"90后"，把每天的生活起居都打理得井井有条。

我们的专业能力、责任感、职业价值在这次危急关头得到了充分体现。我们"90后"要不负习近平总书记的嘱托，在一线磨炼意志品质，增长工作本领，不负韶华，让青春在与疫情的抗争中闪光，为中华民族伟大复兴的画卷添上浓墨重彩的一笔！

经此一"疫"，不负韶华

李 婷

（北京协和医院产科二病房护师，国家医疗队第二批队员）

连续两天的大风，把北京的天空吹得透亮。早起望向窗外，太阳把对面的工业区照得生机勃勃，一会儿这里就要人声鼎沸。楼下花园的小树在昨夜休整后正高昂起头，沐浴着酣畅淋漓的晨光。树上的桃花落得一地花瓣，让我不由得想起了黛玉葬花，不过却是红消香断有人怜。脱了花的嫩叶嫩得出水，也是流光溢彩。今天刚好是谷雨，谷雨是春季的最后一个节气，春光明媚，万物复苏，是赏春和郊游的时节。然而，2020 年的春游来得何其不易。

现在回想，2020 年 2 月 7 日，大年正月十四，我跟随北京协和援鄂医疗队抵达抗疫一线——武汉。此前《荆楚疫记》中描述的"荆楚大疫，染者数万，万人惶恐，皆禁足家中，万户闭，道无车舟，街巷空寂"，到了武汉才深切地感受到什么是街无人行，道无车舟。关闭离汉通道后的武汉如此安静，或者说是寂静。驻地傍晚，马路灯火通明，交通灯在十字路口安静地独舞，偶尔缓驰过几辆警车，是一线警务人员在巡逻，偶尔疾驰过几辆救护车，是在紧急运送患者。这是我对武汉的第一印象。直到我即将离开时，武汉已经重启，车水马龙，熙熙攘攘，这才是武汉真正的样子。2 月 7 日到 4 月 15 日，这段日子注定是我人生浓墨重彩的一笔，有太多收获，有太多感动。

在平时的工作中，我算勤勤恳恳的实干型。作为协和护理人，秉承协和精神，对于患者，协和护理本就严谨求精，完成护理工作本身外，我愿意去多了解患者，他们最多的是心理上的需求，我愿意以轻松的方式和他们多说说话，这也是一种治疗。在武汉病房里，刚刚开始收治的病人从各个地方送来，多且非常危重，是我多年没见过的危重。我第一次为患者测血糖，拉开被角，患者的手因弥散性血管内凝血，一只手指端呈紫黑色坏死，戴着多层手套，我很难感受到温度，但我知道这只手有多凉。武汉这个重症加强病房里没有空调，武汉也不会有暖气，2月份还下过雪，加之患者病情重，躺在病床上很容易体温偏低，大家把自己的电热毯带到病房，给病人盖上一层被套、一层电热毯、一层被子，必要的时候两层被子。电热毯不够，就用暖宝宝，一层被套、一层暖宝宝，再一层被子，我感动着也学习着。在物资不够充裕的前期，我们克服种种困难，用尽各种办法，协和护理人就是要为患者做到更好。在武汉的病房里，传染病不可能让病人家属陪床，我们就是他们的"家人"。我们和自己的亲人、爱人分开，就是为了能治好病床上的患者，让更多的家庭重新团圆。

重症病房会有生离死别，一位80多岁的患者，在大家几番的努力下还是没能坚持下来。最后，我负责整理她的遗物，我仔仔细细，把每件衣服的内外兜都翻开。因为是传染病，患者离世时家属无法伴其身边，这些物品将是家属收到的逝者最后的遗物。我在一件外套的内兜里发现了一个半张纸的字条。纸不规整，字体有些潦草，我猜是在匆忙中提笔写成的，内容大概是："您好，我母亲的主治医生和护士们，您们辛苦了。我母亲是大学退休教授，有高血压病史，但未规律服药……"最后是拜托我们照顾老母亲。我看到这些，防护镜瞬间起雾了。这是她孩子的叮咛，他们来不及再多看一眼亲人，再多与亲人说一句。这是这场疫情所有离世患者家庭都在承受的痛。这次的疫情有人暂时分别，有人天人永隔。都说医者仁心，面对这些，谁不伤心动情！

协和是最后撤离的国家医疗队，4月8日武汉重启时我们仍在驻地。经历了76天，武汉终于重启，全面复苏。8日零时，无数车辆从各个闸口驶出，家人们得以重逢，分开在此刻都只是为了重逢。武汉人民在欢呼，全中国也在欢呼！

4月15日我随协和援鄂医疗队安全返京。现在回想，是什么让中国在这么短的时间里控制住疫情，取得阶段性胜利？是中国的建造业，雷神山、火神山拔地而起；是超过4.2万名医务工作者迅速从祖国四面八方赶赴湖北；是军人、科研人员、媒体记者等的共同努力。中国政府的迅速决断、果断措

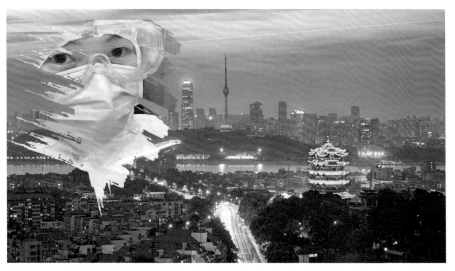

点亮后的武汉黄鹤楼

施，中国人的团结勇气、坚毅和责任感，中国的速度、凝聚力和实力让这次疫情阻击战取得胜利。我们186人的团体也是如此，在院领导的带领下，在大后方的支持下，我们有速度、有凝聚力、有实力，抗击疫情不惧艰险，奋勇向前。感谢组织，感谢医院，感谢同我并肩作战的战友。

　　报名来武汉一线，我没有太多想法，我只是一名医务工作者，职责所在。来过武汉，我对我们的工作有了前所未有的使命感。我真正感受到了我们白衣执甲的那份担当、那份责任感，同时更多的是荣誉感。我经历了武汉战"疫"的洗礼，心上永存印记。经此一"疫"，不负韶华。感恩！感谢！

战 "疫" 前线，磨刀于刃

刘 霞

（北京协和医院妇产科护士长，副主任护师，国家医疗队第二批队员）

新型冠状病毒肺炎疫情发生之前，我是一名在北京协和医院妇产科工作了 12 年的护士。疫情期间，我又有了一个新身份，成为在武汉同济医院中法新城院区重症加强病房工作过 69 天的重症医学科（ICU）护士。这个身份的转变，是怎么实现的，那得回溯到 2020 年春节前。

大年初一我本计划回山东老家的，可节前 1 月 20 日的院周会上关于武汉疫情的通报及医院防控疫情的布置，让我对自己能否按计划回家打了个问号。随着 1 月 23 日武汉关闭离汉通道以及疫情的加剧，病房开始志愿报名支援发热门诊，我默默地取消了回家火车票。随后医院号召医护人员报名支援武汉。作为党员义不容辞，作为护士长责无旁贷，我第一时间报名。因为我甲状腺功能不好，领导担心我的身体，让我认真评估身体状况，仔细考虑。我说考虑好了，我的身体状况没问题。人生嘛，总要干点什么才有意义。

2 月 2 日接到参加医院的防护服穿脱培训通知，我回家默默列了驰援武汉携带物品清单，并按照清单开始准备物品。

2 月 6 日下午我正在病房上班，收到领导微信问询：明日是否可以去武汉。我回复：可以。2 月 6 日晚组队完毕，2 月 7 日 10 点 40 分，简短的出征仪式后，我们第二批 142 人按照分组登上了开往机场的大巴车。我的老师来送我，在车上她红着眼圈，眼泪在打转。我赶快化解气氛说，老师，您别这样，不要这么儿女情长。车开了，看着送别的人，我眼泪终于忍不住落下来。下午 1 点飞机抵达武汉，一路上我最担心的是自己缺乏重症护理经验，

214

是否能胜任 ICU 的工作。

刚到武汉的当天夜里我们就要进病房上班，晚上进行了防护服穿脱强化培训。我们专业组是夜里 2 点起来，3 点坐车去的医院。这个紧张的节奏让人感觉真的像进入战时状态。因为没有重症监护轮转经验，最初我的感觉就是困累加发懵，尤其是穿上防护服后感觉呼吸困难。但是我们医疗队充分考虑了这一特点，全部护理人员分成 7 个护理小组，每组人员在污染区工作 4 个小时后由后一组接替。专业组组长由第一批队员担任，因为他们已经工作半个月，熟悉了流程。我们每组人员 16 人，根据病房情况分成前组后组，并细分成几个分组，3—4 名队员中由一名有 ICU 经验的人员指导工作。

工作中面对的最大问题就是各项专科仪器的操作：密闭式吸痰、呼吸机的管理、各种药物泵的使用、动脉血气的采集与分析、重症患者的翻身等等。在我们下飞机时，微信群里 ICU 的同事们就开始给大家推送各项 ICU 常见操作的教学视频。大家用电脑或手机保存下来反复观看，还有小伙伴从网络找到一些比较专业的教学视频共享。而对于常用药物，我们整理了作用机制、注射泵的用法及常用维持浓度，但是"纸上得来终觉浅，绝知此事要躬行"。

技术操作只看视频是远远不够的，必须亲身实践。所以我从一开始就让 ICU 的小伙伴先示范教学，然后让他们看着我做一两遍，做过之后下班再回来看视频。这样就做到了理论和实践有机结合，效果不错。但像危重症患者呼吸机数据出现异常时，我就赶快去请教 ICU 的同事或者组长，逐渐也掌握了呼吸机报警后的基本处理流程。对于病房用到的各式各样的注射泵、输液泵、胃肠营养泵，每天学一两个品牌，基本两周下来也都掌握了。而有一些配合性操作，比如翻身、气管插管换药等，就需要大家互相配合完成。越做感觉越好，这种正反馈也让我越来越有信心。

为了夯实我们的理论基础，提高医疗队员的综合能力，进一步提升整体战斗力，从 2 月 16 日开始，我们医疗队举办了"疫"线课堂。每天一个主题，晚上 9 点开讲，一般 30 分钟左右，特别及时实用，讲的都是我们在做的，所以大家学习起来很有积极性。因为时间原因，晚上有两个班次的队员因上班听不到，还会感到很遗憾。按照领队张抒扬书记的话说，就是让我们能补充新知识、掌握新技能，争当多面手、一岗胜多责。"疫"线课堂极大丰富了我的理论知识，也提高了我的操作技能。

互联网也在我们工作中发挥了积极作用，第一次接触"钉钉"直播是我们专业组组长建议下载的。最初目的是为了能利用休息时间全组人员在各自房间还能开会讨论工作细节，后来这个"钉钉"直播在我们的工作学习中发挥了越来越大的作用。2月18日，同济医院给各个医疗队培训费森尤斯血滤机的使用。因为不可能所有队员都去参加，所以组长就开了现场直播，我们得以在驻地房间参加了培训。这个APP极大方便了我们的培训学习。

就这样，边干边学，边学边干，我们大约在一周后就适应了在前线的工作节奏，两周后进病房不再有压力。因为这个时候工作已经走上正轨，各种规章制度、工作流程越来越完善。医护配合、护护配合越来越默契，工作越来越细致，开始关注院感，预防压疮、血栓等并发症。接班后我独自系统查看呼吸机管路及参数，查看胃管、尿管各种引流管路，观察各种动静脉管路是否通畅、有无渗血，了解鼻饲等治疗情况，查看皮肤是否完整，熟练地检查呼吸机气囊压力、处理冷凝水，振肺排痰后定时吸痰。慢慢地，不用提醒，我已经进入到ICU护士的角色。

当然，现在的自己和ICU专业的护士还有很大差距，比如ECMO和血滤机的管理以及各种理论积累。但是能在这么短的时间适应防护服下的ICU操作工作，自我感觉专业知识和技能真的有很大的提升。在前线，通过各种"磨刀"，医院希望把我们打磨成锋利的刀刃用在救治危重症患者的关键时刻。我们不负期望，每个人都尽自己最大的力量，发挥出应有的作用。

这就是我，一个在妇产科工作了12年的护士在武汉抗"疫"前线ICU的成长历程。

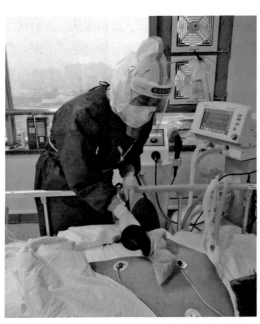

为俯卧位患者振肺排痰

英雄就在你我身边

杨 阳

（北京协和医院骨科医师，国家医疗队第二批队员）

何为英雄？从简单意义上讲，那些才能勇武过人、具有英勇品质的人，可称之为英雄。往深层次讲，那些无私忘我、不畏艰险、为人民利益而英勇奋斗、令人敬佩的人，可称之为英雄。小至个人、一个集体，大至一个民族、一个国家，都有自己心目中的英雄。

之前总觉得英雄离我们很遥远，高不可及。他们或存在于武侠小说中，行侠仗义，除暴安良；或存在于影视作品中，在战场上奋不顾身，英勇杀敌；抑或存在于新闻报道中，隐姓埋名数十载，为祖国国防事业奉献一生。

随着年龄的增加和阅历的增长，我对"英雄"含义的理解也不断加深和拓展。诚然，"时势造英雄"，那些于乱世中建功立业、大显神威的英雄们往往都具有很强的传奇性，也容易被世人所铭记并津津乐道。我们的日常生活是平平淡淡的，更多的时候，"没有从天而降的英雄，只有挺身而出的凡人"。平日里，这些在你我身边的平凡人，或忙于琐碎的工作，或为生计而奔波，但他们心中往往都揣有一份家国情怀，一份英雄情结。因此，一旦当灾难降临，千千万万平凡的人就会选择挺身而出，勇挑重担！此刻，他们就是我们的英雄！

2020年1月开始，新冠肺炎疫情逐渐蔓延，湖北武汉沦为重灾区，举国上下为之心动。"一方有难，八方支援"，从生活用品到医用防护物资，各类物资源源不断地从全国四面八方运抵湖北武汉，迅速稳定住了局面，为后续全面战"疫"奠定了坚实的物质基础。党和国家统筹部署，一声令下，关闭离汉离鄂通道。火神山医院、雷神山医院拔地而起并投入使用，十几座方舱医院迅速改造完毕，全力保障"应收尽收"新冠肺炎患者。这一系列强有力的措施背后是无数平凡英雄的默默付出，他们是加班加点生产医用物资的车间工人，是夜以继日建设、改造医院的建筑工人，是快速驰骋在公路上的司机师傅，是将食物和生活必需品送到千家万户的快递员、志愿者，是日夜值守、维持社会稳定的公安武警，更是坚守岗位、直面病毒挑战的医务工作者！

武汉告急！湖北告急！全国数万名医务工作者白衣执甲、逆行出征，解放军医务工作者闻令即动、勇挑重担。紧急驰援暖人心，并肩作战见真情。2月7日，我随北京协和医院第二批国家援鄂抗疫医疗队驰援武汉，亲眼目睹了武汉这座英雄城市所经历的磨难，也深深地被英勇的武汉人民所打动。在这场疫情防控阻击战中，全国、全世界也都看到了武汉人民坚韧不拔、忍辱负重的精神。世界卫生组织外方专家组组长在考察武汉之后，曾感叹道："我们要认识到武汉人民所作的贡献，世界欠你们的。当这场疫情过去，希望有机会代表世界再一次感谢武汉人民，我知道在这次疫情过程中，中国人民奉献很多。"英雄城市，英雄人民，磨难终将过去，春天必将到来！祖国和人民会铭记这一切！

截至4月14日，我随队在华中科技大学同济医院中法新城院区重症加

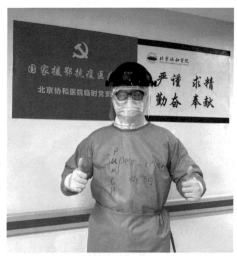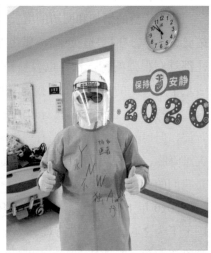

在病房留影，左图胸前所写为"Superman"（超人），右图胸前所写为"永不独行"、"YNWA"（You Will Never Walk Alone）

强病房工作了 60 多天。身着层层防护装备，虽呼吸困难，行动不便，操作难度陡增，但我们仍竭尽全力与病毒斗争，从死神手里抢人。期间我多次亲历了生死，见识了病毒的狰狞肆虐，也为生命的顽强而感叹！院区中有一石刻，上书"生命之托，重于泰山"八个大字。此刻读之，感悟更深。我们承担的不仅是医者的责任，是祖国和人民殷切的希望，更是众多无名英雄默默奉献的美好初心。记得 3 月 2 日又一个夜班来临之时，我再次穿好防护服，请同事在胸前写下了"Superman"（超人）和"PUMCH"（北京协和医院英文缩写）的字样，希望自己能化身英雄，与众多坚守在抗"疫"一线的英雄们共同奋斗，早日取得战"疫"的最后胜利！

英雄永不独行（YNWA，You Will Never Walk Alone）！

何谓"医学人文精神"

蓝国儒

（北京协和医院麻醉科医师，国家医疗队第二批队员）

从接到通知、抵达武汉，到离开武汉、在京集中休整，两个多月的时间其实过得很快，其间每天往返于医院和驻地，我也没有太多心思仔细思考这次经历到底给了我什么收获和感悟。现在回忆起来，想讲的也就是几件特别微不足道的小事。

第一件事发生在抵达武汉后不久。当时我初入病房，工作流程并没有完全熟悉，不适应穿着防护服工作，效率也打折扣，加上有几位患者病情较重，大大小小的病情变化让我有一些应接不暇。我们小组负责七八位患者，其中有一位 26 岁年轻小伙子，病情已经好转了不少，自己吃喝、聊天完全没问题，即将从重症加强病房转入普通病房进行下一步康复。说实在的，我在这位小伙子身上花的心思，其实不如几位病重患者，大概仅限于每天的查看和问候。突然有一天，负责这位小伙子的床旁护士告诉我，小伙子提出要求，想要家里人送点儿零食和湿纸巾过来。我有一点诧异，一方面是因为大部分病人都有气管插管，难以直接和我们交流，"患者提出要求"这事儿已经有些久违，另一方面则是因为"想吃零食"这个要求实在有点令人哭笑不得。我当时想着这也并不是急事，虽然满口答应了护士，但还是继续正在进行的其他工作。过了一会儿，床旁护士再次来告诉我，小伙子又向她提了几次，"想让家里人送点儿零食过来"。我心里想着这小伙子也太不依不饶了，于是走到床旁和他聊了几句，我说要不然我联系下一班的同事，让他们从清洁区带点儿小零食进来，小伙子却挺害羞，"我就真的是有点馋，麻烦你们给我家里人打个电话，让他们随便买点什么来就行。""行吧，也不是什么大事"，我这么想着，到医院系统里找到他家里人的电话号码。接电话的是他父亲，我大致告诉他小伙子情况挺不错、想吃零食，他的父亲听起来非常乐观、有精神："医生啊给你添麻烦了，但我们也都确诊了，虽然都是轻症，但现在也都隔离着，根本出不去。你让他别提这么多有的没的要求，我们家里人都挺好，等好了再吃吧！"我如实向小伙子转述，他大致问了一下家里人的情况，就再没提零食的事。过了两天，我带了一根小火腿肠进污染区，但小伙子已经转入普通病房；离开武汉前我看了看小伙子的病历，已经康复出院。现在仔细想想，他也许并不是非得吃零食，只是从发病起就一直隔离，太长时间没有联系过家属，让家属送零食只是想找一个和他们见面的机会吧。

　　说到患者很长时间没有家属的消息，家属其实也都一样，相互隔离，不知道患者的病情进展如何。前期病房工作繁重，我们很少主动联系家属，但时而有重症患者去世，我们则需要分别在患者临终前、去世后电话告知家属：患者现在病危，患者已经去世。作为一名工作经验并不丰富的住院医师，我遇上这种事时其实有些忐忑，因为有的家属已经一个多月没有患者的消息，突然接到这样的电话，换谁都会难以接受。我特别怕家属在电话另一头情绪崩溃，或是听不进去我所交代的这几件事。但令我非常意外的是，几乎所有被我通知的家属，都没有我想象中的大哭或是刁难，大多是沉默一会儿后，情绪低落地表示理解、配合工作，并感谢医护人员。我想电话那头的家属一定控制

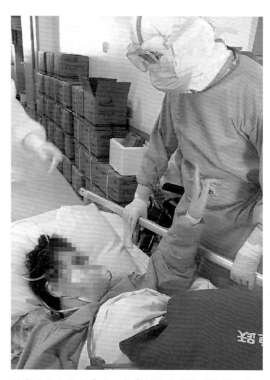

转出重症加强病房时，患者辨认我防护服上的名字

着强烈的情绪波动，做了最难的心理准备，但为什么我联系的这几位家属都是同样的态度，我说不上来，也许是疫情当前所有人都表现出互相理解、互相包容，或者也许医患关系本来就应该这么和谐。

最后一件小事是发生在病房工作中后期，有一位病情很重的老太太，历经不少波折，终于能脱离呼吸机，转出重症加强病房。转科时我和床旁护士一同送她去普通病房，听床旁护士说老太太得知可以转出，认真询问了好几次我们是从哪个医院来的，而我们推床和她一起离开重症加强病房前，老太太用手指着我们防护服上的名字一个个地辨认，说是"想要记住你们，恩人们"。老太太的神志并不是每时每刻都完全清楚的，这会儿记住了，估计下楼就忘了，而我是一个不喜欢这类"戏剧化"的情节出现在现实生活中的人，但这是我在武汉期间最为惊讶和感动的时刻之一。

写完这几段，发现这几件事真的如前所述，极其微不足道。从我进入医学院学习以来，协和便一直反复强调"医学人文精神"。要说这人文精神的真谛和精髓在哪儿，我其实说不上来，平时的工作中也只是遵从和接受医学教育，友善地和患者及家属沟通，解决他们的疑问和需求，我一直自认为我在"给予人文关怀"方面做得挺好。但在武汉工作两个多月后，经历了数十个危重症患者和上面这类小事，我内心似乎有所顿悟——仅仅做到"和患者及家属好好说话"是不够的。我才疏学浅，难以用文字准确、完全描述在所谓"医学人文精神"方面新的体会和感悟，但我确信经历了武汉战"疫"之后，在这方面我会做得更好。

写给长大后的你——致女儿的信

刘　森

（北京协和医院外科医师，国家医疗队第二批队员）

从 2020 年 1 月中旬开始，武汉陆续传来新冠肺炎患者增多的消息。不论是出于职业本能，还是并未淡忘的非典经历，我都觉得要做好准备了，一方面储备生活物资、民用防护物资，说服家人取消各种春节聚会，另一方面考虑着一旦进行人员动员该如何准备。说实话，作为年轻的外科医生，一开始并不认为自己会直面前线，毕竟在防护装备有限的情况下，投入呼吸、感染等专科力量是性价比最高的选择。那时反倒是担心身为麻醉医生的爱人多一些，非典期间，危重病人的气管插管被证实是暴露风险最高的操作，许多职业暴露都发生在这个环节，也导致了不少感染甚至死亡。但是，随着疫情加剧，我心态也有了转变，认识到也有可能需要我们驰援。为以防万一，我和爱人商量好，需要人员支援的情况下，我们俩不要同时进入一线工作。

终于，集结的通知下达了。2 月 6 日晚上 6 点多，医务处来电，内容简洁明了：收拾个人物品，明日出发去武汉。匆匆收拾好行李，让爱人帮忙剃了头发，紧张得几乎一夜没睡。第二天一早告别家人，到达医院，领取同事们连夜准备好的物资，紧急培训了穿脱防护服后就奔赴机场，整个人都有点懵。在飞往武汉的飞机上，氛围非常沉闷，同事们少有说笑，也许大家都是经历了一夜的情绪冲击，需要休息一下。

飞机在武汉降落，天气阴沉，雾气浓重，不时下点小雨，整个机场只有到达的医疗队和稀疏的工作人员。去驻地的路上，透过浓重雾气看车窗外面的城市，一片沉寂，路上没有行人、车辆，商铺全部关着门。傍晚抵达驻地，和医院派出的第一批队员会师，安顿下来后直接进行强化培训，再一次学习防护装备的穿脱。第一批夜班护士连房卡还没来得及领就出发去接晚9点的夜班了。看来，前线形势异常紧张，容不得大家做太多调整。第二天一早所有医生去医院，当班的直接进污染区，不当班的同事在清洁区尽快熟悉医院信息系统（HIS）及病人情况。看着刚刚改造完的隔离病房，医院信息系统中满满当当的病人列表，我无法想象第一批队员们经历了何等"战斗"。

第一次进污染区时，说不紧张、不害怕都是骗自己的，毕竟从来没有经历过。

去医院前就开始禁食水，穿好成人纸尿裤，在更衣室，大家互相帮助、监督穿好防护装备，核查无误后一起进入污染区。尽管已经有了一定的思想准备，在污染区的头几个班还是面临很大困难。硬件方面，毕竟是火线临时改造的病房，很多设备都在逐步完善中：设备一开始只有呼吸机、血气机和监护，中心静脉压测量装置、动脉压监测模块、胃肠泵、子母尿袋、床旁胸片、床旁血滤、转运呼吸机等一概没有；呼吸机和监护仪也是各处筹措来的，品牌、型号各式各样；墙壁氧源满足不了全院大量吸氧需求，呼吸机氧气压力持续报警。软件方面，污染区32张床只配了2台电脑，护士主管1台、医生1台，很多信息都很难及时获取，再加上前期收治病人非常忙乱，

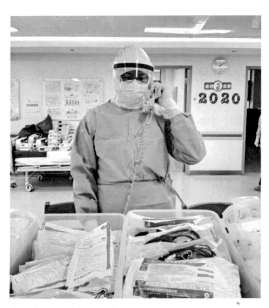

在污染区工作中

信息系统里的病史、病程记录不全。医嘱的反馈也较慢，病房自备基数药较少，如果是院区药房送药的话，一些医嘱开出后要等三四个小时才能回来取药。身体方面，刚穿上防护服时非常闷热，很快就出了一身汗，紧接着就是持续、透骨的湿冷，和疟疾发作似的；N95叠加外科口罩极大地增加了呼吸阻力，必需用力深呼吸才能维持供氧；而呼出的水汽很快就在护目镜、面屏上

凝结成雾，继而聚集成水滴，阻挡住了大部分视野。好在大家没有放弃，在全队的努力下，大家一边抢救一边摸索适合救治的工作流程，随着工作流程的规范化，后续第三、四批队员的支援，软硬件的完善，以及整体防控工作步入正轨，我们的压力逐步减轻，心态也一点点放松了下来。

我们到达武汉的第二天是元宵节，随着时间一天天过去，我们医疗队大家庭在武汉一起度过了情人节、妇女节、清明节以及众多人的生日，轻松、活泼的生活气氛让紧张、残酷的工作舒缓了不少。后官湖、江堤夜景、武大樱花、长江游船，有限的"放风"机会让我们看到，武汉这座城市正像春暖花开的季节一样在一点点复苏。随着武汉局部疫情进入尾声，我们目送一支又一支医疗队离开，接收了一批又一批转来的重病患者，虽然心里也想早点回家，但是作为协和医疗队，"断后"正是体现我们担当的时刻。渐渐地，死亡"五联单"大本再也没有翻开，新病人再也没有转来，我们转出了一位又一位患者，直到 4 月 12 日下午，病房正式关闭。

离开武汉那天，阳光明媚，很多武汉市民来到酒店和道路两旁夹道欢送我们，我和很多队友都流泪了。武汉就像我们精心治疗后大病痊愈的病人，从两个月前的一片死寂，终于恢复到了现在的生机勃勃，虽然后面还有很长的康复之路要走，我们却不能再陪伴她了，心里仿佛有很多话要叮嘱，又不知从何开口，只能默默道一声：武汉，保重！希望若干年后，我可以带着家人再来武汉，坐着江船指点两岸，和女儿吹牛说，看，这就是你爸当年拼过命的地方！

此生无悔入江城

江　琳

（北京协和医院肝脏外科护师，国家医疗队第二批队员）

众所周知，武汉，简称汉，别称江城。浪漫的樱花，人才辈出的武大，飘香的热干面，还有那新中国成立后建的第一桥：武汉长江大桥等，这座城市有着不胜枚举的英雄史，2020 年之前，它仅仅是我众多旅行目的地中的一个。

作为一名医护人员，犹然记得大年三十的那天晚上，科室的工作群里不是像往年一样热闹地发红包，而是一句句满腔热血的"我报名上前线"。是的，一个叫新型冠状病毒肺炎引发的疫情正在肆虐着，而武汉是重灾区，这里的医护人员和患者正在经受着不堪重负的苦难，感染人数众多，危重症患者多，医护人员紧缺，防护物资紧缺。作为一名"90 后"的青年护士，知道此时的我必须站出来。幸运而光荣的是，在 2 月 7 日我作为医院第二批援鄂人员被派往了武汉同济医院中法新城院区，在那里我院整建制接管了重症加强病房。而这一天，是我 29 岁生日。

作为一名外科护士，专业的不对口，曾经让我感到焦虑。笨鸟先飞，不会就学，我在驻地每晚的培训课定时打卡，并通过网络搜集各种相关专业知识：呼吸机报警、血滤的注意事项，我都如饥似渴地摄取着；密闭式吸痰、翻身、给药，这些重症加强病房常规操作，也在慢慢趋于熟练；原本熟悉的穿刺、抽血，也能让我找回些许自信。由于是在极危重症患者众多的前线，新型冠状病毒又是十分狡猾，有些患者的病程进展很快，生命消逝时的无力感，最是折磨人心。但是每当看到一个个鲜活的生命被我们从死神手里抢回来时，那种骄傲和成功的喜悦又是无法言说的，所以，这些并肩作战的战友都成了彼此最珍贵的朋友，每一个人都在为对方的成长真心加油鼓劲儿，同时也排解着彼此的焦虑或是思家之情，让彼此重振精神。

记得那是护理工作最吃力的阶段，病房里 32 张病床全部收满，病人几乎全部插管使用呼吸机，还有正接受体外膜肺氧合系统（ECMO）、血滤治疗的病人。江城持续着湿冷的天气，厚厚的防护服里还有病号服和暖宝宝的双重保障，护目镜勒得头痛，紧绷的气氛使我把头望向窗外，希望可以找寻些许容我喘息的景色。然而隔着雾气蒙蒙的护目镜，眼前看到的一切使我震惊，窗外堆满的黄色垃圾，后勤人员像蚂蚁搬家一样默默转运出来，身后留下了一片干净的空地。庞大的医疗垃圾，显得他们更加渺小，但是他们却做着最危险也是最辛苦的工作，都说医护人员是英雄，但这千千万万的普通劳动者在我心中更是最伟大的人。起早贪黑、颠倒时差送我们去上班的司机师傅，驻地酒店的保安、厨师、服务人员以及当地的志愿者，是他们心中的火热感召着这座城市，疫情才能快快消退，这座城市才能再次恢复生机。

当武汉疫情阻击战取得阶段性胜利之时，已陆续有医疗队开始撤离，我在新闻上看到一位护士长拿出一个留言本，上面是治愈出院的患者写给医疗队员的祝福和感谢的话语，看到这里时我满是羡慕，因为在我们危重症病区鲜有这种场景的出现，所以我更能理解重症医学科（ICU）的医生和护士都是一些默默的无名英雄。幸运的是，我听到了一位我一直负责看管的阿姨诚挚的感谢，从她戴呼吸机到慢慢好转，再到脱机拔管，整个过程我都亲历其中，尤能感受到阿姨那份顽强的生命力。有一次我在床边用排痰仪帮她排痰时，我告诉她我是来自北京的国家医疗队的护士，问她是否去过北京，虽然她戴着高流量吸氧，但还是努力地告诉我，说她去过天安门，之后顿了几秒钟后和我说，谢谢你，好人一生平安！听到这一句话后，我有些哽咽，我知道对于她来说，说出这几个字是费了多大的力气，而能听到这份感谢，我又是何其幸运！

我从来不认为自己是个英雄，也从来不觉得自己有多么伟大，我认为真正伟大的是这份职业，是我身穿的这身白衣。这身白衣赋予了我救死扶伤的责任，也因此才有幸得到了社会各界的关心和爱护。但同时，只有我不断地成长，才能肩负起伟大的时代和伟大的人民赋予我们的责任。"90 后"的我未来的路还有很长，要学习的知识和实现的梦想还有很多，但这 69 天在武

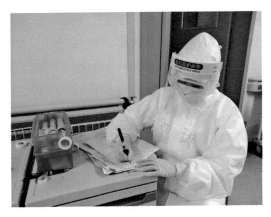

在书写记录

然把这里当成了我的第二故乡！

汉工作生活的点点滴滴都会给我的人生留下烙印。江城的百姓，江城的水土，江城的精神将会是我一辈子不能割舍的情怀！

诗人艾青曾说过："为什么我的眼里常含泪水，因为我对这片土地爱得深沉……"这是他对故乡的依恋，离别时我的眼泪不自觉地在眼眶里打转，我想我已

武汉日夜

刘一萍

（北京协和医院国际医疗部护师，国家医疗队第二批队员）

自 2012 年入职后，我就一直在协和医院国际医疗部急诊工作，无论在生活还是工作中，这八年来平平稳稳，从未出现过什么意外。然而 2020 年春节刚过，武汉的新冠肺炎疫情却愈演愈烈。当接到援鄂通知并得知第二天就出发时，我激动、紧张、不安。

2 月 6 日我还在上白班，下午 3 点半左右接到了领导的电话，通知我作为医院援鄂的第二批队员，第二天飞武汉支援。我知道一定会去，但没想到这么快，当时大脑一瞬间空白，然后就想着自己平常要用的东西还没准备齐，就立马请了假去周边超市买些日用品。这个过程中我别的都没想，只想着自己生活要尽量方便，东西要齐全再齐全。

当晚，我结束培训后，回到科里已经 7 点半了，由于长发穿隔离衣太不方便，就请科里同事帮忙，剪了快及腰的头发，我一直和同事说说笑笑开着玩笑，其实心里还是很不舍的，好在头发以后还会长。

第二天报到时，我紧张不安，由于环境影响，整个人处于一种亢奋的状态。我觉得可能就是需要这种亢奋的状态来掩盖心里那一点害怕和不安，如果安静下来，恐惧可能会在心底发生。好在集合时碰见了我的两个同班同学，抱团取暖让我心里有些踏实了。

飞机抵达武汉时，大家都换上了 N95 口罩，有些紧张，仿佛这里的空气都有毒。下了飞机，到达酒店连房间都未进，我所在的护理第一小分队就立刻投入到了同济医院中法新城院区的重症加强病房工作中。当时我感到呼吸困难，连站起来走两步都要喘好一会儿，我有一瞬间的冲动，想撕掉身上的防护服，摘掉 N95 口罩，张大嘴使劲呼吸几大口空气，可是现实就是这样，我是在呼吸机不断的报警声、鼓风机巨大的噪音、自己慢而沉重的呼吸声中上完了这第一个班。

等我们正式接管病房后，我负责的第一个病人是位 54 岁的女性，白白胖胖的，皮肤很好，能看出她很在意自己的仪态，还文过眉。当时她泵着镇静药，气管插管呼吸机辅助呼吸，安静地躺在那里，只有监护仪上冰冷的数字显示她还活着。给她翻身时需要四五个人，她的腿大概和我的腰一样粗，后来我就和她开玩笑说："老段，等你好了就减减肥吧""老段，天都亮了，你怎么还不睁眼看看啊""老段，给你抽血了啊，有点疼啊……"我和她说了好多，但都没有得到回应。直到有一天，她睁开了眼，我问她："你能听到我说话吗，听到就点点头。"她没有反应，后来我又和她说："你要听见我说话就眨眨眼。"过了两三秒她缓慢地眨了两下眼，我心里感到由衷的高兴，我跟她说："加油，咱们马上就回家了。"然后她又眨了眼睛，我突然就心酸了，眼眶也湿了，然后我帮她捋了捋头发，就像对小孩子一样。突然想到我们医院一直提倡：待病人如亲人。但在这里，我觉得是待病人如孩子。每一个看似成熟、无所不能的成年人都是由一个软软糯糯的孩子长起来的，他们现在就像是小孩子一样，需要人照顾和陪伴，我心疼他们，突然觉得自己也长大了，可以保护照顾别人，也会心疼别人。但是这里不仅有生机，也会有死别，会有令人悲伤的故事在这座城市的角落发生。

当我为胜利欢呼、为生机愉悦时，心里一定会有一块儿地方为一些人哀悼。

在武汉，很多事和人都值得我们铭记，很多感动和悲伤都深深地刻在我们心里，我想我要记住的不仅是这些令人难忘的人和事，还有那些逝去的鲜活的生命。在援鄂期间，有一次坐在班车上无意听见不知是谁的手

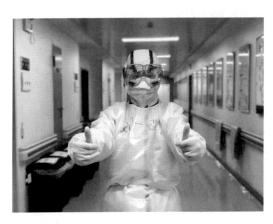

病房留影

机中播放着一位女歌手清唱的几句歌词，感触颇深。

　　　那年的呱呱坠地啊，

　　　那年的老无所依。

　　　那年的满心愤恨，

　　　那年的生死转机。

　　　那年的万人空巷啊，

　　　那年的小心喘息。

　　　那年的铁栏罩住傲慢人，

　　　那年的生灵哭晚清。

　　　那年的昼夜难分眉不展，

　　　那年的冬盼天雨晴。

　　　……

春回大地，我们终将胜利

杨　璐

（北京协和医院国际医疗部护师，国家医疗队第二批队员）

"草长莺飞二月天，拂堤杨柳醉春烟。"初春的武汉已是春回大地、万物复苏，但我站在街头满眼望去时，却是清冷飘零、关门闭户，这不禁让我陷入沉思，只有偶尔瞥见的几个行色匆匆的路人，才把我从思绪中拉回现实——原来这座城市的脉搏依然在跳动。

69天后，当我再次回忆起当时的情景，那一幕幕依然记忆犹新。都说"使人成长的不是岁月，而是经历"。经历，是每个人或长或短的生命旅程中，最值得回味的部分，或悲欢或离合，每段经历都带给人收获、使人成长、使人明智。经历充实人生、挫折磨炼意志、困难挑战极限、奇迹考验毅力、灾祸塑造坚强。对于从未有过在外求学经历的我来说，第一次离家这么久，便是投身援鄂抗疫的战斗中，相信有很多战友都和我有相同感受，但我并不孤单，因为有并肩作战的伙伴、嘘寒问暖的师友、全力支持的家人以及大后方的坚强后盾，除了感恩、感谢还有感动！我坚信这段宝贵的经历定会是我一生的财富！

2020年初，一场新冠肺炎疫情来势汹汹，并迅速席卷全国。当北京协和医院国家援鄂抗疫医疗队发出召集令时，我毅然决然地报了名。2月7日，协和国家医疗队第二批的142名战友即将逆行出征武汉，在战"疫"一线并肩战斗！没想到前一天还在庆祝生日的我，转眼就要踏上援鄂抗疫的征程。接到召集令后，我火速到院参加"战"前培训。散会后我决定步行回家，边走边享受着雪后恬静、清新的空气。雪后的北京静谧、美好，在路灯的映照下显得分外祥和，我享受着"大战"前的宁静，心也随之更加平静、坚定了。

2月7日清晨，142名队员迅速集结完毕，没有豪言壮语，也没有惊天动地的誓师大会，在医院简单而庄严的欢送仪式后，我们出发了，带着协和人沉甸甸的责任和必胜的信念。

初入战场，我们也在克服了初期的种种不适之后，慢慢步入正轨。我们穿脱防护服的动作越来越熟练，队友们配合得愈发默契，彼此之间更加密切熟络了，来自不同科室、不同年资、不同专业的兄弟姐妹们，只因心中怀揣着同一份信念和热情而相聚在这里，大家心手相连、友爱互助，在工作中遇到问题时群策群力，真正像是一个大家庭。

在最初的几天里，我每天穿着厚厚的防护服，戴着密不透风的口罩、护目镜，行动起来略显笨重，也许是心理作用吧，我没有完全听从防护培训的指导建议，而是宁愿捂到憋闷也绝不留一丝缝隙。很快，事实证明了我的无知——我在上班不到三小时就感觉快要窒息了，随之而来的还有头痛、恶心、反胃……后来护士长指出了我穿戴方式的问题，说"这不是科学防护，而是变相自虐"。再后来我完全适应了病房里的工作，也可以穿着不那么合身的隔离衣在病房里穿梭。每天下班摘掉口罩后，脸上的压痕就好像完工的奖章，宣告着一天的胜利。

虽然是战地医院，资源有限，但我们"没有条件也要创造条件"，我们的大后方也一直尽全力支持前线。鞋套不够，我们可以套塑料袋；没有胃肠营养泵，我们就用注射器每隔1小时手动推入鼻饲液；没有避光泵针、泵管，我们利用现有材料进行改造，既要达到避光效果，又要便于工作、便于观察药液剂量性质；为了让危重症患者达到更满意的排痰效果，在没有震动排痰仪的情况下，我们定时帮病人翻身，用手为他们拍背，经常翻完几个病人，腰几乎直不起来；由于是重症加强病房，故而常有病人入院便伴随着压疮、肢端坏疽等各种并发症，但我和伙伴们从来没有过抱怨，我们唯一所想就是如何能再尽一份力、再守护一个生命，因为我们深知，重症医学科（ICU）的另一层含义是"希望"——生的希望。

在上下班的路上、驻地的茶余饭后、电梯间的闲聊中，大家私下谈论最多的还是病人的病情，互相探讨着最适合的护理方式，不断摸索着针对不同病人个性化的护理方案，我们多么渴望看到他们转危为安啊！尽管有时我们拼尽全力却依然无法挽救患者生命，每当此时我都为自己的无力感到沮丧，那布单下的每一个他或她，都曾经无忧无虑地活过，都曾是我们拼尽全力守护过的人。

我敬畏生命，更时常为之震撼。在我工作的重症加强病房内曾有一位与病魔抗争了很久的患者，几经抢救后最终还是离开了这个世界。经了解，患者一家四口均感染新冠肺炎病毒，老伴儿也同样正在医院接受治疗，在家庭遭受如此重大灾难之时，死者家属毫不犹豫的举动深深触动了我——遗体捐献，用于医学解剖。由于此前观看过华中科技大学同济医学院法医学系刘良教授的访谈，对于刘良教授完成首例新冠肺炎逝者遗体解剖之艰难、病理分析在疾病研究方面之关键略有了解，所以家属的深明大义和为医学事业毫无保留的贡献令我情难自抑，感动、感谢，更多的还有敬佩！

此次援鄂对我来说不只是一次工作的历练，也是一次宝贵的学习机会。虽然曾经在重症科室轮转过，但也只是短暂地学习了一些皮毛而已，对于很多重症监护知识和技术我还是一知半解的，所以趁此机会我也学习了很多，收获了很多。我们医疗队基本每天都会安排医生或护士老师进行短而精的培训，授课内容基本涵盖了病房工作中遇到的所有问题，无论是重症患者的翻身及更单、俯卧位通气、去甲肾上腺素的泵入及更换方法，还是新冠肺炎重症及危重症病例诊疗方案等，大大小小的知识和技能使我每一天都过得很充实。更令我难忘的，是我在此次战"疫"中光荣入党，我将不负党的信任，勇往直前。

工作学习之余，也有很多有意思的瞬间值得纪念：院领导贴心地和大家一起度过了别样的情人节，给充满未知的援鄂战"疫"增添了一丝丝温情；为2月份生日的小伙伴们举办了集体生日会，在物资如此紧张的武汉为我们准备生日蛋糕，以及水瓶座宝宝们每人一大碗长寿面，说真的，碗口比脸还大；在很多个下夜班的日子里，都会有暖心的队友默默帮我把忘记在洗衣

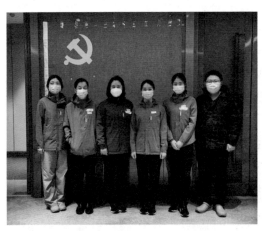

光荣入党，我在右三

房的衣服烘干；还有在大后
方时刻挂念着我的亲友们，
心细的他们每周都会寄来各
种连我自己都想不到的暖心
包裹，让我感动的不仅是箱
子里的物件，更是沉甸甸的
爱和惦念……所有的一切都
化作一句感恩和感谢。

　　行笔至此，洋洋洒洒记
录了我援鄂生活的些许感
触，有艰难有美好，有无助
有希望，有沮丧有精彩，有
恐惧有勇敢……尼采曾说：
"凡不能毁灭我的，必使我
强大。"我始终相信春天会
来，花会盛开。

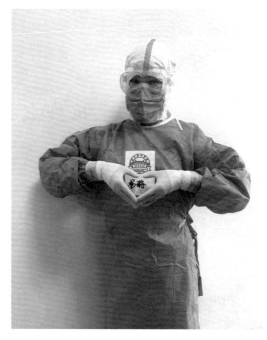

病房留影

抗疫之行

崔秋菊

（北京协和医院手术室护士长、主管护师，国家医疗队第二批队员）

2020 年，突如其来的"新冠病毒"打破了我们生活的平静，凭着职业的直觉，我心底隐隐有些焦虑，17 年前非典时的情景在脑海中重现：空荡荡的北京城，每个人都神色凝重，无时无刻不戴着厚厚的纱布口罩，我们流着泪送别去非典病房的同事……那段历史不堪回首。

虽然正是阖家团圆的春节，大年三十，工作群就紧急通知大家报名去抗

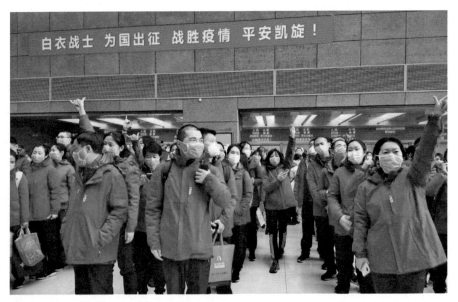

即将出征

236

疫工作一线。2月6日下午3点多我接到电话："明天第二批援鄂医疗队出发去武汉一线，有困难吗？""没有。""好的，明天早上7点半到医院，统一出发。"大脑还是一片空白，距离出发时间不多，我定了定神，迅速打电话，尽快安排好生活、工作。电话告诉爱人立刻去超市准备物资，孩子安排给老人，明天送过去，把医院的工作短时间总结好，和护士长交班……手机里几百条嘱咐问候的消息，甚至没来得及好好和家人告别，没来得及说一声再见，就匆匆踏上去往武汉的路。

随着飞机的轰鸣，午后我们降落在荆楚大地，出航站楼的那一刹那，看着阴霾天空笼罩下的武汉，她生病了，别怕，我们来了！此刻我们的医疗救援工作已经开始，来之能战，来之即战。刚刚到达酒店还未拿到行李，我们就坐上开往医院的班车，进入病房立刻投入到紧张的救治工作中，来不及向每一个关心我们的人报平安。那是最艰难的阶段，可是我们不怕，逆境中的人们总是充满着力量，我们是协和人，我们有着坚定的信念，家人们的牵挂，同事们的叮咛，领导们的嘱咐，使我充满了力量。我们定会不辱使命，完成好国家交给我的任务。

历经69天的抗"疫"之战，我们最终圆满地完成了任务，"不辱使命、不负协和"。这69天的经历是我们人生中最宝贵的财富，是对我们人生的历练，"80后""90后"的我们，一直是父母、老师眼中的"温室花朵"，不曾经历什么风风雨雨，第一次如此近距离接近"死亡"，直面生死，和死神斗争、和时间赛跑！我们终于有机会报效我们的祖国，保护爱我们和我们爱的人，我们是幸运的。

远离亲人，看着患者孤独地面对生死，我们能体会那份孤独、无助、无奈。我们刚刚到达武汉的时候，那也是我们最艰难的阶段，但是经此一"疫"，我们成长了，更加有责任感、使命感，也更有了一份担当，我们有了战胜任何困难的底气、信心和力量！

通过这次抗"疫"之战，成长的不止是我，还有我的孩子。记得当初得知要去武汉，我的第一反应是不要告诉孩子。作为一个母亲，本能地会给孩子最大的保护。他，一个小学四年级的男孩，已经懂事，他是一个非常体贴、懂事的"小暖男"，日常生活中总对我嘘寒问暖，各种小担心、小叮嘱，生活中我一直充当着被这个小男子汉照顾的角色。我知道他有多爱我，甚至一点不亚于我对他的爱，我不知道这个十岁的孩子能否承担得了这么大的压

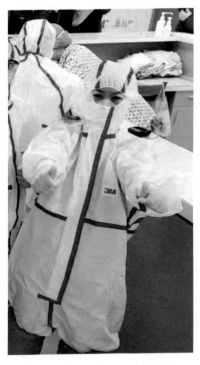

武汉加油！

力，于是我隐瞒了事实，只是骗他说去医院发热门诊工作，出于安全考虑，需要隔离，不能回家。不出所料，他得知这个消息的第一反应是雀跃欢呼：太好了，只要不是去武汉就行！当抗"疫"战争一个月以后，各种新闻充斥着我的整个生活，作为中华儿女，祖国必须强大，我们的孩子更是祖国的未来，好男儿应该有担当，我意识到，这是最好的一次爱国主义教育的机会。他已经懂事了，我和他视频，我问他：你觉得谁是你心目中的英雄？他的回答果然没有令我失望——"我觉得那些抗击疫情的医务人员是英雄，他们是最美的逆行者，保护了我们的安全"，我马上和他说，妈妈现在就在武汉。他愣了一下：原来你没在北京？你要感染怎么办？言语中充满焦急，我说只要做好科学防护是没有问题的。你看我们已经工作这么久，大家都是健健康康的。你不是说最美逆行的白衣战士是英雄吗？妈妈不仅要保护你，也要保护所有和你一样的人，消防员叔叔为什么要冲入火海扑灭大火？因为这是职责所在！儿子似乎明白了，严肃地说：妈妈，你是英雄，你是我的偶像，我长大要像你一样！从那天以后，我发现他似乎一下子就长大了，每天主动学习，坚持锻炼，还时不时在微信里给我表演，自律了许多。这次"江城之战"，不仅我成长了，相信，我们的家人和孩子，也同样收获很多。这是人生馈赠我们最珍贵的财富，让我们的生命更有意义。

我又回想起踏入医学院时曾立下的誓言：健康所系，性命相托。当我步入神圣医学学府的时刻，谨庄严宣誓：我志愿献身医学，热爱祖国，忠于人民，恪守医德，尊师守纪，刻苦钻研，孜孜不倦，精益求精，全面发展。我决心竭尽全力除人类之病痛，助健康之完美，维护医术的圣洁和荣誉，救死扶伤，不辞艰辛，执着追求，为祖国医药卫生事业的发展和人类身心健康奋斗终生……

江城之战

席日乐

（北京协和医院手术室护士，国家医疗队第二批队员）

我叫席日乐，是一只 1992 年 3 月份出生的"猴子"。我是来自北京协和医院手术室的一名护士。2020 年是我工作的第 5 个年头。2020 年，在武汉过了我 20 多年来最难忘的一次生日。这次生日，不仅仅让我年纪长了一岁，更重要的是我成长了！我和 180 多名战友在武汉前线锤炼 60 多天。这些日子让我学到了、看到了、体会到了之前没有经历过的事情和感受。让我见到了什么是无私的奉献、无私的爱，我为能作为一名医务战士在一线战斗而感到自豪！

记得在 2003 年的非典战役中，我是那个被保护的一员，今天在新冠肺炎疫情的战场上就让我们"90 后"来守护大家吧！春节期间，看着疫情越发严峻，我积极向科里报名来武汉一线支援。在武汉同济医院中法新城院区重症加强病房工作了两个多月，每天对我来说都有新的挑战。尤其天气越来越热，在层层防护服下工作真的是十分艰难。透过满是雾气的护目镜，队友们都积极工作，没有人喊苦喊累，依旧坚守在岗位上。

2 月 7 日对我来说是最最重要的日子，前一天接到科里领导通知去武汉的电话，24 小时内我们集结完毕踏上了征程。我们所在的病房为同济医院中法新城院区九层重症加强病房。这里共有 32 张病床，全部收治病情危重和极危重的新冠肺炎患者。收治的几乎所有患者都实施了气管插管和有创机械通气，护理的难度和强度可想而知，甚至远远超过了一般的 ICU 病房。记得到达驻地当天晚上 11 点，我们作为第二护理小组进入了病房。说实话，当时我的内心深处满是恐惧，我不知道将面对的是什么，前方有什么挑战。现在回想起来那些画面都是灰色的——灰色的天空，灰色的病房，灰色的面孔。在第一天工作中，我由于在厚重的装备下喘气困难，组长带我吸了氧气，当她询问我是否可以继续工作时，我认真地点点头，说我可以坚持。因为我知道，如果我退出来，我的队友就要承担双份的工作量，所以我必须坚持。随着工作流程的不断完善，队员们在领导的带领下，工作也进一步规范和熟练。在心理上的恐惧感也一天天减退，我们穿脱防护服的动作也是愈加熟练，熟练掌握了各种仪器设备、护理用具的使用方法。在这里我学习到了很多：密闭式吸痰、排痰仪排痰、血气分析、配合医生扎中心静脉，上体外膜肺氧合（ECMO）、血滤机，等等。我认为这对于长期从事手术室工作的我是很好的锤炼。我要一步步地去学习请教，我的组长和组员们给予我好多的帮助，让我快速成长起来，顺利地完成各项工作。我要感谢大家，我们是这场战"疫"中密不可分的战友，是大家共同的努力才能取得这场江城之战的阶段性胜利。谢谢你们，我的战友们！

虽然这里病人都很危重，大多数都是插管上呼吸机的病人，但其中有一位清醒的老奶奶，在我给她喂完水时，她看着我，握着我的手，对我说了一句："谢谢，谢谢你孩子！"我当时哽咽地说了句没关系，泪水在眼中打转，虽然只是一句简单的谢谢，但是在我心中是多么的有分量，这是那些日子听到的最让我感动的话，也是鼓舞着我继续前进的动力！我希望所有的患者都可以康复出院！这也是我今年收到的最美好的生日礼物。我觉得一切都是值得的，不管有多么辛苦，能看到患者一步步好转，是对我们医护人员最大的安慰。

在这场战"疫"中我哭了无数次，当我看到每一个鲜活的生命就这样无力地离开，对着他们深深鞠躬时，我哭了；当我看到昏睡的病人在我给他擦完脸之后，他眼角流下的泪滴时，我也哭了；当我看到病人清醒过来

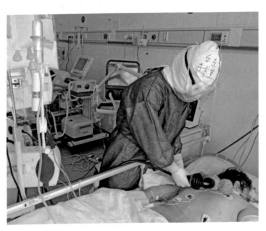

为俯卧位患者振肺排痰

看着女儿的视频嗷嗷大哭时，我又哭了。我常告诉自己，要忍住眼泪，我怕流泪之后护目镜起雾影响工作，转过身平复情绪接着走向下一个患者。在病毒面前我们都是渺小的、脆弱的，但也是强大的，我们医护人员绝对不会妥协。唯有全人类协同一致，共同战胜一切困难，才能取得最后的胜利！加油武汉！加油中国！加油全人类！

武汉记忆

史 迅

（北京协和医院妇产科护师，国家医疗队第二批队员）

2020 年庚子鼠年的春节，注定将成为很多人一生中最特别的一个春节。在这个本应是全家团聚的日子，因为新冠肺炎疫情的暴发，很多人不得不改变原有的生活方式。随着疫情的不断发展，疫情最严重的武汉不得已关闭了离汉通道，所有居民也不再外出，其他各个省市也逐渐实行突发公共卫生事件一级响应，人与人之间开始保持安全距离，口罩成了生活必需品。不断有医疗队开始支援湖北，作为党员，我第一时间报名，请求加入医疗队支援湖北。这个决定得到了家人的大力支持，用父亲的话说，作为医务人员，去武汉一线是职责所在，是应该做的。

2 月 7 日，作为第二批援鄂医疗队队员，我们登上了飞往武汉的专机。新型冠状病毒肺炎是新发的传染病，我们对它知之甚少，没有人知道等待我们的"战场"是什么样的。下飞机后，看到空荡荡的机场、街道，心里瞬间很沉重，整个城市就像静止了一样。到达驻地简单地吃过晚饭，作为护理第一小组的成员，我们便出发前往医院开始工作。和战友们互相帮助穿好全套的防护装备，在缓冲区入口经过护士长的再次检查后，我们怀着忐忑的心情进入病房。

即便做了很多的心理准备，进入病房的那一刻内心还是被震撼到了。几乎全部患者需要气管插管或呼吸机辅助通气，看不清"全副武装"面目的医护人员不停地忙碌着，大家不断用对讲机沟通患者病情的声音与各种仪器的报警声交织在一起，让我真真切切地感受到了，这是真正的"战场"！经过详细交班后，我们开始了在"红区"第一天的工作，即便已经经过各种途径了解到了各种各样的困难，而真正体验过，我才明白其中的滋味。

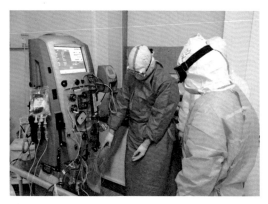

学习使用 CRRT 血滤机

臃肿的防护服限制了我们的行动；双层口罩使我们憋气的症状越来越严重，我们不得不放慢动作，以减轻憋气程度；护目镜在进入病房后不久就已经开始模糊了，很长一段时间内，我们只能通过一个很小的缝隙观察患者的各种病情变化，艰难地进行各种操作。4 个小时高强度的工作加上紧张的情绪，即使在寒冷的冬日，大家的衣服也都被汗水湿透了。工作中我们接触到了很多不曾使用过的各种型号的注射泵等仪器，回到驻地，为了能够更快开展工作，大家开始查找并分享各种资料，不断地学习，充实自己。针对工作中遇到的问题，医疗队利用晚上的时间对大家进行培训，每个人都听得格外认真。

为了更好地连续性地护理患者，我们采用了患者与护理人员固定搭配的模式，我和另外两个小伙伴一起分管 7 位患者。我虽然已经工作了 9 年，但是由于没有重症监护室的工作经验，这里大部分的工作对我来说都很陌生，一下子就回到了刚参加工作时什么都要学习的状态。同小组在重症医学科工作的同事除了原有的工作外，一有机会就会对我们两位没有重症监护经验的同志进行指导，从规范我们的密闭式吸痰开始，到动脉血气分析、气管插管的固定、连续肾脏替代疗法（CRRT）的护理、体外膜肺氧合（ECMO）的护理，等等。

这种被我们称作"小讲堂"的讲课方式，内容从易到难、从多到少一直持续着。只要遇到困难，同事很快就能出现，大家互相帮助、互相鼓励，在有限的条件下解决了很多问题。这期间我也在不断地成长，从一开始很多工作都需要同事指导协助，到逐渐可以单独熟练地完成各项工作。后期我被安排独自护理使用 ECMO 的患者，这是之前我从来都没有想过的。能够得到同事的肯定，护理病情相对严重的患者让我觉得很开心，觉得自己的努力是有收获的。有时大家笑称我们参加了"重症速成班",充分体现了人的潜力是无限的,在压力下我们能最大限度地激发自己的潜力,快速地提高。随着对新冠肺炎一步步的了解以及工作越来越熟练,大家紧张不安的情绪也逐渐地消失了,大家每天按部就班地、高质量地完成自己的工作任务。

作为最后撤离的医疗队,我们见证了武汉的改变,之前那个仿佛静止的城市开始恢复活力。街上的行人和车辆开始增多,公共交通开始恢复运行,离汉通道也重新开启。这期间我们看到了每个武汉人为这座城市、为全国人民所作出的贡献,每个人都充满感恩的心,就像我们常说的那样:武汉是座英雄城市,武汉人民是英雄的人民。在武汉的两个多月里,我们听到最多的就是感谢,有来自患者的,也有来自普通市民的,他们充满感激的眼神让我们一生难忘。

武汉的这段经历定会深深地印到我的脑海里,除收获了很多的重症护理知识外,还收获了满满的战友情。我的内心也变得更加强大,这段经历也改变了我的很多想法,我更加珍惜与家人、朋友在一起的时间。我深深地感受到了我们的祖国是一个充满正能量、充满爱的国家,没有什么困难是不能战胜的,我为自己身为中国人而感到骄傲,为我们伟大的祖国感到自豪!

难忘江城，武汉抗疫纪事

高婧勃

（北京协和医院国际医疗部主管护师，国家医疗队第二批队员）

2020年1月，新冠肺炎疫情暴发，湖北武汉成了公众的焦点。在习近平总书记的领导下，疫情得到了快速、有效的控制。全国有4万多医护人员驰援武汉。

2月6日，我接到医院通知，需第二日去武汉援助。当得知消息的时候，我内心是有些纠结的，但更多的是兴奋。纠结的是如何与年迈的父母说明，作为家中独女，心里有些许压力，怕父母担心；兴奋的是，我终于可以为国家尽一份力，为人民尽一份力，此事意义非凡。当向父母提及此事时，父母果断支持我，叮嘱我不要担心家里，努力工作，为国家和人民奉献自己的微薄之力。

当天，我接受了医院安排的医疗培训，从穿脱隔离衣，到双层手套下静脉穿刺、采血等护理技术培训。第二日早晨，我便到医院与同事们汇合，在赵玉沛院长以及各级领导、同事的欢送下，我们第二批医护人员由张抒扬书记带队前往武汉支援。到达目的地前，在飞机上我作为第一组人员就接到当晚去武汉同济医院工作的消息，到酒店后，我们匆忙地准备了一些工作所需装备便赶至医院。

虽然已舟车劳顿，但是我们仍不能抑制内心的紧张和激动。夏莹护士长对每位同事穿戴防护装备的情况进行了仔细检查，合格后，才带领我们进入隔离区。尽管在进入病房前护士长已反复叮嘱进入病房后应放慢行动速度，如有不适，就休息一下，调整呼吸，但当我们初入病区，当时的感受真是一

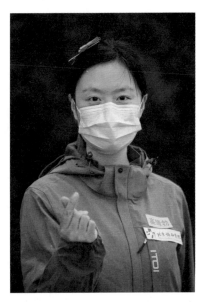

身穿队服

言难尽——疲惫的身体、严密的防护、经验的不足，导致我的心跳过速，头痛难忍，在病区内尝试吸氧，但仍不能缓解，直至出现头晕、低血压的症状。我想起了护士长的叮嘱，如果在病区晕倒是件非常危险的事情，在万般无奈的情况下，我被带出隔离区，当时心情很沮丧，从未想到自己会出现如此情况，病人如此危重，同事们都在前线奋战，我的身体却如此脆弱，我感到深深的自责。但经过短暂调整后，从第二日工作起，我的状态慢慢好转起来。

在武汉同济医院中法新城院区，北京协和医疗队承担了重症加强病房工作，收治的都是危重症患者，护士们需在病情观察的基础上，关注气道管理，如呼吸机、体外膜肺氧合（ECMO）的护理等。在吴欣娟主任的领导下，工作流程、岗位职责非常明确，管理有序，物资保障充足，安全防护到位，护理技术指导及时，使医疗人员迅速进入工作状态。

工作中，我们始终做到以病人为中心，真正做到待病人如亲人，细致入微，无论护理专业技术，还是防护工作均是精细到位，鼓励患者战胜疾病、尽早康复。

在武汉这段时间，我们深深地感受到来自政府、北京协和医院后方领导、同事以及各界人士的关心，不但保证了前线医务人员的衣、食、住、行，同时也精心照顾着我们的家人，使得我们安心在前线工作，无后顾之忧。

通过这次抗"疫"，我更加深爱我的祖国，深爱培养我的北京协和医院，惟愿疫情早日结束，大家平安健康！

那年冬天

张 飒

（北京协和医院血液内科二病房护师，国家医疗队第二批队员）

此刻的我，已经回到了北京，正在接受集中休整。两个多月前，我非常有幸加入到了驰援武汉的队伍中，同北京协和医院第二批医疗队的100多名同事一起，参加了这场战"疫"。

2020年2月6日下午，我接到了领导的电话，通知我第二天去驰援武汉，当时真是又激动又有些许的不安和恐惧，作为一名党员，我义不容辞！而作为女儿、妻子、母亲，内心又有太多的放不下。我来不及多想，简单收拾了行李。2月7日中午，我和队友们一起，登上了飞往武汉的航班。

偌大的武汉天河机场只有几支来驰援武汉的医疗队，看起来非常冷清，医疗队里曾经来过天河机场的队员说，"原来机场可不是现在这个样子"。我瞬间便湿了眼眶。也许是冬日的傍晚，天灰蒙蒙的，周围很安静，只有接送医疗队的几辆大巴驰骋在路上。2月8日凌晨3点，我和护理第三小组的队友们，坐上开往同济医院中法新城院区的班车，也许是凌晨，也许是重任在肩，也许是对未知的恐惧……路上大家非常安静，没人说一句话。

北京协和医院整建制接管的是C9西区病房，32张床位，都是危重症患者。如此庞大的重症加强病房，我还是第一次听说，想想要在这里工作，心里有些忐忑不安。到病房之后，我们赶紧按要求穿好防护服，双人检查，之后夏莹护士长又为我们最后把关，仔细检查我们防护服是否穿得正确和舒适，有没有碎头发，帽子会不会挡住眼睛，护目镜是不是勒得太紧，很重要的一点就是，防护服的黏扣一定不要挡住口鼻。如果防护服穿不好，不仅不能很好地保护自己，也会给工作带来很多不便，这点在之后的工作中我深有体会。我之前几乎没有在重症病房工作的经验，加上对"新冠"的恐惧，感觉特别紧张。队友们鼓励的话语，缓解了我紧张的心情，经过长长的通道后，我们进入到污染区病房，在这里我看到一片忙碌的景象，虽然忙碌，但是并不混乱，大家有条不紊地做着自己的工作，井然有序，我不自觉地被这种氛围感染，虽然穿着厚厚防护服又戴着 N95 口罩，总感觉有些憋气，说话更是费劲，声音大自己没力气，声音小队友听不到，但我还是想尽一切办法与队友们交流，很多时候是靠手势。这些不适应，并没有影响我和队友们的工作热情，我们很快投入到工作中。

11 床是我一开始负责的病人，他是一名 60 岁左右的男性，神志清楚，我第一眼看到他的时候，感觉他的眼睛里充满了恐惧，不停地摘口罩，说自己很憋气，烦躁不安，血氧饱和度也维持得不好。因为地域差异，口音不同，我和同事试图安抚他的情绪，但是效果并不理想。医生们查房，经过病情讨论之后，认为他的病情需要呼吸机辅助呼吸。在这之前，我们需要给他留置一条静脉通路，戴着几层手套，穿着厚厚的防护服，说几句话就要停一下，因为护目镜会起雾，想到这些，又想到老先生不太能听懂我们说话，对于这个留置套管针的操作，我心里有点忐忑。当我们到床旁和他讲明操作的目的和注意事项时，他的眼睛里充满期望，是要活下去的期望。我们给他示范：要握拳，伸直胳膊不要动。没想到，他按照我们的示范，做得非常好，留置套管针的过程很顺利。之后医生插管麻醉的时候，他也配合得特别好。在呼吸机和各种辅助药物的帮助下，他不再烦躁不安，整个人都安静了下来。然而不幸的是，他在和病魔的战斗中，还是失败了。还记得那天，他的生命体征非常不稳定，医生们将呼吸机的参数一调再调，药物剂量一加再加。我站在床边，盯着监护仪上不断变化的数字，不禁红了眼眶，想起了第一天见他的场景，想起他那渴望活下去的眼神，想起他积极配合治疗，也想起了和同事们一起帮他擦脸刮胡子的场景，而现在的他，安静地躺在病床上。此刻，我已经猜到了结局，悲伤在我心中已流淌成河，无人知晓但令人窒息。在这次突如其来的疫情中，很多人没有来得及跟家人告别就阴阳相隔，也留下了很多遗憾。

武汉是一座温暖有情的城市，是一座英雄的城市。在这场战"疫"中，武汉人民承受了太多，很多家庭面临了各种考验。在武汉奋斗的这些日子，

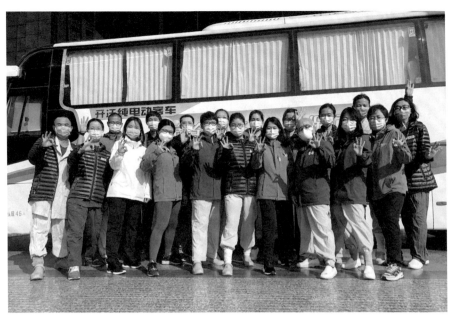

第三小组与班车司机周师傅在班车前合影留念

我们接触的大多是驻地的工作人员、班车师傅、中法新城院区的护士姐妹们。在他们身上，我感受到了武汉人民的坚强和热情友善。

在这两个多月里，我很荣幸能和很多非常优秀的人一起工作，使我受益匪浅。这次驰援武汉的宝贵经历，让我今后无论经历何种困难，心里始终都会充满爱和

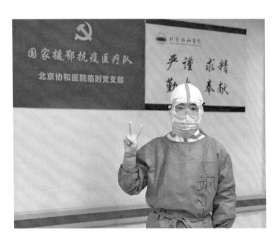

病房留影

希望。作为一名党员，作为一名普通的医务工作者，我愿为国家卫生事业和人民健康尽我所能，倾力奉献。

不负韶华，牢记使命

孙玉姣

（北京协和医院泌尿外科二病房护师，国家医疗队第二批队员）

2020年2月7日，我作为北京协和医院第二批国家援鄂抗疫医疗队的一员，前往武汉。从2月6日下午接到通知，到抵达武汉，不到24个小时，但是在这样短的时间里，我们集结人员，准备物资，到达武汉。在这24小时内，医院、科室，给予了我们无数的关爱！夜里10点，护士长、同事还在为我们准备各种物品，我内心十分温暖。出发前，我剪短了一直舍不得剪掉的长发，只为更好地做好防护，安心工作。家人，永远是我的牵挂，一直犹豫要不要告知他们，后来觉得，如果不告诉他们，瞒着他们，他们之后会更加猜疑，只有他们在家好好的，我才能在一线好好的。虽然对家人心存亏欠，却还是得到了家里人的支持与理解。爸爸说，他作为一名有40多年党龄的老党员，非常支持我，国家这个时候需要我，我应该去，去贡献我的力量，他为我骄傲！领导也很暖心，告知我的父母，让他们知道了医院、科室对我们的关怀，让他们更放心！

2月7日上午10点，科主任、护士长为我们送行，话语之间全是对我们的关心、关爱。照顾好病人，同时一定保护好自己，这句话是领导们一直挂在嘴边的。带着领导与同事的祝福，我们出发前往武汉。下午3点，我们安全到达武汉，武汉的街道是那么的安静、冷清，没有车，也没有人。曾几何时，去武大赏樱花的游人如织，什么时候才能一如既往啊……

第一次进入病房的场景，现在仍历历在目。来不及收拾行囊，晚11点，我们乘坐班车前往医院。坐上班车的那一刹那，内心一下紧张了起来。到达

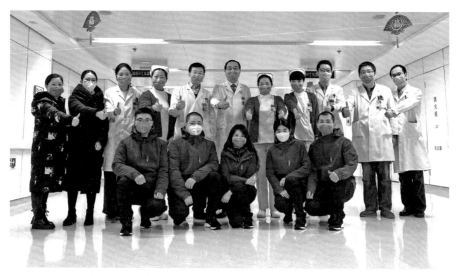

泌尿外科同事为我们送行，我在一排右二

医院，在夏莹护士长、李奇护士长的带领下，我们穿上了厚厚的防护服，戴上了护目镜，整个人感觉处于不透气的状态。从清洁区到污染区，穿过了整整八道门，夏莹护士长一个一个认认真真地检查了我们的防护，把我们一个个带进去。进入重症病房，看到了被病毒感染的患者，看到病人在生死边缘的挣扎以及对生的渴求，我内心感慨万千，只希望疫情赶快过去，一起迎接春暖花开。

每天最开心的事情，就是看到病人一点点好转。我看护的第一个病人，是个脑梗死后偏瘫的爷爷，刚接触他的时候，每天看他躺在床上没有力气的样子，我尽力照顾他，给他鼻饲、输液、吸痰、气切换药，希望他赶快好起来。到后来，他的状态一天天变好，会自己举着胃管向我示意，他饿了，然后把 200 毫升的瑞素毫无压力地喝进去；可以配合我翻身，甚至在我要进病房时，自己把口罩戴好，真的好开心也好感动。他可能无法表达出自己的想法，但我们所做的一切他都看在眼里，也在尽最大的努力恢复，他从重症加强病房的转出对我来说也是一种安慰，希望他一定好好的。

每天进入污染区之前的相互检查，互相喊的那一声加油，那被汗水浸湿的后背，那雾气蒙蒙的护目镜，那抱着氧气瓶吸氧仍坚持工作的背影，都是因为希望——希望看到病人康复，希望他们可以从重症加强病房转出。就像微博上有的网友说的那样，希望火神山、雷神山医院永不开张！是什么让我们坚持，让我们付出？就是这些希望呀，武汉胜则湖北胜，湖北胜则全国胜！武汉加油！协和加油！我们必胜！

来武汉 20 多天后，我们适应了这里的工作节奏和环境，一切进入正轨。整个病房都有了协和的风范！不管从病人的晨晚护标准，还是治疗车内的物品摆放，一切都是熟悉的"味道"。每天要做的工作很多，但是因为适应，可以又快又好地完成每个病人的护理，让病人更快地恢复！

后来，明显感觉到了病人的状况比之前好了，这离不开医疗队所有队员的付出与努力。我们更明显地感受到了协和医院"待病人如亲人"的办院理念，来自各方的物资，都会拿出一份分到病房，用到病人身上。保护病人皮肤的各类药物、敷料，为病人擦身体的湿纸巾，甚至为病人取暖的电热毯……看到这些，内心深处就会感到温暖，为自己能在这么一个温暖、处处为病人着想的医院工作而骄傲：协和，不愧是行业典范，这种示范性真的体现在各个方面。

2 月 29 日，我们医治护理了一礼拜的一个大叔，离开了这个世界。回首过往的这个礼拜，似乎过得特别快，因为这位大叔每天都要血滤，每个班都很忙碌，没有闲暇时间，我常常跟同事说，每天都在被血滤机支配。虽然忙碌，但是希望病人好转，希望自己的付出有所得。但是我知道，大叔也尽力了，他没有痛苦地离开了，愿天堂也有樱花。

从出发，到回来，一共在武汉待了 69 天。两个多月里，我经历了很多，学到了很多，也成长了许多。如果以后还有疫情发生，我还会义无反顾地写请战书，来到疫情的第一线，奉献自己的力量。

微笑面对一切

马　欢

（北京协和医院泌尿外科护士，国家医疗队第二批队员）

2020年2月7日，作为北京协和医院国家援鄂抗疫医疗队第二批的成员，下午1点，我怀着复杂的心情，坐上了北京飞往武汉的飞机。下午3点半飞机到达武汉。在大巴车的接引下，我们顺利到达驻地，其间得知我被分配到抗"疫"医疗队第一组，于当天晚上9点就需要赶赴一线投入工作，第一个班次时间为晚9点到凌晨1点。到达驻地后，简单吃了饭，拿到房卡，来不及收拾行李，就出发前往华中科技大学同济医院中法新城院区。来到了陌生的城市、陌生的医院，心里有一些忐忑。但是到达培训地点生活区后，看到了一张标着协和精神的海报：严谨、求精、勤奋、奉献，此时再看看身边一张张熟悉的面孔，一瞬间感觉回到了熟悉的环境，回到了协和，环境也变得不再那么陌生了。

我们迅速地接受岗前培训，时间很紧张，但一切也都在有条不紊地进行。晚上9点，我们准时进入病房，第一个班次总是令人印象深刻，大家都穿着防护服，戴着护目镜，把自己包得密不透风，透过护目镜可以看到大家的眼神中有紧张，也有坚定。每个人多少都有些害怕，我也不例外，害怕因为有牵挂，牵挂远方的父母、牵挂远方的朋友，但经过培训，我们都知道呼吸道飞沫和密切接触传播，只要做好防护措施，就不会有危险。于是我调整好情绪，心情很平静地踏入了这没有硝烟的"战场"。进入病房前，老师们常说的就是等呼吸平稳了再进行下一步动作，防止晕倒。来到病房，当我穿着"装备"在进行一些使我心率增快的动作时，作为男性，也会感到有些缺

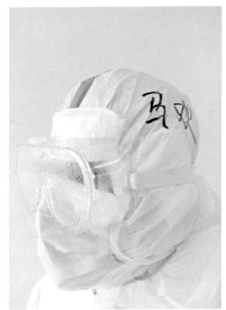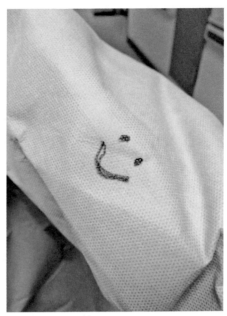

布满雾气的护目镜（左）；每次上班在身上画一个笑脸为自己加油（右）

氧、心慌，坐下缓一会儿才能继续干。男性都如此，可以想象女性在这样的条件下是多么不容易，但我从身边女性坚定的眼神里，没有看到任何退缩和彷徨，这也激励了我。第一个班次，相信每个人都有不舒服的地方，我亲眼见到有的女医护人员因为缺氧险些晕倒，有人险些呕吐，对我而言，起初半小时没有什么不适，只是感觉衣服有些厚重。之后可能由于护目镜头绳太紧，头非常痛，加上没有经验，没有采取护目镜防止起雾的措施，后面3个多小时护目镜上积满了水雾，只能等水雾凝结成水滴从护目镜上方落下，透过水滴落下形成的缝隙往外看，看人只能从缝隙或者眼镜侧方，第一个班次就这样度过了。一切都按照"战斗"计划进行，充分体现了"来之能战"的协和精神！

在第一个班次后，我学会了护目镜防止起雾的小技巧，工作也慢慢摸出了门道，感觉瞬间轻松了很多，时间长了也适应穿着防护服工作的节奏了。除此之外，还有一点，就是体会到了处理好自己情绪的重要性。你的情绪会影响自己，也会影响身边的人，处理好情绪至关重要，为此我在隔离衣的袖子上画了一个笑脸，提醒自己不管面对任何事情，都要时刻保持微笑，保持乐观的心态，希望我散发的正能量不仅能影响自己，也能影响到身边的人。

我 18 岁之后，曾经常问自己要成为一个什么样的人，相信每个人心中都有不同的答案，现在我的答案是，想成为一个对社会有贡献的人，希望可以通过我的正能量影响身边人。疫情的消息每天都在向好，作为一直被守护的"90 后"，这一次由我来守护更多的人。胜利就在前方！武汉加油！中国加油！

66天的进化

逢 岩

(北京协和医院基本外科一病房护师，国家医疗队第二批队员)

2020年4月12日，星期日，最后一个班了。凌晨5点上班,3点半起床,4点钟坐上班车，这正是黎明到来前最黑暗的时刻，正如两个多月前我们刚刚抵达时的武汉。今天我负责的22床，是一名上着ECMO的病人。如此一来，我算是把各种状态的病人都看全了：清醒的、镇静的、意识障碍的、不需吸氧的、鼻导管吸氧的、高流量氧疗的、无创呼吸机辅助通气的、气管插管有创呼吸机通气的、俯卧位通气的、气管切开的、血滤的，最后这个是上着ECMO治疗的。细数这两个多月以来自己的变化，从一个来自外科病房的几乎零重症经验的普通护士，到可以护理重症EMCO的病人，对任何一名护理工作者来说，都可以称之为快速的成长与进化。

2月7日到4月12日，69天，还清晰地记得前几个班，整个人都是懵的状态。2月7日下午飞机降落在这块陌生的土地上，还没给我反应的时间，当天晚上，我便来到了一个陌生的医院，进入了陌生的环境，与一群原本不算熟悉的同事组成了一支"战队"。没有紧张也没有畏惧，机械地跟着大家一起笨拙地穿着防护服，没有擦拭护目镜的经验和技巧，还没等走进病房护目镜已经全是雾。一推开病区门，那种视觉、听觉上的冲击与压抑，此生难忘：走廊尽头24小时工作的鼓风机发出巨大的噪音，掺杂着呼吸机、监护仪、注射泵不同频率与音调的报警声，大家互相交流都靠喊。再往里走来到房间门口，没有病号服，病人穿着自己的衣服躺在床上，我负责的两个病人都是呼吸机辅助通气，一个血氧只能勉强维持在80%，另一个心率始终在每分钟四十几次。特护记录还没有统一的书写标准，密闭吸痰装置自己以前从没用过，戴着双层手套完全摸不出来血管，终于摸到了股动脉在手指下咚咚的跳动，可就是扎不中。防护服穿得太高，导致头晕缺氧，坐在走廊挨着大氧气瓶吸氧，半个多小时才缓过来。多数病人没有动脉插管和中心静脉，4个病人的血抽了一个小时还没抽完。戴着防护头罩倒冷凝水，一蹲一起，走了4个房间就大汗淋漓呼吸困难。刚开始工作的艰难场景，一幕一幕都印象深刻，有太多需要学习和摸索的地方。病房也是刚建成的，各项工作都处于试探和完善中，但救治工作的紧迫，又来不及让我们细细思考与慢慢适应。很快地，我自己就可以熟练地穿脱防护服，护目镜没有再起过雾，每次换尿袋之前我都记得先把接口加固，便不再漏尿。到后来护理记录逐渐统一，动静脉置管逐步到位，每班次护理流程不断优化，也让我们工作起来更加高效。

直到半个月后，我迎来了69天中最忙碌的两个班，我才意识到自己的成长。那时第三批队员刚刚加入，也是病房最忙的时候：没有空床，80%的病人用着呼吸机，有病人开始血滤和俯卧位通气，大家也开始轮流上药疗的班。那天，轮到了一直带着我工作的李蕊老师上药疗班，之前一直上药疗班的谢老师和我一组，两位老师要先在配液室进行交接，进到病房后，我接了6个病人的班，大概半小时谢老师进入病房，我将两个病人的情况交代给了谢老师，并且每项工作都向她示范一遍，因为我知道她当时的状态一定就和初到病房的我一样，大家几乎都是重症方面的新手。不知不觉中，经过十几天的初步成长，我已经可以接6个病人的班，可以独立看护4个病人，可以示范自己新学到的操作，还可以配合俯卧位翻身，帮助其他队友们了。如果说刚来的那一周我们来不及反应和表达"上战场"的紧张焦虑与恐惧，那么经过高压催化快速进化之后，我们已经是可以熟练运用"武器"的战士了。

在援鄂满月之际，我首次完成血滤病人的护理；第40天的班，我首次完成药疗岗位；在即将凯旋之时，我独立完成ECMO病人的护理。至此，66天的"战场"历练也画上句号。在7个护理工作组中，我们二组是平均年龄最小的，也只有4名重症护理专业的老师，但大家在相互帮助与扶持下共同进步与成长。从组长、副组长，到4名重症护理老师，他们每次都承担着最危重病人的护理，同时还要帮助和指导我们这些"菜鸟"，他们是最辛苦的。这也再次印证与体现了护理工作的本质与精神：护理从来都是团队

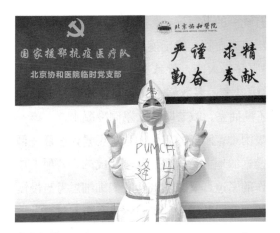

病房留影

工作。离开了全队当中的任何一个人，我都无法完成这69天的极速进化。陌生的城市不再陌生，陌生的病房已经是习惯的工作环境，而原本不那么熟悉的同事已成了最亲密的战友。

不可否认，在疫情面前，个人的力量显得如此渺小与薄弱，但每个渺小的人汇聚在一起，就能凝聚成一股巨大的力量，夺取这场战"疫"的胜利。2020年4月12日，下班时已是第2天上午9点，暖暖的阳光洒在身上，驱散了两个多月的艰难与疲惫。黎明前的黑暗已经过去，武汉的前路终将光明灿烂。

第三部分

真情・感动

ZHENQING
GANDONG
☼

相互牵挂，成为朋友

孙　红

[北京协和医院组织处（统战处）处长（时任妇儿党总支书记、
妇产科学系常务副主任），国家医疗队第三批队员]

回到北京，在休整的 14 天里，回忆在武汉的日子里的人和事，有些情景不敢触碰！有些经历永远珍藏！初次相识的人成了相互牵挂的朋友！

新冠病毒有很多未知，我们无数次感叹新冠病毒的无情、生命的脆弱和人间的真爱，也感叹医学的局限和无奈。对于医护拼尽全力、竭尽所能后仍没办法留住患者的生命，我们希望能有遗体解剖获得客观证据，通过病理联系临床，明确患者的临床诊断，揭示这个疾病的发生和发展规律，科学地探讨患者的死亡原因，有助于医学界认识和攻克新冠病毒，挽救更多的生命。

遗体解剖对于家属来说是很艰难的决定，协和医疗团队的专家们秉承科学的态度，克服困难、坚持不懈，最终成功获得 5 位去世患者至亲的知情同意。

小李，武汉人，北京协和医院重症加强病房第一例遗体解剖患者的儿子。因为这件事，我认识了他。

他的父母均被确诊新冠肺炎，父亲在别家医院救治，病情平稳。母亲因患有其他慢性病，病情发展为危重型转至我们 ICU 病房。在 ICU 抢救了近一个月，呼吸机、血滤、体外膜肺氧合，能用的办法都用上了，但最终还是没有把她从生命线上拉回。其母亲去世后，刘正印教授经积极努力沟通、与其共情、将心比心，真诚表达对逝去患者的愧疚与难过，最终得到小李的信任与支持。小李的理由简单而伟大，一是为了积德，希望可以让同时患病的父亲尽快康复；二是让医务人员能够了解和认识这个让武汉人民乃至整个国家付出重大代价的疾病，让自己挚爱的亲人为抗击疫情作出最后的贡献。

在核心组会议上，刘教授哽咽地叙述了与家属谈话的经过，在场的医护人员无不为之动容。这就是人间大爱！为了给更多的患者带来希望，为了早日攻克新冠肺炎，英雄的武汉人民付出了太多、太多……在张抒扬书记的倡议下，全体队员自发地为第一例患者家属捐款，以表达协和医务工作者对患者及至亲为支持医学发展、支持战胜新冠病毒作出伟大贡献的感恩与敬佩！

同时，我们默默为小李找回母亲的身份证、医保卡等证件，清理眼镜、钱包、箱子等遗物，妥善保管老人的手机。我们深知，母亲的遗物是最后留给小李及家人的寄托和怀念。

带着全体队员的敬意和关怀，我联系了小李，约好时间，与刘正印教授和焦静一起来到小李家小区门口，把母亲的遗物和我们的捐款郑重地交给了他，并深深鞠躬表达我们的敬意！得知小李父亲已康复出院返家，我们都为之高兴，刘教授关切地叮嘱他要关注父亲的康复需注意的问题。这是我们跟小李的唯一一次见面。

这以后，小李会经常发来问候和祝福，希望武汉快点儿好起来，祝福我和同事们早日和家人团聚。遇到问题也会跟我联系，母亲的死亡证明书如何办理、骨灰如何领取等，我会及时确认流程后告知他。

小李看到大部分援鄂医疗队返京的新闻，给我发来短信确认是否已回京，得到协和要坚守到最后的消息，他给我回复："千言万语，尽在一句保重！我和全家等你们平安回京的好消息。"

清明节举国哀悼！在医院哀悼仪式结束后，我发自内心地给小李发了条短信："哀悼！致敬！永远怀念！"他回复："我和孩子、媳妇一起观看电视直播，教育孩子要感恩，怀念！谢谢你们的关心。"同时再三叮嘱我，什么时候回北京一定提前告诉他。

我们确定返程时间后按照约定告诉了他，他几次联系我想带些特产来驻地看望，我和刘教授商量后还是婉言拒绝了。一是不想让他见到我们勾起他痛苦的回忆，二是不想给他添太多麻烦，毕竟武汉刚刚重启。他也表达了我们离开武汉当日不能过来为我们送行的遗憾，一再叮嘱给他多发些照片，要跟我们一起分享这重要的时刻。

返京的飞机一落地，打开手机接到了亲朋好友的很多祝福，也接到了小李的微信："看到微信群里武汉人民为你们送行的照片和视频，也看到了您，

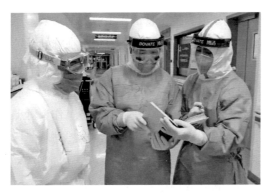

在病房讨论患者护理规范

心里很激动也很感动。您一定要把身体保重好，祝您回京后工作顺利，全家幸福平安！"认识时间虽然很短，但感受到了朋友般的祝福和牵挂，内心很暖。

我会把休整期间的感受和好消息告诉他，比如全体队员核酸检测阴性、可以外出活动等。他高兴地回复："全体队员没事是最好的喜讯，北京好像有一波冷空气，您可千万要注意。昨天武汉又是大风又是大雨，但今天又是大晴天，说明阳光总在风雨后。"

我提前告诉小李北京卫视将播出《来自武汉的报道（十一）——长留》，告诉他有我们协和医疗队关闭病房和撤离的镜头，他说，晚上会和孩子一起看节目，让他知道做中国人很自豪。

现在，武汉恢复正常了，地铁通了，复工复产了，一切都在重新开始。武汉——英雄的城市，英雄的人民！2020年在武汉的这段经历让我们铭记于心！

疗　愈

陈　雨

(北京协和医院检验科党支部书记，副主任技师，
国家医疗队第四批队员)

22 年前，母亲 60 岁，在单位突发脑溢血。当接到紧急的通知电话时，我正在急诊室值班，那一瞬间浑身血液凝固，大脑一片空白，在突然看到门口排着长龙的病人时，长期的职业训练让我本能地开始深呼吸，强迫自己镇定下来，不断地提醒自己，一定要把手边的病人处理好。那天我的搭档飞速来接班，80 分钟后我赶到宣武医院，看到母亲和 CT 片子的那一刻，如晴天霹雳，没有任何征兆，早晨还欢声笑语的母亲就这样突然地离开了我们……

那天开始，母亲永远成为了回忆，亲人突然离世的打击和对死亡的鲜活记忆让我尘封了那段时间所有的往事，再也不去触碰这个不能愈合的伤疤。在无人的深夜，我也偶尔会想，如果突然离开这个世界，会有什么放不下? 怎么做才不留遗憾?

2020 年 1 月，疫情的暴发，让负责新冠肺炎检测的我每日都在高速运转，当突然接到科主任紧急驰援的出征令时，巨大的责任感和使命感交织在一起让我激动和紧张。我简单跟姐姐和老公、孩子道别，就带着医院和科室各级领导的嘱托，和战友连夜赶到武汉。第二天一早，我们穿着厚厚的防护装备，依次穿过清洁区、缓冲区的几道门，进入了武汉同济医院中法新城院区的 ICU 病房。平均每天几乎都要连续工作六七个小时，让经历了 17 年前非典战"疫"的我，心中明白病人的危重复杂程度和工作强度已经超过了非典战"疫"。

一天，在为病人取拭子时，一位阿姨引起了我的注意，她皮肤白白的，

头发微卷，安静地躺在病床上，像极了母亲当年在病床上的样子，了解到她的儿子是一名医生，正在武汉以外的地区驰援，尘封的记忆像潮水般漫开：当年在急诊上班接到母亲病危电话时的情景重现，我心情越发沉重，她的儿子肯定也和当年的我一样，焦灼地期待母亲转危为安吧！相同的境遇让我开始格外关注这位母亲的病情，虽然她的情况不容乐观，我也暗暗希望她的儿子能回来见母亲最后一面，甚至期望她的儿子能见到康复的母亲。

我们的医疗队是一支具备超强战斗力的精锐之师，大家为每一位病人都在殚精竭虑、事无巨细地全力付出。在武汉最艰难的日子里，我和战友们每天奔波在安静的逝者和监护设备嘀嘀作响的生者之间，如同穿梭在生死的两端，逝者的安静和生者的抢救形成强烈的对比，他们无声地等待，离开凡尘所有的挣扎和伤痛，即将开启下一段旅行。处在生命最危急时刻的生者，他们顽强地努力，每一个生命体征的变化都会牵动着我们的心。每当在治疗难以抉择时，张抒扬书记坚定而语重心长的话就会在耳边响起："我们的任务就是要拼尽全力去救治每一个病人，能用的方法都用上！"我们知道，与死神较量的日日夜夜中，病人唯一的依靠就是医护人员！我们必须团结合作拼尽全力！

队员们互相鼓励，互相支撑，我们真的拼尽了全力，振奋地看到生命的重生，病人在激动的欢呼声中拔管、脱机、转出病房！同时，我们也默默地接受了生命的脆弱，认真地为每一位逝者送行。作为医者，总是希望看到患者痊愈、康复；作为家人，我们期待团圆、相聚。那位同行的母亲，我们也期待着奇迹发生，上了体外膜肺氧合（ECMO）以后病情变得稳定，一个多月了，虽然和家属一直在沟通，但是他的儿子还没有回来。在敬佩同行之余，我有时想，这份牵挂，应该也是让生命如此顽强的动力吧！

4月8日武汉重启前夜，我有幸看到夜幕下的长江，流光溢彩的灯光秀在江面上刹那开启，美轮美奂的长江巨屏点亮了武汉的夜空，"没有一个春天不会来临！共克时艰！感谢有您！武汉加油！"巨幅绚丽字幕在眼前滚动，激动的心情澎湃着我的心，"热干面"明天就要重新"开张"！英雄的城市即将重启！真心地为这片热土上的人民骄傲！灯光秀结束的瞬间，武汉薄雾的夜空重现，夜色的江水依旧东流，仿佛一切都没有发生过。那一刻，我知道自己爱上了这片热土，不仅是爱她的流光溢彩，是更爱这片热土上的人民，感谢他们的坚强和付出。

武汉疫情得到了全面控制，北京协和医院作为最后一支撤离的国家医疗队，在4月15日返京。关闭病房前，我去和那位母亲道别，她身边的监护数据平稳地闪烁着，虽然她不能说话，但是我相信她可以感受到自己已转危为安，希望他们母子重逢，更祝愿她能够康复。

回京后，我惊讶地发现，自己内心不可疗愈的隐秘伤痕竟然痊愈了。我坦然地接受了生命的消逝，但是

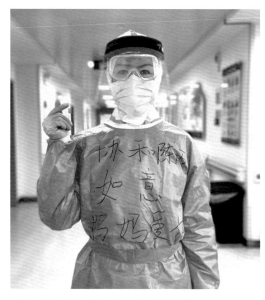

防护服上写着给女儿的话"妈妈爱你"

爱是永恒。在那座英雄的城市，我们曾经为了他人的福祉而如此奋力地前行，我们也接收到社会各界的爱，这种共同为他人付出的力量让我感受到爱的无坚不摧，有勇气接受自己和他人的不完美，接受人生的阴晴圆缺，并在有生之年，鞭策自己做一个传播爱的人，让人生了无遗憾。这便是生命的意义！

决意的战场

——一位检验人的援鄂流水账

肖　盟

（北京协和医院检验科主任助理、助理研究员，国家医疗队第二批队员）

达

我们所在的北京协和医院第二批国家援鄂抗疫医疗队，是在 2 月 7 日下午 3 时左右踏上江城的土地的。此时距离大家在医院与后方的同事们挥泪告别，仅仅过去了 4 个多小时。而就在 3 天前的 2 月 4 日，一个新的重症加强病房，刚刚在武汉同济医院中法新城院区紧急改建完成。我们的任务，就是整建制地接管这个病区，面对新冠疫情中病情最危重的一批患者。

21 时，第二批医疗队首批医护队员共计 14 人，已在第一批队员的带领下全副武装，进入污染区接管工作。第二日大部队抵达医院时，恰好是 2020 年的正月十五。在这个本应阖家团圆的日子，一位位医护人员带着执着与决然，踏入病区战场。

初进病区的几天，所有队员的心里肯定或多或少都会有惶恐的情绪。为了接管重患治疗，医院所派出的第二批团队包括各个学科的中青年骨干。然而医生们在进入病区前，基本都没有过穿着防护服工作的经验。况且虽然新冠疫情暴发已有月余，但在那时我们对自己的敌人还知之甚少。病患如此之重，会不会病毒的活动性更强、传染性更烈？对病人进行开放气道的诊疗操作，我们被感染的风险会有多少？这层灰黑色的迷雾，一直笼罩在每一位医护人员心头。

　　不过，每当任何一位患者出现紧急状况时，医疗队的医生们都会第一时间扑上去，将心中的一切疑虑抛诸脑后。一次，一位患者气管插管出现问题。当值的吴东大夫完全来不及再戴上防护头套，直接几步抢到患者床前，就开始紧急重新更换插管。要知道，由于操作伴随着大量气溶胶颗粒的产生，气管插管更换是感染暴露风险最高的操作之一。还好，由于抢救及时，患者的情况得以再次稳定。之后吴东大夫走出病房，我可以看到他轻轻地松了口气。当他转头看到我在一旁，先是愣了一下，赶紧把我拉到一边，小声地问道："哎呀，这个病人最近测核酸了吗？是阴性的吗？危不危险？"

　　直至今日，我还清楚地记得此时，这位一向在我们心中镇定自若的吴东大哥，略显急促的语气中带着一丝不安。而事实上在我们到武汉工作的两个多月中，医疗队里总共有七八个一线大夫曾经带着相近的语气问过我类似的问题。他们大多也同样是来不及佩戴更严密的防护装备，在对患者进行抢救的过程中冒着危险"冲锋"。在这里，"一切为了患者"不再是一句简单的口号，而是一线医护们用生命在践行的协和精神。

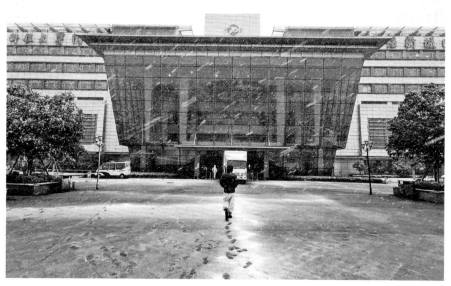

一位医疗队员顶着大雪走向工作院区

护

作为一名检验科的员工，平日在后方与护理的同事们交流并不很多，只是和团委与青年工作部里的邹垚等小伙伴比较熟识。但这次在一线并肩奋战的过程中，我也切身体会到了护理同事们的不容易。整个协和医疗队成员中，三分之二以上是护士，在病区中每4小时一轮值。面对着传染病患者，隔着厚重的防护装备，她们的工作强度可想而知。我也几次上手帮助过护士老师，将深度镇静中的患者从平躺翻身到"俯卧位"，以帮助他们改善呼吸条件。要知道，其中一些患者都是大叔与大爷的体型，看上去要顶两到三个这些体型娇小的护士们。况且他们身上插着各种管路，在翻身中还要不断细心地整理，避免管路堵塞或者脱落。第一次帮完忙，我一个大男人都忍不住隔着N95口罩费力喘着粗气。但从与护士老师们的交流中，我才知道这样翻身的操作，对于不同的患者，每天需要进行多次。我也曾遇到过几位护士在工作中身体发生不适。由于防护服穿脱困难，为了节省物资并且不给同事增添负担，她们往往是在椅子上坐一小会儿，然后起来继续工作，实在撑不住了就再坐一下，再起来，如此往复，直到坚持至下一

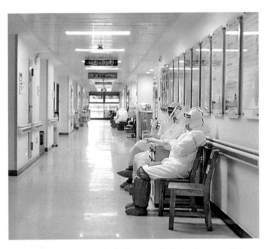

身体不适的医护人员在椅子上休息一会儿，马上又起来工作

个班次接班为止。而且武汉的天气着实不很"友好"。在整个2月和3月的一半多时间都是阴冷异常，护士们常常要贴几个暖宝宝在防护服里保证体温；但进入3月下旬，突然升高的温度又使得病区里像个蒸笼，我们"火线实验室"里"出租"冰袋的服务都火爆了起来。不过无论病区中是寒冷或是炎热，隔着布满雾气的防护镜，我永远能看到的，是一双双灵秀而又坚定的眼睛。

检

对于我们检验科的人来说，这次援鄂的战斗，更是一场战火中的洗礼。2月7日到达武汉后，领队张抒扬书记、韩丁副院长，以及第一批、第二批医疗队的队长刘正印教授与李太生教授，无不为医疗队"火线实验室"建立的地点与方案费尽心思、奔波沟通。同时，后方在检验科徐英春主任的带领下，咬紧牙关克服了物资紧缺的困难，在各方友人的支持下，紧急为前线筹备了大批的检验设备与耗材。在出征的第五日，医疗队最终决定在污染区内就地建立实验室，次日实验室物资即从北京运抵。在医护同事们的帮助下，我们仅仅用了一天时间就将实验室硬件铺设完毕，并在2月13日正式投入使用，这着实也是一项战场中的奇迹。病房的病人十分危重，难免有人去世。我们的实验室就位于太平间工作人员运送遗体的必经之路。战斗最惨烈的时候，一天会有好几位患者离世。这种景象，对以前连与患者直接接触都极少的我来说，无疑是精神与心灵的双重冲击。不过每当看到一线医护们不知疲倦"冲锋"在前的背影，与他们并肩作战的荣誉感与使命感使我能摆脱所有负面情绪的干扰。"干活时能帮把手就帮把手，取标本能自己做就自己做"，这也成了我当时对自己的基本要求。

在前线工作最紧张的时候，我和感染内科实验室的谢静老师每天大约上午9点进入病区，晚上7点以后才能退出。医疗队核心领导以及后方科室主任十分关心我们的工作压力，最终通过努力，检验科分子组的两位精英陈雨与张栋老师，在2月末的倒数第二天乘高铁到达武汉。随后的工作变得日渐顺畅，我们也从繁重的临床日常检测中得以喘息，并且可以思考如何利用科研的手段协助临床一线进一步解决包括继发二次感染、凝血状况异常等一些问题，并辅助汇总病例、总结资料。最终，一些临床大夫的文章在实验室数据的支持下得以火线发表，并取得全球同行的关注，这也是"火线实验室"向整个医疗队与医院交出的满意答卷。

归

4月4日，庚子清明，全国举行哀悼活动。能够有时间悼念与回首，也说明我们伟大的祖国已经走出了阴霾，迎来了胜利的曙光。

一周后的4月12日，北京协和医院援鄂医疗队所在的同济医院中法新

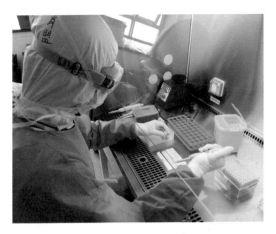

在火线实验室开展新冠抗体检测工作

城院区 C9 西病区正式关闭。4 月 15 日，作为坚守到最后的一支国家医疗队，我们终于启程回家。受国家指派，医疗队中的杜斌教授、李太生教授、刘正印教授、周翔教授四名医疗专家与李尊柱、刘金榜两名护理专家与大部队挥别，继续留守在武汉当地指导重症患者的救治工作。

事实上，医疗队杜斌教授与吴东大哥在先后两次国新办全球记者见面会上的发言，最能代表我们每一位队员在援鄂战场上的决心，那就是：

"It's nothing about heroism, but honesty."（这一切与英雄主义无关，唯一的法宝是正直。）

"Human beings are mortal, but love is not."（凡人不能永生，但爱可以。）

告　别

夏　鹏

（北京协和医院肾内科主治医师，国家医疗队第二批队员）

"死亡五联单"可以算是医院内的半个"黑话"。

每当有患者在医院去世，主管医师需要开具"死亡医学证明"，因为要分别提供给殡葬部门、户籍部门以及医院、疾控和保险部门留档，所以一共五联，业内俗称"五联单"。

刚开始在医院里工作的时候，如果听见哪个大夫被别人议论每逢值班总是填"单子"，就是说他／她运气不好，总是送走病人。

我还记得我人生中填写的第一份五联单，是在2013年的5月。当时上班刚半年多的我，在普通内科的第一个夜班，就送走了一位免疫抑制后重症肺部感染的患者。为了不把单子填错，我哆哆嗦嗦地用铅笔写了再用签字笔描。即便这样，我还是填了三次才填对。

后来的很长一段时间里，我就是那个别人眼中的"忙命"大夫，送走了一些病人，但是不记得再有填单子战战兢兢的时候了。特别是协和医院后来在医院信息系统中上线了电子版的"五联单"，很多患者的信息自动从入院录入的信息中读取，简化了工作流程，一两分钟就会填好。但是从某种意义上来讲，同时也弱化了这个过程的仪式感，不管是对于家属还是医生。

出乎意料的是，若干年后，我会在武汉重新填写这样的证明书。

作为一个普通医生，也作为一个新手爸爸，我对新冠肺炎疫情的发展保持了持续的关注。

国家开始陆续组织军队和地方医疗力量支援湖北，协和医院也在大年初二派出了第一批援鄂医疗队。自此之后的一段时间，各个渠道传回来的消息依然是前线吃紧。2月6日下午3点来钟，医院开始统计有重症监护室轮转经验的医生名单，我就明白了这是要为支援前线做准备。我从报名到被通知次日出发，不过两个小时。

由于事先毫无准备，当晚的时间几乎全部用来处理情绪上的转变，应答四面八方的问候，以及收拾行囊。待到我想和妻子好好说几句话的时候，已经半夜了。

第二天一大早，匆匆扒了几口饭，和母亲、妻子匆忙地告别，没有拥抱，也没有细腻的言语，一句"我出发了"，就迈出了家门。

我们接管的是一个新组建的重症加强病房（ICU）。ICU通常收治的都是呼吸循环或者某些重要脏器出现严重功能损伤的患者。一般来说，ICU的病人虽然重，但是不会全都是各脏器全面衰竭的病人，也会有病情相对简单的病人，比如就是普通肺炎呼吸衰竭、感染性休克、急性肾衰需要血滤……

严峻的现实则是，在这个32张床的ICU，我们遭遇了让所有人感到心力交瘁的困难局面。刚来的那几周，病房病人气管插管率高达九成，相当比例的患者存在除呼吸衰竭之外的多器官功能障碍。即便我们紧追着病情调整治疗和处理，但是依然不能避免有病人去世。

有人去世，就需要填写"五联单"。

有一天我当班在缓冲区处理医嘱，碰上病区里有患者去世，对讲机要我尽快把"五联单"填好。我从同济的主管护士老师手中接过厚厚一本已经填了大半的死亡医学证明书。我翻看着之前已经填写过的内页，日期都如此的接近。尽管见惯了生死，我依然觉得有些手抖。

病人的入院应该都是比较仓促的，医院的信息系统里只能查到患者的身份证号和一个联系电话。没法子，我只能硬着头皮再打电话询问家属其他必需的信息，尽管这个过程对于家属来说可能是一种煎熬。

电话里家属的哭声让我不忍心打断，但是遗体处理总要进入后续的流程。我只好耐心地与家属沟通，"我能理解你们的心情，由于是乙类传染病，家属不能和病人见最后一面。"这样类似的通话，后来在别的医生和家属之间，又发生了若干次。

由于是传染性极强的疾病，患者去世的时候，平日陪伴左右的近亲属往往可能也染病住院，运气好些的多半也在接受医学观察。他们将无法在床旁与去世的亲人做最后的告别，病人也基本不可能留下什么话。这种无奈、悲痛和不甘，旁人确实很难体会。

后来又有一位80多岁的老先生，在各项身体指标都不算太糟糕的时候突然发生室颤了。大家费尽力气把他从死亡线上拽回来两次，却要以超大剂量的药物来维持生命体征。任何一个医生都明白，大势已去。

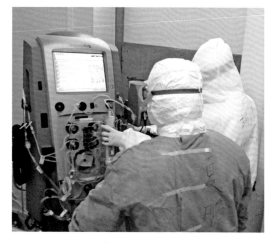

我（左一）与同事在做血液净化治疗

我跟患者家属通了好几个电话，逐步告知情况。家属从一开始的崩溃，慢慢到接受和冷静，最后主动表示放弃创伤性抢救。几个小时后，病人离世。

在这几个小时里，通过一部手机，我成为家属跟病人告别的唯一桥梁。这种微妙的状态，促使我小心选择自己说出的话，希望既能清晰告诉家属病人的情况危急，又不至于太刺激家属，我特地告诉家属，病人接受了镇静和镇痛的治疗，没有太多痛苦，聊作安慰。

3天以后，同事告诉我，老先生家属又打电话来要找我问病情。我回过电话去，问他们想了解什么。让我意外的是，家属说就是来表示感谢。

中国的人民，绝大多数都是朴实、善良、勤劳、隐忍的。在这场前所未有的疫情面前，国家和民族，家庭与个体，都付出了巨大的代价和努力。很多人没有机会和家人告别就走向了前线，很多人没有机会和亲人告别就已经天人永隔，还有无数的普通人在毫无准备的情况下被迫暂时放弃了自己的工作、理想、爱好和习以为常的平凡生活。

直到今天，大势趋于稳定，所有人的忍耐和付出也终于迎来了曙光。

此时回看这一切，我也终于明白，所有的告别，不论时空的距离是多么不可逾越，也都最终会有重逢的那一天。

温　暖

赵　华

（北京协和医院重症医学科主治医师，国家医疗队第二批队员）

2020 年 4 月 17 日，星期五，北京协和医院国家援鄂抗疫医疗队返回北京集中休整的所有队友的核酸检查结果都是阴性，我们拥有了宝贵的外出活动时间。当走出酒店的一霎，阳光暖暖地照在身上，听着同组队友的欢声笑语，我一时有些恍惚，仿佛回到了同济医院中法新城院区，回到了武汉，回到了那个我们曾经战斗的地方。81 个日日夜夜，从出发到凯旋，历历在目如同电影般。武汉的经历是我一生中最宝贵的，也是最难忘的。我带着豪情来，在这里收获了知识、经验、战友情，也更加深了我对"人间大爱是真情"这句话的理解。这份真情是和患者家属通电话中双方都会反复重复的那句"谢谢"，是司机师傅担心有人赶不上车的每次提醒，是凌晨下班还能吃到可口的有"温度"的饭菜，是街头武汉人民那深情的鞠躬，是送别时飘在阳台的那面五星红旗和竖起的大拇指……我会永远记住武汉这座城市，永远记住那些英雄的市民，永远记住一起战"疫"的医疗同行，永远记住这份风雨同舟、同甘共苦的战斗情谊。

2003 年非典来临的时候我们还是医学生，没有经历过一线的洗礼。自从 2020 年 1 月中下旬了解到武汉此次新冠肺炎疫情的时候，我坚信重症医学科医护人员应该很快需要走到前线，这是我们的使命，也是我们的责任。2 月 7 日，我随北京协和医院国家援鄂抗疫医疗队出征武汉，整建制接管了同济医院中法新城院区的重症加强病房。我们的驻地距离医院将近 10 分钟车程，在这里真情体现在了日常的点点滴滴：保安人员认真测量体温，前台工作人员热情服务，后勤厨师的护"胃"计划，保证我们能吃到家乡熟悉的味道，每天下夜班后有"温度"的饭菜，各个节日的惊喜小礼物，一年以后再聚的约定……基于重症加强病房工作的特殊性，为了保证医务人员的人身安全，4—6小时工作轮班制度使我们驻地到医院的班车需要每2—4小时发一次车。司机师傅每天无论刮风下雨、无论白天黑夜都会准时出现，将大家安全送达；每次班车发车之前都会反复确认人员是否到齐，担心有工作人员赶不上班车；在时间允许的情况下，会带着大家看看周围的风景。这一切都深深地留在了我的心里，我在这里感受到了家的温暖。

由于本次疫情导致家属基本无法和患者进行接触，我们病房每天都会通过电话向家属交代病情，无论我们和家属谈的是噩耗还是好消息，无论家属的心情是怎么样的，每次电话的结束语都是医务人员和家属之间的相互感谢。在和家属沟通的过程中，我们了解到了每个家庭的艰辛和不易，了解到了武汉人民的坚韧和不屈。我们小组管理的患者一家三口均感染了新冠肺炎，其丈夫因为本次疫情不幸去世，家属毫无保留地支持医学事业，同意遗体捐献。患者家属给予了医务人员充分的信任和感谢，医务人员为了治疗患者而竭尽全力，让我觉得这才是医患关系的最佳体现。为了让患者和家属进行视频时的精神状态保持更佳，医务人员会每天给患者梳梳头，涂涂唇膏；医务人员会因竭尽全力后仍然无法挽留患者的生命而流泪；医务人员之间就像上了战场的战友，可以互相把后背交给对方。在这个病房工作的经历是我当医生最纯粹的两个月，我会永远铭记。

我们刚到达武汉的时候，武汉像被按了"暂停键"。随着疫情的进一步好转，武汉逐渐苏醒了。每天早晨可以被车水马龙的声音唤醒，遛弯儿时会有武汉人民远远地向我们说谢谢，超市购物时会有工作人员和我们说辛苦啦，班车经过路口时会有市民向大家深深地鞠躬。当我们结束在武汉的工作准备返回时，武汉人民的依依不舍之情是那阳台上飘着的五星红旗和竖起的大拇指，是驱车几十公里来驻地送行的患者家属，是机场志愿者送的各种美食，是"'热干面'感谢'炸酱面'"的标语……武汉人民的这份深情我将永远牢记。疫情得到基本控制，援鄂医务人员都将返回家乡，武汉人民仍然面临着重创后的复苏，我坚信在党的正确领导下，我们终将战胜疫情。

此次疫情结束后，我应该保持清醒的头脑和理性的认识。我们不过是履

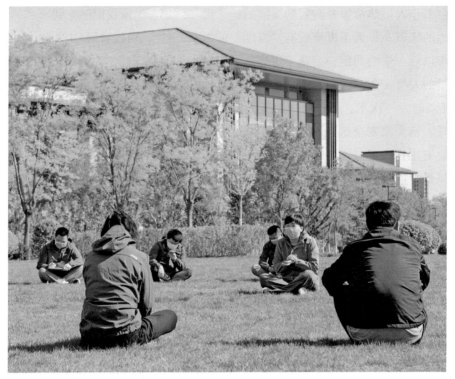

返京后我（右二）在党支部大会上发言

职尽责的普通医务工作者罢了，我们是一介凡人不是神，全社会给予我们的关怀已经够多了。所以，我们需要迅速调整好心态，用最快的速度走出所谓"英雄"的美名，面对现实，回归自我，恢复正常的工作状态。真正做到临行时的誓言：不惧艰险，不图回报。

爱 的 力 量

宁 祎

（北京协和医院重症医学科一病房护师，国家医疗队第三批队员）

生活的平淡往往让我们容易忽略那些习以为常的事情，但是当你的人生不再那么风平浪静的时候，除了那些必要的"物质基础"以外，支撑一个家庭、一个人最重要的，我想无外乎是"爱"。

老朱是我来到武汉以后负责的病人里面，第一个成功脱离呼吸机、拔掉气管插管的病人。对老朱之所以印象深刻，除了这个原因，还因为他的年纪和我的父亲相仿。这也让我不禁联想，如果没有这场疫情，他现在应该像往常一样，每天在妻子的叮嘱声中去上班，下班后回到温暖的家，和家人一起吃顿晚饭，觉得生活不过如此，简单却充满了烟火气。而今一场突如其来的新冠肺炎疫情，席卷了全国，打破了所有的宁静。

第一次见到老朱，他和别的病人并没有什么不同，都是在镇静药物的作用下静静地躺在病床上，一呼一吸都随着呼吸机的频率起伏。唯一不同的是，他肿胀得像馒头一样的左手无名指上戴着一个布满岁月痕迹的戒指。后来从他口中得知，那是他的婚戒，结婚以来都未曾摘下过。

在老朱成功拔管的当天晚上，恰逢我值夜班。接班前我就得知老朱今天顺利拔管了，听到这个消息，除了为我们这些日子以来的努力感到欣慰以外，更多的就是由衷地为老朱的"重生"感到高兴。

一接班，我就先去查看了老朱的情况，他的样子很平静，我和他说话，他却显得很淡漠，甚至不看我，只是不停地抚摸着他的戒指。当我问到"你想不想家人"的时候，我看到老朱的眼睛里面透出丝丝光亮，他点了点头。

我又问他是否想给家里打个电话，这时他终于看向了我，眼睛闪烁着泪光，点了点头。这时候我就知道了，老朱是想家了。于是我便和他的主治医生说了这个情况，医生说白天的时候已经拨打过他预留的电话号码，尝试几次，但一直都提示"关机"，所以也没有联系上。

不甘心的医生和我一同来到老朱床边，再一次试着拨打预留的电话号码，但依然提示"关机"。此刻，我的心抽搐了一下，想象了许多情况，是不是他的家人发生了什么事情，毕竟疫情肆虐，每个人都有可能感染，我不敢再想下去，回望老朱，看到他一直用那期待的眼神望向我们，我不愿看到他眼睛里刚闪烁起的光亮黯淡下去，我尝试着问他："你还有家里其他人的联系方式吗？"他缓慢地报出了一串数字，这一次我们等到的不再是"关机"，电话中响起了一个中年妇女沙哑的声音"喂？"此时，医生和我透过防护服仿佛都看到了对方的笑容。"我们是在同济医院中法新城院区支援的北京协和医院的医护人员，老朱现在就住在我们这里，现在已经脱机拔管，病情逐渐好转了。"我们急切地告诉她。"谢谢，谢谢，谢谢你们！"电话那边的声音明显很激动，甚至有些哽咽，一直不停地在对我们说。我们问她是老朱家里什么人，她说是他的妻子，留的号码是他儿子的，因为疫情关系，她和儿子分别隔离在各自家中，只能靠电话联系。老朱和他的妻子已经一个多月没有见过面了，我们把有限的时间尽可能地交给他们两人。

夫妻二人用着我们听不太懂的方言交流着，大致意思就是妻子叮嘱他加油，好好配合治疗，家里一切都好。他们之间朴实无华的、家长里短的对话像极了我的父母。

老朱的妻子在挂断电话前的最后一刻，大声地对着电话说："谢谢你们，谢谢你们来到武汉帮助我们，有你们在我就放心了。"那一刻，是我从事护士这个职业以来，实现自我价值最强烈的一次，我们原来是如此不可或缺！我们原来是如此被人们所需要！

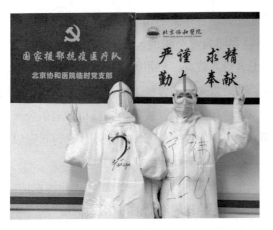

病房留影

　　挂断电话的那一刻，老朱松了口气，欣慰地点了点头。我问他："这回总算是放心了吧？"他冲我笑了笑。当我安抚好他，准备走出病房的时候，他把我叫住了："护士，我什么时候可以回家啊，我老伴儿不识字，就一个人在家呢！"这个问题难住我了，新冠病毒的传染性有多强，对心肺的损伤有多大，治愈转阴后彻底达到出院的标准是一个很漫长的过程……我的脑海里不断闪现着这些专业带给我的思考，但老朱想的不是这个病有多么可怕，他想的是早点和家人团聚，所以他现在需要的是"希望"。

　　我走回他的床边，握着他的手说："你已经很棒了，你今天刚刚拔掉了插管，这是非常难的事儿，但是你却做到啦，你已经离成功越来越近啦。等到你的体力恢复了，能正常吃饭喝水、下床活动的时候，我们就可以把你送到你妻子身边了。"老朱大概明白了我的意思，点了点头。

　　之后几天，老朱恢复的速度惊人，在他拔管的第二天，就开始了床旁早期活动，坐轮椅一坐一两个小时不成问题，这是一个好的讯号。早期活动的开展对于老朱来说，是恢复心肺功能的康复训练。接下来的几天，我们帮着老朱试着站立，即便每天只多站一分钟，对老朱来说就能早一天离开ICU，见到家人。没过几天，老朱就已经可以在医护人员的陪伴下在病房内独立行走了。

　　在老朱早期活动的时候，我们总是会让老朱和他妻子视频，那大概是老朱一天中精神最饱满、最神采奕奕的时候了。也许正是因为妻子每日的视频交流和鼓励，他才能有如此惊人的恢复速度。

　　身为一名ICU护士，世人以为我们早已看惯生死，但我们只是看"惯"而不是看"淡"，尤其是在援鄂之后，我对生命有了更深刻的认识。人的寿命虽然有限，医疗救治也不可能解决所有问题，但"希望"却能赋予人"无形"的力量，使人不再是一个生命体，更是一个有感情、有温度、跨越时空、一直延续的生命！

　　这一次的援鄂经历让我深刻地领悟到了"偶尔去治愈，常常去帮助，总是去安慰"的真正意义。

离别过后，情义长留

焦 静

（北京协和医院护理部处长助理、副主任护师，国家医疗队第二批队员）

2020 年的春天，注定留下太多难忘的回忆。

从 2 月 7 日到 4 月 15 日，在武汉的 69 个日日夜夜，从寒风刺骨的冬天到樱花绽放的春日，从整个城市的一片沉寂到窗外马路上的川流不息，时间像流水一样在忙忙碌碌中消逝。回京后休整的日子，一个人坐在电脑前，那无数次因感动而流下泪水的场景出现在脑海，那一张张熟悉的笑脸浮现在眼前，仿佛一切就发生在昨天。

此次支援武汉，我的主要工作之一是在驻地做好各项保障工作。与我联络最多的，除了亲如家人的队友和医院大后方的同事，还有酒店的服务员、往返医院的班车司机、主动为队员来理发的志愿者，以及区政府负责与医疗队联络的公务员等，他们都是普普通通的武汉人，在这场战"疫"中，我们结下了深厚的战斗友谊。在我的眼中，他们是最可爱的人。

给我留下印象最深刻的，是一位与我们朝夕相处的酒店服务员，每天在餐厅总能看到她忙碌的身影。队员们日夜倒班，她也负责每天按时准备好盒饭放在保温箱里，让大家不管多晚回来都能吃上热气腾腾的盒饭。她同时还负责会议室的管理工作，每次远程会诊前，她总能用最短的时间按照要求把会场布置得井井有条。有一次，我问起她的家远不远，她笑着说，其实酒店距离她家只有十几分钟的路程，孩子今年要参加高考，但由于隔离的要求，她已经两个多月不能回家了。还有一次，餐厅的另一位服务员大姐拿着一张纸条来找我，原来她的婆婆病了，医生说做手术需要全麻，她很担心危险性。看着她焦急的样子，我耐心地向她解释了医生会在术前进行细致的评估，请她不要太担心。

酒店还有两位主要负责联络的经理，她们两人都姓余，都很年轻、漂亮，工作能力令人佩服。在那些物资并不充裕的日子，她们总能给大家制造出惊喜，为队员们留下了一个个难忘的瞬间。比如，情人节她们用便利贴做成一个心愿墙，让大家写出自己的心语心愿；为队员集体庆祝生日时，她们用火腿肠或盒装的牛奶也能摆出"生日快乐"的字样。不管大事小事，无论白天夜晚，队员们有事找到她们时，她们总是第一时间帮助解决。在临行前大家邮寄行李时，她们主动帮着联络快递公司，还变身成了"女汉子"，帮着一起打包、封箱、清点行李件数……在我们回北京后的第二天，小余经理发来微信说："昨天送走你们，感觉吃饭都不香了。一个下午手机也没什么信息，我差点以为手机坏了。"

在武汉，我们还结识了一位班车司机周师傅。他是一位退伍军人，乐观、开朗，开车技术很好。周师傅负责白天的班车，他每天总是提前半小时就把车开到班车点等大家上车。有时，医生们在病房抢救病人错过了班车，给他打电话时，他从来没有过犹豫或者不高兴，总是立刻就开车过去接送。有一天下午，队员们在上班的路上听到周师傅接家里的电话，竟是他的父亲刚刚去世了。但他还是忍着悲痛坚持把下班的队员送回驻地，才匆匆赶往家里处理父亲的后事。第二天下午，他的班车又准时出现在了驻地门口。正如队员们所说，风里雨里，周师傅等你。

区政府为每一个医疗队都安排了一位联络员，负责沟通各项事宜。负责我们医疗队的是一位陈科长，她比我年长几岁，性格温和，做事沉稳。每次有困难找她时，她都非常热情地帮忙协调。记得在回京前，有队员发现身份证过期了，前一天晚上咨询她，第二天早上她上班后第一件事就是打听好办理流程，还安排车辆把队员送到了政务大厅。有一天，她接到通知当天需要填报一个表格，我向她解释医生护士们白天都在病房，晚上需要开会，可能会很晚才能给她提供全部信息。她回复说没关系，多晚都可以，你们太辛苦了，我们等一会儿没关系的。还有一次，在和队员们一起乘车时，窗外有个路人在看到大巴车上坐着医护人员时，就站在路边深深地鞠躬。她立刻拍下了这个画面，让我转给大家。她说，平时都是在网上看到这样的场景，今天在现实生活中看到，非常感动。这份尊重是医护人员用生命、用真诚换来的。

这些最朴实的工作人员，在两个多月的时间里，他们始终坚守岗位、默默付出。每次对他们表达感谢时，他们总是笑着说："没事儿，医疗队员太辛苦了，我们要照顾好你们。"我知道，他们也是父母，也是子女，也有牵挂，他们在这场疫情中的付出也同样值得敬佩和称赞。

在武汉的每一天，我们不仅得到了医院同仁们无微不至的关心和支持，也得到了来自社会各界的关爱。他们中，有七十多岁的老人，担心队员们喝水少嘴唇会干，特意快递来了润唇膏；也有很多爱心人士和公益组织捐来了防护服、方便面、火腿肠等急需的物资；还有志愿者把煮了八个小时的排骨藕汤送到驻地，为的是让队员们能够尝一下武汉的特色美食；在三八国际妇女节，队员们收到了捐赠的鲜花和护理学院同学们寄来的千纸鹤等，度过了一个美好而难忘的节日。为了帮助大家解决理发难题，"宋忠桥志愿者理发服务队"的理发师们每隔一

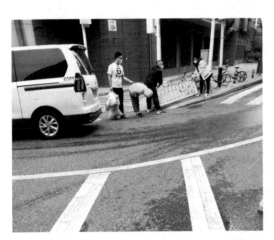

路过的武汉人民向我们车队鞠躬致谢

段时间就会来到驻地为队员们义务理发……

像他们这样的爱心人士还有很多很多，大家都在力所能及地为抗击疫情贡献着自己的力量。一路走来，感受最深的是，在这个没有硝烟的战场上，不是一群人、一个团队、一个行业在战斗，正是全社会、全民族的同舟共济，汇聚起了众志成城的强大力量。

风月同天，情谊长留。千言万语道不尽思念和感激，谨以此文向所有为我们提供过帮助和支持的朋友表示衷心的感谢！

疫情下的抉择——出发

刘志颖

（北京协和医院妇科三病房护师，国家医疗队第二批队员）

武汉，我奋战了 69 天的城市，我的第三故乡。我出生于天津，工作于北京。这次一场突如其来的疫情，我来到武汉，让我爱上了这座城，这座英雄的城市；爱上了生活在这里的人，英雄的人民。

2020 年 1 月 23 日武汉关闭离汉通道，当我得知这个消息的时候，震惊、诧异、犹疑、怜惜，无数情感在心中翻涌。震惊，因为第二天就是大年三十，举国欢度，是老百姓心中的大日子，阖家团圆，走亲访友，可偏偏就是在这热热闹闹的日子面前，武汉刹住了车。1 月 26 日，我院的第一批医疗队员奔赴武汉。2 月 7 日，作为第二批国家援鄂医疗队队员，我和我的队友们也抵达武汉。

出发武汉前，我们按照出发科室编队组成生活组，主要方便解决大家生活上的问题，比如物资的分发寄送。到达武汉后，我们被打散编排组成工作组，这是我们进入病房并肩战斗的小分队。我所在的生活组为第六组，我的工作组也是第六组，所以我总是说自己是名副其实的"六组人"，一直以来都顺顺利利的。其实这 69 天的平安顺利，离不开领导和战友们对我们的关心和照顾，我们更像是一家人，组成了一个大家庭，每个人都贡献自己的力量，使得我们这个大家庭温暖而又有力量。

我们 2 月 7 日到达武汉，我是在 2 月 8 日下午 5 点进入病房的。相比我们第一批进入病房的战友在到达当晚，行李没收拾，房间也还没安排好的情况下就要进入病房，我们真的幸福了许多。在抵达当晚，第一批队员中

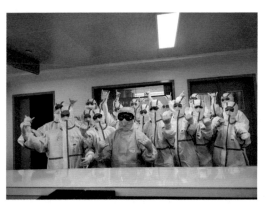

2月8日护理第六组斗志昂扬准备上战场

的感染内科刘正印教授和重症医学科崔文博护师再次为我们进行了进入污染区病房前的培训，这给我们吃了定心丸，给予了我们莫大的信心。这时的病房已经全部收满，32张床，每张床上都是危重症患者，几乎每个人都进行着气管插管、呼吸机辅助通气，那是一种让人难以形容的压抑和沉重感，所有的患者都处于插管镇静状态，没有患者能与你沟通交流。对于长期在普通病房工作的我来说，可谓前所未见。但是我很快就进入了工作状态，防护服、护目镜、戴着手套的双手都会使平常很简单的一个动作变得困难异常。但是这又怎么能难倒我呢？我有最好的战友，一句话就能来到身边帮助我，在我还没张口的时候就已经默默站在身后。我的队友是如此优秀，每天晚上，甚至在驻地会有来自重症医学科（ICU）队友们精心准备的课程来充实自我。得到知识以及实操的补给，我们越来越有信心，也越来越能适应当下的工作环境。从一开始穿着防护服走路都小心翼翼到后来的虎虎生风，操作从一开始的生疏到后面的熟练，都和队友们的关怀和帮助分不开，我们从来都不是一个人在战斗，而是一群人在协同作战。也许是因为我身体素质比较好，在工作期间从未有任何不适，这给我的工作增强了信心。一开始的心情沉重压抑对我来说都变得不值一提，只有保持好健康的体魄、健康的心理，才能更好地为病人服务，我信心满满地去照顾好每一位患者。

作为北京协和医院国家援鄂抗疫医疗队的成员，我们一共在同济医院中法新城院区重症加强病房收治了109名危重症患者。我对每一位亲自护理过的患者都印象深刻，虽然他们大多数都有气管插管镇静治疗，但每一个人都是不同的个体，每一个人都有独立的人格，每一个人身后也都有着不同的故事，虽然这些故事我们可能无法知晓。他们有的已离开人世，有的已转到普通病房进行进一步的康复治疗。这时我总会想起吴东大夫的那句话："凡人不能永生，但爱可以。"

2020 年 2 月 18 日，我第一次被分配护理一位神志清醒的病人，这一天我上后半夜班，也就是凌晨 1 点到 5 点。对于正常人来说，这本该是沉睡的时间，我护理的这位 70 多岁的老爷爷却还清醒着，他在用无创通气高流量吸氧，氧合指数维持得不错，指氧一直维持在 94% 以上。老爷爷也会和我沟通交流，让我冲蛋白粉给他喝，天知道我有多开心能护理清醒的病人，我内心想的是老爷爷很快就会好吧。现实却并不如此，第二天我再去上班的时候，老爷爷已经气管插管上了呼吸机，我下班的时候正要准备给老爷爷上血滤，可老爷爷还是没挺住，第三天我上班时他已经去世了。是啊，我一开始就被老爷爷的清醒开心得冲昏了头脑，来到我们所在病房的病人哪一个不是已经病情非常危重了呢？可是我却一直记得那位爷爷，即使高流量吸氧对老爷爷来说可能会有些不舒服，可我每次对爷爷说"坚持住爷爷，好好配合治疗，一定会好起来的"这句话的时候，爷爷都会对我点点头。早晨抽静脉血，我跟爷爷说"握紧拳头，要抽血了"，爷爷就会紧紧地握住拳头。每当想起那紧紧握住的拳头，我不禁会去想，其实爷爷想紧紧握住的是生的希望吧。

还有一位我护理过的患者，我们叫他"老朱"。老朱是一位"出名"的患者，很多新闻媒体对他都进行过特别报道，因为他坚强地挺过了最困难的时期，成功拔管，并且被转移到了普通病房继续治疗。他刚刚拔管的时候，那天我是上午 9 点的班，接班后看到老朱非常清醒，他非常想和我说话，但这时候的他还是有些吐字不清，再加上方言的缘故，使得我听不懂他想要说什么，我只好拿来了纸和笔，他写得歪七扭八的字，拼起来就是"我想去工作"。那时候的老朱只能在床边坐一坐，对他来说站起来还有些困难，他就已经非常迫切地想努力回归正常的生活，我们又有什么理由不去认真地生活呢！下班之前，我和老朱说自己要下班了，老朱表达了想要写字的欲望，我把纸笔拿给他，他在纸上写下"明天我们再一起锻炼"。是啊，短暂的床边坐一坐以及站立是老朱现在每天必备的康复课程，我对老朱说："好！我相信明天会更好！"

在武汉的这 69 天，每一点每一滴都将成为我此生最宝贵的回忆。不光是奋战在一线的战友，我们身边的很多人都在同我们一起战斗。给予我们关照的驻地酒店工作人员，每天接我们上下班的司机师傅，在大后方给予我们支持的协和大家庭的家人们，乃至千千万万的武汉同胞们，都将在我的记忆中永存。而我在武汉的点点滴滴却是怎么说都说不完的，只愿感动长留，岁月长留。

忆队友情

胡 燕

（北京协和医院肾内科血液净化中心护师，国家医疗队第三批队员）

2020 年，庚子鼠年，作为北京协和医院第三批国家援鄂抗疫医疗队一员，2 月 19 日 21 点，我初来武汉。夜晚空旷的街道上看不到行人车辆，只见一路彩灯，一家家窗户中透出柔和的灯光，每个人都用心中的爱默默守护着这座城市。

我的安全感

2 月 17 日下午 4 点多，工作中接到护士长口头通知我援鄂的消息，来不及想什么，来不及做什么，瞬时被各种消息包围。

李雪梅主任："有没有什么困难？确认一下我的手机号、微信号都存好了吗？"

夏京华护士长："看看箱子里的东西还缺什么？"

宋丹："这个，还有这个都带走，那个，还有那个想办法也给你带走。"

隋晓青："再修剪一下。"（我留了 20 多年的长发变短发，隋老师下班后猫着腰给修剪了 3 个多小时，还是不太满意，隋老师是个完美主义者。）

刘静："我在超市。"

夏鹏医生："转发给你物品清单、注意事项。"

唐瑶："行李在我这儿，还有这个袋子里的东西，都是我觉得你用得上的。"

手机满屏闪动的红点儿，不断上升的未读信息数字。记不清当晚是几点吃的晚饭。

在武汉，我们面对衣食住行各种挑战。衣，别说和昨天相比，单单今天一天就可以是两个季节，一天也可过四季，多准备就好。食，热干面如其名，加些汤菜肉升级为改良版。住，远离家人朋友，电话视频拉近距离感。行，活动范围受限制，结伴散步、运动、做操、跳舞。工作，陌生环境、新的治疗方式、设备耗材不足，重新梳理工作程序。在各方领导们的支持下、队友们的协作下，我们肾内科团队的工作生活，在不断学习改进完善中进入良性循环。

我不舒服

忙完上午的治疗，下午出现气短、头晕，只能忍着……一小时后忍不住用戴着手套的手，揉护目镜后固定松紧带被压迫到的位置，发现自己的手在抖。我蹲到在患者床旁正帮忙插中心静脉的马杰医生身后，轻声说："我不舒服。"他扭头，回身把我带到走廊让我坐下，叮嘱我放松，扶在我肩膀的手一直安抚着我，帮我控制加快的呼吸。李尊柱护士长说："来，马上带你出去，我来帮你去除外层防护。"每扇被打开的门都能看到队友关切的眼神和伸出的手，都能听到"你的感觉如何？我陪着你"之类的问候。污染区、缓冲区、清洁区，没有看清队友们的名字，我被大家慢慢地小心搀扶着，手传手地带离医院回到驻地。

夏莹护士长："亲爱的，身体健康最重要！听话，明天休息一天，休息好才能更好工作，我进污染区替你。"

赵彤："你休息吧，说吧，今天需要做什么床旁替代治疗？"

张冉："有我在班上。"

同济护理组："今天你好些吗？"

队友情是治愈我的良药，温暖！入心！无价！

肾内科团队

在秦岩副主任的带领下，肾内科团队每天都在岗。6人中我是唯一的血透专科护士，因需要血滤支持的患者一天天在增加，马杰医生为了减少我在污染区的滞留时间，3天内掌握了安装血滤管路以及给患者上机的技能。即便是这样，我们每天也不能按时离开污染区。夏鹏医生、兰静护士、唐瑶护

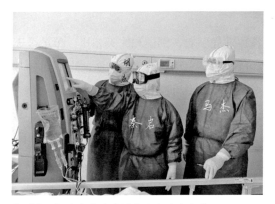

我（左一）在患者床旁调整血滤治疗方案

士在值班、休息时也帮助我们。远在北京的武汉肾内支持群中，李雪梅主任、陈丽萌副主任、郑可主任助理、赵琳老师、夏京华、左玲燕、姚佳护士长……最强后援团为我们及家属提供精神及物资支持。

2月到4月间，我们在武汉同济医院中法新城院区工作，晚间还举办"疫"线课堂、援鄂抗疫临时党支部组织生活等。我们曾经一起流汗、流泪、欢笑。你、我、他从来都不是一个人，深感时时被关注，一直被关爱，我对队友的回报也就只能是尽己所能了。挥别武汉亦无憾，不舍英雄的城市和英雄的人民。我们恪守己任，不负年华，不负协和，"武汉疫，雨燕翔，归来，玉栏桥下玉兰香，琉璃顶下春意浓！"

此情终成回忆

邹　垚

（北京协和医院儿科护师，国家医疗队第二批队员）

2020年初春，我随协和援鄂抗疫医疗队在武汉工作了69天。这69天曾经经历过的每一分每一秒，拆解开来，都是细碎的情感划过心底的回忆。

出　发

这一场新冠肺炎疫情来得突然，迅速占领了所有人的视野。我抱着手机不停刷新新闻动态、参与集资募捐防护装备，担心着"重灾区"武汉人民和同仁们的生命安全，也担忧着疫情凶猛的扩散能力会影响到各地。随着医院和护理部紧急动员和志愿者报名工作的开始，我内心没有犹疑，用最快速度报了名。我和护士长说，不知道梯队需要什么资质，有什么能力要求，如果我满足条件的话，优先让我去，统计报名直接写上我的名字，不用提前商量。

身穿军装当保家卫国，身着白衣当护佑生命。一个人生而为人的意义，是在力所能及的时刻做一点有意义的事情。医界泰斗、前辈终归只能是榜样，我成为不了他们，只能成为自己想成为的人，做到自己想做到的事情。步入医疗行业，难免会遇到各种事情，小到抢救延误下班，或者临时召回加班，大到外出驰援，作为一贯将最差情况都尽可能考虑到的人，对所有情况都作出假设。结论是我愿意，我可以。我隐约感觉到，曾在我脑海中预演数遍的情景终将发生：我，将成为参与一线战"疫"的白衣战士。

当接到电话通知驰援武汉的时候，距离出发只有16个小时了。此时的医院灯火通明，各科室和职能处室的领导们和同事们连夜为我们准备物资。那夜的协和依旧沉静美好，室外的温度已是零下，但队员们已做好了出发准备。众心聚在一处，点燃即将启程的火把，温暖着白雪皑皑的北京，温暖着远方静默的武汉。

我站在阳台上，看着窗外夜空的闪烁星光，拿起手机拨通了家里的电话。另一端的声音逐渐变得颤抖，一句"保护好自己"隐约带着哭腔，在雪夜中显得格外清晰。我拒绝了母亲前去送行的要求，心有所牵，情深所动，完全可想象在相别现场母亲一定会泪流满面。而我，不想让这场出发变得悲情。赴战场，莫相送，我始终坚信我们每个人都将平安归来。

患　者

第一次见到这位 80 岁的奶奶是在一个夜班，与她同屋的大哥病情危重，气管插管里痰液又黏又多，还先后出现了两次房颤，我在接班以后就开始不停地处理和大哥有关的各种医嘱，还协助医生进行紧急同步电复律。而这位奶奶是白天刚刚住进病房的，她执着于摘口罩、摘吸氧管，戴上摘，劝完戴上又摘。本身呼吸就费力，还有高血压病史，以至于满屋都是她的咳喘声和血氧血压报警声，医生、护士说话都快变成了演哑剧。不仅要抢救大哥，还要每隔三五分钟就过来给奶奶重新戴好吸氧管。终于，大哥暂时平稳，我来到奶奶身边，捧着她的脸，让她看着我的眼睛，像教小孩一样反复说："您要是不好好戴着吸氧管，血氧一直很低就要上呼吸机啦！到时候就不能醒着喝水喝奶了！吸氧不许摘！口罩要好好戴着，在这里要保护好自己！"

后来的几天里，我们发现她伴随着谵妄症状，状态时好时差，有时还会出言不逊，成了病房里的知名人物。有天夜里我帮她翻身拍背的时候，听到她呼吸和说话出现了"不和谐"的声响，简单判断之后决定为她吸痰。

清醒的病人吸痰是件很痛苦的事情，加之奶奶情绪躁动，难以配合，更增加了操作的难度以及暴露风险。同事帮我一起给奶奶放了牙垫，护住她的头，我快速又仔细地从她口腔里吸出了大量的黏痰，同时大声地安慰她、鼓励她。吸痰结束后，她的呼吸很快变得平稳、没有杂音，情绪也平静了下来。

我收拾好以后，拿起她的橘黄色小毛巾帮她擦干了眼角流下的泪水，轻轻拍着她的肩膀把她哄睡。同时，我看到奶奶干瘦的小手颤颤地回握住了我的手。

谵妄的时候，奶奶分不清自己身在何处，不知道白天黑夜，也不知道我们是谁。她总喊我"阿姨"，求我把她的手松开，她要去买东西给女儿送去。连续几个班次下来，我已经习惯了奶奶在屋子里不停地念叨，也越来越熟练地与她"对话"。有一次上班，我特意在防护服外写上了"小阿姨"，然

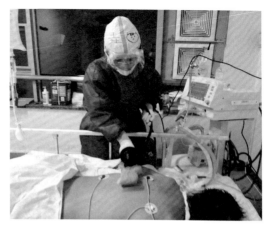

为患者振动排痰治疗

后进到病房里跟她说："奶奶你看，我就是你的小阿姨。"其实，她是看不见的，但是当那一双有些混浊又有一些空洞的眼睛望向我的时候，我总觉得眼神里能透出一丝清明，她能知道我就是她的"小阿姨"。

后来，随着病情的加重，奶奶经历了经口气管插管、气管切开等，她再也不能睁开双眼，对着我喊"阿姨，我要出去"，也不能对我说的话有任何反应。每次交班之后从她的床旁离开，站在门口向回望，病房里的空气仿佛都逐渐凝固了起来，只有各种机器的声音在企图产生微弱的波澜。

离　别

张书记说，武汉是我们的第二故乡。

这里是除却家乡、工作地以外，我停留时间最久的地方。

我们爱上这片土地，爱得深沉，是因为倾尽 69 个日夜为之奋斗过，是因为这片土地上的白衣同袍和所有的人民仍继续奋斗着，是因为这片土地像五星红旗一般鲜红，是因为这片土地被中国人民的汗水、泪水和爱所浇灌。

武汉苏醒的过程

——我的抗疫日记

刘佳珍

(北京协和医院耳鼻喉科病房护师，国家医疗队第二批队员)

我随北京协和医院国家援鄂抗疫医疗队驰援武汉，目前已经完成驰援任务，在京休整，在这我想与大家分享一下我的武汉抗疫日记，重拾我们在江城的回忆，重温武汉苏醒的过程。

2月7日，下午3点

飞机降落在武汉天河机场，机场大厅空荡荡的，每个人眼中都透着迷茫，我们的口罩捂得严严实实，却还都小心翼翼地呼吸着，外面的天空是灰蒙蒙的，飘着零星小雨，有些阴冷。我们乘坐大巴车赶往驻地酒店，将近1个小时的路程中，马路上空旷得没有一辆车，整个世界似乎都是安静的。

2月8日，晚11点

今天的班是凌晨1点到5点。夜里12点，我们的班车准时从酒店开往医院，毫不意外，我们的车又是路上的孤独行者，十多分钟的路程中，路边的建筑物都是黑漆漆的，看不到一丝光亮，只有快到医院时，才终于出现了亮着灯的建筑物，上面赫然写着"华中科技大学同济医院中法新城院区"几个大字，没错，这儿就是我们的战场。

2月14日，晚6点

今天是西方情人节，酒店餐厅特意准备了心形便利贴，让我们写下自己的心愿贴在玻璃上，做成了一面许愿墙，看着满墙粉色的贴纸，我有了片刻的恍惚。仿佛是在北京与朋友在餐厅吃饭，但是转头看到大家脸上的口罩，转瞬又回到了现实。吃过晚饭，我与同伴在酒店楼下散步，紧邻酒店的是一个居民区，透过栅栏看去，小区里面没有一个人，安静得连小狗的叫声都听不到，只有小区门口值班岗亭中似乎有个人影。

2月21日，晚12点

武汉已经连着下了两天的雨了，那种寒冷即使穿着羽绒服也抵挡不住，下班回到驻地，进行消杀工作之后，已是深夜。最近几天心情实在低落，因为接连送走了几位病危的患者。今天送

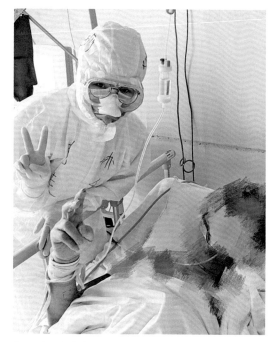

与顺利脱机患者合影

走的那位老爷爷，头发花白，满脸慈祥，收拾他随身物品的时候，在他的外衣口袋里发现了好几块儿小面包，老爷爷还随身携带了一次性吸管和勺子等物品，各种证件也都整齐地摆放在钱包里。我想如果没有这场突然的疫情，他现在肯定在家享受着天伦之乐。这位老爷爷只是众多武汉人中的一个缩影，武汉人民和武汉这座城市因为这次疫情承受了太多，他们真的受苦了。

2月26日，晚8点

今天9床患者脱机成功了，这是我所管的第一个成功脱机的患者，她用力地咳着，眼角流下两行泪水，我想那不仅是因为身体难受而流的泪，一定还有因为重生而流下的激动的泪水。随着9床的重生，我的心情也放晴了，因为不只是9床，越来越多的患者呼吸机条件一点点减了下来，武汉的春天似乎快来了。

3月7日，早9点

随着病情好转的患者越来越多，有一部分患者转到了普通病房进行后续的康复，病房有了几张空床。而我终于也在来武汉整一个月的时候迎来了第一次轮休，武汉的天气也变得阳光明媚，路边的玉兰花已经含苞待放，春的

气息越来越浓烈。

3 月 15 日，晚 7 点

蔡甸区马路上的车逐渐多起来了，红绿灯也正常工作了，不再是永远只有红灯。同济医院中法新城院区有处樱花长廊，小路两侧种了很多棵樱花树，我们下班等班车的时候总喜欢去看看樱花是不是开了，就在这两天惊喜地发现早樱逐渐开了，一簇簇温柔的粉色，煞是好看。蔡甸区路边的油菜花也已经盛开，一片片金灿灿的。田地里有当地人在耕地，看到我们穿着医疗队的衣服，总是会多注视我们一会儿，虽然因为戴着口罩看不到彼此的脸，但是那弯弯的眼睛下面一定是灿烂的笑脸，武汉的春天真的来了。

4 月 8 日，早 7 点

一大早我竟然被楼下汽车的鸣笛声吵醒了，拉开窗帘，楼下的十字路口已经排起了长长的车队，甚至有了一点堵车的意思，马路对面的工地上，也传来了挖掘机"咣咣咣"的声音。这一切的嘈杂声竟让人欢喜，是啊，从 8 日零时开始，武汉"重启"啦，黄鹤楼终于又亮灯了。

4 月 15 日，早 8 点

今天是我们回家的日子，69 天的日日夜夜，终于要和这座城市说再见了。

离开这一天似乎与来的那一天并没什么不同，还是那身队服，一样的队友，就连被剪短的头发也已经长回了原来的样子。可一切确实是真的不一样了，天那么蓝，阳光那么灿烂，路边到处都是向我们挥舞着国旗的居民，队友们一个个神采飞扬。再见啦武汉，相信我们一定会以另一种方式再见的，让我们相约在下一个樱花季，共游珞珈山，共赏东湖樱。

美丽与芬芳的绽放

孙羲昆

（北京协和医院手术室教学老师、护师，国家医疗队第二批队员）

武汉的樱花已经绽放，听说协和的玉兰花也如期开放，美丽的花朵并没有因为疫情而迟到，我们的胜利也不会因为疫情而远去，因为我们是协和人，带着协和人的信念和执拗，在疫情一线做着一次又一次的冲锋。

69 天的援鄂生活在我们的奋斗中转瞬即逝，看着一个个我们与之共同努力与病魔作斗争的患者转危为安，这也许就是我们来这里获得的幸福，无论多么危险，都是值得的。

初次接触疫情，我心中便有了这样的信念，如果有机会，我一定申请到疫情最严重的一线去支援。我想他们应该需要我，而这也是我仅仅能为他们做的。我想说，作为医务人员，我们要永远和病人站在一起。

2020 年 2 月 7 日，农历正月十四，一个普通而又难忘的日子，作为北京协和医院第二批援鄂抗疫医疗队队员，我与我的战友们出发，来到了素有"九省通衢"之称的武汉，希望我们的到来，能为这座有着悠久历史的城市带来新的生机。在正式踏上出征武汉的道路时，一种悲壮的情愫萦绕在每一个队员的胸中，心中充斥着紧张、彷徨、激动，内心的悸动仿佛在告诉我们：这是一场人生的冲锋。

无论是怎样艰难的过程，无论是怎样未知的结果，江城，我们来了，带着满腔的热忱和必胜的信念，和武汉人民一起面对这生与死的考验，没有一场战"疫"是不能胜利的，因为我们有爱！爱能战胜一切！面对空无一人的机场，面对空无一人的武汉街道，面对似乎充斥着病毒的空气，我似乎又明白了什么是使命，什么是责任。

到达当天，仅仅休息不到两个小时，便又一次踏上征程，进入病房。这是一种难以表达的复杂情绪，但无论如何，我们来了，开始真正的工作，为了我们的同胞，为了曾经许下的诺言，为了心中的良知，竭尽全力，做到尽善尽美，挽救每一个生命，挽救每一个家庭。

下午3点下了飞机，4点到达酒店，未做任何休整，甚至行李还没有完全拿到，我便在晚上9点进了病房——华中科技大学同济医院中法新城院区重症加强病房，我们的临时战场。作为一直工作在手术室的护士，面对如此情况，心中已经没有了面对疫情的紧张，随之而来的是工作的压力。我能不能顺利完成工作，能不能因为我的到来让病人得到更好的帮助？这时，我已经忘了自己身在严重的疫情之中，或许这就是协和精神一直告诉我的"以病人为中心"带来的心理暗示，我想，所有的协和队员应该都是这么想的！

生活在继续，工作在继续，学习也在继续。在临床工作中，我首先要做到的是认清自己的角色，弥补自己的不足，发挥自己的优势，更好地完成临床护理工作。虚心向同组、同队的兄弟姐妹请教，了解工作内容，熟悉工作流程，很快我就进入了角色。这时候发现手术室人员最大的特点，就是我们有着快速的应变能力以及快速的学习适应能力，同时，我们拥有良好的身体素质，麻醉科手术室所有援鄂人员，均没有因为身体原因提前出病房的情况。

每天4小时的工作时间，听起来不长，但是我们的身体、心理都承担了巨大的压力。每次脱掉防护服，都觉得像获得了新生，衣服已经被全部打湿，因为护目镜充满了雾气，严重影响临床操作，我在进入病房的第三天，便摘掉了护目镜，仅仅戴着一个面屏，因为我希望能够更加精准地为患者服务。腰疼戴上护腰，头疼吃点止疼药，手破了贴上创可贴，肚子疼贴上暖宝宝，大家都在坚持，坚持工作在第一线，没有退缩，没有怨言，协和人永远站在需要我们的地方，永远站在第一线。因为身处重症加强病房，整体的工作压力很大，其他病房每个班次只需要8—10名护士，可是我们病房每个班次至少需要18名护士，来到武汉一个月，所有护理人员每天都在上班，没有一天休息。为了战胜疫情我们必须尽职尽责，打造一支铁打的队伍。大家嘴上最常说的一句话就是："咱们是危重症病房，我们必须团结站在一线，为了我们的患者！"简单、朴实的话，却让我们演绎出不一样的协和护理故事。

感谢我的家人，不仅仅是家里的人，还有单位的家人，他们为了我们付出了很多。手术室每位援鄂队员都有两名对接人员，经常联系我们，询问我们的需求，不仅仅是一线的需求，还有家里的需求。我们的后勤保障相当到位，心理疏导和家庭关照也相当到位，可以让我们踏踏实实地工作在抗疫第一线，我觉得这是我们最可爱的家人，也是整个抗疫活动的幕后英雄。我要真诚地谢谢院领导、麻醉科手术室的所有领导以及我们全科同事，没有你们的付出和帮助，我们不会这么踏实地工作在第一线，真诚地谢谢你们！

不知不觉在武汉的生活已经 69 天，整个重症加强病房的患者也达到了 109 人。回顾这 69 天的工作和生活，颇有些感慨。刚来的时候充满了紧张，充满了挑战，后来紧张逐渐减少，却是充满了责任；现在充满了信心，充满了干劲，因为胜利就在眼前，曙光就在前方。希望疫情早早过去，樱花开满武汉，美丽与芬芳充满华夏大地！

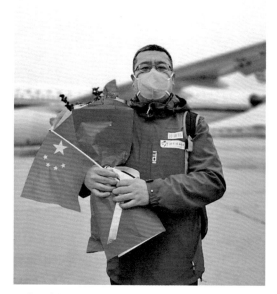

返京后在机场留影

战 "疫"

赵思蕊

（北京协和医院耳鼻喉科病房护师，国家医疗队第二批队员）

"疫情就是命令，防控就是责任"，看到新型冠状病毒传播肆虐，当得知我院有支援武汉的任务时，我主动请缨上前线。2020 年 2 月 7 日，作为北京协和医院第二批国家援鄂抗疫医疗队的一员，我奔赴武汉驰援。到达武汉的当晚，我们就与第一批的队员会合，简单地熟悉了一下情况，之后，我们就进入了由北京协和医院整建制接管的重症加强病房（武汉同济医院中法新城院区 C9 西病房），开始了紧张忙碌而有序的抗疫斗争。

治疗危重症患者常被比作"在阎王手里抢人"，病人病情复杂、严重程度可想而知。为了更好地开展护理工作，我们不仅需要负责固定的病人，更要熟悉他们的一切情况。每天都是忙忙碌碌的 4 个小时，进行简单的休整后，便对当天自己的工作进行一下回顾，并对相关知识进行扩容。我们每位队员的信念都很简单，做好防护，治病救人。

随着全国各省市多支医疗队驰援武汉，武汉的疫情得到有效控制，根据国家卫生健康委的统一部署，我们病房顺利接收了武汉同济医院光谷院区几名危重症病人，"老万"就是其中一位。

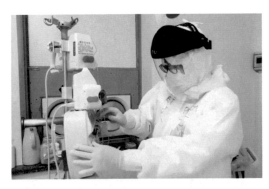

为患者更换注射泵

老万是一名 66 岁的退休老人，转进病房时就一直"迷迷糊糊"。每天接班，我都会跟他聊几句，希望他能听到，也期盼有一天我们之间可以进行对话。随着镇静药的减量，他意识逐渐恢复正常，但随之而来的是停不下来的躁动。为了患者安全，我们一般都会采取约束措施，以防他们伤害到自己。老万每当被"束缚"时，都会敲敲打打表示抗议。交班时，小伙伴们都表示听不懂他说什么，这便成了和他沟通最大的困扰。由于在之前耳鼻喉病房的工作中，我们科的病人很多都是中老年气管切开患者，如何跟老年人交谈，看气管切开患者口型，是我在平时工作中积累的经验，我认为我可以跟老万沟通。有一天，医生来会诊，他一直张口摆手，指来指去，医生与他对视着，一头雾水。我赶紧上前："老万，你怎么了？"他不好意思地指了指床单用口型说："拉粑粑了。"我赶紧掀开被子确定我的猜测，安慰他没关系，然后帮他擦拭干净，换好新的垫子。都收拾干净后我又帮他吸了吸痰，他一直朝我摆手，我问他："还有不舒服吗？"他说不出来话，就一直在微笑，示意我把他的手解开，我看得出来，他很清醒，但是怕他哪里不舒服，也怕他情绪激动拔管子，便给他解开双手，就一直在床边陪着他，只见他慢慢地正过身子努力让自己平躺着，把双手抱拳拱手，用口型跟我说："谢谢护士妹妹。"顿时，我的眼里噙满了泪水，但是由于护目镜花了就没法完成今天的工作了，我一边跟自己说不能哭，一边摸着老万的眉毛笑着回应老万"这是我们应该做的，你乖乖地听话，很快就回家了"，说完眼泪滑落。

　　老万笑了，这一笑让我百感交集，我能想到每一个此时不能陪在生病亲人身边的家人那种不舍、无奈和痛苦。如果不是疫情特殊，他们的儿女一定会衣不解带地陪伴着他，在他害怕的时候鼓励，在他不舒服的时候安慰，在他要放弃的时候予以信心和支持，在昏迷不醒的时候在他耳边轻轻说着他们家人之间的共同温情回忆来唤醒……而当下在重症加强病房里，患者们只有我们可以信赖、可以依靠。我们不仅仅是他们的护士、医生，我们还是他们的亲人、朋友，甚至是精神支柱。我们能为他们做的，就是尽全力帮助照顾他们，让他们逐渐康复，不放弃每一个生的希望。

　　2020 年 4 月 12 日，老万"重获新生"，要转出重症加强病房了。那一天，碰巧是老万 67 周岁生日，他的家人早早地给他准备了生日祝福的视频。接完班，我照例去和老万打招呼，给他送上了生日的祝福，祝愿他可以早日康复回家。老万激动地握着我的手，用饱含热泪的双眼，感激地看着屋子里的每一位医护人员，相信此刻，老万也将我们当作了他的家人。

驰援武汉的日子里，我们见证了武汉这座城市从凛冬到暖春，从寂静到喧嚣，从忐忑到坦然。这场战"疫"没有硝烟漫漫，没有轰轰烈烈，有的只是一群平凡的人谱写的一篇不平凡的乐章。没有一个冬天不可逾越，没有一个春天不会到来，待到春暖花开之际，阳光明媚之时，我相信我们可以摘下口罩，与武汉再续京汉战友情！

怒放的青春

孙丽萌

（北京协和医院国际医疗部外科楼十一层二病房护师，
国家医疗队第二批队员）

曾经年少稚嫩的脸庞，曾经年少慌乱的内心，
曾经年少迷茫的双眼，曾经年少多梦的青春。
当那疫情的号角吹响，当那国旗格外的鲜艳，
当那岁月温暖了人心，当那青春定格在武汉。

2020 年 2 月 7 日　周五

昨日下午 3 点接到紧急通知，通知我去武汉支援，作为医护工作者，奔赴前线义不容辞。习近平总书记说过，疫情就是命令，防控就是责任。在新型冠状病毒侵袭武汉的危急时刻，全国数以万计的医疗工作者以疫情为号角，投入到这场没有硝烟的战争。早晨 7 点，我在爱人的陪伴下到达医院。虽然准备的时间比较紧张，但是还好有领导们和同事们的帮助，有家人的支持，我的行囊里装了满满的物资和沉甸甸的爱，无声的眼泪往下掉，所有的感动我都记在心里了。下午 1 点准时乘上飞往武汉的专机，内心很平和，因为坐在飞机上的都是与我并肩作战的战友。我们的目标是相同的，做好自身的防护，早日战胜病毒，平安归来！下午 4 点飞机落地，收拾好行囊，立马进入到战斗模式。

2020 年 2 月 9 日　周日

初期的工作显得有些吃力，主要是因为穿着防护服和隔离衣，再加上

N95 口罩、外科口罩、护目镜、面屏、鞋套、手套……这一身行头着实费了不少体力。我在能见度很低的情况下成功进行了患者皮试、扎血气、静脉留置针等操作后，身体里顿时充满了力量！睡觉前跟亮亮宝贝视频，最近亮亮都是跟爸爸一块睡觉，最让我感动的是亮亮说要给妈妈留出床上的位置，谁都不能躺，我当即眼圈就红了。亮亮乖宝宝放心，等妈妈打完"小怪兽"，尽早回去哄你睡觉。

2020 年 2 月 11 日　周二

今天下班回到酒店已是凌晨 2 点多，经过消毒、沐浴、吃饭、洗衣服……都收拾完已经凌晨 4 点多了，又是非常充实的一天。恰好今天是我好朋友大蕊蕊的生日，虽然没能给她庆祝生日，但是我们做着更有意义的事情，我们的内心是富足的。我和她在不同的科室工作，来之前也没有沟通过，怕彼此担心，但最后我们俩都来了这里，真是心有灵犀的好朋友。说好的一块去吃饭逛街看电影，等到回去一定兑现。

2020 年 2 月 14 日　周五

今天是情人节，凌晨就收到了爱人的惊喜，不善言辞的他写道："你的奉献，我的守候。"这是我听过最美的情话。我向他提出援鄂的想法后，他不是没有犹豫过，毕竟孩子还小，毕竟这是个艰巨的任务，毕竟小家需要我，毕竟他也心疼我。但是作为丈夫，他也懂我，懂我的倔强，懂我的抉择，更懂得逆境时期的坚守与担当有多难得，感恩婚姻路上有老公的陪伴与支持。

2020 年 2 月 15 日　周六

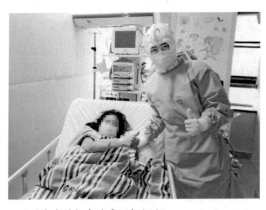
好转的患者紧握我的手一起加油

前天还是温暖如春，今天武汉断崖式降温，下起了大雪，天气变幻莫测。还好我们有祖国，有医院，有领导们和家人们强大的后盾为我们保驾护航，我们喝上了驱寒的姜丝可乐，吃上了各种可口的食物，用上了各种贴心的日用品，温暖真的是从身体流淌到内心。工作之余交流中，从学弟学妹那里得知母校今年百年华诞，我们一块战斗的小伙伴有好多都是协和护理学院毕业的，如今也都在北京协和医院工作，疫情期间我们尽全力做好自己的本职工作，感恩母校的教育之恩。

2020 年 2 月 23 日　周日

转眼半个月过去了，再次看到下班后脸颊和手臂被勒出来的红印子，早已司空见惯，不管是在生活节奏还是工作流程上，我们都已习惯。穿着防护服的不适、不断倒班的不适、心理紧张恐惧的不适，随着时间的流逝也都随风而去。我们现在就像是"特种兵"，为了能打赢这场没有硝烟的战争，我们练就了一身本领，不仅有重症方面的专业技能，还有如何管理好自己的时间和身体的能力。这样特殊的经历让我深深懂得了人生无常，珍惜当下。

2020 年 2 月 28 日　周五

今天是个好日子，因为我们小组护理的 18 床阿姨终于可以从重症病房转到普通病房，脑海里还在回荡着一幕幕给阿姨护理的画面，为阿姨高流量吸氧，给阿姨留置外周套管针，喂阿姨喝水。阿姨也非常感谢我对她的护理，握着我的手，不停地感谢我，我鼓励阿姨到了普通病房一定好好照顾自己，早日康复出院，阿姨开心地点点头，我当时心里暖暖的，鼻子酸酸的。我多么希望这样的画面"复制粘贴"很多遍。让我们早日打赢这场没有硝烟的战"疫"，让我们早日露出灿烂的笑脸，尽情奔跑，开怀大笑。

再见江城，愿山河无恙

崔立强

（北京协和医院血管外科医师，国家医疗队第二批队员）

大巴车行进在长江大桥上，大街上已是车水马龙，樱花开了又落，道路两旁已是郁郁葱葱。窗外的江景向后飞掠，仿佛时间在倒流。此时我脑海中一幕幕场景，像电影画面般在眼前闪现，时间仿佛回到了初至武汉的第一天。飞机降落在空荡荡的天河机场，机长的广播声犹在耳旁，舱门开启，湿冷的风吹进来，极目望去，我们是唯一的航班。顿时，逆行的豪迈感，撑起了我们的身躯。医疗队员们挺起胸膛，走进这寒风里。我们从接到通知，到踏上武汉的土地，还不到 24 小时。乘车驶向驻地，阴沉的天空，微寒的小雨，静谧的高楼和空旷的街道笼罩在灰色的薄雾里，江城"病"了。

飞机引擎启动，速度逐渐加快，重力把我们结实地按在座椅上，飞机轰鸣着展翅腾空。再向窗外望去，江汉平原的一草一木、一山一水越来越远，越来越模糊，模糊得像是一个梦境，然而闭目凝望，眼前的画面却是如此地清晰。负压排风扇响鸣着，整个重症加强病房笼罩在"硝烟"之中，内主管拿着对讲机大声地喊："再配 3 支去甲泵，2 支丙泊酚，3 支芬太尼，1 支爱可松。"二线赵老师大

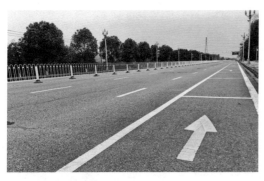

2 月武汉空荡荡的街道

声说:"马上要新转入两位危重病人,做好气管插管准备,测试呼吸机。"负压排风扇噪音加上防护服对声音的阻隔,队员们之间的交流必须高喊,那声音甚至能穿透"隆隆的炮火":"A组全体到1床,准备开始抢救!""4床抢救成功,生命

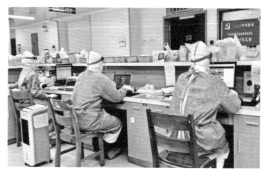

C9 西病房工作站的忙碌场景

体征暂时稳定,向三线汇报,请示进一步治疗方案……对了,再给他家属打个电话吧,他的家属还在等消息,肯定很焦急。""战场"的形势就在大家的呼喊和拼搏中一天天好起来,虽然表情藏在口罩和面屏后面,但"穿越火线"的大喊越来越少了。回到现实,从飞机的舷窗向下望去,仿佛从云朵的缝隙里,看到汉江露出来弯弯的笑脸,再见江城,愿山河无恙!

从后官湖畔隔水远眺,驻地的尖顶高厦,仿佛触手可及,向东极目望去,小山的后面是火神山医院,4月14日是它关停清零的日子,而第二天,北京协和医院国家医疗队也将踏上返京的归途,多少床前明月光,临近归期,心中却多了彷徨。可能是最后一次沿着后官湖畔的小路步行返回驻地,路过枫桥,路过楚河汉界,路过杨柳树林,就像之前夜班后的下午,从这里安静地走过一样。同济中法新城院区C9西病房的患者都已转出了,可是心中还不免牵挂着,7床的老徐开始脱机了,然而他每次床旁活动前,吸痰的顺序很有讲究,先吸囊上,再用密闭吸痰管吸气道,顺序不能错,否则他会有剧烈的呛咳。6床老万的心脏怎么样了?每次一激动,心衰就加重了,心尖上可还有一个室壁瘤呢,他是意识最清楚的一个,所以在重症医学科(ICU)期间也格外的痛苦,终于转至普通病房,应该很快就能和家人相见了。还有1床、11床、14床,他们都因为合并脑血管疾病,在可以预见的将来,他们都还要和病痛、和生活继续长期斗争,但我们不能守在他们的身边,只能在远处祝福。江城的街道变得忙碌起来,不知不觉走到了驻地门前,不禁回首看,远处的一山一湖仍然伫立,层云、远山、湖水、斜阳、阵雨、微风、新月、虫鸣,车辆、楼宇、行人,独坐窗前,心头泛起了一阵波澜。

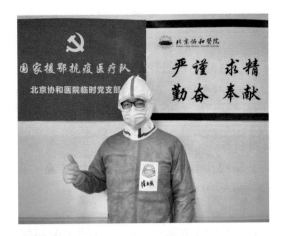

病房留影

4月15日，窗外晨光倾洒，帅气的骑警在驻地楼下，整齐地列队，人们手捧鲜花，挥舞着红旗，道路两旁，机场内外，到处是笑容和泪水，到处是鲜花和掌声，我奋力地欢呼，努力向每个人道谢。身旁的师兄慨叹，我们何能当得起如此热情热烈的欢送，我们只是做了本职的工作。我不禁诚惶诚恐地问自己，我们当得起吗？思绪不禁又回到了初来武汉的时候，又回到了在病房奋斗的时候，又想起了并肩战斗的战友，又想起了与病痛斗争的患者。这时候，张书记领着我们齐声高喊："不辱使命，不负协和！英雄的城市，英雄的人民，我们爱您！"我想这一句可能是我们最好的总结和心声了吧。

大巴车行进在长江大桥上，窗外的风景向后飞掠。再见江城，愿山河无恙！

有感随笔

王　婧

（北京协和医院中医科病房护师，国家医疗队第二批队员）

2020 年 2 月 2 日，难忘的日子，护士长给我发来驰援武汉名单申请表。我毫不犹豫地填上了我的名字。立刻告诉了老爸，84 岁的老爸非常支持，只是一再叮嘱我要保护好自己，做好防护。老妈就不放心了，听她电话那边的声音已经哽咽了，我自信地安慰老妈说："您放心！我们协和是国家医疗队，战争时士兵义无反顾地冲向前线，作为医务工作者现在是国家最需要我们的时候，没有大家哪有小家。"临行前我有心和老公交代了一些事情，老公开玩笑地跟我说："一定安全回来，否则交到我手中的就是一个红本。"我知道这意味着什么。记得临行前一天北京大雪，雪很厚，快到元宵节了，我给老爸、老妈买好了元宵送去，最后拥抱了老妈，只有我知

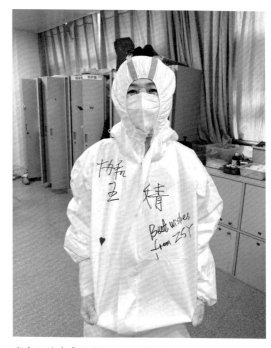

张书记为我在防护服上写下祝福

道转身的那一瞬间我的泪水不经意地流了下来。晚上我轻描淡写地告诉儿子我明天出发援鄂，叮嘱他照顾好自己。第二天（2月7日）一早，老公早早起来送我去医院集合了。那时儿子还在熟睡，我没有叫醒他，想让他少一些对我的牵挂和想念。

在医院举行的隆重送别仪式上，我不敢和一双双熟悉的眼睛对视，怕彼此忍不住落泪，后来和同事微信聊天，有几位说没敢当面送我，远远地看着我的背影为我送行，她们几位还是抱头痛哭了！

2月7日下午到达了武汉，天气阴沉沉的，一下飞机就看到其他医院同行们已经戴上了N95口罩、帽子，那一刻我深深感受到了许多未知摆在我们面前。我们很快投入工作中，工作了20多年的我，接触了太多的生离死别，尤其是在心脏加强病房（CCU）工作的16年中，自信认为已经看透了人生中的生与死，但这次让我有了新的认识，让我更加珍惜身边的一切。我们要做的不仅仅是帮助患者与死神的较量，还要保护好自己，只有保护好自己才能一起战胜疫情。和队员们聊天时，发现大家对家人多数都是报喜不报忧，怕家人担心。刚到武汉最初的几天腹泻，自己想是不是被传染上了，后来和队友交流，有几位和我症状一样，我们总结是水土不服。武汉有几次下雨降温，当时我的老毛病犯了，咳、干咳，当时太怕是被传染上了，想了很多，想要不要给家人写点什么、留点什么，后来决定什么也不留，他们以后会有自己更好的生活，不要活在回忆里。在援鄂的日子里，我会用儿子弹奏的钢琴曲和我拍摄的照片做成视频，我会用A4纸和铅笔画出我的美好愿望，我会穿着厚厚的隔离衣戴着多层手套为患者折只千纸鹤、写上加油，她看到我手中千纸鹤的那一瞬间的目光，是生命的开启，我永生难忘。

第一次进污染区，我刚穿上防护服、隔离衣，戴上N95口罩、外科口罩，还没动就已感到憋气、缺氧，还是全程坚持下来。最严重的一次是刚进污染区就已有窒息的感觉，队友看到我当时脸通红就让我去缓冲区调整。慢慢地，我适应了，穿着厚重的装备也能完成高强度的护理工作，为患者俯卧位通气、翻身、清理大便、做治疗等。我所在的五组是团结的集体，他们多数是"80后""90后"，我年龄最大，和他们在一起我感受到了青春的活力，4月11日我们小组圆满地完成了在同济医院中法新城院区C9西病房的最后一个班次。

现已是返京疗养第五日，但还事事历历在目。记得看到张抒扬书记临行前讲话时，看到我心目中的"女神"带队，心里十分踏实，张书记和我们一起战斗了两个多月，关心照顾着我们的方方面面。记得有一天凌晨2点多，有位队友在群里问污染区的电话，书记是第一个回的，问有没有事。有一次张书记碰到我，看到我没穿袜子，问我冷不冷……张书记和我们一起在

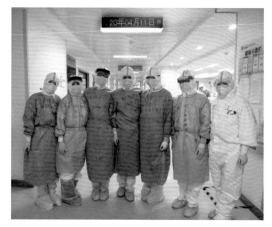

撤离前的合影

一线工作，帮我们穿好防护服，在防护服上亲笔写下给我们的祝福。我虽早已把生死置之度外，但当返京下飞机后在机场听到张书记对赵院长含泪说，她把我们安全地带回来了，一个都不少时，我忍不住了，哽咽了。援鄂的第一个班有幸和心目中的"男神"一起工作，杜斌老师在我上学的时候就是我们同学心目中的"男神"，刚一进污染区病房，一位患者气管插管刚插好，需要妥善固定，我拿着胶布去固定，但是戴着手套粘贴固定太难了，这时耳边传来熟悉的声音："别急，这边给我。"都穿着防护服只看到一双隔着护目镜和防护屏的眼睛，镇定而又自信。我为我是北京协和医院的一员而自豪，为我是北京协和医院援鄂医疗队的一员而骄傲。

这是一段难忘的人生经历，想念一起奋斗的队友们，想念热情的武汉英雄人民，想念驻地酒店的服务人员，尤其厨师长，想念球球，我相信一切都会越来越好的。

我问自己为什么会义无反顾地去援鄂，我只是坚守自己的信念而已：热爱祖国、忠于人民、忠于职守、救死扶伤、不辞艰辛。我仅是生命中的一粒沙，危难时刻仅仅是尽我所能而已，仅此而已，我有自己的责任和担当，现在的我回归了。

最坚实的阶梯

赵小东

（北京协和医院心外科病房护士，国家医疗队第二批队员）

阶梯下的人生价值感、成就感

支援武汉这件事情，回想起来还是在 2 月 6 日，我在家中接到医院电话通知，问询是否可以于 2 月 7 日早赶往武汉支援。的确，当时进行了思考，这思考持续了几秒钟，我思考的是：我的爸妈是否能接受，即便我做好了扎实的心理建设，但他们有心理准备吗？能接受吗？在我心中，支援武汉这件事情会让我的人生更有成就感，我用我的专业，冒着生命危险去帮助他人，这将是我人生最具有价值感的一件事。很快，几秒钟过后，我回答：没问题！我可以！放下电话，我不知该如何向父母开口，在他们心中，自己的孩子健健康康比这一切所谓的价值感、成就感重要太多。他们走过了人生大半的旅程，不想再有任何波澜，尤其是自己的孩子！疫情如今如此不明朗，更不想让我去冒这个险。然而，令我万万没想到的是：告知爸妈后，他们表示理解并支持！我认为，这是我坚实阶梯的第一步。没有父母的理解与支持，将会是支援这件事情的最大负担。因此我也很幸运。

阶梯中的不断攀爬

如期抵达了武汉，当天，有一件小事，令我印象深刻。那天的武汉阴雨蒙蒙，我们乘坐大巴车赶往酒店，大巴车的车窗上泛起一层雾气，雾气外面就是被传了很久的"神秘的武汉"。我很好奇，很想看看这神秘的武汉是什么样子，遂想用手擦掉车窗上的雾气。这时，我的队友猛地打了下我的手，严肃地跟我说：小心病毒！此时，我真正地意识到了：我来到了武汉！恐惧焦虑之心爆发了。自己沉默了许久，思考如果连我都恐惧，那些病人怎么办？我是干什么来了？我之前所思所想的价值感呢？慢慢地平静了下来。

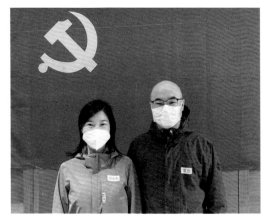

光荣入党

第二天，我进病房了，紧张地穿着防护服，一边穿一边想：一会儿进病房我能大幅度动作吗？衣服会不会漏气？我能不能多戴一层口罩？老师快帮我检查下我穿着是否合格！现在想想，略显慌张，但重新来一次的话应该还会那么做。进病房后我面对着患者进行着床旁交接班，很快有一位患者需要吸痰，当护理需求出现时，刚刚想的那些全都忘了，立刻给患者吸痰。吸完了，才意识到，哦，这是新冠肺炎重症患者病房，又一次恐惧：刚刚吸痰操作没有暴露吧，我的隔离衣没问题吧……还没思索太多，隔壁床患者解了一床的大便，赶紧处理，处理完大便，另一房间患者到了该翻身的时间了，就这样，第一个班在忙乱中上完了。当天晚上躺在床上回忆着，今天操作没问题吧？我脱防护服时没有污染吧……想着想着就睡着了。

慢慢地上了几个班之后就适应了，我发现了身边很多不一样的人：有的医生在做数据分析，找规律，想尽可能地去发现些什么；有的护士在做更便于日常工作的物品改良；我便思考，工作之余，我能做些什么？

有一天我跟着查房，李太生主任捧起一位昏迷状态患者的脚丫子惊呼道："好多啦，比昨天好多啦！"这是有感而发，该患者昏迷不知道，而我们都看在了眼里，我被深深地感动了。我认为，我应该用镜头记录下来，让更多的人看到病房里的一切！慢慢地我记录了很多镜头，这些细微且深情的镜头感染了屏幕前的人，更感染了我……

阶梯上的社会责任感、使命感

要问我这次武汉支援中最大的收获是什么？我想说是从支援前的人生价值到支援后的社会责任感的转变！我们是中国的一分子，国强则民强！我们生活在这片土地上，她现在并不那么完美，但是她非常有生机！我们不应该是过客，我们应该是建设者、奋斗者！能够将自身的人生与国家命运紧密相连，那将是一件非常幸福且快乐的事！

纵气象万千，仍初心不变

张雨辰

（北京协和医院基本外科二病房教学老师、护师，国家医疗队第二批队员）

2月6日早上7点，接到医院领导的微信，询问明日可否到武汉前线增援，我没有一丝犹豫，肯定地回复：我随时可以出发。2月7日下午1点坐上了去往武汉的飞机，两小时后，飞机降落到了这个本应很繁华喧闹的城市。去往驻地的路上没有看到一辆车，没有看到一个行人，这座城市显得格外孤单，心中的感觉是她真的病了。

初暖日，雨后初晴

第一天上班，正好赶上武汉的晴天，班车提前两个小时就出发了，15分钟的路程，车上没有一名队员讲话，每个人都戴着N95口罩，通过眼神可以看出，大家都非常的紧张。到了院区病房，每个人都领到了一大摞的防护装备。虽然在北京大家都接受过培训，前一晚又集中培训了一遍，但开始一层层地往自己身上穿的时候，依然有些手忙脚乱，好在有两位护士长一直在旁边指导着我们。当戴上口罩、护目镜，穿上防护服、隔离衣以及面屏之后，真正意义上地感受到了自己曾想象过无数次的窒息感。带着这难挨的感觉，我们一步步地从清洁区，走进了病房。

进入病房，再一次被眼前的景象震撼了，几乎所有的患者都上着呼吸机，耳边可以听到数不清的仪器在报警的声音，每一位医护人员都在忙碌着，感觉整个楼道都能听到吸痰时负压的声音。就这样，我见到了我所管的两个病人，一个26岁，一个71岁，都靠呼吸机辅助呼吸，四肢保护性约束，需要不停地吸痰。我马上就进入了工作状态，可感觉没过多久，头就像要炸了一样地疼。临近下班，在脱去最后一层防护服的缓冲区，我吐了。回到酒店，我一直在怀疑自己到底能不能撑下去。

帘外雨潺潺，春寒料峭

赶上武汉的雨，绵延阴冷。我们小组今天夜班，进入病房，我看到26岁的小伙竟然脱机拔管了，心里特别欢喜。我问他什么感觉，他说就觉得浑身没劲，四肢酸痛。我问他饿吗？他说不饿，不想吃东西。我就对他说，一定要吃饭，提高免疫力。于是不管他怎样拒绝，我还是给他端来了一碗热粥，并且让他在我下班前必须把粥喝完。

相比小伙子病情的好转，旁边的阿姨呼吸机的氧浓度是越调越高，而她自己的血氧，却每况愈下，令人担忧。我看到阿姨的头发染的是巧克力色，白色的头发都没有怎么长出来呢，一定是春节前新烫的头发，想着把自己打扮得美美的，在家等着自己的孩子们回家过年。于是，我拍拍她，对她说："阿姨，加油，您的家人一定都等着您回去呢！咱们一起加油，您一定不要放弃啊！"虽然她可能听不见，但我就是想让她知道，我们都来帮助她了，我们所有人都盼着她好起来。这时旁边的小伙子也突然说："阿姨加油，她们都是从北京来的专家，全是给咱们治病的，一定能把您治好，像我一样，加油！"然后很小声地说了句："谢谢你们，真的辛苦了。"

昔去雪如花，今来花似雪

武汉竟然下雪了，雪中的武汉别有一番景致。刚进病房，听说小伙子马上就要转到普通病房去了，我打心底为他开心，叮嘱他一定要好好吃饭，下床活动时动作要慢，因为躺的时间太长了，容易头晕，千万要小心，并且在离开病房前，还亲自盯着他喝下了两盒他最爱的早餐燕麦牛奶，吃下一个鸡蛋，才放心把他送到病房门口。临走时他含着眼泪对我们说了无数声的谢谢，"我虽然看不到每个人的长相，但我心里都记着你们为我们付出的努力，谢谢你们来到武汉，你们辛苦了。"

我回到病房看着不仅上着呼吸机，今天还开始血滤的阿姨，看到她的血气结果越来越不好，看着呼吸机的参数越调越高，而生命体征越来越差，我想着我一定要更加细心努力地护理她，让她好起来，跟她说"加油啊，家里人都等着您呢！别放弃，您看下雪了，快看啊，外面很美，您怎么不醒醒啊。"

每天下班后，我们都会讨论患者病情，讨论怎样护理能对患者更好，然后把我们的想法告诉后方的同事们，随后我们就收到了排痰机、各种敷料……我们在前线对抗着病魔，而后方的同

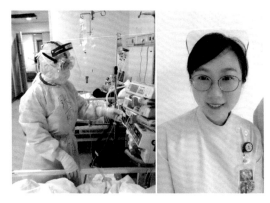

在武汉和北京的我

事们也没有一刻的休息，不断地为我们准备生活用品及防护物资。

未着白衣时，我们是家中的支柱，是父母眼中的孩子，是子女眼中的慈母仁父，是爱人眼中需要被照顾的心上人；换上白衣，我们就是随时听从召唤的士兵，在这没有硝烟的战场上，用生命守护着生命。有这样的初心，有这样的决心，我们必然会取得胜利，纵使气象万千，我心如初不变。

武汉，"爱"长留

白 卉

（北京协和医院感染内科教学老师、主管护师，国家医疗队第一批队员）

武汉，在我的记忆中，就是历史课本上的"武昌起义"；语文书上，唐代诗人李白《黄鹤楼送孟浩然之广陵》的诗句；图片上武大的樱花，还有好吃的热干面。这一切都只是在脑海、图片以及影像中的武汉，我从未想到，与武汉的缘分会从2020年这场疫情开始。

钟南山院士说：武汉是座英雄的城市！是的，在我亲历的这次武汉战

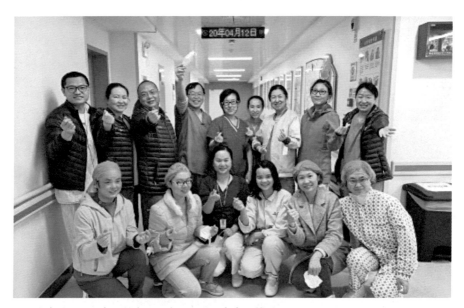

关闭病房胜利日与武汉同济医院战友合影，我在后排右四

"疫"中，她不仅仅是英雄城市，也是一座充满爱的城市，在这里，我深深地体会到"战友之间的爱""协和大家庭的爱""武汉人民的爱"。

2020年1月26日，我随第一批国家援鄂抗疫医疗队于当晚抵达武汉，那时，天空中飘起了毛毛细雨，死寂一般的城市，只有偶尔的车辆通过。一切都在意料之中，但也超乎了我们的预期，武汉这个冬天着实地冷啊……但，随后同济医院同仁们的关爱，却让我们感受到无比的温暖。南方的冬天是湿冷的，瑟瑟的寒风总是能吹得关节发凉。同济医院护理部汪主任带着几百件棉衣，在第一时间就赶到驻地为我们加衣。由于突如其来的疫情，她已经很久没有好好休息过，却仍然坚持亲自来送衣服，只为表达对我们的谢意。在之后的工作中，我们和同济老师们一起奋战，她们经常会说："谢谢你们来武汉！"我们相互帮忙在彼此的防护服上写下鼓励的话语。在工作中，虽然身负不同的职责，但，协和人与同济人携手并进，互相帮助。战友之间浓浓的友爱，让这个寂静的武汉，显得并不那么清冷。

虽然背井离乡，但在武汉拼搏的我们并不孤单。从接到赴汉支援的通知开始，协和大后方就为每个人准备了充足的物资，小到一双双袜子，大到一件件防护服。一辆辆物资车的到达，都让队员们感受到来自协和大家庭的爱和温暖，每一件物品都寄托了协和家人对我们的惦念。在前线186人的协和小家中，大家互助互爱，谁有困难在群里喊一声，总会得到及时的回应。每天领队张抒扬、韩丁及护理大家长吴欣娟、孙红都对大家嘘寒问暖，早晨8点的班车点，总是默默地送大家去上班，爱的叮嘱从未间断。在武汉，大家一起过生日、包饺子、过节日，这温馨的一幕幕都让作为协和人的我们感到无比的幸运。这就是协和家人的爱，有这份爱的力量保驾护航，我们走的每一步才会坚实、有力！

武汉人民是热情的，他们把对武汉的爱融入到自己的血液中，用自己的行动践行着对武汉的热爱。在疫情

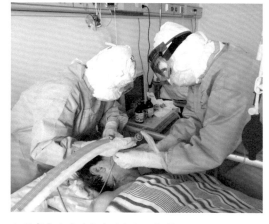

与同事在床旁为患者进行护理操作

中，驻地工作人员每日为我们无私地服务，每次道谢时，他们都会说："你们到武汉为我们拼命，我们应该谢谢你们！"美发志愿者奔波于各个驻地，为一线工作人员理发，道谢时，他们眼含热泪地说："我们只是尽自己微薄的力量，谢谢你们来帮助武汉！"负责饮食的饭店员工们，在寒冷的冬日，为我们送来热乎乎的当地特色莲藕汤，我们道谢时，他们说："希望为武汉拼命的你们能够品尝到武汉的温暖及敬意！"武汉人民的爱是炙热的，真挚的！他们用自己的爱来融化这座城市冬天的坚冰，用爱来唤醒这座沉睡的城市。

转眼间，武汉已从凛冽的寒冬走向了樱花烂漫的春天，因为爱，四面八方驰援武汉！因为爱，武汉这座美丽的城市如花般再次绽放！武汉，爱长留！

协和护士在武汉

李艳超

（北京协和医院健康医学系护师，国家医疗队第三批队员）

庚子年，一场悄无声息的"战争"打响了，新冠疫情肆虐祖国大地。作为一名重症专科护士，一名入党积极分子，我第一时间向院里递交了请战书，申请到抗疫前线战斗。

2月17日，接到战前培训通知，2月19日，医院为我们举办了简短而隆重的出征仪式。在奔赴武汉的高铁上，我接到了父亲的电话，能听得出来父亲还是有些许不放心，虽然我已经33岁了，也是孩子的妈妈了，但在他眼里我还是个孩子，对我嘱咐最多的就是安全，要做好防护。我告诉父亲："越危险的地方越安全，防护得越好……"一路上手机响不停，有来自领导、来自亲人、来自朋友，还有来自前方战友们的问候。

2月19日晚10点10分，我们到达了驻地，进入安排好的房间，放下行李便去参加了驻地"迎新会"，会上听到最多的是患者的安全、医护的安全、生活中的注意事项……会议结束后，收拾行李，两大行李箱装满了医院对我们的爱，发现自己准备的东西医院已经准备充足，大后方的深情厚谊让前线队员们心怀感恩！

20日，我随队来到了武汉同济医院中法新城院区重症加强病房，我被安排在了护理一组，战友们都很热情，我们一起穿上厚厚的"战袍"，全副武装，帽子、口罩、防护服、手套、防水鞋套、隔离衣、护目镜或面屏一个都不能少，穿戴整齐，互相检查，做好战前准备。进入隔离病房前，吴欣娟主任或孙红书记给每个人检查后方可进入。记得第一次进到病房，没一会儿护目镜就开始起雾。我早有心理准备，从事重症监护工作有 11 年，还是见过一些场面，虽然穿戴成这样，但第一个班还是可以有条不紊地开展工作。我负责的是 8 床到 14 床，刚进门，已经有病人快我一步被送入病房，我也快走两步想着去帮忙收治，一个熟悉的声音叫住了我："超儿，把脚步稍微放慢一点，不要着急，你刚进来就这么快会缺氧的……"李尊柱护士长简短地给我传授了工作经验，我便很快投入到工作中，没一会儿这个病人便在大家的团结协作下收治，血滤也用上了。紧接着又收治了两名患者，都有人工气道，上着呼吸机，有的还合并糖尿病、高血压等，大多数病人都处于休克状态，来了之后需要深静脉置管泵入血管活性药，也少不了频繁的化验检查，这就需要护士为患者留置动脉套管针。我第一天上班时，战友们怕我不适应，让我少动，她们都来很久了，已经很辛苦了，这个班次 4 个小时，连续收治了 4 个病人，于是我便承担了新患者留置动脉针的工作。但在这里留置动脉针不同于在普通工作环境下，穿着厚实的防护服，戴着护目镜，再加上多层手套，增加了工作难度，但我们互相配合，要求操作时至少两个人一起，一是为了防止视野不好导致职业暴露，二是防止大家工作中缺氧晕倒不能被及时发现，三是互相帮助提高工作效率。我虽然只扎了几个动脉针，但是能感觉到已经浑身是汗。

记忆犹新的是第一天收治的那位女患者，她是武汉当地人，由外院转入，因为呼吸衰竭在外院已经给予了有创机械通气，转入后经过大夫的诊治，加上我们整个护理团队的精心护理，患者的肺渐渐有了好转，护士们不辞辛苦，每天给患者翻身拍背吸痰。有人说"护士的手比抗生素好用"，也许真是这样，短短 5 天时间，患者肺部情况已好转，呛咳能力也不错，神志恢复也很好。本着对病人负责的态度，我们连线协和后方，组织了远程会诊，最终决定给这位患者脱下呼吸机，改用高流量吸氧。但工作中总会遇到各种问题，由于这位患者存在谵妄，常常情绪失控，每天医生和护士都轮流陪她聊天、安抚她，还让她跟家里人通了电话。大夫允许她每天少量喝点水，护理姐妹们坚持每天扶她在床边坐坐、进行早期活动改善谵妄的情况。终于有一天她愿意跟我们说话了，还与我们合了影，用双手比画了个"耶"——那是胜利的标志。我不禁感慨，我们的团队真是伟大，又从死神手里抢回了一条生命！

同组伙伴肯定记得，那个做血滤的病人几天没有大便，从胃管给了助排泄的药后，拉了一床大便。我们并没有觉得恶心，倒是很高兴，因为患者久不大便的问题解决了。到武汉半个月了，我们每天的工作有很多：扎针、给药、翻身拍背、吸痰、擦屎、倒尿、晨晚护理、床上更单，等等。有一部分患者需要血滤及 ECMO 治疗，一半以上病人需要俯卧位通气或早期活动，工作量很大。没有一位护士因为辛苦而停下脚步，因为我们要将爱带给每一位患者，让他们好起来，早日回归家庭，回归社会。我们深知重症患者的生命是按秒计算的，为了挽救患者，不论是护理操作还是自身防护，不容有一点松懈。

　　特殊时期，重症患者是没有家人陪伴的，每天见到最多的是护士。护士不但要对患者严密监测生命体征、进行各种治疗及繁重的生活护理，同时也要注重患者的心理护理。工作之余我会和患者聊聊天，听到 10 床大姐说很久没有吃过水果了，第二天上班便把大后方寄来的水果洗好了给她吃。病人感动得用颤颤巍巍的双手接过水果，不停地在说："谢谢你，我不会忘记这份恩情，你们辛苦了！"

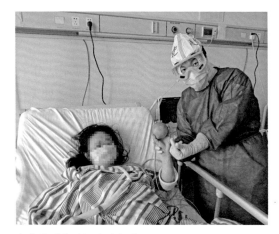

患者收到我送给她的水果

她自己还要求吃梨前后和协和的护士合影留念。协和人不论在哪里工作，都不会忘记办院理念——"待病人如亲人，待同事如家人"。

　　在我们出征后，医院对我们的家人也是无微不至的照顾，怕我们有后顾之忧，就连家里的蔬菜都给买好了，我们心里莫名地感动，其实这都是应该做的，有国家和医院做我们的大后方，真心感恩！无论在生活中还是工作中，我们都能感受到协和的文化在传承，协和人在武汉，协和精神也带到了武汉："严谨、求精、勤奋、奉献。"

江城往事

刘一夫

（北京协和医院内科 ICU 病房护师，国家医疗队第三批队员）

庚子年初，新型冠状病毒的"不法分子"入侵了江城，很快席卷了湖北，它破坏力极大，且飞速传播，所到之处无一幸免，一时间人心惶惶，大家闭门不出，但总有一些逆行的身影格外耀眼。

2020 年 1 月初，在党中央国务院的号召下，在医院院领导班子带领下，大家纷纷请愿投入到一线抗疫的战场中，身为一名协和人我也报名了，想加入到无硝烟的战场中奉献自己的一份力量。

之后的日子与往常一样，只是出门戴起了口罩，看着新闻里病例的数字不断地增长，内心五味杂陈，直至后来一阵急促的铃声响起，我的一线抗疫梦终于得以成真。那是一个夜班后的晚上，蔡晶老师打来电话，对话的内容很简短却是那么的郑重：

"如果明天你就要去武汉支援，你有没有困难？

"没有任何困难！

"做好准备，等待通知。

"早已准备完毕，随时可以出发！

"好的，先这样，拜拜。

"拜拜。

这一切好像梦境，一切是那么的不真实。"我终于能去一线支援了？"脑海里回荡着这句话，不禁给了自己一巴掌，发现是那么的疼，这才彻底确认。

拿起了多天前就已收拾好的行李再次检查了一遍，确认无误后，我拨通了父亲的电话，许久没有用电话沟通过的父子，因为新型冠状病毒肺炎再次打电话聊天。

"喂，爸爸。

"要去武汉了？你可很久没有打电话和我说事了。

"嗯，可能这两天走，上次还和您说可能用不着我去。

"去吧，家里都好，去了一定要好好工作，赶紧收拾，别忘带什么东西。"

就这样结束了通话，一向坚强沉稳的父亲那一刻说话声音沙哑了，他知道那里危险，却也懂得"舍小家为大家，大家好了小家才能好"的道理。身为党员的父亲之前就和我说过"国家若需要，一定要全力以赴"的话，如今在大是大非面前，他没有让我退缩，而是支持我勇往直前。那晚除了写遗书外，我没有做任何事情，虽然坚信一切都会顺利，但是看着有医务工作者感染的消息，我不得不给家人留下点安慰的话语、留下点嘱托，小到自己家的电卡在哪里、大到遗体捐献，都交代得清清楚楚，放在了枕头下，如果真的出现不测，但愿他们会遵从我的遗愿。

次日清晨去了父母家里，和母亲说，因工作需要可能要隔离，很长时间会看不见我了。母亲嘴上说着"没事，好好工作"，可我还是从她的眼神中看到了一丝焦虑。因为她血压波动很大，就没和她说去的是武汉，叮嘱父亲慢慢透露给母亲。我驱车来到单位，走完相应的流程，记住赵玉沛院长的殷殷嘱托，带着同事们的不舍之情，踏上了征程。

4个小时的行程很快结束了，双脚踏上江城土地的那一刻，我深深地震惊了。高铁站空无一人，各大路口警察站岗，赶往驻地的路上没遇上一辆私家车，商户大门紧闭……这不是我记忆里的江城，4个月前的江城人山人海……巨大的反差给了我巨大的压力，要不是疫情严重，这座英雄之城怎会如此落寞！那一刻我发誓：除非黄土埋金甲，否则不胜不归！

穿上重重的防护服，穿过一道又一道的门，初入C9西病房，眼前的一切让我叹息。身为一个重症护士，我知道几乎所有病患插管上机意味着什么，那一刻脑子里便只有使命和南丁格尔精神，心里迸发出一个字：干！

心里总有一些记忆将是终生的，不可磨灭的——她是一位大学教授，头发卷卷的，稍有灰白色，但已经80岁了，病程长达两个月之久，前期每天靠着高流量吸氧才能满足肺部通气需求，ICU 长期卧床病人很容易发生谵妄，她也不例外，偶尔说着不着边际的话，那天她招手示意我过去，平常她叫我都是想要喝水，我照常端起水杯，可她示意我放下，开口道：

"宝贝，你吃饭了吗？

"没吃呢，下班就吃。

"一定要好好吃饭，健康很重要。

"我会的，都听您的。

"出门做好防护，一定戴口罩，我的时间不多了，我好累。

"您放心，会好的。"

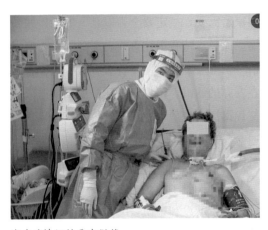

患者病情好转露出微笑

之后她便闭上眼不再说话，那一刻我明白了，她短暂地清醒了，想和自己孩子说说话，想再唠叨几句，可是孩子不在身边，我便成了她的孩子，那一刻我的眼眶湿润了，想起了母亲的唠叨。

虽然全力救治，但高龄且基础病太多，她还是离开了，没能亲自看见武汉重启，没能再见江城的繁华。她女儿同意遗体捐献，她们的无私将推动中国对新冠肺炎的研究，帮助到许许多多的患者。

初到武汉，寒风刺骨，凯旋已是春暖花开，甚感欣慰。来时沉重如铁，离时笑容满面。离家两月余终将启程而归，离开那天，几十公里的路程满是江城市民，一路掌声相伴，一路感谢入耳，是哭着离开的，也是笑着离开的，为我们整个团队取得胜利感到喜悦，为江城重启感到开心，为离开这第二故乡不舍而落泪，为感动而泣不成声。

寒冬已过，春光迎来。愿逝者安息，疫情再也不见！

疫情下的温情，带给我力量

马 慧

（北京协和医院内科 ICU 病房主管护师，国家医疗队第三批队员）

一场疫情，让我以特殊的方式认识了这座城市——武汉，一座屹立千年而不倒的江城。在这场没有硝烟的战争中，武汉再一次向世人展现出了它英勇无畏和勇于担当的精神。在这艰难时刻，亲情、友情、爱情，成为温暖人心的主题，在冷酷的疫情面前为我们带来光和热，一声叮嘱、一句问候、一通电话给我们带来驱散阴霾的勇气和力量。

由于我有重症监护室工作经验，来到武汉后，我对每天的工作并无太大的感触，只当自己到了一个新的环境工作，内心还是比较平静的，每天就是尽自己最大的努力为病人提供专业的护理。一直以为告诉我要回去的那一刻，我会开心到欢呼，但其实，当我脱下防护服，我的内心是失落的，有不舍，有热爱，热爱上武汉这座美丽的城市，热爱上热情的武汉人民。

回想这两个月的工作经历，让我印象最为深刻的还是"三八国际妇女节"那天，不仅因为这天是姐妹们的节日，更因为这是我来武汉后第一次往普通病房转病人。以前在自己科室，往普通病房转病人是很常见的事情，到了这里才发现，真的太难了。病人很难，家属很难，医护更难。新冠肺炎疾病蔓延速度很快，很多家属都不知道自己的亲人进了重症加强病房（ICU），进入 ICU 后也没有探视。ICU 的医护人员都知道，病人情况多变，需要随时与家属交代病情，家属基本都在病房外面随时等待，但在这个特殊的病房我们不能和家属见面，只能用电话交流，再加上南北语言的差异，既要准确地交代病人的情况，还要顾及家属的情绪，我们需要非常谨慎地跟家属交流，更重要的是加入我们的真情。

就以那天要转出的这位阿姨来说，她在我们病房住了20多天，病情从轻到重又转危为安，经过医护人员的全力救治和阿姨的不懈努力，她挺过了重重难关，病情趋于平稳，成功脱机拔管。由于病程迁延，生活环境改变，拔管后的阿姨并不是马上就能和大家交流，一度谵妄严重，对医护人员有攻击行为。但大家都没有怨言，后来发现一次握手、一次拍背都让阿姨获得一丝安抚，于是大家轮流跟阿姨交流，尽快让她恢复意识。大家的真情付出得到了回报，经过不断的交流、安抚，阿姨终于清醒，能正确对答，可以转入普通病房继续治疗。

这天对阿姨来说还是一个特殊的日子，是她的生日。由于疫情原因，阿姨和家人已经有一个多月没见面了，她并不知道大家给她准备了生日会。我们医疗队的领导们早就关注到了这个特殊的日子，特意在驻地给阿姨准备了一个蛋糕，并策划了一场简短而温馨的生日会。大家给阿姨唱了生日歌，医疗队代表给阿姨献上鲜花，送上祝福。阿姨非常感动，激动地表达了自己对医护人员、对协和、对祖国的感谢。生日会前，我们跟阿姨商量，一会儿生日会的时候跟女儿视频一下，阿姨很失落地说："小儿子今年要高考了，姐姐得陪她上课，不能聊天。"还找出小儿子的照片给我们看，骄傲地告诉我们：儿子成绩很好，也很乖，自己也是凭着对儿子的牵挂，挺过了这一关，可惜今天他有课，不能视频。本以为不能与儿女同享快乐，此时我们给了阿姨一个惊喜，和她的儿女进行了视频连线，阿姨的儿女送出了最真挚的生日祝福，也向大家表示了最诚挚的感谢，约定等疫情过去，会带全家去北京、去协和，当面表达自己的感谢之情。整个生日会，阿姨几度哽咽，表示感觉到了家的温暖、医护的真情，医护人员是英雄。其实我想说的是，武汉人民才是真正的英雄，在疫情面前他们没有退缩，因为爱这座城，武汉人民克服了很多困难，作出了很大牺牲。他们是这座城市的守护者，

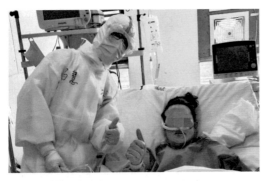

在病房过生日的阿姨

是这座城市的英雄。

英雄江夏，壮美江城，这个冬日里我们收获了很多感动，也感受了太多的温暖。愿疫情过后，春满大地，山河无恙。让我们一起期待，春暖花开。

援鄂纪实

唐　晖

（北京协和医院内科 ICU 病房护师，国家医疗队第三批队员）

出　发

庚子年，正月二十五，我正在上班时，接到通知，第二天上午出发奔赴疫情中心——武汉。前几日由于一直不能确定出发的具体时间，心里一直紧张又躁动，直到接到通知的那一刻，心终于平静下来了，协和医院第三批援鄂医护人员于 2020 年 2 月 19 日出发，这是集结的号角。而我，则需要等下班后，立刻去超市采购这次出行所需的必要物资。时间紧迫，立刻通知家人，赶快去医院开些常备药，下班后，叫上表妹一起到超市大采购。表妹心细，凭感觉认为疫区该准备的，一个都不能少，一个劲儿地往购物车里装，一次性衣服、洗漱全套用具、消毒纸巾、拖鞋等等，看着满满的购物车，感受着家人满满的关心，我踏上了征程。

准备进入病区

按照国家卫生健康委的要求，我们负责武汉同济医院中法新城院区重症加强病房工作，共 32 个床位。这里就是我们的战场！为了抢时间，一到驻地，由专家老师进行新冠肺炎相关知识的讲解和个人防护的简单培训后，就迅速上岗。看着同事们紧张的神情，大家都感到了压力。穿上繁琐的防护服和戴上口罩，我们相互帮衬着、鼓舞着，通过眼神的交流，我们深深地感到，战斗即将打响，我的身边有我最放心的战友，我们在一起战斗，我们是一个整体！

投　入

在厚厚的防护服下，我们就步入了这个没有硝烟的战场，有创通气、血滤、体外膜肺氧合（ECMO），抢救重症患者每天都在上演着。由于彼此间业务磨合期极短，一开始配合上难免有些生疏，但随着时间的推移，大家的操作越来越熟练，各种配合也越来越默契。每天在隔离服上写字，成了我们交流的最好方式，我想好了内容，让战友帮忙写在隔离服上，然后互换着书写，接受着来自战友的鼓励和支持，让我们在这红区里，感受着来自战友的鼓励。加油！

生　日

刚刚到达武汉，就赶上了我的生日，在医院领导的精心安排下，我在疫区居然吃到了为自己庆生准备的生日蛋糕，真是令人意外和惊喜。虽然经历过非典的疫情，但这次身处疫情的中心，说心里话还是很紧张的。毕竟是全新的病毒，传染性非常强。就在这紧张的氛围中，一个生日蛋糕，瞬间把我带回到从前，极大地缓解了我的紧张情绪，其他的同事们，也借助这个机会

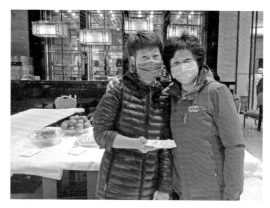

在战地过生日，我在左一

放松了一下。组织的关怀，让我们在武汉，感到了强烈的温暖，感受到集体的关爱。

答谢生命

生命，是人类最宝贵的东西，但失去生命的躯体，则成为人最后的遗产。由于新冠病毒的特殊性，非常需要解剖学上的第一手资料。很快，我们就遇到了一位患者，他也是个医务工作者，感染后没能抢救过来，家属同意

进行遗体捐献。面对家属的高尚之举，我们全体医护人员，在病人遗体前三鞠躬，对其表示深深的敬意和答谢。感谢其无私的奉献，提供生命中最后的遗产。面对家属的无私奉献精神，我们再次深受感动！

感 恩

在撤离武汉的车上，看到沿途都是送行的武汉市民，他们挥舞着国旗，一遍遍地高喊：武汉感谢你们！谢谢你们！我们都流下了激动的泪水。多么真实的表达，多么真诚的祝福，他们用真心感谢我们对武汉付出的真心，这是心与心的交流！

我们乘坐的专机经过了三道水门洗礼，民航界的最高礼仪，我们作为医务工作者，接到命令奔赴疫区，是我们的职责，恪守职责，能受到如此礼遇，我们深感荣幸和自豪。

庚子年，阴历三月二十三，2020 年 4 月 15 日，援鄂归来，安全返航！

感谢单位领导的鼓舞和支持，感谢家人从始至终的关心和关爱，2020 年的春天，到来了！

哀悼日里的致敬

王玉娥

（北京协和医院呼吸与危重症医学科一病房护师，国家医疗队第一批队员）

2020 年 4 月 4 日，全国哀悼日。

在这一天，全国各族人民对在抗击新冠肺炎疫情斗争中牺牲的烈士和逝世的同胞表达深切哀悼。

4 月 4 日早上 5 点天安门广场举行下半旗仪式，向抗击新冠肺炎疫情斗争牺牲烈士和逝世同胞深切哀悼。

上午 10 点整，湖北武汉举城悲恸，汽车、火车、舰船集体鸣笛，防空警报同时拉响。我们驻地酒店广场上的五星红旗空中飘扬，队友们伫立在旗杆下，为那些因为新冠肺炎疫情而永远停留在 2020 年伊始的同胞们默哀 3 分钟。

这一天我的班次是上午 9 点到下午 1 点，尽管天气已经放晴，但我的心情仍像阴天一样。早上 8 点 15 分坐班车抵达医院，穿好防护服进入病区。在交接班的过程中，我了解到有一位患者是气管插管、依靠呼吸机辅助呼吸的叔叔。他烦躁不安地用手不断地敲打着床挡，声音嘈杂喧嚣。看着他的一举一动，我的心情既欣喜又不安，欣喜的是叔叔终于有意识了，难过的是他的这种躁动和焦虑并不利于他的治疗……

我像往常一样用言语去安慰叔叔，但效果不佳，这时已是上午 10 点，听到传来的防空警报及鸣笛声，我后退一步，面对江滩的方向，低头默哀……

3 分钟过后，我转过头，看到叔叔艰难地向我伸来他的双手，就在那一

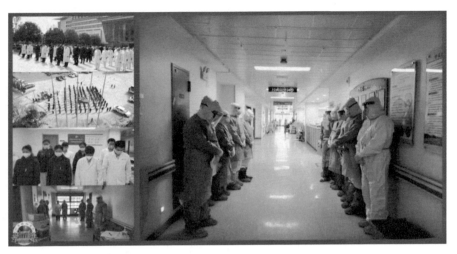

4月4日集体默哀仪式

刻，我们的手紧紧握在了一起，那一刻分不清是他给了我安慰，还是我给了他安慰……

没有语言温暖的那一刻，他双目紧闭，眼角微微湿润，我抬头看心电监护仪的屏幕，心率慢了下来，血压也平稳了，血氧饱和度上大大的100%，让人心花怒放。那一刻，我突然意识到，再多的言语安慰也比不上这手与手的一握，其实也是心与心的融合。人因爱、因温暖而永生。

在我童年的记忆里，英雄是遥不可及的，可在我亲身经历的这场抗击新冠肺炎的战"疫"中，4.2万医护人员驰援武汉，人民警察、建筑工人、志愿者、快递小哥、环卫工人、社区工作者，还有那些因病去世、捐献自己遗体的患者，他们都很平凡，只是一场战"疫"，一次选择，让他们站在了英雄的位置，默默本色出演着真心英雄的角色。而我们身后的国家，在这场战"疫"中不计成本，不放弃每一个人，成为英雄前行的坚强后盾。

全国哀悼日，当眼前的静默世界变成黑白色，耳边响起长鸣的汽笛声，所有人都低下头缄默不语时，我们为什么会热泪盈眶？因为英雄就在身边。他们曾经和我们一样，是有血、有肉、有梦想的平凡人。

无论我们怎样祈祷，最终还是有天使陨落，他们永远留在了这一年的寒冬之中，是为了更多的人能够迎来春天。愿所有逝去的英雄安息，以后的每一个春夏秋冬，家国永念。

暖 暖

张 颖

（北京协和医院 CCU 病房护师，国家医疗队第一批队员）

这个春天注定不平静，也注定不平凡。随着新型冠状病毒肆意蔓延，元旦过后，各界媒体、国民关注的焦点已从迎接春节的喜悦转移到了严峻的疫情上来。看着不断增长的病例数字，许多人难免惊恐万分，而白衣战士医者仁心，负重前行。很荣幸我是其中一员，成为一名"逆行者"，冲在疫情最前线。如今，我们已经完成援鄂抗疫任务，回到北京休整。回想起在武汉工作、生活的 81 天，疫情的残酷，工作的紧张忙碌，还有交接班时写在每个人脸上的疲惫，这一切都历历在目，仿佛就在昨天，让我感触最深的是不管每天的经历如何，我的心一直是暖暖的。这些暖来自暖心的人、暖心的字，还有暖心的故事。

暖来自同甘共苦，悉心呵护。由 21 名队员组成的第一批援鄂抗疫医疗队，是一个团结友爱的集体，作为国家医疗队的领队，韩丁副院长的工作十分繁忙，但即便如此，他依然会抽出时间，关心我们的日常生活。在平时的接触中，韩丁副院长并没有领导的架子，平易近人，时常对我嘘寒问暖，直接帮我解决实际工作和生活中的困难！队长刘正印凡事亲力亲为，身为教授，并没有仅仅是口头指导，而是跟我们一样穿着厚重的防护装备进入到病房一线。刘正印教授在生活中风趣幽默，常常对我们以兄弟姐妹相称，还记得他对我们说："兄弟姐妹们，无论病房怎么乱，我们不能乱；无论条件怎么艰苦，我们可以苦中作乐，干活该快就快，该慢就慢。保护好自己再干活。"就是这样的话，让第一次出差、第一次出远门的我，紧张的心情得以平复。

夏莹和李奇护士长几乎每天都从清晨忙碌到深夜，事无巨细，而且特别注重对医疗队员防护工作的培训，亲自演示穿脱防护服的流程，强调每一个细节，即便是在我已经能够熟练穿戴防护装备的工作后期，她们还是会不厌其烦地叮嘱我，进入病房前一定要认真检查，不要大意，做好防护，确保万无一失。平时两位护士长也是一口一个"宝贝儿"，一口一个"亲爱的"叫我，就像家人一样。她们有着大姐姐般的年龄，却像妈妈一样给我温暖。白卉老师是我们生活组的组长，对我也是关怀备至，如有消息，不管大事小事她都能及时准确地通知到我，避免耽误工作。在平时倒班的时候，为了不打搅我休息，有很多次，她就把发放的物资用塑料袋装好，贴心地放在我的房门口，让我感受到无微不至的体贴。协和人常说要待同事如家人，我们第一批的21名队员就很好地诠释了这句话，我们不是亲人胜似亲人！

暖来自齐心协力，团结互助。C9西重症加强病房成立后，医院又很快派来了第二批、第三批的医疗队支援。我所在的第四护理小组只有我是第一批队员，所以我会在进病房前担负起帮组员检查防护装备、传授工作经验的任务，以"过来人"的身份，缓解她们紧张的情绪。一来二去，我们大家逐渐相互熟识，都成了好朋友，在工作中互相帮助，在生活中互相关心。虽然每次下班，每个人都是湿漉漉的后背、被汗水泡发的双手，还有脸上深深的、火辣辣的口罩勒痕，但这并不能阻挡我们的快乐。还记得那是一个寒冷的雨夜，我们第四护理小组凌晨1点下班，回到酒店，我写下了这样一段话："和组里很多小伙伴素昧平生，但奇妙的缘分让我们相识于武汉。在异乡的深夜，大家下班后的疲惫感并未因大雨而放大，反而因为友情而释放，让我们感到放松且喜悦。十多个人就像孩子般嬉笑着奔向回'家'的班车，即使没带雨伞，雨水打到脸上身上，溅湿了裤脚和鞋袜，那又能怎样？心态好才能身体好，身体好才能打胜仗！我们是团结友爱的重症加强病房第四小组，我们会一起努力完成援鄂抗疫的艰巨任务，一个都不少地回到北京协和大家庭。"现在这个愿望实现了！我们来自协和医院的不同科室，回到北京上班也并不会常常见面，但这种冒着风险、团结协作的情谊会让我永世不忘，牢记心中！

暖来自情深意切，古道热肠。根据工作组组长的安排，我有时会在配液岗，这是个只有一个人的工作岗位，工作需要慎独、认真，必要时需要找同济医院主管沟通。长期在这个岗位的人，我们笑称会有些"孤独寂寞冷"。有段时间我和同济的外主管李美玲老师对班，她是个性格直爽、做事干练的湖北妹子。在工作之余，她会关心地问我来武汉这么久了想不想家，适不适应这边的饮食，降温的时候驻地冷不冷。我也会在闲下来的时候和她聊天，问她在疫情期间吃住如何，问她家人是否安康。在这段时期，我们成为了朋友，我并没有感觉她是湖北本地人，而我来自北京，我们之间没有什么地域隔阂，反倒由于从事相同的护理职业，履行相同的工作职责，有着相同的齐心协力的奋斗目标，让我们之间打破了孤独寂寞，感受到了温暖，结下了更加深厚的友谊。隔着护目镜，我早已熟悉她的眼神、她的声音和她走路的姿态，但我更想看到她脱下防护服、摘掉口罩而露出的灿烂笑容。

　　我第一次离开家乡，第一次离开家人这么长时间到另一个从没去过的城市生活。最初还有些许的陌生、孤独、忐忑，甚至是恐惧，但幸运的是，在我身边，有和蔼可亲的师长、有团结友爱的同事、有热情质朴的武汉人民，我是幸福的。暖来自于爱，法国诗人彭沙尔说过："爱别人，也被别人爱，这就是一切，这就是宇宙的法则，为了爱，我们才存在，有爱慰藉的人，无惧于任何事物，任何人。"在武汉，随处可见向着医疗队大巴招手、鼓掌甚至鞠躬致谢的武汉市民；在我们的驻地酒店，手艺精湛的湖北大厨担心我们吃不惯湖北菜，多次尝试挑战京味儿菜谱；医疗队撤离，无数的武汉市民自发地走上街头进行送别，其中有佩戴红领巾的少年，也有步履蹒跚的老人，他们手捧鲜花，用画笔、用诗歌、用舞蹈、用掌声表达着他们的感谢和不舍。但我认为，我更要感谢他们，感谢投身于武汉抗疫

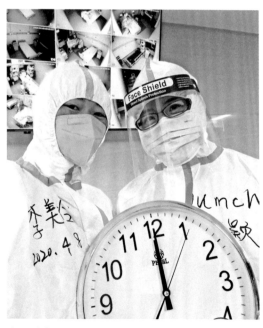

在工作岗位上与同济医院李美玲护士一起度过武汉重启时刻

335

大家庭中的每一个人，是他们用爱传递着力量，用爱支持着我们，用爱包围着我们，才能使我克服恐惧，坚定信念，全心全意地投入到工作中去。在武汉的日子里，我的心一直是暖暖的，正是支撑这座英雄城市的种种真情化作股股暖流，温暖着我，温暖着你，温暖着无数人。

用爱点亮的温暖时刻

李增辉

（北京协和医院重症医学科二病房护师，国家医疗队第二批队员）

2020 年的庚子年春节在全国人民的心中注定是一个不平凡的节日，新型冠状病毒肺炎肆虐，武汉成了主战场。1 月 26 日，我院第一批援鄂医疗队员白衣执甲，逆风飞翔，他们中有我的领导同事们，含泪送别他们的时候，他们一张张坚定的脸庞，一个个无畏的身影深深烙印在了我的心中，使我坚定地报了名驰援武汉。终于在 2 月 7 日，我同医院其他同事一起踏上了驰援武汉的征程。

犹记得在飞往武汉的飞机上的五味杂陈，爸妈的惦念，来自亲朋好友的问候，还有领导同事们的关切。在接到支援武汉任务的命令后，我没有丝毫的迟疑，并取得了父母的支持，所以面对此次战"疫"，我内心更多的不是惧怕，而是一种战士即将奔赴战场的激动与兴奋，因为那将是我可以奋力拼搏一展所长的地方。这是一场有爱的逆行，我并不孤单，我的身旁有和我并肩作战的战友，我的身后有无限支持我们的亲友。

当飞机落地，我们坐上大巴车开往驻地，一路上没有熙熙攘攘的人群，没有川流不息的车辆，整个城市如同阴霾的天气一样晦暗，眼前的这个城市仿佛被按下了暂停键，早已不是我两年前来过的样子，时移世易，一切那么相同又那么不同。武汉，很难过以这种方式再次遇见你，但又很荣幸以这种方式保护你，没有一个冬天不会逾越，没有一个春天不会来临，冬季的黑夜尽管漫长，但永远遮挡不住黎明的曙光。

"苟利国家生死以，岂因祸福避趋之"，这样的豪言壮语虽然不常被我们挂在嘴边，但是我们都怀着这样的爱国情怀投入到了与病毒对抗的战役中。还记得第一次进入隔离病房的情景，班车提前一个小时就发车送我们到达指定医院，因为我们要穿上层层防护服隔离衣，并戴上护目镜、鞋套、手套等等，一套行头下来最少要40—50分钟。因为是第一次进入病房，大家都是小心翼翼，彼此间相互检查，避免暴露的风险，此时身旁站着的一个个不光是同事，更像是兄弟和战友。没有进入过隔离病房的人，可能无法体会穿着隔离衣、戴着N95口罩在病房进行操作和治疗是一种什么样的体验，层层包裹全副武装之后，即使一动不动也还是会喘气劳累。虽然已经在内心进行过无数次心理建设，但是第一天的夜班，身体还是不争气地出现了不适感，头痛欲裂，呼吸费力。每一次脉搏的波动都像是重锤敲击在脑中，防护镜中满是雾水，分辨不清眼前的一切。就在自己站立不稳时，一双有力的手扶住

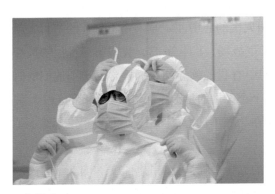

互相帮助

了我，用温柔的话语在耳畔安抚我，并在通报组长后扶我进入了半污染区休息，怕我有心理负担一直开导我。由于工作繁重，她很快返回了隔离病房，匆匆一谢，我甚至还没来得及看清她的模样、问及她的名字，但我知道她是我的"战友"。当我休整完毕，重新回到病房的时候，看到和我一起工作的小伙伴一直在忙碌的身影，而她也一直叮嘱我休息，并主动承担起了我的工作。在这个有爱的集体里，我感觉身上充满了力量，有信心可以面对一切困难与挑战。

刚到武汉的时候物资紧张，但是我们还是收到了来自四面八方的援助物资，甚至有武汉当地居民自发组织送来他们亲手熬制的藕汤，这让我们深切感受到了武汉人民在困难面前的坚毅和友善。医疗队驻地酒店到医院并不远，但无论什么时间，司机师傅都会提前打开车门接送我们上下班。在驻地，无论几点下班，我们都会吃到热腾腾的饭菜，酒店的服务人员总是会细心周到地询问我们有什么需求，酒店的厨师变着法地做北方的饭食来满足我们这群北京孩子的口味。一次在我出门扔垃圾的时候，服务员主动过来接过

我的垃圾，说："我来就好，你们能多点时间休息"，这样平实的话语和举动让我心头一暖。从酒店的工作人员到附近的居民和志愿者，只要知道我们是援鄂医疗队员，总是对我们点头微笑，轻声说一声谢谢，虽然戴着口罩，我不能看清他们的样子，但是他们有相同的笑容和坚定的眼神。在这个充满爱的城市里，无数这样的人们在默默付出着，病毒无情，但我坚信爱可以治愈一切。

这世界有失去亲人的泪光，也有战胜病魔后的欣喜。在疾病面前，我们用尽全力，摘下口罩，疲惫的脸颊上有深深的印痕，但这些都是我的"勋章"，是最美的印记。这场战"疫"如同一次和平年代的长征，每个医务工作者都是身披铠甲的勇士，万众一心共克时艰。庚子年的开篇即将过去，一切都会恢复往昔，作为这场战"疫"中的一员，我感到无比的骄傲和自豪，春回大地，阳光会温暖每一个人，因为有爱。

一个平凡却又不普通的武汉大叔

刘 笛

（北京协和医院重症医学科一病房护师，国家医疗队第二批队员）

2020 年 4 月 10 日，援鄂的第 64 天。这天原本是平常的一天，在所有治疗护理工作渐渐进入尾声，大部分患者病情稳定并趋于好转，归家的日子一天天临近的时刻，一件事情的发生使得这天变得不一样了。

这天我们小组的班次是上午 9 点到下午 1 点，下班后乘班车回到酒店，我像往常一样，消毒随身物品，浸泡衣物并洗澡。从浴室出来，还来不及擦干头发，手机里就传来了一声声微信提示音。打开手机，看到群里的消息时，我愣住了。我们班车周师傅的父亲去世了。群里不断地有人在确认消息是否准确，得到的回复都是肯定的。回想到周师傅刚刚接我们下班的路上，谁也没有发现他有任何异样。还是像平时一样，下车的时候提醒我们不要落下东西，下台阶别看手机注意安全。在这样的特殊时期，他又承担了这种特殊的工作，也不知道他能不能去送自己的父亲最后一程……我拿着手机，不知道过了多久，不知道是发梢的

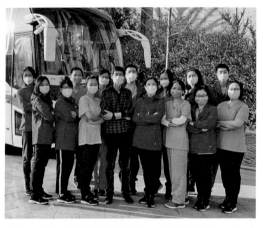

第五工作小组队员和周师傅在班车前合影，前排左四为周师傅

水滴还是眼里的泪水，就这样，静静地站着。

周师傅是我们公认最好的班车师傅，说着一口他自认为标准的"武汉普通话"，幽默健谈，有求必应。平时接送我们上下班特别准时，总是一早就把班车停到指定位置，等着我们陆续上车，和我们每一个人打招呼。赶上刮风下雨的天气，总是尽可能地把车停在离门口最近的地方，怕我们淋雨，让我们走最短的路。每天数次往返于酒店和医院，不只是接送队员们上下班，还经常随车运送一些物资，淋着雨帮大家搬搬抬抬。有一次在车上聊天，他无意中提起，传说中的火神山医院就在我们所支援的中法新城院区附近，队员们都想去看看。没过两天，在下班路上，周师傅就特意绕路带我们去看了。虽然只是在车上向外面匆匆一瞥，高高的围墙也挡住了大半，但是也让我们这些一个多月来只在驻地和医院之间两点一线往返的人略有放松。平时赶上日出日落的特殊时间，周师傅还会特意把车停在路边，帮我们找好看的拍摄角度，还拿出自己手机里珍藏的照片和我们分享。周师傅还利用自己的休息时间带我们夜游武汉长江大桥和黄鹤楼，一路上既当司机又当导游，武汉长江大桥、武汉长江二桥、鹦鹉洲长江大桥、黄鹤楼、龟山电视塔、晴川阁……一个个景点如数家珍，介绍着自己的家乡，话里话外透露着一股自豪感。这就是一个普普通通的武汉人，一个在家乡危难时刻坚守在这里的武汉人，正是这些人用自己的绵薄之力撑起了这座城市。

最终周师傅被批准回家，特殊时期只能一切从简，我们也希望他能好好陪陪家人，休息休息。

意外的是，一天之后，我们就又在班车上见到了他熟悉的身影。在这种时候，感觉说什么做什么都是无力的，世界上永远没有感同身受，这种撕心裂肺的感受，惟有靠时间慢慢打磨冲淡，只能愿逝者安息，失亲者坚强！

我们是从死神手里抢生命的人，可是有时候还是会失败，但也必须要接受失败，因为还有更多的生命等着我们去抢救。回望支援武汉的这段日子，心中感慨万千。在这里我们有过欢声笑语，有过泪流满面，也有过自责无力，武汉成了我的第二故乡。谈不上为武汉拼过命，但也尽了自己的一份心，我只是做了一名护士应该做的事。

这场疫情或许会改变我的人生，这段日子在我以后的回忆里一定是一种特殊的存在，一种宝贵的人生经历，一段刻骨铭心的记忆。从2月7日抵达武汉起，我就开始记下自己援鄂69天的点点滴滴，日记里有工作的艰辛，

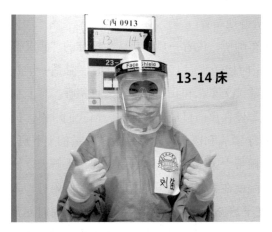

病房留影

有与患者的互动，还有对周围人支持的感谢，以及始终保持的必胜信念。因为被需要，所以很勇敢！我们不是孤军奋战，还有无数人在背后支持着我们，我们都有一个共同的名字："中国人！"

面对这场疫情，身为一名医务人员，我们义无反顾，因为这是我们的工作，也是我们的职责。面对疫情，我积极响应党中央的号召，千里驰援疫情防控第一线，以实际行动展现了一个协和人的作风，以生命践行医者使命，和全体医疗队队员一起构筑起疫情防控的铜墙铁壁。

除了我们这些医务工作者，各行各业更涌现出了很多的志愿者，他们自发自愿地在各自的工作岗位上默默付出、默默奉献。这是一场没有硝烟的战争，每个人都是扛枪的战士，我们心向阳光，逆风飞翔。

疫　情

陶秋艳

（北京协和医院重症医学科二病房护师，国家医疗队第二批队员）

2020年，注定是不平凡的一年。这场新冠病毒肺炎疫情，是新中国成立以来在我国发生的传播速度最快、感染范围最广、防控难度最大的一次重大突发公共卫生事件。而我作为一名在重症医学科工作了十几年的护士，能用自己所学的专业知识，在自己的工作岗位上，为国家贡献一份自己的力量也算学有所用。作为北京协和医院第二批援鄂医疗队员，从2月7日出发到4月15日返京，可以说这是我人生中最难忘的一段经历，除了成长和历练，我感触最深的就是武汉人民的真情，他们让我知道了什么是伟大，什么才是真正的英雄！

"些小吾曹州县吏，一枝一叶总关情。"自疫情发生以来，从广大医务工作者到人民解放军，从公安干警、社区工作者等一线防控人员到千千万万普通人民群众，从城市之间的守望相助到民众之间的相互鼓励，从企业的物资捐助到个人的关心帮助，从帮助搬运物资的志愿者到扛着摄像机冲在一线的新闻工作者……全国各行各业、各条战线都在为战"疫"而付出。

面对疫情，恐慌是一种难以避免的情绪，抗疫战场，虽不见刀光剑影，却始终是生死的博弈场。在疫情面前，武汉人民展现出了极大的担当，这是一座温暖有情的城市，是一座英雄的城市，关闭一座城的通道是他们的姿态，守护一国人的安康也是他们的愿望！坚决打好湖北保卫战、武汉保卫战是决定成败的"棋眼"，武汉胜则湖北胜，湖北胜则全国胜。

滴水汇聚江海，伟大出自平凡！他们很平凡，但又在平凡中用无悔的奉献为武汉以及国家作出了不平凡的实事！就比如我们病房污染区的保洁阿姨，她出现在科里的时候总是匆匆忙忙，风风火火，她可以一次双手拎 8 袋医用垃圾，还依然健步如飞，要知道她跟我们一样穿了厚厚的防护服，戴了厚厚的口罩和护目镜……当我们要上前帮她分担一些的时候，她说："我来就好啦，你们已经很辛苦了，谢谢你们！"后来我们才知道，她要负责我们这一整栋楼好几个病房的卫生，而且据同济的老师说现在已经很难招到人来做保洁了。后来有一天上班时她对我说："明天我要休息一天了，实在干不动了！"我当时不知道该用什么语言来安慰她，只是特别想拥抱她！我们知道她已经尽了自己最大的努力来更好地完成她的工作！

印象深刻的还有我们的班车司机周师傅，他是一个热情开朗的湖北人，从一开始上他的车，我们就被他标准的武汉普通话和爽朗的笑声吸引了，几个班次下来，大家就已经很熟悉了。面对着单调的公路，面对着这个安静得有点过分的城市，周师傅却让我们感受到了来自武汉人民的热情和温暖。他会让我们用自己的手机连他车上的蓝牙来播放我们爱听的歌曲，会给我们讲湖北有名的小吃和好玩的地方。我们还会在去医院上班的路上在车里面给队友录生日快乐歌，他会贴心地把车速放慢，因为生怕拍摄的小伙伴拿不稳手机，其实估计是怕她摔倒！然而，突然有一天，下午原本要送我们上班的他却没有出现，本来我们以为是换班了，后来得知，是周师傅的父亲去世了，而他在第二天就又重返工作岗位！我们不知道该怎样去安慰他，在离开武汉的那天，他和我们相拥而泣……那一刻，任何语言都是苍白无力的。

在这场战"疫"中，还有一群人是我们不能忘却的，那就是为抗击新型冠状病毒肺炎疫情作出突出贡献的遗体捐献者和他们的家属！在传统习俗的影响下，很多家属并不愿意捐献逝者遗体，但随着疫情发展，一些逝者家属的观点发生了改变。遗体捐献者家属是这么说的："捐献出来的话，也只是希望早日结束这场疫情。让更多人都早日得到救治，得到更好的治疗，让更多的家庭不用这样支离破碎……"这是一种怎样的情怀，可以支撑他们作出如此伟大的决定！

中华民族历史上经历过很多磨难，但从来没有被压垮过，而是愈挫愈勇，不断在磨难中成长、从磨难中奋起！我们中华民族一直是一个温暖的大家庭，无论谁受苦受难，都会得到四面八方的同胞相助。民齐心、医无私、兵无畏，亿万人民心相连、手相牵，这场力度空前的疫情防控人民战争一定会取得胜利！疫情发生以来，有的人逆行出征，与时间赛跑、同病毒较量；有的人虽身处困境，仍对别人施以援手、守望家园，他们的仁爱和善举让人们始终保持着对美好的向往。这种爱不仅是个体之间的小爱，更是一种"国家有难、义不容辞"的责任和使命，在这个艰难的凛冬，始终有一群普通的人们，点燃自己的星星之火。家国一体的意识被深深植入了中华民族的灵魂深处，培育出了中华儿女牢固的爱国情结！

而于武汉，她失去了太多，英雄的武汉人民受过的伤不会被遗忘。心存美好，终将走过寒冬，春回人间！你安好，我无恙，便是这世上最静好的时光！

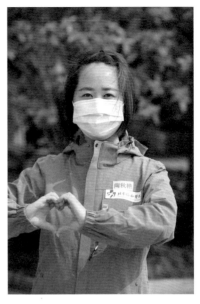

身穿队服

光

于　琨

（北京协和医院重症医学科二病房护士，国家医疗队第二批队员）

　　老朱是我来到武汉这两个多月来照顾得最久的病人，新冠肺炎疫情笼罩下的 ICU 病房，可以说是病人通向死亡的最后一扇门，这里的患者病情危重、复杂且多变，对有些病人来讲，尽管医生们用尽各种办法去救治，最终可能也还是无济于事，而老朱是其中幸运的那一个。我们护士在重症医学科（ICU）里基本上是两个人搭班负责 3—4 个病人，在我和小伙伴看来，老朱是我们负责的这 4 个病人中最省心的一位，这位叔叔今年 56 岁，首先他药物不多，镇静镇痛抗感染，外加生命体征还算稳定，最重要的是他很瘦，翻身时两个人足矣。随着老朱病情的稳定与好转，镇静镇痛药物也逐渐减量，他慢慢醒了过来。在 ICU 里为了防止病人误拔身上重要的管路，我们会对病人的双手甚至双脚进行约束，而老朱醒来后属于比较躁动的那一种，经常把指氧套弄下来，拼命地蹬床想要挣脱约束带，连带着监护仪上各项指标开始报警。但每次我一走近他身边，轻声向他解释"现在约束带还不能解开，因为你身上还有很多重要的管子"时，他又会突然安静下来，认真听你讲话，不再折腾，有时还能点点头回应一下，我知道其实他心里是明白的，只是许久不能说话活动，难免不舒服。

　　那是一个夜班，老朱刚刚拔管不久，还在谵妄状态，他特别激动地跟我说话加比画，然而受方言限制，我实在听不懂他想表达什么，就拿了纸笔让他写。从歪歪扭扭的字迹中隐约能看出，他是想让我借他 15 块钱坐地铁。我知道他是想回家了，但现实情况是武汉地铁停运，而他的身体状况也远远没达到出院标准。可那个晚上不知是怎么了，无论我如何解释，他都还是指着那些字盯着我，无声地宣泄着他想回家的决心。最后无奈之下，我只好跟他讲："你今晚先好好睡觉，明天早上我们让你回家"，就这样他终于安稳睡去，虽然不知道明天早上他还能不能记起这件事，但我还是在心里跟他说了声对不起，希望他能原谅我这个特殊时期下的小小谎言。

又是一个夜班，老朱已经从高流量吸氧改为双鼻导管吸氧了，由于之前气管插管，他的胃肠营养都是通过往鼻胃管里打营养液完成的。为了让他胃肠功能尽快恢复，白班的护士老师准备了米粥和饭菜想要他适应经口进食，但每次问他想不想吃饭，他都只是摇摇头。然而就在我们帮他翻完身之后，他指着窗台上的饭菜告诉我说他饿了。我特别高兴地把饭菜拿去热了热放到他面前，应该是真的饿久了，老朱吃得很快，我就站在他旁边，一边提醒他慢点吃，一边又欣慰于他终于肯吃饭了，想让他多吃一些。这意味着老朱的身体状况在好转，也许不久后就能离开重症加强病房了。后来下班后，半污染区内配液的老师指着监控屏幕跟我说："凌晨 3 点，整个病房就你们这个房间最亮，病人还在吃东西！"我哈哈一笑说："谁让我的病人给力呢。"就是这位给力

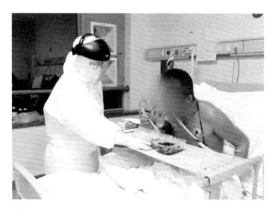

在重症加强病房里指导老朱经口进食

的叔叔，经过了重症加强病房里 20 多天在生死线上的徘徊，终于顺利地渡过各种难关，转到了普通病房，离他回家的愿望又近了一步。老朱走之前，郑重地跟大家道了谢，感谢医生们的治疗，感谢护士们的照顾，但我觉得他更要感谢他自己，感谢他拥有强大的信念和我们一起对抗病魔，感谢他克服了身体上的痛苦和心理上的孤独，挺过这最艰难的 20 多天，他的痊愈也点亮了我们的信心，让我们明白努力并不会白费，继而更有信心去救治下一个病人。

"凡人不能永生，但爱可以，因为爱可以滋生希望，爱可以坚定信念"，这就是疫情下的武汉人民给我们带来的感动。凛冬散尽，星河长明，春天已至，樱花也开了，能够参与这座城市的苏醒，是我们的荣幸。

英雄之城，感恩你我

张晓青

（北京协和医院重症医学科一病房护师，国家医疗队第二批队员）

现在的我已经回到北京，正在休整中，回想起过去的 69 天，说长不长，说短不短。对于本身就喜欢交朋友的我，从未想过会以这样的方式结交一群战友。也许我经历的离别太少，遇到离别的场面，还是忍不住哭了许久。在武汉的每一天都历历在目，我想这段经历，应该在每个人心中都终生难忘。

在武汉工作的每一天，我们都要穿着防护服在重症加强病房里工作 4 个小时，接送我们的是医院的大巴车，路程大概 15 分钟左右。还记得刚来这里上班的第一天，穿上防护服、隔离衣，戴上口罩，层层武装下的我还没走进病房就感觉无法喘息，瞬间大汗淋漓，赶紧跟组长说我喘不上气来，有点憋气，于是组长扶着我在护士站坐下歇歇，稍微缓过来了，又扶我走到排风扇下吹了吹冷风，慢慢地感觉轻松些了。赶紧走进病房，进入工作状态。当时我真的能体会到，之前新闻上那些医护人员在这种环境下工作的艰辛了。进入病房的路是层层隔离门，由于是第一次进来，感觉有点蒙蒙的。终于，进入了病房，感觉跟我们的重症加强病房没有什么本质区别，就是所有人都穿着防护服，根本看不清谁是谁，只能靠声音分辨了。走到自己所管的病人房间，迅速熟悉病情和环境，并认识了跟我一起作战的小组成员：唐瑶姐姐和崔永豪弟弟。我们一起互帮互助。很快，我们就适应了这里的工作，只是在穿了防护服和戴了手套后，身体就不那么协调了，而且没过多久，防护镜满是水滴，看东西只能靠斜视了，还有戴着面屏和防护镜总是感觉勒得头不舒服，想动这动那，可是在病房不能乱动，着实有点尴尬。工作结束后，需要脱下层层防护，全身喷洒酒精，一不小心喷到眼睛里，眼睛也睁不开。摘下口罩的瞬间，整个人轻松了好多，脸上有好多压痕，只有亲身经历才懂得这里的艰辛。

接下来的日子，我一天天适应了这里的环境，适应了穿脱防护服，适应了每天的工作流程，因为本身就是多年的重症护士，各种操作都了如指掌，只是不太顺手。慢慢地，我可以在戴着双层手套的情况下扎动静脉留置针，换插管胶布，在用不了听诊器的情况下放胃管，帮着外科大夫一起泡血滤管、上血滤，给病人翻身拍背、俯卧位通气及早期活动，这些都是我在协和工作的日常。最开心的事情，就是拔除病人的气管插管，并能够将病人平稳转回普通病房。因为我们是在重症病房，病人大多都是插管不能说话的，病人跟我交流只能靠写字了。记得一位气管插管的阿姨，经过我们团队多日的精心救治与护理，病情慢慢好转。阿姨的神志也渐渐清醒过来了，约束的双手有些乱动，好像想要说些什么，于是我便解开了她的约束带，在耳边问着阿姨有什么需求，可以写在纸上。她颤颤巍巍地写了个"水"字，我知道了她是渴了想喝水，于是告诉阿姨，现在暂时不能喝水，会呛到肺里的，便给阿姨拿棉签蘸温水润了润嘴唇，阿姨冲我竖起了大拇指。随后我继续鼓励她，要好好休息，配合治疗，过几天您就能拔管了，但千万不要乱动，阿姨点了点头。几日后，这位阿姨顺利地拔除了气管插管，对我们连连表示感谢。简单的一句话温暖了我们的心，给予我们无限的力量，眼角不由得泛着泪光。没过几天，阿姨就转回了普通病房。

每天，我都会关注疫情的动态变化，慢慢地，疫情也出现了好转，武汉这座英雄的城市终于渐渐地复苏了。这场战"疫"不单是属于医护人员的胜利，更是属于我们全中国人民的胜利！为爱逆行，防护服隔离了病毒，却隔离不了爱。每个在自己岗位上辛勤工作的人都是逆行者，大家共同担当，战胜疫情。感谢每个为这场疫情默默付出的人，感谢家人朋友的理解与支持，感谢医院大后方同事的爱心援助，感谢酒店工作人员每天为我们精心准备的餐食供应及保安的日夜守护，感谢每天接送我们上下班的司机师傅，感谢队友们的悉心照顾和陪伴，感谢武汉市民志愿者的热心服务，感谢每一位中国人……生死面前，大家义无反顾。

当我们接到 4 月 15 日要撤离的消息时，内心百感交集，心潮澎湃。喜的是和家人团聚的日子近了，不舍的是要和武汉这个工作了 69 天的城市说

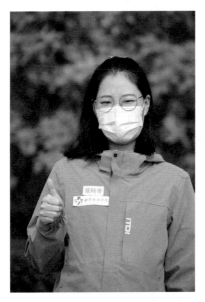

身穿队服

再见了。最令人感动的就是最后一天，那天清晨，在医疗队驻地酒店，小区里的居民站在阳台上挥舞着五星红旗向我们挥手致意，队员们含着热泪在志愿者的红马甲及隔离服上签上自己的名字，学校老师给我们送来小朋友们亲手画的爱心卡片，马路上那一行行为我们送别的市民志愿者们，以及来到机场为我们送别的各行各业的人们……来时哭着笑，走时笑着哭。人生总是充满了矛盾，又充满了神奇的际遇。说起来援鄂就像是当了一回兵，抑或是上了一次学，做了一次这辈子可能都不再有机会做的事，现在的祖国，已经成为世界上最安全的地方，能为祖国作出贡献我真的特别自豪！但是，请不要叫我们英雄，我们只是做了自己应该做的事。现在的武汉，地铁通了，快递和外卖也逐渐恢复营业了，一切都在慢慢走入正轨。武汉，正像婴儿一样，重新开始。英雄之城，武汉永生。

生命的彩虹

张燕妮

（北京协和医院重症医学科二病房护师，国家医疗队第二批队员）

傍晚，我独坐在集中休整的酒店房间的书桌前，不停地思考着一个问题：此次武汉之行，我收获了些什么呢？除了鲜花和掌声，总觉得还有一些更重要的东西，在充满着我的内心，给我一种莫名的感动。此时的窗外，乌云正在天空密布，"春潮带雨晚来急"，乌云还未将太阳完全遮住便急着将雨滴洒向了大地。雷雨过后，天空中划过一道美丽的彩虹。

这场突如其来的疫情又何尝不是一场暴风雨！而当风雨过后，我的心中也收获了一道彩虹。这彩虹，是由无数的爱与感动汇集而成的，它悬挂在我心中，并将温暖着我的一生。

作为北京协和医院第二批国家援鄂医疗队的一员，我在武汉度过了难忘的69个日夜。回想这段走过的路，这其中有艰辛也有温暖，有汗水更有感动，一些人、一些事如蒙太奇般在脑海中闪现。

2月7日，出发那天，我故作轻松地和家人道了别，背上行囊去了医院。在欢送会上以及坐上大巴车离开时，我始终都故作坚强，忍着没有让眼泪掉下来。可是上飞机之后收到的一条信息却让那强忍着的泪水终于在瞬间流了下来：老婆，我和闺女在家等你回来。

2月8日，到武汉后的第一个班。由于经验不足，我在穿防护服时将衣服的颈部上缘提到了鼻子以上，加上有些紧张，导致穿好防护服、戴好护目镜后突然感到一阵眩晕、呼吸急促，憋气越来越严重，以至一下子瘫坐到了椅子上。后来调整了一下防护服，将护目镜换成了面屏，缓了好一阵后，这才走进了污染区。进去后发现一起工作的小伙伴们早已接手了我的病人。要知道当时病房内的病人数量多，病情又很重，自己的病人照顾起来都很吃力，更不要说再额外加几个病人了。但他们这样做了，并且毫无怨言。只记得那时我心里暖暖的，有一种说不出的感动。

有一天病房里转来了一位阿姨，来时吸纯氧，血氧饱和度只有 70% 多，需要紧急行气管插管。插管前我跟她说：阿姨，您不要紧张，一会儿会给您用一些助眠的药，不会很难受。我们都陪着您呢！阿姨点点头，尽管她因缺氧而大口地喘着气，但我从她脸上却没有看到一丝的惧怕，只是她的手突然紧紧地握住了我的手。那一刻我感受到了一份无言的托付和信任……

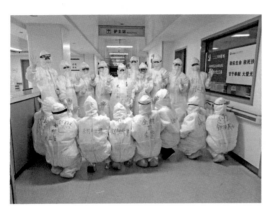

第五护理小分队

春天的武汉樱花盛放。领导们担心我们在酒店被闷坏，特意为难得休憩的我们安排了一次武大之旅。就快要到达武大的时候，坐在大巴车上的我们看到从路的对面走来一位身穿黄色衣服的阿姨，远远地对着我们深深地鞠了一躬。这一举动，让车上的每个人都为之动容。虽然我们不知道这位阿姨在疫情中经历了什么，但我们从她身上看到了武汉人坚毅、勇敢和感恩的心。

还记得可爱的志愿者们冒着寒冷去酒店为我们送上美味的藕汤；

还记得无论多晚下班回来总会看到酒店为我们准备的夜宵；

还记得司机师傅风雨无阻地接送我们上下班，即使失去了父亲仍坚强地守在岗位上；

还记得下班回到房间时亲爱的同事们挂在门把手上的零食或者盒饭；

还记得每次进入病房前值班护士长为我们认真检查穿戴是否有纰漏；

还记得每次穿戴好进入污染区病房前大家互相加油鼓劲；

还记得每次气温骤降时领导们在群里温馨地提醒我们天冷注意加衣；

还记得每位队员过生日时脸上洋溢的幸福笑容；

还记得欢送会那天与同济姐妹们的依依惜别；

还记得最后离开时那位武汉市民手举"感谢首都、因为有你、武汉不怕"的牌子驾车一路相送；

还记得……

这样多的事情，给了我这样多的感动，而今再回想起来，仍禁不住泪流满面。我想，这就是我这次武汉之行的最大的收获了吧！我知道，经过时间的沉淀，这其

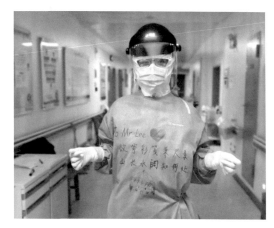

病房留影

中的艰辛与汗水都会被我们渐渐地淡忘，但这些温暖的画面，却会一直保留下来，汇集成一道美丽的彩虹，来滋润我的生命。

战友们，辛苦啦！

奥登苏日塔

（北京协和医院耳鼻喉科医师，国家医疗队第二批队员）

来武汉前夕，看到武汉市某医院 ICU 主任的视频采访，一位 50 岁上下面容刚毅的男大夫湿红着眼眶哽咽说道："家里人都说我大夫当久了内心也冰冷了，确实为了专业诊疗我常年保持冷静客观的思考。而疫情这一个月来看着病房里的穿着厚重防护服日夜忙碌、身心俱疲的同事们，我忍不住泪流，他们太不容易了！"那时候看这段视频的我并不能切身体会那动容的眼泪是何滋味，而今回首武汉光阴，我明白那是战友情，更是值得珍惜一生的宝贵记忆。

第一次转运病人外出做 CT 让我记忆尤深，带队的王京岚老师是第一批支援武汉的呼吸与危重症医学科教授，他已年过 50，头发半白，跟我父母的年龄相仿。他常常一日内推着 1—3 位患者复查 CT。重症患者外出做 CT 十分不易，需要更换为转运呼吸机，携带氧气瓶、监护仪、输液泵等系列设备，一个病人做一次 CT，往往需要 3—4 名身强力壮的男医护参与。记得

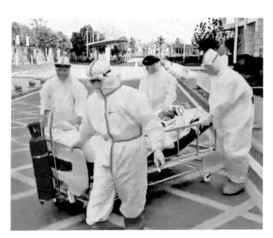

转运患者外出做 CT 检查

那天我的病人需要复查 CT，刚好人手不够，王老师就带着我一起去，当断开呼吸机管路更换为转运呼吸机时，他会保护性地让我们离开房间，因为断开呼吸机的瞬间可能会有病毒气溶胶的暴露。遇到上坡下坡或是颠簸的路时，他会主动选择难推的一侧，时刻保证这名患者的安全，整个过程需要十分小心谨慎。一趟下来半个小时，即便年轻如我都已浑身湿透，想立刻坐下歇息，京岚老师却依旧精力充沛，立即准备第二个病人。王老师曾是我的巡诊课程带教老师，当在病房内我们成为同事，他身体力行地让我看到了负责任的医者形象，给予我很大的鼓励与启发，要向老师学习，将来也要以身作则教好师弟师妹和未来的医学生们。

在最开始的一个月，工作强度非常大，危重病人数量多、病情重，每 3 天一个夜班，常常日夜颠倒，身心面临着巨大考验。穿着厚重的防护服，稍微运动一下就会缺氧，在里边不到半个小时就会大汗淋漓。而当时武汉室内气温很低，我们出汗后湿透的衣服会冰冷地贴在身上。记得我们几个同事常

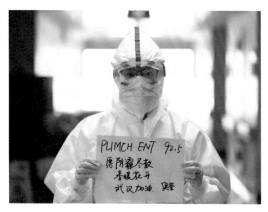

为武汉祈福

聚在一起互相问冷不冷，确认大家都很冷自己就放心了，说明自己没有发烧、没有生病。我没有看到任何一位同事在巨大的身心压力面前"泪崩"，因为大家没有多余的时间焦虑，每次工作结束都极度疲劳、饥饿，需要及时补充睡眠、营养，不然下一个班更难熬。全员还定期参加晚上的课程培训，及时学习各种仪器的使用、化验结果的解读，以及各种辅助治疗的护理技能，大家争分夺秒地提高技能，为了不在工作中出差错。

回头看曾经的一幕幕，想对我的队友们，更是战友们说一声：辛苦啦！谢谢你们一路的陪伴，让我这个年资不高、经验尚浅的小战士，在磨难中搀扶前行、走过至暗时刻。也感谢疫情这场大考，让我明白最幸福的生活莫过于平安健康地陪在家人身旁，它教会我要珍惜现在的生活。

人间处处有真情

卢　津

（北京协和医院神经外科病房护师，国家医疗队第二批队员）

来武汉有两周多的时间了，每天就是医院和酒店两点一线的生活，疲劳，紧张。不过，这几天最开心的一件事，就是我第一天进病房时，转来插管上机的危重病人成功脱机拔管，顺利转入普通病房。清楚地记得，那是我来武汉同济医院中法新城院区重症加强病房的第一个班，紧张而忙碌。就在这时，通知我马上要收治一个新病人，我们立刻准备，转进来的是一位老爷爷。他转进病房里时，烦躁不安，我们立刻给他接上心电监护，他的血氧饱和度一直在下降，主管医生决定立刻给他进行床旁气管插管，接呼吸机辅助呼吸。我们全力配合医生的抢救，最终成功进行了气管插管，经过几天的治疗，精心的护理，老爷爷的生命体征平稳，各项指标均正常。医生给老爷爷拔除了气管插管，顺利过渡到自主呼吸。过了几天，我负责把老爷爷转运到普通病房，在转运到普通病房的一路上，老爷爷操着武汉口音的普通话对我们表示感谢，眼神里充满了感激。这种感谢在我看来是一种希望——生的希望。我们的工作热情和干劲越来越足，有信心护理和治愈更多的患者！

大家都说我们伟大，在我看来，我们就是在践行自己的本职工作！我们不过是有着医学、护理专业背景的普通人罢了。我们会畏惧，也会沮丧，我们还会害怕。但是，疫情当前，作为一名医务工作者，冲向最前方，是我们的责任与义务，义不容辞！病人的转危为安、病情好转以及康复出院都是对我们工作乃至精神上莫大的安慰和鼓励。我们所求的回报只是越来越多的病人能走出监护室，走出病房，健康地出院回家。病人全部康复出院之时，也是我们能够平安回家之日。真希望这天早日到来！

从北京来到武汉支援抗疫，已经将近两周的时间了。在这里，我们已经过了两个节日。一个是元宵节，一个是情人节。临出发前，吕妍姐姐给了我一个大大的拥抱。那是第一次有女生主动拥抱我。当时心里还有一些紧张和小激动。元宵节当天，酒店也特别暖心地为我们准备了汤圆，虽然没有了往年元宵节"东风夜放花千树"的热闹场景，但是我们却多了凝聚在一起抗击疫情的力量和勇气。我们坚信，在我们的努力拼搏奋斗之下，疫情一定会被战胜。今年这个情人节是我过的唯一一个且最隆重的情人节。我收到了护理部吴欣娟主任送给我们的"平安果"，和医院送给我们的一整盒巧克力。现在才体会到，原来没有情人的情人节，也可以过得很快乐。与此同时，后方领导、同事们也给予了我们大力的支持，无论从物质上，还是精神上，都给予了我们足够多的关心。我们外出买东西不方便，后方家人们及时询问我们需要什么，吃的、喝的、用的，准备得非常周全，及时从后方寄到武汉。领导知道我喜欢诗词，专门买了诗词大会的书本寄到武汉，让我在闲暇时

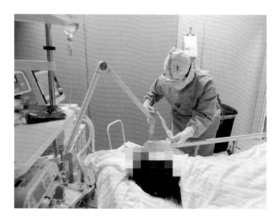

深夜为患者吸痰

光，精神上得到慰藉。后方的支持，对于我们来说，不仅仅是物质，更是后方家人们满满的爱和精神的力量，让我们毫无后顾之忧，可以安心工作。

每天高强度的工作，高度的精神紧张，的确让我们很疲乏。不过，我们工作小组和生活小组的小伙伴们，在工作和生活上互相帮助，互相关心，有困难一起解决，一起分担，结下了战友情。看到一个个患者病情平稳，转出监护室，逐渐康复，对我们来说，这一刻，真的是值得的！疫情虽然严重，但是我相信，只要我们万众一心，众志成城，一定会战胜疫情，获得圆满胜利！更喜岷山千里雪，三军过后尽开颜。

向阳而生，归来如往

肖志源

（北京协和医院神经外科病房护师，国家医疗队第二批队员）

犹记得去武汉之前，北京下了一天一夜的大雪。2020 年 2 月 5 日那天傍晚，接到护士长通知明天去医院参加培训。和平时上班一样，晚上睡前定好了闹铃，早上起来窗外的雪已经堆积了厚厚的一层。北京地铁里的人已经很少了，一节车厢大概三五人，分散得很远，感觉到疫情形势已非常严峻了。去往医院的路上，心想着什么时候通知去一线？我准备好了吗？在医院的老楼，护理部李红艳老师给我们培训防护服的穿脱和隔离知识，还和我们分享了在重压下如何进行自我心理调适，播放了一段音频，也就是后来神经外科赵海艳老师发给我们的正念疗法。窗外的"西门"仍然飘着雪花，平时这种场景应该有很多人来拍雪景的，而现在来医院的人都是冒雪来上班或者和我一样来参加传染病防护培训。下午重症医学科（ICU）的罗红波老师给我们讲解重要仪器设备、气管插管固定和密闭式吸痰以及答疑，培训进行到一半的时候隐约听到第二天启程去武汉的消息。此时，我的神经立即紧绷起来，给姐姐打了电话，让她和家里告知自己要上武汉一线的消息。我今年过年没回家，姐妹来北京陪我过年，因为疫情，她们提前回福建了。而电话那头姐姐的担忧却掩藏不住，我很坚定地告诉她自己的决心，只是让她帮助做好家里人的工作。

7 日，飞机降落武汉天河机场，天灰蒙蒙的，熟悉而又陌生的南方的冬天，湿冷的空气中透着一丝丝寒意。坐大巴前往驻地酒店，路上的车和行人很少很少，偶尔能看到一两辆援鄂物资车，虽然一路畅通无阻，可是整座城市却陷入一片沉静。

历时 48 小时打造的重症加强病房，由两个病房组成，分成清洁区、缓冲区和污染区，穿过一扇又一扇的门才能到达污染区。在清洁区戴上帽子、N95 口罩、护目镜，穿好防护服、隔离衣、手套和鞋套，两人互相检查。汗水和蒸汽最喜欢光滑和凉凉的镜片，模糊的眼镜和护目镜被雾气笼罩得看不清外面，有时候只能透过滑落的水滴形成的缝隙往外看。穿在防护服里面的病号服也总是被浸湿，在天气热的时候队员们更是头顶冰块来解暑。护目镜勒得紧的时候像极了孙悟空的紧箍咒。开始在这里的工作，要快速熟悉病房空间物理结构和各种物品的摆放位置，很多物品都是新鲜的，需要立即上手，同时还需要快速熟悉工作流程和新冠肺炎患者护理的重点内容。在重症加强病房内，我们收治的都是极危重症新冠肺炎患者，呼吸机、心电监护、血滤机、体外膜肺氧合系统（ECMO）、注射泵、胃肠泵等各种机器的报警声此起彼伏，你得告诉自己不能有一丝慌乱，一个字"稳"。除了手脚麻利当个护理小能手，还得充当保洁员、护理员、健康宣传员、康复护理员等多种角色。在这种应激状态下，需要依靠意志力的坚持来完成工作，这并没有让我有放弃的想法，因为我喜欢挑战，所以选择迎难而上！

武汉是我曾经学习中国康复专科护士时奋斗过的城市，这一次我会不遗余力地将自己的所学回馈给这片土地！在新冠肺炎重症病房，能学有所用也是让我兴奋和难忘的事情。犹记得一位偏瘫病人，气管切开后已经愈合了，意识清醒，但是说话含糊，我听出来她说难受了，根据自己的判断，发现她的右手出现了痉挛，我立刻给她做了良肢位摆放，当我问她舒不舒服，她说了"嗯"的时候，我竟然有种说不出的感动，感谢康复护理前辈授予的知识。

张抒扬书记、吴欣娟主任在前线指挥时，为我们搭建了疫线课堂，希望我们争当"多面手"。我只要没有班，就都会去听。培训内容都特别实用，很多知识学了第二天就能在病人身上用到，每学习一个新的知识点，我好像就多了一分救治病人的希望。我管的病室对门就是患者出入病房的通道，每当看到离世患者停留时，不禁心生"人世间唯有爱与希望是永恒的，唯有专业和奉献是永恒的"信念。

在我援鄂抗疫期间，收到来自医院大后方、科室领导、同事和亲朋好友的大力支持、慰问以及关心！内心充满力量！在身边优秀党员的影响和帮助下，我光荣地加入中国共产党，成为一名预备党员，践行一名共产党员

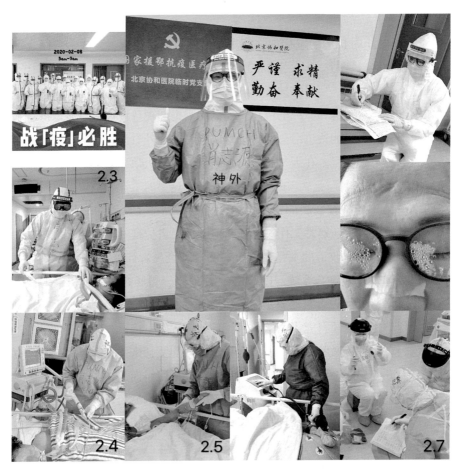

在病房中奋战的点滴

使命！我始终坚信，在大家共同的努力下，没有一个春天不会到来。此时此刻，武汉以及中国人民已经取得这场新型冠状病毒肺炎阻击战的阶段性胜利！这股劲儿还不能松，当前国际疫情形势仍然严峻，习近平主席说我们是人类命运共同体，应该共同携手抗击新冠病毒，控制疫情蔓延，应当始终把人民生命安全放在首位！

不辱使命！不负协和！协和人在同济"协同作战，和济苍生"！武汉是英雄的城市！有着英雄的人民！武汉加油！中国加油！世界加油！向阳而生，归来如往。

唯有爱可永生

张燕宁

（北京协和医院眼科病房主管护师，国家医疗队第二批队员）

伴随着同济医院中法新城院区 C9 重症加强病房的大门缓缓关闭，北京协和医院国家援鄂医疗队作为最后一支撤离武汉的医疗队，用责任与担当书写荣誉和使命，慎终如始，圆满完成任务。

2020 年 2 月 7 日启程，作为第二批驰援武汉的一员，我代表眼科主动请缨深入病毒肆虐的腹地，一直坚守在集中收治极危重患者的同济医院中法新城院区 C9 重症加强病房。被问及为何前往？答："不为什么，我应该去。"

到达驻地收拾停当，简单吃个便餐，第一组队员就"装好弹药"开赴战场了。一个 4 小时接着又一个 4 小时，一天两天、一周两周。最忙最累的那段时间一直持续到 3 月中旬，每个班次接班后看一眼时钟，便不约而同地散落到各个病房中、患者床旁忙碌起来，再看时钟便是近交班时分；而每一位患者的身上至少有三四个注射泵，多则七八个。此外还有维持患者生命的呼吸机、深静脉、血滤以及体外膜肺氧合系统（ECMO）等，在保证这些仪器设备正常运转的情况下，还要为患者进行翻身、拍背、吸痰，尤其是采取俯卧位通气的患者，通常需要在 4—5 名护士和 1 名医生的共同协调配合下才可以进行，这一切都是穿着犹如"太空服"的防护服，戴着时而"雾里看花"的护目镜，熟练且有条不紊地完成的。

随着疫情的渐渐好转，患者的病情也慢慢出现转机。"咱们今天尝试给这位患者脱机，脱 10 小时戴 2 小时，尽可能脱机时间长一些。""那位患者今天可以尝试着经口少喂些水，如果没有呛咳，第二天喂些米汤，顺利的话就可以把胃管拔了。""对了，还有一位患者，经过综合评估可以拔管撤除呼吸机了，咱们一会再看一下患者的各项指标，好好准备着。"

"谢谢你们，谢谢北京协和医院的医生护士们给了我第二次生命。""感谢你们拯救了我，给了我活下去的勇气，我一定要好好的，活着走出 ICU。"是爱让这一切延续下去，永不磨灭。凤凰涅槃、浴火重生，在漫长的等待后和久别的家人再次重逢显得弥足珍贵。经历了肉体和灵魂的双重洗礼，也正是爱赋予了生命丰富的内涵和真正的意义。"协同"作战、"和济"苍生。英雄的城市、英雄的人民再一次从沉睡中苏醒，长江之水奔流不息，绿树、花香、鸟鸣、街道重新回到身边，户部巷的"烟火气"袅袅升起。我们生而为人、生而普通，但英雄的城市、英雄的人民却让我们从此变得不普通，爱的力量给了我们披荆斩棘的信念和毅力，不辱使命、不负协和。

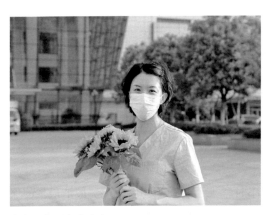

完成工作后走出病房

珞珈山、东湖水、江汉关、武大樱、黄鹤楼、鹦鹉洲。69 天是从北京到武汉打拼的日日夜夜，1055 公里是北京到武汉的地理坐标距离，我们曾经见证了太多重要的历史时刻和时间节点，而现在这一切已无法用时间和距离来计算和丈量，带着爱而来也必将载着爱而归。国家在最危难的时候能有几次真正地需要我们，此生为武汉拼过命，这一切都是值得的！

江城回忆

张志颖

（北京协和医院神经科二病房主管护师，国家医疗队第二批队员）

从武汉返回北京集中休整已经有几天了，迟迟未提笔写支援武汉抗击新冠肺炎的这段经历，是因为实在有太多回忆了，这段经历我会终生难忘。看到一起奋战的队友写的武汉日记、家书，我被各种发自内心的情感一次次触动，几次提笔想写点什么却不知从何处落笔。经过在武汉同济医院中法新城院区 C9 西重症病房的忙碌、劳累，回到北京的激动和刚休整的不适，现在已经归于平静，将我的感受写下。我不会用华丽的辞藻，只会用最朴实无华的文字记下我记忆最深的事情。

庚子年的春节是特殊的，往年的春节正是阖家欢乐、喜气洋洋的时候，可是今年的春节却是在武汉因"新冠肺炎"关闭离汉通道、人员居家隔离中来临的。电视新闻传来的一条条疫情的消息让我深知事情的严重。防疫物资缺乏、医务人员短缺等消息都深深刺激着我。让我想起 17 年前的非典，当时北京也和现在的武汉一样，但是在全国各地的支持下取得了那场对抗疾病的胜利。现今新冠肺炎的传播速度更快、更隐蔽，患病人数更多、病势更凶。各地医务工作者纷纷请愿支援武汉，我所在的北京协和医院广大同仁也积极响应，并很快派出第一批 21 名由韩丁副院长带队的医务工作者于 1 月 26 日援鄂。同时医院根据当时疫情的需要很快组织第二梯队预备工作。

2003 年赴非典一线我也报了名，可因种种原因未能成行，这次疫情我一定要弥补心中的遗憾。第一时间就报了名，在临床护理工作 20 年，是一名主管护师，曾在多科轮转，有扎实的理论基础和操作经验，能够配合危重症的抢救。但当时我并没有把报名的事情告诉父母，在事情没成行怕他们担心。我只是和爱人说了，他是党员，很支持我的工作。

2月6日下午3点，我在家接到作为医院第二批国家援鄂抗疫医疗队的成员出发的通知。当我把这件事告诉父母的时候，我看到他们脸上的担忧。母亲坐在沙发上一言不发默默垂泪，父亲赶紧一旁安慰。父亲说："闺女干这行去是应该的，你别太担心。"我也赶紧劝："我和医院的同事一起去，互相照顾不会有事，医院给我们提供了最好的防护，不会被传染的，我不是不回来了。"我母亲几年前患有乳腺癌并做了扩大根治手术，虽然癌症得到治疗，但术后身体大不如前。特别是整个左侧上肢因为手术淋巴清扫总是肿胀不适，不能持重物。再加上父母年纪大了都有些基础病，我的女儿还小，不到十岁，正在放寒假，当时我爱人外派国外学习，要月中才能回国。我是独生子女，家中有事都会和我商量。如今要去援鄂，一切都是未知。看着母亲的不舍和担忧都化作眼泪，那一刻我觉得自己的话语是无力的，简单地劝慰两句就找借口离开了，让父亲继续开导，不敢再看母亲的泪，怕自己也跟着哭。在外面买好了东西回到家，看见母亲眼睛肿胀，并且正在给我准备行

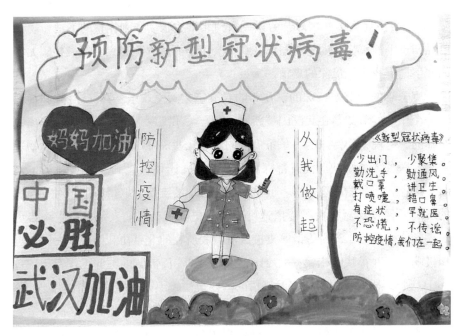

女儿画的《妈妈加油、武汉加油、中国必胜》

囊。她把我要带的都找出来，生怕忘了。最可笑的是她还不放心，把家里的安宫牛黄丸也给我带上了，说"这是急救药保命的"。看看我可爱的老母亲，还是一位中药技师，快把她家底都给我了。

我的女儿从小就比较听话，让我省心，我收拾行李时她就在一旁看着，并时不时帮姥姥递东西给我。她只说让我保重，并问我武汉怎么样。孩子是天真的，她不知道疾病的可怕，新闻的报道只能让她知道病人很多，我们要穿"奇怪"的衣服工作，我要离开她去一个叫武汉的地方，工作一段时间就会回家，因此没有太多的不舍。我只能和她反复地说要听姥姥姥爷的话，爸爸过些日子就回来了。

带着父母的牵挂、女儿的不舍、同事的关心，我作为第二批国家援鄂医疗队 142 人中的一名，于 2 月 7 日飞赴武汉，并于 8 日进入 C9 西重症病房工作。69 天的援鄂经历我无怨无悔，不辱使命、不负协和。在此感谢家人、同事、朋友的支持和医院大后方的关怀。武汉加油、中国必胜！

爱往者爱返，福往者福来

郑　瑞

（北京协和医院神经科二病房护师，国家医疗队第二批队员）

　　庚子年初，无情的新冠病毒让我们所有人都沉浸在悲痛中。英雄的城市武汉为此不得不关闭离汉通道，英雄的人民武汉市民不得不禁足家中。时间停摆定格在 1 月 23 日，肆虐的病毒无情地席卷着这座美丽的城市。就在此时全国各地响应党中央号召驰援湖北，一方有难八方支援。全国各地在最短的时间内集结最精英的医疗团队，马不停蹄地奔赴湖北各地，举全国之力抗击疫情。

　　北京协和医院第一时间积极响应国家号召。在不到 24 小时内，集结组成一支 21 人的队伍，于大年初二就紧急驰援；赶往武汉。我作为协和的一分子，为他们的大义之举而骄傲。同时我作为一名党员，并且是参加过 17 年前抗击非典的一名护士，深知在这危难时刻，应该挺身而出，贡献自己的一份力量。随后医院再次召集奔赴武汉驰援时，我义无反顾地提交了请战书。

　　17 年前我作为一名工作不久的年轻护士参加到抗击非典的战役中，可能当时自己都不知道我为什么要去，去了能做什么，仅凭一腔热血奔赴一线参与到救治工作中。然而 17 年后经过时间的锤炼，已经成为一名党员的我深知此行的意义。我是两个孩子的母亲，女儿还年幼，是不是可以离开妈妈？我可以吗？非典时我还孤身一人，而现在我已为人妻为人母。女儿从呱呱坠地到现在的三年时间里，从来没有离开过妈妈。我走了，儿子的学习谁来负责监督？难道这一切都要交给爱人？就在这时丈夫一句"你放心去吧，我能行。我能照顾好家，照顾好孩子"让我放心。当妈妈知道我的申请后，同样也坚定地告诉我："去吧孩子，家里你放心，我们会互相照顾的。"当获悉成为第二批驰援武汉队员时，我第一时间通知了家人。其实我深知他们对我有千万的担心，有千万的不舍。然而他们都没有因为自己的私心而阻止我参加驰援行动。我知道这是他们对我的爱，对国家的爱。他们用支持我的方式支持武汉，为了抗击新冠肺炎疫情做自己能做的事。谢谢我的家人，谢谢你们的爱。我爱你们。

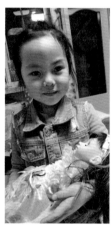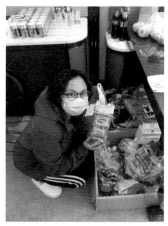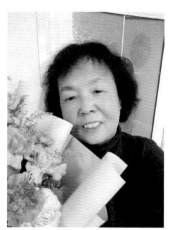

女儿生日（左）；收到后方寄来物资（中）；家中母亲（右）

2月7日，北京协和医院第二批驰援医疗队奔赴武汉。随行带去的是医院为我们精心准备的各种生活用品，还有一部分抗疫物资。顺利抵达武汉后，当日队员们不顾舟车劳顿，放下行李就投入到抗疫一线进行救治。我们竭尽所能地做我们能做的事，我们代表的不仅仅是我们自己，还有更多的协和人，还有爱我们的家人。爱往者爱返，福往者福来。我在抗疫一线做我最本职的工作，我的家人为了让我安心，相互照顾彼此相爱。协和大后方也为了我们更好地投入到抗疫工作，不远万里送来我们在生活上需要的各种物资，吃穿用面面俱到，还有更多丰富我们业余生活的物品。让我们在工作之余，不会想家，不会孤寂。

科室的同事们知道我们在武汉不能照顾到家人，替我们在家人生日之际送去最真挚的祝福以及精心挑选的礼物。医院也为我们家人送去各种慰问品，经常派专人与家人沟通，并且给予相应的帮助。不仅是单位，还有社会上各种企事业单位及个人，都给予了我们及家人各种慰问和帮助。我真诚地向他们表示感谢。现在我们已经圆满地完成了驰援工作，在酒店进行休整。但是在武汉抗疫的一幕幕仍时时浮现在脑海中。英雄的城市，英雄的人民，就在我们撤离的当日，给予了最高规格的礼遇。送行的市民们不约而同地在路边挥手相送，振臂高呼。他们一声声感谢，一声声爱你，不禁让我们激动的泪水夺眶而出。再见了英雄的城市！再见了英雄的人民！待来年樱花烂漫时，我们还会回来领略你的美。付出与回报永远都是成正比的。你用爱去关心爱护需要的人，同样也会有相同的爱回馈于你。爱往者爱返，福往者福来！我会一直这样做下去，也会告诉我的孩子们也这样做。

知心护理人

厍砚君

（北京协和医院内科 ICU 病房护师，国家医疗队第二批队员）

"炙热的阳光温暖坚强，赐予勇敢者无穷力量。"突如其来的疫情，让我成为逆行者之一。身处前线才真切地感受到，坚强的不只是医护人员，还有每一位与疾病斗争着的患者。

我们负责的重症加强病房中 90% 的患者都建立了人工气道，需要依靠呼吸机辅助呼吸。因此及时吸痰、清理口腔分泌物是护理的重点，也是难点。难在吸痰是一项刺激性很大的操作，会让患者非常难受。特别是清醒的患者，即使镇痛药物持续经静脉泵入缓解疼痛，也会刺激得他们忍不住流泪。在内科 ICU 的工作中就遇到过咬住吸痰管拒绝吸痰的患者。而现在穿着厚重的防护服，戴了多层手套和经常起雾的护目镜，日常的操作

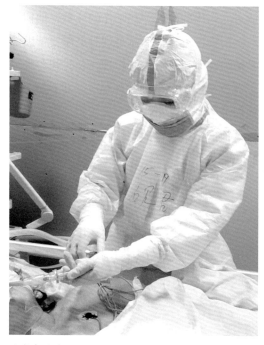

为患者吸痰

369

也不那么得心应手了。照护的患者痰液较多而且黏稠不易吸出，我努力克服着困难，让动作更加轻柔，但仍会担心他们不愿意配合。在告诉一位患者吸痰的重要性而且会不舒服要忍耐后，成功地经气管切开管吸干净了痰液，他也已经涨红了脸，眼泪在眼眶里打转。等他平息下来，我表示希望再吸一下口咽部的分泌物时，他稍微犹豫了一下就点了点头，配合地张大了嘴，虽然眼眶还是红红的……

看着他用口型表达的谢谢，我被他的坚强感动。这股坚强的力量凝聚着生命的希望和坚定的决心，一定会渡过难关，战胜病魔！

人之相识，贵在相知。人之相知，贵在知心。正如我们护理团队。从第一天踏入同济医院 C9 病房开始，护理督导老师们就慎终如始地做着我们最坚强可靠的后盾。

清洁区里，他们提前为每班队员整理好全套个人防护用品，手套和防护服区分号码整齐地摆放在桌子上，方便队员们一人一套领取，快捷有序，保证每位队员防护到位无遗漏。配餐间里有精心准备的盒饭和各种零食，供饥肠辘辘的队员换好衣服后第一时间大快朵颐，迅速恢复体力。寒冬时分，电水壶里总有烧好的热水，手捧热茶轻抿一口，暖胃更暖心；酷热来袭，提前放进冰箱里的冷饮一扫工作的疲惫，他们还叮嘱着莫贪凉。

污染区里，他们总是现身最需要帮助的地方，第一时间伸出援手。无论是蹲跪在床旁进行皮肤护理，长时间弯腰弓背地进行深静脉换药，还是抬起患者改变成俯卧位通气体位，手推病床肩扛用物陪伴患者外出检查和转科。他们分担了全部重任，大大减轻了责任护士的压力。

他们无微不至的照顾和细致体贴的关爱如同亲人的双臂环绕着我们，温暖且坚定！

"一家人要相互照顾，不要有思想负担，放心去干，后面有我们呢！

"未来在前方闪闪发亮，我们共同展望。"

疫情期间，太多令人感动的事情，总在不经意间发生，触动着我们的心灵，细细回味又湿润了眼眶。虽然无法一一记录下来，但能一直感动着我们。

一副眼镜的故事

位　涛

（北京协和医院心外科护师，国家医疗队第二批队员）

2020年突如其来的新冠肺炎疫情，打破了原本祥和宁静的生活。武汉乃至湖北的一线防疫物资、医务人员频频告急，这时候全国各省市响应国家号召，发扬"一方有难，八方支援"的精神，在疫情防控的关键时刻，火速派遣各医院的中坚力量驰援湖北，并在第一时间筹集物资和资金，以最快的速度运抵湖北的防疫前线。作为北京协和医院第二批国家援鄂抗疫医疗队队员，2月7日我们正式抵达武汉，开启了援鄂抗疫新旅程。

生活就是你埋下一颗善意的种子，它就会在不经意间给你一个大大的惊喜。在支援武汉的日子里，我们努力去给武汉人民带去生的希望，而他们也用行动温暖我们。记得有一次下夜班，我的眼镜不小心掉在了地上，眼镜上的螺丝钉摔掉了，可我怎么找都找不到，这给我接下来的工作和生活都造成了很大的困扰。然而疫情期间也没有办法出门配眼镜，就只能自己尽量去克服适应，可实在是太不方便了。我和一个武汉的朋友在不经意间说起了这事，她立刻帮我在微博发帖求助。于是志愿者小哥侯文杰很快便通过我的朋友找到了我。在了解了我的情况之后，他先是推送给我一个修眼镜的店主，让她看看有没有合适的解决办法，我和这位店主沟通之后，她立刻联系福建的厂家加急给我邮寄各种型号的螺丝和修理工具，而且通过顺丰加急发往我的驻地。虽然这些东西过了两天才到我的手上，而且还没有合适的型号，但是店主的一句话让我终生难忘："我们哪能和你们比啊！没有你们的付出就没有我们现在生活的安定，愿疫情快点结束，我能帮到您就好了！"这句朴实的话语温暖着我。

事情还没结束，志愿者小哥下午问我眼镜的问题解决了没有，我说螺丝在邮寄的路上了，他又跟我说，您别着急，我现在再给您联系一家，看看能不能直接去给您维修。后来给了他我的地址。仅仅大概过了一个小时，他打电话给我，说已经在我们酒店一层大厅了，但是特殊情况他们不能进到酒店里，让我赶紧把眼镜送下来。说实话，听到这里的时候，我整个人都惊呆了，我没想到志愿者和维修师傅会驱车四五十分钟赶到我入驻的酒店，来给我维修眼镜，而且是在他还不知道寄过来的螺丝到底合不合适的情况下，那一刻我明白了什么叫你温暖这个城市，而我却温暖你。

在这场疫情防控阻击战中，医护人员、军人、快递小哥、爱心人士、志愿者、社区、物业人员等等，那么多的人都在陪着武汉一起加油努力，武汉一定会重新坚强振作起来，我们坚信：胜利一定是属于我们的！

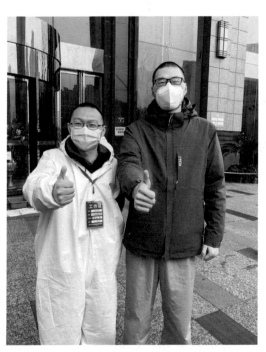

志愿者侯文杰和我顺利维修眼镜之后

病毒无情，人间有爱。国家和人民总有一些时刻需要我们挺身而出，你可以害怕，但不能退缩。致敬新时代所有最可爱的逆行医护人员，致敬我并肩作战的"兄弟姐妹"！也致敬千千万万为抗疫作出贡献的平凡却又伟大的人，你们同样是新时代最可爱可敬的人。

爱

张 瑾

（北京协和医院妇科四病房护师，国家医疗队第二批队员）

2020 年 2 月 6 日的下午，我接到了单位的电话，通知我第二天出发驰援武汉。也就是从这一刻起，我感受到来自各方各面点点滴滴的爱。

在得知我明天要出发去武汉的消息后，爸爸妈妈在家很平静地帮我收拾行李，第二天一早他们还乐呵呵地把我送到医院，给我加油，说他们会注意身体，要我放心。后来我才知道，我走了以后他们在家里哭了一天。父母的爱在这时表现得很隐忍。单位知道消息的同事也都在关心我，全都在问我还缺不缺什么东西，病房的同事秦培培甚至马上闪送了一堆暖宝宝给我，怕那边湿冷我受不了。到了医院，看到医院还有科室给我们准备的物资，我都惊呆了，真的是从各个方面为我们着想，东西全到只有你想不到，没有准备不到的。在简短的欢送仪式上，院长的那句"请大家一定平安归来，协和永远是你们的大后方！"让我感受到后方家人的爱。送别时，同事和我都哭了，我知道他们的眼泪是对我的不舍和担忧，我的眼泪是对被爱的感动。

来到了武汉，我每天都在感受着爱。手机里每天都是亲人朋友的各种关心我生活工作的信息，每条后面还都会贴心地附上一句：你应该很忙，不用回复，有需要说话。医疗队的领导们在这里就像我们的大家长一样，事无巨细地关心着我们的方方面面。张抒扬书记不论天气如何，每天早上都会送我们去上班，在班车上给我们加油打气；电梯里碰到总会叮嘱一番，注意保暖，别感冒；怕我们没地方运动，还会带我们在酒店门口做广播操。吃饭时，韩丁副院长走过来问我们饭菜合不合胃口，还叮嘱我吃鱼小心别被刺卡到。吴欣娟主任、孙红书记每天都要叮嘱大家注意安全和防护，天凉出门要穿袜子。我们感觉每一位队员都像他们的孩子，时时刻刻牵动着他们的心。

工作时，进污染区前护士长会一遍一遍地仔细检查每一位队员的防护服，精细到每个细节，连护目镜的边边角角都不放过。工作组长最常说的话就是："大家不舒服一定要说，工作中不要着急，保护好自己，有事找组长。"其实都不用你去找，他们时不时地就会过来问你需不需要帮忙；天冷给大家带暖宝宝，天热给大家带冰凉贴。上班时不管遇到什么问题，都是大家一起上，同组的小伙伴就像兄弟姐妹一样，大家相互关心，相互照顾；会在对方的防护服上画画，写上鼓励的话，相互加油打气。有这样的同事怎能让人不爱。

在病房里看到刚刚脱机的爷爷虽然很虚弱，但会颤抖着手为我竖大拇指；一位阿姨因为气管切开发不出声音，但通过口型可以看出是在问我累不累；还有一位大叔那写在小白板上歪歪扭扭的"谢谢"。这些都让我感动不已，让我要拼尽一切去爱他们，去从死神手里抢救生命。

在酒店食堂的工作人员专门给我们准备了本子，让我们把想吃的写在上面，基本上写后第二天就会在食堂看到。班车师傅会在接送的车上跟我们聊天，给我们放歌，让我们放松。社会各界的捐助物资也在强有力地支持着我们的工作生活各方面。我们在前线真是被照顾得无微不至。

完成援鄂任务回来的那天，看到夹道相送的武汉市民，情真意切的标语，还有手里小朋友送来的手绘明信片，都一次次让我泪目。汽车鸣笛致敬，红旗鲜艳招展，我感受到了来自武汉人民最真挚的爱和敬意，我爱上了为之奋斗过的这片土地，爱上了这英雄的城市、

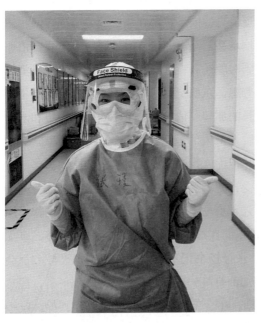

病房留影

英雄的人民。

　　在武汉大家拍照时最喜欢摆的动作就是比心，我知道这都是对爱的表达。有对祖国的爱、家人朋友的爱、领导同事的爱、患者的爱以及社会各界的爱，正是这些爱促成了我们这次白衣执甲，逆行出征，成就了我们的胜利凯旋。像当凯旋时张书记说的那样，一个不少地回来了。我们不辱使命，不负协和！我们带着满满的爱归来，生命会结束，但爱会永恒！

逆　行

——感恩那段情

（北京协和医院妇科三病房护师，国家医疗队第二批队员）

2020 年的新年，并不同往年一般，新型冠状病毒肺炎突如其来，疫情防控形势严峻，武汉成为了主战场。为积极应对突发疫情，我院立即组建支援武汉抗击疫情的应急医疗梯队。医护人员积极报名，我毫不犹豫地报名了，为国出征，救治更多的患者是我的责任。一声声"报名"，一句句"我可以"，科室微信群里接起了长龙，成为这个冬天最温暖的语言，也成为我们最铿锵有力的誓言。大年初二，有的同事连饺子都还没吃完，有的还未来得及看望年迈的父母，还有的已经订好陪家人去旅游的机票，但一声令下，第一梯队所有人迅速收拾好行李奔赴武汉。这一梯队由 21 名呼吸、感染、重症专业的精兵强将组成，我被选入了第二梯队，也时刻准备出征。

2 月 6 日在病房上班时，领导紧急通知我明日就要奔赴武汉，问我有没有问题，我斩钉截铁地说"没问题"。就这样，2 月 7 日我随第二批队员来到了武汉。到了武汉以后，我们火速办理了入住。很快我们第一组就要上岗了，心里又激动又害怕。我们支援的医院是华中科技大学附属同济医院，负责中法新城院区一个 ICU 的护理工作。病房里收治的病人病情都是很重的，其严重程度已经超过了我院 ICU 的病人，每位病人都插着呼吸机，还有的病人用着 ECMO。但在 ICU 老师的带领下，我渐渐地会独立操作这些"陌生"的机器了，在这段工作中，我不但学会很多重症知识，更多的是感受到了人间真情，这段感情是我人生中最宝贵的财富。

让我印象最深的是 21 床朱大叔。有一天医生查房，二线医生边指导管床医生边在病人床头严肃地说："一定要勤吸痰，必须保证呼吸道通畅。"于是直接拿起吸引器为大叔吸出了大量的白黏痰，我看到大叔的脸憋得通红，眼泪都要出来了。不过过了一会儿，血氧饱和度真的比之前涨上来点，医生们也露出了欣慰的微笑。每天上班我都负责护理朱大叔，包括早上的晨护以及各种治疗，可惜的是朱大叔的病情一直未见明显缓解，就在那一天，接班的时候就听闻朱大叔的情况不是很好，血氧饱和度一直下降，血压也一直上不来，医生说朱大叔的爱人每天都会打电话咨询他的病情，还愿意献血为爱人输血。当时我恨自己对这种情况无能为力，不能把大叔从死亡边缘上拉回来，眼泪一直流到了护目镜上。我唯一能做的，可能就是让大叔舒服一点地离开吧。于是我为大叔擦净了脸上的胶布印，竟然流泪了，把床单位整理干净，我发现他好像感觉到了我为他所做的，等下个班我再来的时候，听到消息，大叔确实已经离开了我们，我眼角含着泪水走到了他的床前，对着床深深地鞠了一躬。他是我来武汉护理的第一个病人，也是感情最深的。我只愿大叔在天堂没有疾病，没有痛苦，我会永远记得您！

虽然有时候工作上很辛苦，但是我很快乐。因为这里有着一起出生入死的战友，这份战友情是我最宝贵的财富。跟我一同来武汉的还有我们同病房的大志，我们虽然不在同一个工作组，但是一直挂念着对方。有的时候因为上班错过了吃饭时间，她都会提前为我把饭准备好，等我下班给我；还有些时候食堂如果准备了小吃，她也会单独给我带回来。最令我感动的是，有一次我们出去遛弯儿，由于我不小心一下子把脚崴了，疼得都站不起来了，缓了好久才能勉强地走几步，大志怕我脚伤更严重，毫不犹豫地说："我来背你"，直接就把我背了起来，当时一股暖流涌上心

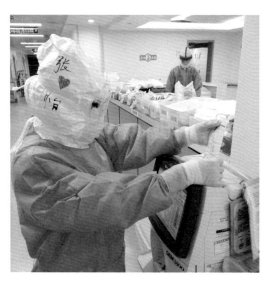

在污染区做血气分析

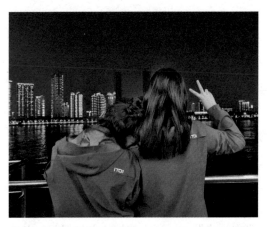

在长江边上见证武汉重启

头。回到酒店大志把我送到房间里，找来了骨科医生，医生嘱咐我这几天要卧床休息，不能下地，于是大志就安慰我说："放心，我每天给你打饭，有什么需要都跟我说。"除了"感动"我无法用别的词语来表达当时的感受，大志就这样每天都给我送饭，不管上下班累不累。

如今我看到新闻说武汉的重症已经清零了，我激动地跳了起来。这是听到的最让我欣慰的消息了，希望我的病人们一切安好。感恩在武汉这段日子里我所遇到的人，是你们让我懂得了如何更好地去爱护别人，是这份难得的感情让我学会了在困境时选择坚持，如果今后还有为国出征的机会，我一定义不容辞！现在疫情防控取得了阶段性的胜利，我们也结束了在武汉的工作，回忆起这段时光，心里暖暖的。我爱武汉人民，爱我的战友们！已是春暖花开，我们依旧不忘初心，继续前行！

武汉人民，同胞亦同袍

赵君娜

（北京协和医院儿科 NICU 病房护师，国家医疗队第二批队员）

从 2020 年 1 月 23 日武汉关闭离汉通道，到 4 月 26 日武汉医院新冠肺炎患者清零，3 个多月的时间，武汉人民克服了多少生活上的不便和精神上的痛苦，武汉的工作人员解决了多少难题，才迎来了这重大的抗疫成果！这是一场没有硝烟的战争，临床一线的医务工作者是战士，社区工作者是战士，坚守家中、做好居家隔离的每一个人都是战士，所有坚守在武汉的人都是英雄。在这座英雄城市经历的点点滴滴都是我最珍贵的回忆。

3 月 4 日，第二批协和援鄂医疗队已经抵达将近 1 个月的时间，我们又心情沉痛地送走了一位病人，在刘正印教授的真诚沟通下，她的儿子毫不犹豫地同意了遗体捐献。这是我们援鄂以来争取到的第一例遗体捐献患者，而此时患者的老伴儿也因感染正在住院。这位病人的儿子能在这么短的时间内作出这么艰难的决定，是他们心底的责任和爱使然，不由得令所有医疗队队员心生敬意。

在疫情正盛而我们对新冠病毒认识十分有限的时候，这个举动对我们认识疾病有着不可估量的价值。我们的感激之情难以言表，医疗队内组织了一次捐款，队员们纷纷献出了自己的爱心。谢谢他们的深明大义，谢谢他们为医学事业作出的贡献。

3 月 7 日，是我援鄂"满月"的日子，这一天我第一次负责陈阿姨的护理工作，也是她拔管的第二天。她的精神状态非常好，接班时她主动向我们表示感谢，我们夸她真棒，她对我们竖起了大拇指。

完成了接班后的工作，趁着有些空余时间，询问过阿姨之后，我们帮她打开了手机，微信里满满都是家人的牵挂。阿姨告诉我们：她自己也是医务工作者，已经工作 40 余年了，她的姐姐、女儿也都在医院工作，她很理解我们的辛苦；她的外甥擅长绘画和摄影，非常有才华；她最放心不下的是自己正在读高三的儿子。不过令人欣慰的是，从收到的消息来看，她的儿子已经在疫情期间学会了照顾自己。阿姨分别和自己的姐姐、外甥和女儿视频报平安，还不断地和家人强调"这是北京协和医院的医疗队"。"以后去北京一定去看你们。""好，我们在北京等着您！"这是我们的约定。

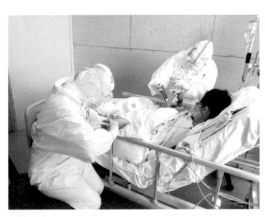

帮助患者与家属视频连线

虽然阿姨在重症加强病房住了这么久，但从她纹过的眉毛和眼线不难看出，阿姨一定是一个热爱生活、爱美又追求精致生活的人。同组的两位老师还帮她剪了指甲，涂了护手霜，我们想让她明天美美地转病房，因为明天也是她的生日。

3 月 8 日这一天，是我们的"女神节"，是她的生日，也是她的重生之日。对她来说这么意义非凡的一天，我们为她送上了鲜花和蛋糕。在之后的日子里，我们依然很关注她的情况，通过报道得知她身体恢复良好而且还特别健谈的时候，我由衷地为她高兴，也为自己的团队自豪。

此次的援鄂之行，我们接触到的除了患者和家属以外，还有很多默默为我们服务的工作人员。

司机周师傅负责我们酒店和医院之间的往返，60 多天，他走过上千次的路程，每次都既平安又平稳。他不仅是个好司机也是个好导游，既能给我们介绍黄鹤楼又能讲一讲长江大桥，遇到美丽的落日他还会减慢车速配合我们拍照。经过一段时间的相处，我们已经亲如家人。他的父亲也是在疫情期间过世的，他和我们一样除了工作之外都要在酒店隔离，错过了见父亲最后一面的机会，队员们纷纷以自己的方式送上对他的安慰。在周师傅父亲过世的第二天，接我们上班的仍然是周师傅，上车的瞬间，我们都湿了眼眶。

临别之际，酒店楼下满是送别的领导、志愿者和市民，大家以各种形式记录下这段特殊的经历。前往机场的路上，我几度泪目。市民们自发来到路边，或举着国旗或拉着条幅，对我们的车大喊"谢谢"，我们隔着车窗挥手告别。这是一种什么样的感情呢？我们素昧平生，但是我们同呼吸共命运，我们感激彼此，渴望离别又不忍离别。是武汉给了我如此特别的经历，让我体会到了如此特别的情感。武汉人民的深情厚谊我将永远铭记于心。

我的援鄂日记

陈灿耀

（北京协和医院国际医疗部外科楼十层二病房护师，国家医疗队第二批队员）

疫情暴发时，正值农历新春佳节之际，我在平潭老家准备欢度春节和备战平潭贺岁杯足球赛。但新闻里每天刷新的新冠肺炎确诊和死亡人数，让我感觉到了这次疫情非比寻常。同时，应国家卫生健康委召集，开始吹响援鄂集结号，单位群里每天都有新的通知，我也默默地报了名，准备提前回北京待命，向家人解释只是担心飞北京的航班被取消，而准备提前回单位，并没有向他们提起自己志愿援鄂事宜。

1月26日，北京协和医院派出21名医务人员驰援湖北新型冠状病毒肺炎防疫一线。这第一批主要由重症、呼吸和感染的同事组成，我没有入选。

大年初二，那天下着暴雨，平潭到长乐机场的车寥寥无几，非常感谢老同学这时候坚决开车送我到机场。

2月6日，前线吃紧，单位紧急通知我们第二天出发。当天下午我们到单位进行了穿脱防护服训练并接受心理疏导。结束后，回到北京家里，收拾了一下行李，这才打电话用平潭话向父亲说明我的援鄂事宜，听得出电话那头父亲颤抖的声音，最后挤出"同意"两字。出于对新冠病毒未知威胁的恐惧，我抱着可能战死在前线的心态，把平时最喜欢的东西都塞进行李箱，心想如果我真走了，这些心爱的东西留着也没什么意义了。

2月7日，协和援鄂医疗队乘坐专机出发，同机的还有中日友好医院和北京大学各医院的医护人员。

2月7日下午抵达武汉天河国际机场，武汉那天的天空是阴蒙蒙的，难以忘记从机场到驻地酒店一路上空无一人的景象，感觉这座英雄城市被按下了暂停键。

傍晚抵达驻地酒店，安排好入住加简单收拾行李，仓促地吃了晚饭后，去参加晚上9点的前线穿脱防护服培训。来之即战，因为是第一个班，工作组组长让我们11点集合，提前两个小时乘坐酒店到医院的大巴，赶着上凌晨1点到5点的夜班。

"国家都没有放弃你，你更不能放弃你自己。"这是我经常对清醒病人（相对于镇静、镇痛病人）所说的话。

头1个月，正值武汉前线最吃紧的时候，记得那个月，上了整整1个月的班后，终于休息了1天，而头1个月里的每个星期，我们有3到4个夜班，有前夜、后夜还有早班，有夜里十一二点出发上班的时候，也有凌晨两三点出发上班的时候，那个点的味道是还没代谢完的思诺思（安眠药）混着起床后泡的提神用的速溶咖啡的味道。思诺思加褪黑素加咖啡，是我们前线饮品"三件套"，是解决昼夜颠倒的"良药"。当初只是一次挺身而出，可能是使命感让我们拥有如此的动力。

驰援武汉的前线工作人员，不仅有全国各地的医务人员，还有军警、物流志愿者等，大家一同见证了武汉春天的那场大雪，也一起经历了武汉的阳光明媚。很多良心企业在最紧急的时刻给我们前线送来了物资，使得凌晨赶夜班的味道也多了一份香甜。

4月12日下午3时38分，最后一名患者从协和医疗队负责的病房转出后，我们负责的重症加强病房正式关闭。我所在的协和医疗队作为最

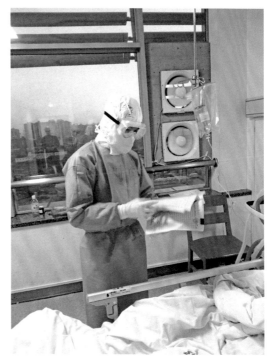

在患者床旁检查

后撤离武汉的国家医疗队，坚持战斗到了最后一刻，圆满完成了新冠肺炎危重症患者的救治任务。

欢送会那天，一起在医院奋斗过的武汉医护人员、驻地酒店工作人员、蔡甸区政府和志愿者，大家都哭成泪人。警车开道，护送我们的大巴车从驻地酒店到机场，一路上群众夹道欢送，挥舞国旗和感谢语的横幅，这一刻百炼钢也化为绕指柔，送行的人都流泪了，有不舍、有激动，还有的为祖国而泣，感激在最危难的时候祖国没有忘记他们，而且用最大力气、花最大代价拯救他们和他们的武汉。我们在大巴车上也落下眼泪，为了我们一起奋战过两个多月的武汉，更为了强大的祖国！

眼　睛

韩　雯

（北京协和医院国际医疗部外科楼十一层一病房护师，
国家医疗队第二批队员）

2020 年 2 月 7 日，农历正月十四，元宵节前夕，我随北京协和医院第二批国家援鄂抗疫医疗队前往江城武汉，由此开始了在武汉 69 个日夜的抗疫工作。在新冠病毒阴影笼罩下，口罩是我们工作与生活中最有效的防护工具，它遮挡住我们喜怒哀乐的表情，唯独留下口罩之上的那一双双眼睛。被誉为心灵窗户的眼睛，传递着内心或是恐惧、遗憾，或是坚定、希望的各色情绪，是我在武汉 69 个日日夜夜里最深刻的记忆。

初到武汉，我们医疗队整建制接管了武汉同济医院中法新城院区 C9 西重症加强病房。病房中共有 32 张床位，最初有 28 张床位上的患者接受着有创呼吸支持，伴随许多患者的是持续的镇静镇痛治疗。"他们睡着了"——他们很安静地躺在病床上，接受着我们提供的一切护理与治疗。病房中监护仪、呼吸机、注射泵等仪器发出尖锐的报警声，医护人员在厚厚的隔离防护服之下重重的呼吸声，主管老师不断与医生核对医嘱的交流声音……而这一切对于在国际医疗部妇科病房工作的我而言，是暗淡的灰色。

这是我工作第 10 天后接收的第一位新患者。我和同事根据医生提前掌握的患者信息，准备着需要的各个医疗仪器设备及床单位。患者是高流量吸氧平车入病房，血氧饱和度维持在 75%、心率 145 次 / 分、血压 178/110mmHg。她张大着嘴用尽全力去呼吸，胸廓不断一起一伏，头上也都是汗；尽管如此，她的嘴唇还是呈现紫色，她紧紧握着床挡的手是那么的冰凉；而她睁大着眼睛，眼珠子一动不动地看着天花板，那是缺氧带来的。我们首先需要解决的是严重缺氧的症状，在医生的指导下，我们给予患者无创呼吸支持，为患者佩戴面罩；并同时在同事配合下进行一系列有序的操作，平车转移病人、给予患者生命体征监测、开放动脉静脉通路以及给予对症的药物治疗。我们时刻关注着监护仪器、呼吸机各个参数，患者的缺氧症状在无创呼吸支持下缓解改善，最终血氧饱和度维持在 90% 以上、心率在 115 次 / 分。之后为了减轻无创呼吸机面罩对于患者面部强大的压力，我们会在贴合处垫塞水胶体敷料，这也让我与她的眼睛有了再一次的沟通。面罩下急促的呼吸声及那不安无助的眼神，以及对生命强烈的渴望。我停驻在她床旁，她的双手依旧紧握着床挡，双腿因为不安在不停变换姿势。我一边为她整理着蓬松凌乱的头发，一边向她

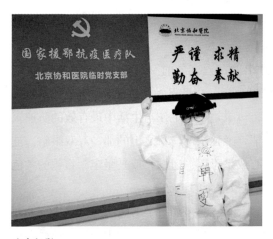

病房留影

解释："你现在来到的是北京协和医院国家援鄂医疗队的病房，是国家派我们来帮助治疗你们的，家属也知道你在我们这里，请放心，我们一起加油走下去!"她渐渐把目光从天花板转移到我身上，并有了停留。因为疾病的严重程度，使得她的每一次呼吸都变得异常急促，我再次向她解释："你戴着这个面罩，很难正常呼吸，但你要学会跟着呼吸机的节奏来慢慢改善你的呼吸节奏，不要紧张，我跟着你一起呼吸。"她尝试着对我点头表示她领会了，之后她的呼吸音渐渐变得稳定而有节奏，她看着我的眼神也变得清澈起来，少了慌乱与迷茫，看到期待与希望。我能感受到她对我们的认可，因为她紧紧地握着我的手一直不放。

4 月 15 日，我们结束了抗疫任务，返程回京。当飞机离开武汉地面，冲向天空，我望着窗外，恍惚间又看见了那双希望的眼睛，正满含笑意地看着我。身后的武汉越来越小，越来越模糊，但留在我心中的记忆变得更加清晰与深刻。我们见证着这座城市的苏醒，见证着两江四岸的烟火气又回来了，见证着每位平凡的武汉人眼中燃起的希望!

那一抹红色的希望

尚高鹏

（北京协和医院骨科二病房护士，国家医疗队第二批队员）

2020年3月2日，我来到武汉的第24天。上午天气灰蒙蒙的，飘着小雨，气温依旧很低。经过这么多天的努力，武汉的一切都在往好的方向发展，我们的工作也在有条不紊地进行着。看到付出有了回报，自己也是特别高兴。每天穿着厚厚的防护服在病房里工作，下班后就回到酒店，这样两点一线的工作模式还将持续好久。这段时间里，我们陆续收到捐赠的防护服、面屏、口罩等物资，对于医疗物资的供应还算充足。在重症加强病房里，我们不仅要精心治疗病人，还要保证病人生活方面的清洁，但是突然有段时间我们发现给病人擦拭身体的湿纸巾告急了。所谓"不当家不知柴米贵"，在隔离病房里，物品繁多琐碎却都来之不易，每样物品都有它的利用价值，大到一台仪器设备，小到一个医疗垃圾袋，每样东西都必不可少。由于每天都要使用，无论缺了哪样东西，都会给工作造成很大不便。

得知病房湿纸巾告急，同事们上班时便把自己的湿纸巾从酒店拿到病房给病人使用。在工作的时候，大家也会尽可能节省。尽管如此，湿纸巾还是不够用。就在3月2日这天上午，微信群里突然收到需要队员下楼帮忙搬运湿纸巾的通知，我赶紧下楼帮忙。原来是当地志愿者开车拉来了10箱湿纸巾，当我看到满满一后备厢的湿纸巾，就像在沙漠中看到了水源一样，让人欣喜不已！卸完纸巾之后，我同事与志愿者填写捐赠登记表，穿着防护服的志愿者小哥却始终不愿意透露姓名和联系方式。与他同行的另外一位志愿者大叔说："你们已经帮我们武汉很大忙了，真是太感谢你们了，做这点小事儿是应该的。"由于捐赠要求有记录，经一番"争议"后大叔仅留下了自己的姓氏和手机号，而小哥只留下了不完整的网名。最后，我们想留张合影，这也是在我们一番"纠缠"之后他们才答应的。

与两位志愿者短暂的聊天中得知，穿防护服的志愿者小哥这段时间一直开着自己的车，用自己的钱购买物资后供应给抗疫一线，给我们送完湿纸巾后他还要去另外一个地方运送物资。小哥很腼腆，不善言辞，尽管戴着口罩和护目镜，但依然可以看见他那微笑的眼神，感受到那颗善良的心！我很难想象他们为了凑齐这10箱物资付出了多少艰辛！人人惧怕新冠病毒，他们难道不怕被感染吗？他们肯定是怕的，但是为了让这座城市快点"好"起来，他们用自己微薄的力量做了最有意义的事！行善举而不留名，平凡里蕴藏着伟大，他们每一个细小而饱含善意的举动都是那么直抵心弦，让人感动！短暂的相会，遮挡的面庞，转身过后我们可能都认不出彼此，可能这也是

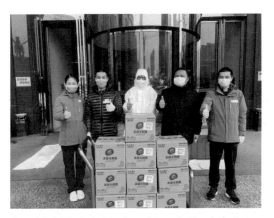

在搬完捐赠物资后于酒店一层门口合影，我在右一

这辈子唯一的会面。然而就是这样一群"陌生人"，竭尽所能，默默守护着自己的家园。我并不知道他们是谁，但知道他们是为了什么！尽管工作性质不同，但我们都是处于同一战线的战友。在武汉最艰难的时候，正是有他们这一股股细流汇成了江河，也正是有他们这一颗颗繁星点亮了灿烂星空！

白衣是医护人员的标志，红色背心是志愿者的象征。在武汉的这段时间里与志愿者接触的机会很少，但总是让人充满感动与希望。在武汉的街道、社区、医院，都可以看到身着红色背心的志愿者们忙碌的身影。城市生病了，他们用自己的力量抚平伤痛，他们积极抗疫，恢复生产，在晦暗的日子里带来了红色的希望。

2020年注定是不平凡的一年，也正因为这些平凡的志愿者做着不平凡的事，激励着我们更加勇敢地面对生活。志愿者与医护人员、警察、军人、外卖小哥、工人等等，一道扛起抗疫的大旗，撑起武汉的明天与希望！火神

山和雷神山医院的建设、国家和各省市医疗队驰援武汉、海内外各种物资的捐赠……这一切不仅让世界看到了中国速度，更让世界见证了中国人民的巨大力量。中国人民从未被任何困难打倒，团结的力量会凝聚成一把利剑，战胜一切艰难险阻。凛冬终将过去，暖春必将到来。待到山花烂漫时，祝愿我们伟大的祖国山河无恙，国泰民安！

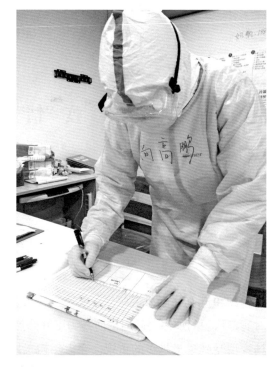

在书写护理记录

疫"情"

王 超

（北京协和医院国际医院部七病房护师，国家医疗队第二批队员）

2020 年初，随着武汉新冠肺炎确诊人数不断增加，疫情形势的加重和对病毒认识的加深，政府的防控力度开始加大，"两山"医院迅速落成，这场疫情受到越来越多的重视。在大年初二协和就派出了第一批重症、感染和呼吸科的团队奔赴武汉驰援抗"疫"。2 月 6 日下午，我和女儿站在小区楼下蛋糕店前，扒着大大的落地玻璃窗往里看。明天是女儿的生日，但因蛋糕店里有很多顾客，我跟她说就在外边选蛋糕吧，女儿高兴地拍打着玻璃窗，指着一个个精美的生日蛋糕又蹦又跳。此时我接到了医院的电话，问我是否在院，能否在一小时内到院参加防护相关的培训，明天将紧急奔赴武汉……我向店员要了一张蛋糕订购卡片，便匆忙把女儿送回了家直奔医院。晚上培训回来，我在楼下剪了头发，打包好了几件换洗衣物，陪着还在等我未睡的女儿。我告诉她："明天开始爸爸会有很长时间不能陪你睡觉了，会去武汉工作一段时间。"她睁着水汪汪的眼睛问我，明天她的生日是不是就不能在一起过了？武汉离家很远吗？我告诉她："明天我会视频跟你一起过生日，也很有意思，而且等我回来还要给你一个惊喜呦！"就这样一问一答地把她哄睡着了。2 月 7 日早上，我亲了亲还在熟睡的女儿和儿子，轻声地关了门，离开了家。临行前我告诉爱人先不要和爸妈说去武汉的事情了，免得他们担心，应该很快就能回来了，可没想到这一去就是两个多月……

2 月 7 日下午到了武汉，下飞机后我们按照工作分组很快进入了工作状态，于是没能和女儿一起视频切蛋糕。女儿很懂事地发来了视频，告诉我她吃完蛋糕好好刷了牙，还张着嘴让我检查……

当天我们整建制地接管了同济医院中法新城院区的重症加强病房，病人的插管率很高，而且很多人存在除呼吸衰竭之外的多器官功能障碍，我们知道形势很复

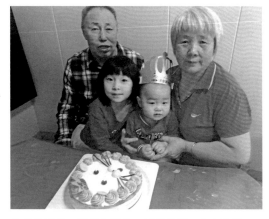

儿子与姥姥、姥爷和姐姐一同拍的第一个生日照

杂。随着我们团队紧追病情调整治疗方案，优化护理措施，尽一切手段挽救患者生命，气管插管、气管切开、血滤、ECMO……能用的手段都用上了，但尽管这样也有病人没能挺过来。一个多月过去了，通过不断摸索调整治疗和护理方案，救治的转出率和拔管率也在不断升高。3月15日是儿子第一个生日，科里非常贴心地送去了一个大蛋糕，我们一家过了一次"云生日"，虽然没能一起给儿子的第一个生日吹蜡烛，但我想这个生日过得更有意义。此时疫情发展势头已明显放缓了……

在武汉，每天接送我们往返驻地酒店和医院之间的大巴车司机周师傅是个乐观热情的武汉人，每天在路上和我们说笑，他总说武汉人都特别感谢全国援鄂的医疗人员。一次我们下班回驻地酒店时发现换了司机，打开手机看到微信群里是关于周师傅的父亲去世的消息，后来我们才知道周师傅的父亲因新冠肺炎去世了，于是大家决定捐些钱给周师傅慰问一下，因为这段时间我们早已把他当作了自己的家人。其实在这些日子里，我们又何尝不是和武汉的同事、身边的工作人员有了亲人般的感情呢。转眼已到4月中旬，病房的重症病人即将清零，我们也将离开，周师傅自发为我们送行，他流着泪告诉我们，以后他多了一百多位北京的亲人，等疫情过去一定去北京看望大家……

没有一个冬天不可逾越，没有一个春天不会到来。我们目睹了在这场疫情中去世的很多人，他们的离别方式不一样，因为病毒传染性强，家属不能和他们的亲人见最后一面。我们看不到这些家属的悲痛，但能看见生者仍然

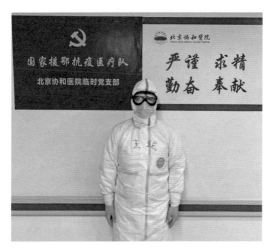

病房留影

坚强。人，很脆弱，但，更坚强！

再到樱花烂漫时，我一定携妻儿再看一看曾经战斗过的美丽江城，看一看武大的樱花，看一看那里的亲人们……

家

张 磊

（北京协和医院肝脏外科主治医师，国家医疗队第二批队员）

2020 年的这个春天，家，成为了很多人回不去的地方。突如其来的疫情，打破了春节的团圆，网上传来的信息不停传递着风暴中心——武汉的消息。家成为了很多人最渴望回去的地方。

"武汉告急""武汉正在新建、改建定点医院""协和第一批医疗队出发"……越来越多的人开始在本该团聚的时刻，离开自己的家。连夜准备，应召出发，这可能是我在这个春天最忐忑的选择。离开家的时候，雨雪霏霏，坐上大巴车离开的那一刻，我突然理解了"捐躯赴国难，视死忽如归"这句诗的含义——为国出征。航班上，一如大战前的宁静。着陆时天空阴沉，昔日繁忙的天河机场空无一人，街道空空荡荡。这就是我们的使命，为了更多家庭的团圆，让武汉这座城市恢复健康。

面对未知的敌人，很难说没有紧张、焦虑，但是协和这个大家给我带来了最大的温暖。走进驻地，看到熟悉的师长、朝夕相伴的同事，我知道有他们在自己就有了依靠。穿脱防护装备、感控培训、重拾内科、重症知识，我要为即将打响的战斗做好准备。但是，推开隔离区大门的那一刻，我还是被眼前的一切深深地震撼了，此起彼伏的呼吸机报警声，不停地抢救、奔跑的医护人员……工作 8 年，自认是"战场"的老兵，还是被眼前的一切深深地震撼了，是的，这就是战场。填写着患者的死亡证明，心中则是无尽的辛酸。是啊，每一张证明背后都是一个破碎的家庭。

工作的开局总是最艰苦的。防护服下湿透的冰冷内衣、模糊的护目镜，时不时需要吸氧，生理上的适应是艰难的。但是为了更多的家，我们必须全力以赴。第一个拔管、第一个转出，慢慢地，疫情稳定下来，团队的配合越来越流畅，一切都在好起来。

"喂，你还好吗？家里都好，注意安全。"——这是来自家的问候。

"一切都好，为了更多的家。"——这是我的回答。

转眼已半月有余，一切已进入正轨。

"喂，您好，您是12床的家属吗？我们是同济医院中法新城院区北京协和医院国家援鄂医疗队，您母亲今日转入我们病房……

"您好，太好了，我们已经快一个月没有联系到病人了，她现在情况怎么样？

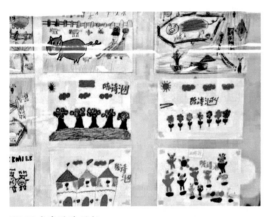

C9 西病房的涂鸦板

"她现在还是镇静状态，应该会有很大希望。

"谢谢医生，希望你们能帮帮她。"

……

"今天刚收治了一个女病人，60多岁"，我对二线说，"她呼吸机条件不太高，我觉得她很有希望，我们要努力！"

从风雪到暴雨倾盆，再到樱花盛开，武汉的日子一天天过去，病房的空床一天天增多，一切都在好起来。转眼间，12床也慢慢在好转，停镇静、脱机，自己睁开眼睛，跟女儿视频。这无疑是一个好消息，我们终于有机会把病人交还给他们的家人了。

回到酒店，打开电视，碰巧正在讲述这个病人的故事，讲述她的女儿如何失去自己的父亲、如何捐献自己父亲的遗体。一面是失去家人的痛苦，一面是为了更多的患者捐献逝者的遗体，这是一个普通人的家国选择。"母亲在，这个家就还在。"听到患者女儿的这句话，我重新认识到我们工作的价值，更坚定了努力工作的决心。

病人正在一天天减少……

武汉正在一天天好起来……

武汉重启了！

看看日历，我们已经在这里战斗了 60 多天。我们正在把越来越多的病人交还给他们的家人。随着最后一个病人安全转出，C9 西病房迎来了关门的日子。大家相拥着，60 多个日日夜夜的奋斗，协和在这里践行了

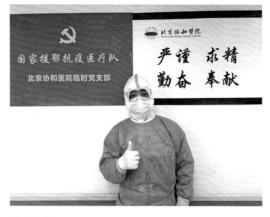

病房留影

"一切为了患者"的初衷。"协同作战，和济苍生"，同济的同事为我们献上祝福，毫无疑问，武汉已经成为了我们另一个家。

"麻烦 B 组的大夫下楼一趟，一会儿 12 床的家属要见见大家。"微信中闪过这样一条信息。大家放下手中没有收拾完的行李，一起来到酒店大堂。

"谢谢你们！今天我要来送送恩人！" 12 床 Y 女士的女儿如是说。

望着周围居民打出的国旗，沿街自发欢送的市民，"谢谢" 始终萦绕在耳边，第一次觉得它是那么真挚而饱含深情。是的，这是一个个家庭发自内心的感谢，发自内心的喜悦。

——今天是回家的日子。

最后写给我的女儿：

　　亲爱的宝贝，爸爸回来得有点晚，原来跟你说大概只需要一个月，但是快三个月才回来。也许你会很想念爸爸，但是爸爸想说：虽然回来晚了，但是爸爸帮助了很多人，希望你能理解爸爸。在这个物欲横流的时代，有很多东西是无法用金钱买到的，比如使命、责任和爱。当你长大的时候，一定会记住这个春天，也会记住白衣天使的付出！

回忆与感动

赵　晶

（北京协和医院骨科一病房护师，国家医疗队第二批队员）

"英雄的城市，英雄的人民，我们爱你们！"随着口号声的起落，我们也踏上了归途。

一路上，车水马龙，人潮拥挤，热情的武汉市民高举国旗，齐声呐喊："谢谢你们！"坐在大巴车上的我们，泪水早已浸湿双眸，每个人的心都好似被撞了一下……思绪一下子被拉回到60多天前。2月7日那一天，天色阴暗，零零散散的几辆车在马路上飞驰，车里的我们全部面色凝重，小心翼翼地避免自己触碰到任何没有经过消毒的物品，那种不安与恐惧，现在想起来觉得有些不可思议，但在那时，面对一切的未知，却显得再正常不过了。

初中时曾读过一本经典的小说《傲慢与偏见》，这本书带给我最大的感触是先入为主的认知，之所以提到这个，源于我本人对在武汉时接送我们往返于驻地与医院的班车师傅看法的转变。离别之时，包括我在内的医疗队的每一位队员对班车师傅都表达着不舍之情，然而在故事发生的伊始，我却不那么喜欢他。至于原因，就要从我的第一个夜班说起了。那天我凌晨1点到5点上班，班车时间是0点，大家提前10到15分钟到酒店大堂等待，2月的武汉，寒意还未退却，瑟瑟发抖的我们望眼欲穿地期盼着班车的驶入，然而，12点的过后，班车却迟迟未到，组长急忙打电话联系，得到的回复是继续等待，大约5分钟后，班车停在指定地点，那是我第一次注意到班车师傅，他滔滔不绝地讲着大家听着有些费力的武汉普通话，在这寂静的夜晚，声音显得尤为高亢，貌似在解释着迟到的原因，后来我才了解到是因为有一位班车师傅突然离职，这位班车师傅当天属于临时加班。那时的我还不了解实情，"嗯，这位班车师傅脾气不大好"，我心中默念道。就这样，这个先入为主的看法一直延续到之后的半个月，这样的评价，在我心中就形成了一道隔阂，阻挡着我们之间相互的情感碰撞。在一次下班后，我对他的感觉悄无声息地发生了巨大的转变。手里捧着武汉热心市民送来的瓦罐汤的我们和班车师傅乘坐同一部电梯上楼，周师傅依旧还是操他那标准的武汉普通话，热情洋溢地给我们讲述着武汉当地唯有家中迎接重要宾客时才会做瓦罐汤，紧接着又补充道："你们是我们的贵宾，我们必须要好好招待你们！"原本低着头摆弄手机的我顺势抬起头，看到的是班车师傅眯成一条缝的眼角以及眼神中流露出的那种真挚之情。忽然间，电梯里的每一个人都变身为兴致勃勃听讲的小学童，认真地听他讲述着汤的做法以及来历。待我走出电梯，这个声音仍旧穿梭于每一个楼层。"哇，班车师傅好热情呀"，我心中默念道。

那天以后，像是约定好似的，我们总是能在食堂相见，看到彼此，点头微笑，相互交流今日的菜品，感情就这样在时间的推移中一点一点升温。上下车时，"师傅好""师傅辛苦了"，是我们向他表达感谢最直接的方式，而他也会在我们帮忙搬运物品到医院时，把我们齐刷刷地轰到车上，顺便唠叨一句："这些事还用你们来？都交给我，这些小事我还能办不好？"质朴的言语，却在一点点拉近彼此的距离。

随着疫情防控形势的进一步好转，我们离开的日子悄然而至。还记得那一天是4月10日，正值同组老师当天生日，热心肠的他通过车上的蓝牙播放着庆祝的歌曲，大家在车上尽情释放自己的能量，他也跟我们一同欢笑着。那时的我们都不知道这笑容的背后其实隐藏着班车师傅失去父亲的悲痛，因为他不想把悲伤留给我们，所以他总是笑着。本以

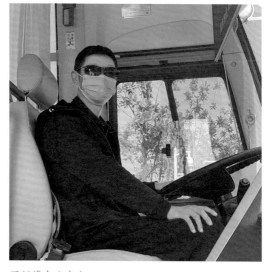

周师傅在班车上

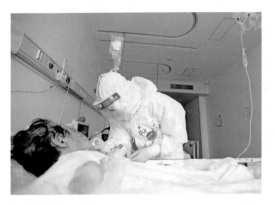

在为患者治疗

为会有一段时间见不到他，没想到第二天一忙完家里的事情他就立即赶回来，如往常一样接送我们往返于驻地与医院，问他为什么不多休息一段时间，他说："我要一直陪你们到最后呀，说过的话不能不算数。"大家顿时感动得哭了。离别那天，他穿了一件鲜亮的粉色T恤，大家纷纷与他拥抱，相拥的那一刻，好想时间定格，两个多月的相处，彼此之间建立起了深厚的情感，它是日复一日凝聚而来的，我们对他有着太多太多不曾说出口的感谢。在离别的那一天，他哭了，我看到车下的他在悄悄地抹泪，朝着车上的我们挥手示意，这一次，他不是司机，他是武汉春天的见证者。

这座城市，城市里的人们，带给我们太多的回忆与感动，大家都说，我们是英雄，其实，在这座城市里默默付出的平凡人才是真正的英雄，他们用自己的力量，努力让这座英雄的城市复苏。

愿山河无恙，明年春天，你我再次相拥，谱写新的篇章！

援鄂札记

李天佳

（北京协和医院麻醉科医师，国家医疗队第二批队员）

3 月 24 日

今天上白 2 的班，下午 3 点到晚上 9 点。

由于在新冠重症加强病房，患者家属不能探视，医疗队每天下午都会给家属打电话，交代病情。20 床患者是一位 80 岁的老太太，已经在病房住了一个多月，病情一直没有好转。今天给她的家属打电话介绍病情，照常是她女儿接的电话。得知老太太的病情仍不见好转，电话那头沉默了很长一段时间，能听到抽泣的声音。过了一会儿，患者女儿心情稍微平复，说了很多感谢医疗队的话。很多的患者家属在悲伤的情况下，首先说的还是感谢我们医疗队的话语。作为援鄂医疗队一员，感觉我们应该做得更多一点，尽己所能救治更多人。

3 月 25 日

今天是夜班，晚上 9 点到凌晨 3 点。

上班前，在医疗队的工作群中看到消息，20 床患者去世了。患者家属同意遗体捐献。

患者生前是一位退休的大学教授，家属希望以这样的形式，延续患者生前"蜡炬成灰泪始干"的奉献精神。

3 月 27 日

今天和上级医生去武汉疫情防控指挥部参与病情汇报及讨论。

从医院去会场的路上，一直下着淅淅沥沥的小雨。看着车窗外面的武

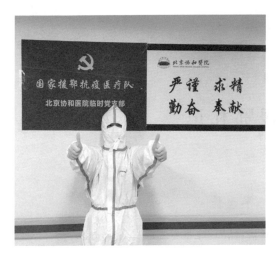

病房留影

汉，雾蒙蒙的，路上的车比医疗队来的那天明显多了一些，偶尔还能看到撑伞的行人。看着行驶而过的车辆，感觉这座城市正在一点一点地恢复生机，武汉和居住在这里的人们，正在顽强地恢复中。车窗外雾蒙蒙的天空和淅淅沥沥的小雨，让我想起上大学时候的成都，想起大学的时光。当时对医学懵懂的自己，没有预料到有一天也会像前辈们一样冲去一线，成为人们眼中的逆行者。大学校门口有一块巨石，上面刻着希波克拉底的誓言，经常路过那块巨石，会匆匆一瞥上面的誓词。大学毕业后，在不同的场合也时常与那段誓词不期而遇。

现在，来到武汉疫情一线，亲身经历着，也看着周围的同事们，冒着风险救治一位位患者，更深刻地理解到誓言的分量：以生命救治生命。

在成为一名医学生的时候，就注定了成为一名和平时期的战士。

后记：

在医疗队援鄂任务接近尾声时，患者女儿提出想见一下医疗队的医生，医疗队的几位主管老师和她在医院大厅进行了简短的交流。患者家属和一直陪伴患者医生的这次见面，是生命和医学的另一种延续。

医疗队救治的患者虽然不能言语，但是通过和家属沟通病情，了解患者背后的故事，他们为社会作出的贡献，医护人员会竭尽所能救治他们。看到有很多患者经过治疗后病情好转，每一位医疗队队员都感到很欣慰。

武汉一行，无悔之行。

再见了，我的第二故乡

李 同

（北京协和医院手术室护师，国家医疗队第二批队员）

回想在武汉的这 69 天，每一天都仿佛是昨天，每一刻都依旧历历在目。

疫情就是命令，2020 年 2 月 6 日下午，我终于等到了期盼已久的通知，很荣幸地成为北京协和医院第二批国家援鄂抗疫医疗队中的一员。庚子年元宵节的前一天，是我终生难忘的一天，我来到了抗击新冠肺炎疫情的第一线——武汉。

在武汉的日子，我们一共 186 名医疗队队员，从陌不相识到相互熟悉，每个人都参加了 3 个组织，一个是生活组，一个是工作组，另一个是前线临时党支部。

我的生活组是第八小组，组员基本上由麻醉科手术室及部分外科大夫组成，可以说是我身边最熟悉的伙伴。来武汉前，家人总是很担心我，因为我从没有自己一个人离开过家，而我告诉他们，我此行并非一个人，我还有 185 名战友。事实上，这种生活组的建立，为我们所有人在武汉的生活和工作，都提供了非常全面的保证。我们的组长崔秋菊

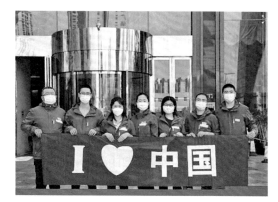

手术室的战友们，我在右一

护士长，在生活上事无巨细，时时刻刻关心着我们。而我很幸运在武汉过了一个难忘而有意义的生日，生日那天医疗队的领导及战友通过微信的方式为我送上了生日祝福，我还吃上了生日蛋糕和长寿面。而远在北京大后方的手术室的兄弟姐妹也通过视频给了我很多意外的惊喜，给予了我们更多的安全感和归属感，增强了我们必胜的决心和信心。医疗队战友和医院大后方的支持，使我们能更加全身心地投入到工作中。

我的工作组是第五战斗小组，我们的组长是第一批援鄂医疗队队员、来自重症医学科的崔文博，虽然年龄还比我略小几岁，但是在工作中却能处处冲在前。在这里我们每个班次要工作 4 个小时，但是穿脱防护服前后还需要 1 个小时左右的时间。记得第一次上班，实战中穿隔离服，心中不免有些紧张，但是组长会细心地帮助我们每一个人穿好。穿好后由督导老师统一检查合格后，才能进入病房区域。来到病房污染区，穿上防护服、隔离衣，戴着眼罩、面罩、手套，使原本很简单的操作都变得很困难，刚刚开展工作的时候，我们全病房一共 32 张床位全部收满，并且还有使用体外膜肺氧合系统（ECMO）等病情特别重的病人，每位老师都要管理 2—3 位重症病人。

作为北京协和医院国家援鄂抗疫医疗队第四临时党支部的一名青年党员，在武汉工作期间，时时刻刻都能感受到党员的模范带头作用。记得刚来的时候，要给病房内的患者做咽拭子检测，这项操作十分危险，但是医疗队的老党员李太生教授和刘正印教授冲上去了，前辈们身先士卒的样子，让我们这些"80 后""90 后"也都受到了鼓舞，勇敢地跟上去了。作为党员就应该全心全意为人民服务，在遇到危险和关键时刻就应该冲到最前面。

在污染区的团队协作，使整个医疗队都充满了正能量，不管来自什么科室或者什么专业，大家都能做好自己的本职工作。我很喜欢网上的一句话："哪里有什么白衣天使，只不过是一群孩子学着前辈的样子从死神手里抢人。"在救死扶伤的路上，看见前辈们义无反顾、勇往直前地去救治病人，让我更加坚定了跟随他们一起医治病患的决心。

这座城市和这里的人民已经成为我生命中的一部分，这里就是我的第二故乡，坐在开往武汉机场的大巴车上，看到马路两侧前来欢送的市民，看到高速路上向援鄂英雄致敬的路牌，眼眶不禁湿润了。对比两个月前刚到武汉时的情景，天色阴沉，整座城市安安静静，让人心里有一分不安。时至今日，街巷已变得热闹起来，城市也开始变得繁华了。是的，这座城市又重启

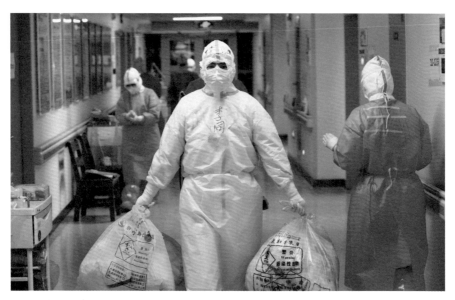

转运医疗垃圾中

了，迸发出它应有的活力。我们共同的努力，见证了武汉这座城市从寂静到复苏的过程。作为北京协和医院"80后"年轻的一代，也得到了升华，未来我们要勇担重任，把在武汉的成长融入今后的工作和生活中，为国家的医学事业贡献自己的青春和力量。

在车上，我和队友们说起希望明年春暖花开之时，能再来武汉，看看武汉长江大桥、看看武大樱花、看看这座美丽的城市。再见了我的第二故乡……

感恩英雄的城市，感谢英雄的武汉人民！

加油吧！让我们一起战胜疫情，一起为迎接更美好的明天而共同奋斗。

战“疫”中那些温暖我的事

王 博

（北京协和医院手术室护师，国家医疗队第二批队员）

这个庚子年，注定是不平凡的一年。新年起始，我们遭受着新冠病毒肺炎的侵袭，举国上下众志成城抵御病毒，疫无情，人有情！援鄂抗疫的69个日夜，给我留下了太多的感动……

第一份温暖来自我的家人。春节期间，爸爸不幸骨折只能卧床，我在家和妈妈一起照顾他，二老总说难得我能有时间在家里陪着他们，其实我也很珍惜和家人相处的每一分每一秒。但是作为医务人员，一线需要我们，援鄂出征，义不容辞！于是我主动请缨，希望能上前线尽自己一份力量，但同时心里又充满了对家人的愧疚。爸妈明白我的心思，虽然心里不舍，但还是非常支持我。感谢爸妈，一直以来，他们积极乐观的心态感染着我、鼓励着我，我也要发光发热，争取帮助更多的人！出“战”的路上，我把银行密码偷偷发给了姐姐，回想起2003年的非典，当时我还是个孩子，全国人民都在保护我们，现在也该轮到我们这些“90后”去守护全国人民了！第一次，“家国情”深深地烙在我的心中！

第二份温暖来自我的组织，来自北京协和医院各位领导、各位同事们无微不至的关心。由于援鄂任务紧急，医院立即通知并安排防护培训，但大家从各处赶来，到院时间不一，培训课堂几乎是24小时循环进行，老师们更是反反复复叮嘱。负责后勤保障的老师们也是连夜准备物资。出发当天，医院里还残留着没有融化的积雪，院长带领着亲人同事们就在严寒中相送，给我们递上电热毯，给我们拉上冲锋衣……那些关切的眼神我永远不会忘记！

医院永远是我们最坚实的大后方，多次为我们运输物资，让我们无后顾之忧专心战疫，感谢亲人们无微不至的关怀！

第三份温暖来自我的战友们！是北京协和医院国家医疗队，是同济医院重症加强病房第三工作组，是同济医院里五湖四海的战友，是一个个可爱的"小口罩"们……

我们第二批协和医疗队抵达武汉后，当天晚上便投入了"战斗"之中。第一个班的小伙伴半夜下班后还不忘分享经验。我们第三组在凌晨3点奔赴前线，怀着忐忑的心情迎接第一个班。工作上第一个班无疑给了大家当头一棒，当时夏莹护士长给我们每个人逐一检查了防护服穿得是否合格。虽然练习了很多遍，但是到了实战就状况频发，有的因为刚进病房有些头晕想吐，有的人动作幅度不敢过大，还有的人稍微活动一段时间就有些呼吸困难……但大伙知道病房人手紧张，都在咬牙坚持。有疑惑时，只能临时拉住身边的同事寻求帮助，甚至不知道他是江苏战友还是本院战友，是护士还是医生。因为戴上的防护镜起雾，我们就是"睁眼瞎"，根本无法正常工作！许多时候，只能通过护目镜上水珠凝集成水流形成的缝隙往外看，这个班最头疼的就是抽血问题，患者基本全身浮肿，循环受限，加上我们戴着多层手套，血管根本摸不到。实在没办法了，只能从股动脉下手。太难了，还没抽出血，汗水就已经浸湿了里面穿的隔离服。入夜至深，汗水凝结，寒凉贴骨。穿戴防护用具的不舒适感在漫漫长夜中，越发痛苦，就这样硬撑着熬过了第一个夜班。虽然当天是元宵佳节，但大家都有些疲惫和焦虑。

当天下午组长便组织大家开会，给我们梳理工作流程，固定病床和搭档，而且大伙还轮番给我们想办法、出主意克服防护镜起雾的问题。我们在互相加油打气中又走进了病房，果然感觉顺畅许多，体力上也适应了不少！大家走出医院的那一刻，武汉难得出了大太阳，阳光洒在每个人的脸上，大家终于露出了久违的笑容。

在最困难的时候，我们的张抒扬书记和韩丁副院长等领导全程陪同、鼓励着大家，跟大家战斗在一起。护理部焦静老师等每日步履匆匆，积极协调队友生活中的各个细节，两个多月来，全程无休。尤其是张书记，她年前就有很严重的腰腿疼，这次来武汉好像加重了，大家经常看到她默默地捶腿弯腰，有时要吃止疼药才行。即使这样，每次看到她，依然是精神抖擞，给大家加油打气。每次听完他们的讲话，都更加坚定了我们必胜的信念。他们是可敬可爱的"男神""女神"！还有各位专家教授，他们都是团队中的定海神针！还有温暖的大后方，为我们量身定制了"能量恢复包"，包括正念解压的音乐，缓解肌肉酸痛的锻炼方法；宋锴澄老师还成立了按摩馆，专门为劳累的同事们推拿放松；杨阳老师成立了骨科诊所，为大家征集了腰托等护具。前方的战"疫"之路不知道有多漫长，有多艰难，当时每日确诊病例的增长牵动着所有国人的心，这些数字背后更是一个个家庭，我们能做的只有紧紧团结在一起，把眼前能做的事做好，但求问心无愧！

在病房的 69 个日夜，也有很多让我印象深刻的小事。有一次湘雅病区转给我们一个病人，紧急气管插管之后，患者病情稳定。湘雅的医生对我们说："北协和就是牛啊，协和的兄弟姐妹，病人交给你们了。"临走时，在楼梯口，我们互道珍重："湘雅的兄弟姐妹，你们辛苦了。"五湖四海的医护人员汇集在荆楚大地，以白衣作战袍，大家的心愿都只有一个：战胜病毒、早日凯旋！

还记得 4 床活跃谵妄的老太太。在双手约束的情况下，一个晚上自己把尿管拔了两次，我们整个晚上都在跟她"斗智斗勇"。还有同样活跃的 6 床老爷爷，虽然爱动但很听话，队友们都像哄小朋友似的哄着他，他也经常对我们笑，对我们竖起大拇指，那是我们最欣慰的时刻。还有更多的是插着管无意识的患者，虽然不能进行言语上的交流，但我们也会在床头放上一个苹果，在自制的手套水囊上写上"加油！"我们所见到的每一位病人都寄托着我们的希冀，他们好转我们抑制

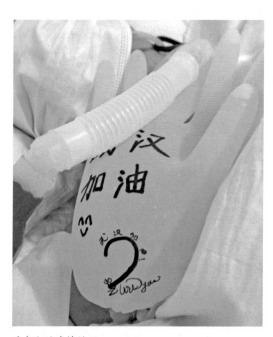

手套上的真情鼓励

不住地高兴，他们离去我们掩盖不住地悲伤。我们并没有无所不能的光环，但愿意为险而战，点燃生命的火焰！

第四份温暖来自给我们保驾护航的工作人员，他们是湖北驻地酒店的工作人员，是日日夜夜、风雨无阻接送我们的班车司机……

刚到武汉的时候，队友们很不适应南方"过山车"似的天气，忽而狂风暴雪，忽而阴冷入骨，酒店的工作人员贴心地给大家提供了电暖器等。在饮食方面酒店专门设置了"意见本"，他们既要考虑大家的饮食习惯和口感，又不敢做得口味太重或者寒凉食物刺激大家胃肠，引起不适。对于大家的需求，比如宫保鸡丁、拍黄瓜等，会详细回复具体上菜时间。二层餐厅一角更是专门为我们设立了"能量站"，放置各种水果食品供大家拿取。在"女神节"、集体生日等特殊日子，也会在有限的条件下为我们布置庆祝，虽然只是简单的小小仪式，但大家的心是暖的！还有大厅的工作人员，可爱的小姐姐们，每次帮我们拍照都是不厌其烦，为大家留下了很多珍贵的合照。大部队撤退时，行李众多，这些小姐姐们还会帮忙搬行李、缠胶带，用力又用心，感谢她们的真诚付出！

第五份温暖来自可爱的武汉群众，英雄的人民！

我们收到过路边环卫工人的感谢，品尝过他们专程送来的藕汤和龙虾，最难忘的是送别时夹道欢送的群众、挥舞国旗的居民、一路护送我们的骑手小哥哥们，还有举感谢牌跟了一路的人、早早等在机场送别我们的人……他们给了我们太多太多的感动，其实我们和大多数平凡人一样，只是做了应该做的事情。他们才更值得尊敬，英雄的武汉，我们爱您！

难以忘怀的是武汉重启的那个不眠夜。我们有幸观看了整场灯光秀，被江城美丽的夜景深深吸引。尤其是当音乐响起，灯光变换，那一声声"武汉加油""湖北加油"的呐喊，让原本兴奋喧嚣的气氛忽然安静下来，十几分钟没有一个人讲话，大家静静看着，沉浸在表演和回忆之中，援鄂抗疫的日日夜夜在脑海中回荡，不由得鼻尖发酸。中华儿女多壮志，热血浑浑满江城！不管风吹浪打，那些坚守终于有了回报！病毒肆虐过的冰冷土地上，是即将破土而出的春天！每一朵樱花都是泪水、雨水、汗水浇灌出来的！

急难有情，情有余兮！还有更多的温暖来自每个平凡的你我他，每个平凡的中国人。在这场没有硝烟的战争中，一个个陌生的名字、一张张陌生

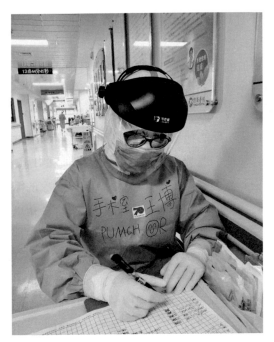

的面孔，因为抗疫凝聚在一起，风雨同舟、心心相系，共同诠释着爱、担当与奉献的意义，一起坚守着抗疫必胜的信念！

即使身处逆境，也要向阳而生！

能治愈伤痛的，只有爱和希望！

唯愿山河无恙，人间皆安！

书写患者护理记录

生命至上——北京协和医院国家援鄂抗疫医疗队武汉亲历手记

书写患者护理记录

燃　烧

周　琳

（北京协和医院泌尿外科一病房护师，国家医疗队第二批队员）

　　现在都还记得当初瞒着父母报名时激动与忐忑的心情，迟迟不敢告知他们自己的决定，怕他们担心，也怕自己忍不住流泪。直到临行的前一天，父母才得知我要去武汉的消息，妈妈沉默了一会儿，说道："保护好自己！"那声音颤颤地透出心疼，更让我有了战胜困难、战胜自己的决心。

　　我们第二批队员于 2 月 7 日到达武汉，我很荣幸被分配在第七护理小组，这个组里的队员来自各个科室，素不相识，刚到隔离病房的那天，内心有些许忐忑和慌乱，陌生的环境、厚重的装备、特殊的病患，面对的都是新的挑战。跟随着第一批驰援武汉的组长驱车赶往病区，车窗外天气阴沉昏暗，路上他反复叮嘱我们："一定要小心，再小心，保护好自己，在陌生的环境中，有什么困难千万要和我说。"我双眼湿润，却顿时心安。为了做好防护，无论什么班次我们都会提前一小时出发，乘坐专门的巴士到达医院，先经过测量体温，再进入清洁区，按顺序完成戴口罩、帽子，穿防护服等十几个步骤，每一步都一丝不苟地严格执行，全部完成后再由同事们相互检查、确保安全后再进入污染区，因为大家都深知只有做好自身防护，保护好自己，才能更好地医治和服务患者。进入隔离病房前队友们会互相在防护服上写上名字和"加油"等字，相互鼓励，相互打气，也深信这是我们"战斗"时最无敌的铠甲。我们接管的病房是新冠肺炎危重症加强病房，为了防止感染扩散，没有家属的陪同、没有护工、没有保洁，每天除了遵医嘱完成患者的药物治疗、生命体征监测、基础护理操作、文件记录外，还要承担为患者送餐、病室消毒、整理病房、处理卧床患者的大小便、收集垃圾并放置在指定地点等工作。那时的病房收满了病患，4个小时，一直在忙碌中度过，同事们虽然来自不同科室，但共同的目标让我们用最短的时间达成了最佳的组合，彼此在相互关心、相互提醒、小心翼翼中完成每一项操作。每天穿着厚重的防护服在病房里奔忙，脱下帽子、摘下口罩的那一刻，看着镜子里衣服、头发湿透的自己和布满压痕的脸，我几乎认不出自己。工作不易，但只要想到患者对我们的信任与感激，看到他们一天天好起来，就是对我们工作最大的肯定。

其中最让我记忆深刻的一件事，就是病人每天所需要的药物用量非常大，各种药物送到配液室又有一段时间差，使得主要负责配液工作的我往往在4个小时的时间之内很难完成这么多的配液量。马上就要到交班的时间了，那天积压的配液单比往常更多，我把心一横，想着干脆跟下一个班的护理组一起下班好了，无论如何也不能留下这么多的尾巴给接我班的人。但让我没想到的是，下班后我们组的成员一下子涌进配液室来帮忙，当时我心里很是愧疚，让他们出去休息，所有人都说："咱们是一个team，不能丢下你，要一起走！"我顿时一句话也说不出来，眼泪也不争气地流了出来，其实我知道他们每一个人的工作都不比我轻松，病房里的工作比我的风险更大，那一刻，真正让我感受到了越到危难时候越体现出的团队精神。我想，在以后漫长的职业生涯里，我将永远不会忘记这一幕，不会忘记它给我带来的那一股力量，并且会将这样的力量传递给更多的人。

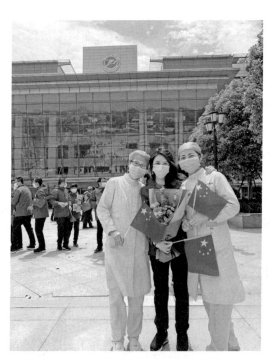

与共同奋战的武汉同济医院战友离别合影

在和来自武汉同济医院中法新城院区的小伙伴们共同抗疫的同时，我们更是结下了深厚的战友情，两个多月的日日夜夜，我们共同完成了祖国和人民的重托，从陌生到默契，从紧张到坦然，从不熟悉到熟练，她们都没有等到在家过年，就投入到了这次的抗"疫"战斗中，从她们身上，我看到了武汉人民的勇敢和热情。最难受的是分别的那一天，同济医院的老师们特意来到酒店门前为我们送行，我们拥抱在一起，任不舍的泪水肆意流淌，相约待到明年春暖花开，一同去武大看樱花，一同吃武汉的热干面，一同摘下口罩留下笑容绽放的美丽合影。

伟大从来就不是某类个体，伟大来源于所有这些普通人的人性光辉的汇聚。而我，有幸见证了这一切，并以此为荣。当全国人民敬我们为白衣逆行者的时候，我们心里记住的是每一位平凡人作出的牺牲和贡献，全民抗疫，每个人都是不可或缺的力量。

回忆这 69 天，见证无数生命与死神殊死搏斗，也可谓惊天地、泣鬼神，但我从未因此而对生命漠视，对生活麻木，正是这一点一滴的小事，就像是不断地向火炉里添柴一样，才让生命之火得以延续，持续燃烧。

那火烧一样炽烈的晚霞逐渐褪去了，天空的尽头依然还有一丝粉色的余光，我的这次任务结束了，但全国的防疫工作尚未结束，等余晖落幕，朝阳升起，我也将回到我的工作岗位，等待美好的明天。

不必呼喊，我会一直在你身边

林艳军

（北京协和医院重症医学科二病房护师，国家医疗队第三批队员）

2020 年 4 月的武汉，天已经暖了。懒懒的风夹杂了樱花的香气，充盈在这座城市里。想一想，今天我将要离开这里了；想一想，我已经在这里 50多天；想一想，我曾经奋斗过的地方，今天我即将远去。有不舍，有感动，有回忆，在这里的一幕幕仿佛一瞬间都浮现在我的脑海中。我发现，其实这就是爱，我已经爱上这里了。

我抬起脚，迈上了回程的大巴车，回过头，路旁簇拥着的武汉市民。此起彼伏的声音传入我的耳朵里。"英雄"，"谢谢你们"！他们高喊着、欢呼着，脸上洋溢着灿烂的笑容。透过人群我看到一位老人，慢慢地抬起手，向我们竖了大拇指。我不禁心头发紧，莫名的酸涩感涌上心头。我抓住扶手上车坐了下来。战友们都在望着窗外，止不住地抹眼泪向大家挥手道别。钟南山先生说得对，武汉是一座英雄的城市。但我想，武汉不只有着英雄，也有着可爱的人民。

我是武汉保卫战的护士之一，就在前些天我们结束了新冠肺炎患者的救治工作，实现了所负责病区所有患者"清零"，向人民群众交出了一份满意的答卷。在离别时，我们受到了武汉当地最高礼遇。我有些眩晕，仿佛做了一场梦，恍如隔世。疫情似乎还在我眼前，我正操作着医疗设备在病房里忙上忙下。但这一切确确实实结束了，车窗外的欢呼声一浪高过一浪，举目四望，处处是红色的标语："逆行白衣天使，武汉人民感谢你们""热烈欢送北京协和医院援汉医疗队胜利凯旋""'热干面'谢谢'炸酱面'，武汉人民感谢北京白衣天使"……

　　回想与疫情交战的日子，尽管四周都是黑暗，但身边总会被光明包裹。疫情严峻、患者激增。但我们不是一个人在战斗，我们寄托着全国人民的希望，全国人民在精神上、物质上都为我们提供了很大支持。每天接送我们上下班的司机师傅，感谢您每日陪着我们披星戴月。还有那些志愿者们，为我们定期理发，考虑到我们工作紧张，为我们免费打理，"等到疫情一过你们就可以继续留长发了，现在这样挺好，干净利落"，这是志愿者们对我们说的话。最令我印象深刻的是这一年的妇女节。没有家人在身边，我依旧感受到了温暖，这温暖来自酒店的贴心、酒店工作人员的用心。那一晚我们收到了鲜花，那一刻的花是那么美、那么清香；收到了热腾腾的奶茶，浓郁的奶香味使我甜到了心头；还有那些感谢的卡片和徽章——"致敬了不起的她"。这些瞬间使我感受到了家，这里也是我们的家，我与我的家人在一起度过了难忘的三八国际妇女节。

　　车继续向前开，隐隐约约听到了歌声，这是我们一起在疫情最艰难的时刻唱下的："我和我的祖国，一刻也不能分割，无论我走到哪里，都流出一首赞歌"……一首《我和我的祖国》让大家都热泪盈眶，在那一刻，我们的心连在了一起，我们都知道病魔可怕，但我们更知道：团结一心，世间万难

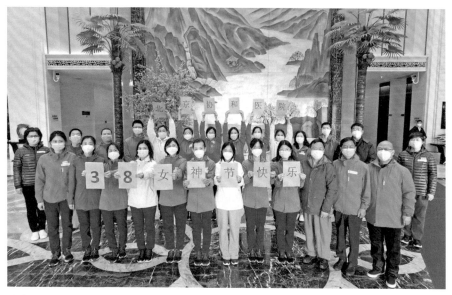

为庆祝三八国际妇女节准备的大合唱《让世界充满爱》

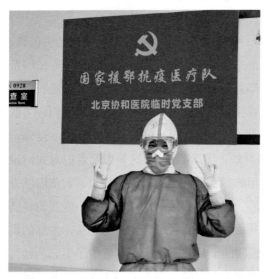

我作为第三批援鄂队员在到达的第二天早上立刻投入工作

皆可平。

"无穷的远方，无尽的人们，都与我有关。"最初看到这句话，是在爱心人士支援我们的物资包装上面。大家并不认识，却共赴国难。或许在他的心里，也在默默祈祷着：陌生人，祝您平安。

车子开出数里，欢呼依旧，人数不减。可爱的武汉人民，不必呼喊。我们这些医护人员无论走到哪里，都将铭记：

是你们心甘情愿、倾尽所有；

是你们全力以赴、竭尽全力。

我们都一样，平凡却伟大着；

我们都一样，要继续为生活奔波。

我思考着，这一年的武汉是充满爱与希望的城市，我想与你们作个约定。我爱上这里的樱花，这里的人民，来年待樱花烂漫时，我要来武大看看，看一看柳绿桃红，看一看我牵挂的武汉人民。

可爱的武汉人民，不必呼喊，我会一直在你身边！

我的抗疫"吃播"生涯

刘孟婷

（北京协和医院呼吸与危重症医学科二病房护师，国家医疗队第一批队员）

"完了完了，我丈母娘今天单独跟我接视频，聊东聊西！她肯定知道了!"我下夜班洗完澡正在驻地酒店餐厅吃午饭，王平电话打过来，着急地跟我说。

"不可能，我昨天才刚刚跟爸妈通过电话，还是跟以往一样聊天，并没有感觉到什么不对劲啊。"我说。

"肯定是有所察觉了，以前咱们三天两头就跟家里视频，现在都半个多月了，你光打电话不视频，你们母女连心她又心细，肯定知道了，她说了，以后天天要跟我视频。你能体会丈母娘天天跟女婿视频，女婿的感受吗?!更何况还是个心里有秘密不敢说的女婿，我天天在担心。"王平说。

"那视频时我爸在干嘛?"我问。

"爸爸就坐在妈妈后面，面无表情地看着我，一句话都没说。要不你坦白吧，我觉得我是瞒不下去了。"王平说。

我匆匆吃完饭，回到房间，深吸一口气，接通了妈妈的微信视频。

"你在哪?"妈妈看到我第一句话。

"你看我在哪?"我嬉皮笑脸，试图缓解气氛。

"你真的在武汉?"妈妈问。

"嗯。"我轻声说，底气十分不足。视频里面，爸爸噌地一下站起来，没说话。然后是长达3分钟的沉默，我也不敢说话，就这么默默地看着。

"你什么时候到的武汉?"妈妈的声音有些颤抖。

"大年初二。"我说。

"我就是觉得有点不对劲，半个多月了，你只打电话不跟家里视频，但是初四你爸爸发烧了一次，之后就一直有点不舒服，我净顾着担心你爸爸了，没有仔细琢磨你的事。"

"爸爸怎么样了？"我有点着急。

"现在都好了，就是普通着凉感冒，怕你担心，没跟你说。"妈妈说。

"我也是怕你们担心……"

"嗯，我们知道。女儿，你是我们的骄傲，是我们湖北儿女的骄傲，武汉遭受重大疫情需要你，家乡需要你，你义无反顾、义不容辞地回来支援家乡，你做得对！可是，你一定一定要保护好自己啊，工作中防护不能有一点的马虎！你要好好吃饭，每天都要喝牛奶。妈妈要每天看着你吃饭。"说到最后，妈妈已然带点哭腔，而爸爸仍然一言不发，却红了眼眶。

挂了视频，我内心五味杂陈。我自认为长大了，为了不让父母担心，对他们隐瞒到武汉前线的事情。我不知道最终会是什么样的结果，也不敢想我能不能够回去吃上那没来得及吃的团圆饭。但是我没有交代王平任何事情，因为我会拼尽全力保护自己，守护家乡和家乡人民以及我的祖国，我的内心对此充满了坚定的信心。就算……我知道，他一定会照顾好我的父母。而父母仍然把我当作小孩，因为家距离武汉只有一百多公里，哥哥因为生意往来，一个月前还去过武汉，在这样的疫情时刻，他们为了不让我担心，同样选择了对我隐瞒爸爸发烧的事情。是啊，在父母眼中，我永远是那个需要他们撑起一片天的小孩子。

第二天，妈妈就在家庭群里发了一张照片，是我那个惜字如金的爸爸给我写了一封信。

从此，我就开始了长达两个多月的"吃播"生涯……

爸爸给我的一封信

每天午饭或者晚饭，我从餐厅打饭回房间，然后接通家里视频，开始直播吃饭，然后……大家肯定能猜到，我以肉眼所见的速度长胖了，我表示很忧愁。这个时候，我那可爱的妈妈开始频爆金句："哎呀，小姑娘你现在脸蛋鼓鼓的全是胶原蛋白，比我还好看了呀。""长胖好啊，胖着回北京，能证明你是个心理素质强大的小护士，你们领导看着一定笑得合不拢嘴。""这个时间段，胖才是英雄！"等等诸如此

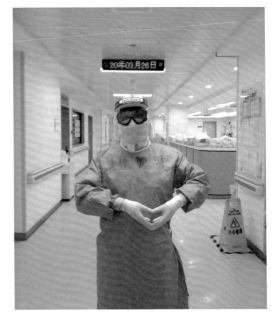

病房留影

类，每次"吃播"，妈妈都使出浑身解数夸我，导致我不知不觉越吃越多。我觉得她就是在诱骗我吃饭！

现在，我回到北京进入集中休整期，坐在电脑前写这篇文章，想起爸爸前两天还说："因为你，我失眠了两个多月，整晚整晚睡不着觉，血压都高了。你一回北京，我的失眠就好啦，你需要赔偿我的精神损失费！"我说："咱们先把家庭荣誉奖兑现了，再谈精神损失费的事！"

经历了武汉的樱花盛开与落英缤纷，回来继续感受北京的杨絮纷飞与红墙白玉兰，真好！

一言一语系情长

张　冉

（北京协和医院内科 ICU 护师，国家医疗队第三批队员）

"妈，我要去武汉了。"

"呦，选上你了？怎么选上你了？什么时候走啊？"然后我就看见妈妈的眼圈红了。这是我接到援鄂通知后给家里打的第一通视频电话。"妈，你放心吧，其实做好防护都会没事的……"我知道这些话，对于电话另一头的妈妈来讲不会起到任何宽慰的作用，只是觉得这个时候自己唯一能做的就是对妈妈说"放心"。

2020 年 2 月 19 日我们一行 20 人作为第三批援鄂医疗队出发了，到武汉入住酒店时已是晚上 10 点多，简单地整理一下行李后给爸妈报了平安，就躺下睡觉了。这便是我到武汉的第一天，接下来就是按部就班地上班休息，直到一周后我才知道妈妈这段时间是怎么熬过来的。在和妈妈的一次视频通话中，我突然发现她眉间有一道深深的瘀紫，我便问她是不是又头疼了，妈妈看似轻松地回答道："你在武汉的这一周我每天晚上都睡不好，老醒，醒来就想你在武汉怎么样了……"

"妈，你怎么之前没告诉我呀？"我略带质问的语气。

"告诉你又能怎么样？不过现在好多了……"妈妈说到这，我鼻子顿时就酸了，也不知道接下来妈妈都说了啥，只顾忍着眼泪往下咽。为了不让妈妈看出来，我开玩笑地说："妈，你就得学学我爸，你看他一不哭，二睡得着。"

"得了吧，你爸哭你也不知道，有一次我就看见你爸一个人坐在床上抹眼泪。我跟你爸过了这么多年，就看见他哭过两次，一次是为了你妹妹，一次是为了你……"然后我就再也抑制不住流泪了。

父母一生都在牵挂子女，然后倾其所有；爱人是爱你一生的人，然后默默守护。回想起刚到武汉时，出于各方面的压力和担忧，我的心理防线开始崩塌，第一次在电话里号啕大哭，足足哭了1个小时，而一个人也陪了我1个小时，这个人就是我先生。

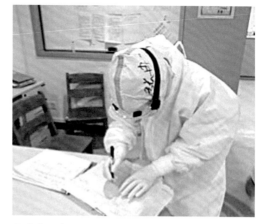

在病房认真记录患者护理记录

我们每天都会有多次视频通话，每次可以打几十分钟，甚至2个小时，而他从来没有说过一句抱怨的话，他就那样静静地听着我发牢骚。我总是埋怨他，话少又不懂得浪漫，直到收到他的信，我才明白这段时间里我先生对我所有的爱和浪漫，都藏在了这些普普通通的日子里。

他说，我来支援武汉的日子里，家里着实冷清了许多。有时他会很想我却不敢说，是希望我能踏实地工作，毕竟还有许多人需要我的帮助。

他说，当初那么支持我上前线，是不是有点不近人情，但他知道我想去，所以他更不能拖后腿。

他说，他不要英雄，只要我平安归来。

他说，我回来就有满满的幸福感。

他说……

他说的话我都懂，他的想法我都明白，他的信很短但我知道情很深，这个应该就是所谓的纸短情长吧，而我也想告诉他等武汉这场战"疫"我们赢了，有机会我会带着先生重来武汉，看看我曾经的战场，看看这座英雄的城市，而此刻我只想收拾行李回家与家人相见。

这就是我和家人的故事，简单平淡却暖人心，他们饱含真情的一言一语，在那些被阴霾笼罩的日子里为我照进一道光。"烽火连三月，家书抵万金"。这股来自家人的力量，这一份特殊的精神食粮，更成为我坚持下去的原动力，支撑着我挺过每一个艰难的日子，一步步走向胜利。

惊艳了时光的一定是抗疫胜利，而家人的爱便也温柔了岁月。

诠释最美的背影

王　琪

（北京协和医院重症医学科二病房护士，国家医疗队第二批队员）

光阴似箭，浑然不觉，我以一名援鄂医务工作者的身份走过了69个日日夜夜。在这漫长的日子里，每每回想起来，依旧清晰地记得那个送别的背影，那样的憔悴与不舍……

2020年庚子年初，一场突如其来的"战斗"打响了，那座樱花盛开的城市一夜间安静萧条，本应是万家团圆的日子，却让这场疫情成为了举国焦点。记得那时，每日醒来，迎接我的是铺天盖地的关于疫情的新闻，而每日耳边听到最多的还是父母停不下来的关心嘱咐。"苟利国家生死以，岂因祸福避趋之。"作为一名医务工作者，看到这肆虐的病毒迅速蔓延祖国各地时，我知道，终有一天，要像一名战士站在这没有硝烟的战场上。

2月6日傍晚，当看见我的名字出现在援鄂名单上时，有些激动又充满斗志。但当我回身看见那个忙碌于厨房的背影时，内心却多了些矛盾与不舍，不忍开口却又必须告诉。现如今脑海中还能回想起那时父亲给我的回话："原本以为还能一起过个元宵节，原本还想跟你再多嘱咐、多唠叨几句，知道身为护士的你极有可能去武汉，却没想到这启程的日子提前了那么多。"听到父亲的不舍，我却不知怎样安慰他。正所谓"儿行千里母担忧"，又有哪个父母能放心得下的。

2月7日的早晨，本有工作的父亲最终还是因为不放心，决定亲自送我到单位门口，他边拿着沉重的行李边叮嘱我路上小心，到了那边夜里多穿些，不要受凉。看着他小心翼翼的样子，我不想让他担心，只说道："爸爸，您走吧。"他看了看远处，似乎也不忍看到这样送行的场景，就跟我说道：

420

"就当是趟旅行，平安地去，平安地回。"说完转身准备离去。父亲冬天本就腿脚不好，看见他蹒跚的背影，我的泪很快就落下。我赶紧拭干了泪，怕别人看见，也怕他看见。

我登上了去往机场的大巴车，看到一起互相加油打气的同事们，心中也多了些自信，约定着要在每一刻都齐心协力，团结抗疫。当我们转身看车外的画面时，我们每一个人都感到非常骄傲，非常值得。在窗外，我看到陪同而来的家人，看到我们的领导、同事们前来为我们送行，为我们加油打气。激动的同时微信中也多了父亲的"保重"。想着父亲，此刻也只是跟他回复了一句"平安而归"。我到达工作地点之后，每天最大的期待就是跟父亲视频聊天，每当这时，父亲也总是迫切地想在第一时间知道我的工作情况以及身体状况，嘘寒问暖，告诉我注意休息，工作中注意防护。

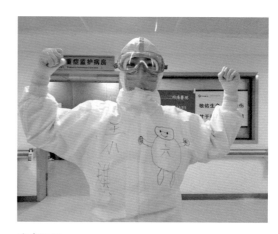

病房留影

黑夜过后，是破晓的微光；春暖之时，是花开的芬芳；寒冷散尽，是温和的暖阳。武汉，这座英雄的城市最终迎来了重启。开心之余，我告诉了父亲，而他是这样跟我说的："你迎来了胜利，而我迎回了你。"瞬间，我忍不住潸然泪下。是的，对于父亲，他最大的期待也就是女儿的平安归来。4月15日，当我下了飞机，看见父亲，向他挥动手臂时，我知道他也看见了我，人群中，如此明显的身影，还是那样的挺拔，红着眼眶，一边高举拇指，一边不住地向我挥手。父亲，这

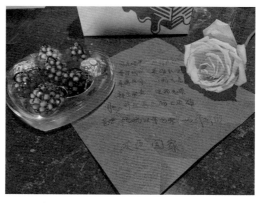

返程后在休整酒店里收到父亲送的礼物

铁骨铮铮的硬汉又何时在我面前湿润过眼眶。当我上了大巴车后，父亲转过身去，悄悄地擦拭泪水。等他的背影隐没在来来往往的人群中，直到再也找不到时，我终于坐下了。夕阳之下，回想此刻，那个熟悉的背影多了一丝苍老，却依旧那样温暖。

这次的疫情来势汹汹，让我感受到了身为一名医务人员的责任与使命。虽然有过迷茫与担忧，但是父亲的背影，让我感受到坚韧；父亲的叮嘱，让我增加了自信；父亲的目光，让我看到了爱心。期待着，我们手拉手走在回家的路上，您听我叙述着抗疫中我的故事。

家人的坚守和支持

庞　娜

（北京协和医院内分泌科一病房护师，国家医疗队第二批队员）

　　面对 2020 年新冠肺炎疫情，医护人员、公安干警纷纷请战，全国一盘棋，同时间赛跑，与病魔斗争，在抗疫一线涌现出了无数可敬可爱、不计回报、无论生死、逆行而上，"不破楼兰终不还"的普通人。

　　我，也是其中的一员。我于 2 月 6 日下午接到护士长李妍的通知："今晚 7 点到院里紧急培训，明日前往武汉。"虽有心理准备，但还是有太多的犹豫。前线防护装备告急、医疗资源紧缺的新闻在脑海里不断闪现……万一无法回头，10 岁的孩子怎么办？父母年迈，谁来照顾？冲还是退？其实，心知已无路可退，而此时身边的家人给了我极大的支持和动力。

　　他，我的丈夫，是一名人民警察，一个默默守护了

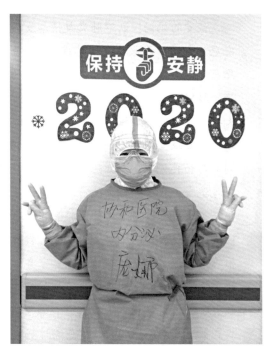

病房留影

天安门16年的共产党员。2月6日晚在前往医院培训的路上，他说："放心吧，现在武汉防护装备还是很齐全的，之前有短缺是因为一时供应不上，现在全国齐心协力保武汉，防护装备生产厂家已经提前复工，只要你们按要求做好防护，不会有任何问题。孩子这儿你也不用操心，你呀！就踏实工作，治病救人，平安回来就行。"

2月7日上午，开车送我去医院的路上，我们没有太多的交流，只有几句简单的叮嘱。我知道，他比我更担心。出发前他紧紧拥抱了我，有些不想放手，我能感觉到他的眼泪，他喉咙里发出哽咽的声音："做好防护，平安回来，注意休息，别怕长肉。"在接下来的69个日夜里，他和我设置同一时间的提醒闹铃，无论白天还是深夜，在上岗前都要通过视频鼓励我，叮嘱我"做好防护，别怕麻烦，护目镜要戴好，口罩要勒紧"。这就是来自爱人的叮咛和鼓励。

在抗疫前线，能让我坚持下来的动力也离不开我们家的小女生，最贴心的"小棉袄"，在长时间、高强度的工作下，在最疲惫、心理产生波动的关键时刻，我收到了这样一封信：

> 亲爱的妈妈！新冠肺炎疫情暴发后，在2月7日那天，您不顾个人安危，主动申请前往疫情肆虐最严重的武汉，救治那些新冠肺炎患者。您离开我去武汉的那几天我没有太多的担心，反而觉得没有妈妈唠叨的日子挺好的，吃喝随意，晚睡晚起。可是，随着时间的推移，电视里每天报道着确诊病例的增多，我开始担心您。在别人眼里您是逆行的天使，在我眼里您只是一个爱护我、呵护我的妈妈！我每天等着您下班回到酒店和我视频，看到您平平安安的我才会觉得踏实。其实我特别想让您抱抱我，我已经好久没有感受到您在我耳边温暖的呼吸，说我们的悄悄话了。我知道，这是件比较奢侈的事情！但是我坚信，您一定会很快回来一起说我们的小秘密。妈妈！我现在在姥姥家挺好的，每天按时读书、上网课。偶尔还帮姥姥做些家务活，和姥姥学做饭，等您回来我做给您吃，姥姥经常夸我懂事了！妈妈，您放心地在武汉救治病人吧！我长大了，不是从前的爱哭鬼了，我会照顾好自己，照顾好姥姥和姥爷！我在家里乖乖等您回来，爱您呦！妈妈加油！

在这次抗"疫"战斗中能够圆满完成任务，我要感谢支持我的家人，是他们给了我更多的支持和鼓励。是他们背后的关心、内心的坚强让我更加坚定了踏实治病救人的决心。在今后的平凡岗位上，我会将南丁格尔的精神一如既往地延续下去。

世界上最爱你的人

翟朝璐

（北京协和医院消化内科一病房护师，国家医疗队第二批队员）

2020 年 4 月 15 日，我们从武汉乘飞机返回北京，当我在休整酒店休息时，看到了随各种生活用品一起寄过来的母亲的一封信，信中写道："璐，知道你要去武汉的那一夜我真的是彻夜难眠，毕竟你们去的是'雷区'呀，常言说：儿行千里母担忧，这就是作为母亲自私的本性吧，那一夜我想了很多，国家有难，匹夫有责，更何况护佑生命是你们的天职所在，妈妈不求你荣誉满身，只求你平安归来。妈妈希望你永远开心快乐，幸福健康！"

读完了妈妈写的信，不禁泪流满面，我的思绪仿佛也回到了两个月前点点滴滴一幕幕浮现。2 月 7 日是我人生中的一个重要时刻，这一天我成为北京协和医院国家援鄂抗疫医疗队的一员，简单收拾行李后忐忑不安地给家里人打电话说了这个消息。家里人知道这个消息后，远在河南老家的妈妈首先红了眼眶，在视频中这样和我说："作为一个母亲自然是不希望你去武汉，但这是你的本职工作，妈妈只希望你要做好防护。"为了让家里人放心，自从我在同济医院重症加强病房工作之后，每次下班回到驻地后的第一件事情就是和妈妈电话视频，心有挂念的妈妈每晚都根据我的排班表，设好闹铃，守着手机等我及时上线。回想上学时迫不及待要离家远行，出征武汉时的斗志昂扬，会觉得英雄豪杰的梦想原来真的十分遥远，妈妈的声音才是人间真正的温暖。

妈妈的声音是忧心的，可是话到嘴边总是"值班累不累""今天好不好""吃得可习惯""收拾一下抓紧时间睡觉"……父母们总是拙于表露自己的情感，心头万语千言又咽回去了，因为担心会影响我休息，总是眼角闪过泪光时就匆匆挂断电话，把百转愁肠留给他们自己。

初至武汉的第一周，我遇到了职业生涯中少有的挑战。每天都有好几场抢救，几乎每日都有病人离世，此时此刻的无力感和挫败感充斥心中。职业技能考核的时候，没少穿脱隔离衣和防护服，但是真正穿着厚厚的一身装备进行 6—8 小时的连续高强度工作也是前所未有的体验。个人的移动和操作都变得笨拙，完成几个病人的翻身后，就有些头晕心慌，勒得紧紧的护目镜，让太阳穴的每一次血管搏动都分外清晰，厚厚的防护服给身体带来紧紧的束缚感，有时候让我觉得难以呼吸。下班摘下口罩和护目镜的时候我感觉自己终于自由了。晚上和妈妈视频时，我情绪不高，为了不让家里人担心，我什么话也没说，只简单聊了几句，听妈妈说了句"注意安全"，我便匆匆挂断电话，此刻已泪如雨下。但细心的妈妈又怎么会感觉不到我的异常，后来的日子里，妈妈告诉我视频里她就看出来我情绪不好，人也总是很累的样子。她不知道怎么安慰我，只能整夜跟着我一起揪心。

所幸随着治疗经验的不断积累和治疗方案的不断调整，逐渐开始有好转的病人，有可以脱离呼吸机锻炼的病人，再后来出现第一例拔管的病人，然后是第二例、第三例……笑容重新回到每个人的脸上，防水鞋套和防护服下的脚步也不再那么沉重。我们的操作越来越熟练，在护士长统筹管理下，护理工作也逐渐步入正轨，大家的协作能力越来越强，成为了一个互帮互助的友爱大家庭，防护服和护目镜似乎穿戴起来也轻松了许多。越来越好的心情也随着我视频中的笑容传递给了家人，妈妈的笑容也越来越

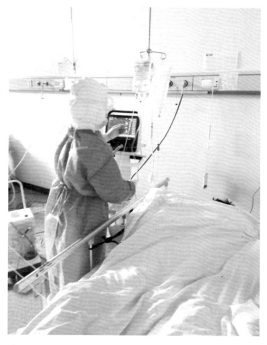

在为患者输液

多，她说看到我心情好她的心情就好，我就是她的晴雨表。

医院工会隔一段时间就会给援鄂医疗队队员的家属寄送生活慰问品，有一次家里收到了几箱牛奶，视频里妈妈的脸上洋溢着笑容和自豪，我小弟则表示要省着点喝，希望能等着我回家的时候一起喝。生活中会有许多无奈的时刻，也会被许多感动的话语所触动。远方的家中永远有盏灯为我点亮，历经岁月，温暖如初。

现在我在酒店中休整，心却和家人时时在一起，愿所有人都不辜负那个世界上最爱你的人。

夜空中最亮的星

闻科迪

(北京协和医院手术室护师，国家医疗队第二批队员)

庚子年，武汉亲。时光总是留不住，那些美好的和不美好的经历，感谢它们出现在我成长的岁月。这段时间，给予了我人生中难以抹去的记忆，美好而又带刺，怀念已在天堂的舅舅还有我护理的那些美丽的生命，人世间一切安好，望你们安心。

2020年2月7日，我随着北京协和医院第二批国家援鄂抗疫医疗队的142名战友们抵达武汉，开始了这场没有硝烟的战争，此时，我的内心有些许的恐惧，但脸上却还是挂着自信的笑。其实我们也是孩子，在家人的呵护下，过着幸福美满、天真快乐的日子，但从那天起，穿上白色隔离服的我们，已然是冲向战场的先锋战士。虽内心柔软无力，在工作时却更加坚强笃定，那时的我们像极了蜗牛。三白三夜的倒班，回到驻地就会无关时间点地想念爸妈、亲人、朋友们。日复一日地这么坚守着，也不知要到什么时候。

3月2日，一个电话，在原本思念成河的基础上，开了一个决堤的大口子，舅舅走了。也不知道是什么原因。那一刹那，我也没哭，慢慢起身，坐在阳台上发呆。这个时候就真的感受到，一个家人的逝去，对每一个家庭来说，都是一场灾难，并且无能为力。漫无目的地发了个朋友圈，祭奠对我影响深远的他，没几分钟，突然觉察到会被很多同事看到，为了不让大家担心，赶紧把那条朋友圈设成仅自己可见，让它永远停留在那个时刻。可这还是换来了当天凌晨的那个班次领导给我换的补休，也不知道为什么本来安静的心突然就崩了，我大声地哭了起来。可能原本看似平静的默哀，其实是在

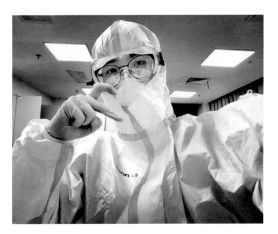

病房留影

默默给我加油。自己是医务人员，每天打交道的也就是生离死别，但真正地落到我的头上时，那种无能为力，永远都记得。在没有送舅舅最后一程的这件事上，只能自我调节了，因为那时正是抗疫的关键时期，而且也不能离开武汉，我想舅舅他应该会理解。直到现在，还在休整期的我，解禁后最想做的第一件事就是去他的墓地看看他，说一些陈年往事：自己小时候是在他家寄养长大的，当年的中高考报志愿，后来的实习选医院，再到后来的找工作留协和，留在北京后人生中的第一套房子，等等，我的所有关键时间点的人生大事，都得到过他的指导。我觉得想他的时候，就往武汉那个方向看看吧，也算是对自己一个很好的交代。想起一首诗，虽不是这个意境，但我有了自己新的理解："昔人已乘黄鹤去，此地空余黄鹤楼。黄鹤一去不复返，白云千载空悠悠。晴川历历汉阳树，芳草萋萋鹦鹉洲。日暮乡关何处是，烟波江上使人愁。"

此时的昔人，在我现在的脑子里，就不再是过去的登楼仙人，而是那个影响我那么深的舅舅。暮色渐起，对着家乡的方向，看着江面的烟波浩渺，只能化作相思雨吧。那几天武汉老下雨，我想是他给的回应吧：愿君安好在晴空，烟雨时分正思君。

凡事总得走出来，这件事儿，让我记忆犹新的就是要更加珍惜和至亲好友的时光。虽然学到了更多专业上的知识，培养了更好的工作能力，但是对我来说，影响最大的还是要学会珍惜感受现在拥有的美好。经过 69 天的坚守阵地，武汉迎来了重启，感谢身边的战友们，也感谢大后方麻醉科手术室的亲人们，一起挺了过来。圆满完成国家医疗队的任务后，伴随着胜利的号角，我们北京协和医院国家援鄂抗疫医疗队，于 2020 年 4 月 15 日，顺利凯旋。

最后，以一首歌致想念的亲人们：

夜空中最亮的星，能否听清，那仰望的人心底的孤独和叹息；

夜空中最亮的星，能否记起，曾与我同行消失在风里的身影；

我祈祷拥有一颗透明的心灵和会流泪的眼睛，

再给我去相信的勇气，穿过谎言去拥抱你，

每当我找不到存在的意义，每当我迷失在黑夜里，

请指引我靠近你……

武汉的路

刘金榜

（北京协和医院重症医学科一病房主管护师，国家医疗队第一批队员）

打开武汉地图来看，市中心的路基本上都是斜行的。我以前从未到过武汉，在医疗队撤离后仍留守武汉的最后几天，住在位于江岸区的酒店。住了十几天的时间，也没分得清东南西北。起初住在位于蔡甸区的医疗队驻地酒店，住了大概80天左右的时间，那儿附近的路是彻底熟悉了。

大年初二，刚到驻地酒店的时候，觉得周围像极了北京的亦庄开发区，有几个居民小区，也有好多工厂。由于小区封闭，工厂未开工，酒店四周的路上行人很少。车辆要有通行证才能在路上行驶，再加上那里是郊区，路上行驶的车也不多。

起初的那几天，独自出来散步的范围仅限于酒店周边的1公里，商场没开，药店没开，肯德基也没开，只有欧尚超市是开着的，每天上午10点至下午5点营业。我偶尔会去超市买些东西，也算是仅有的社会体验。

过了几天，便有些待不住了，于是慢慢扩大了活动范围。第一条经典的路线是东一线，在去往市区的路上，在距离酒店东侧2公里的位置有一个后官湖湿地公园，刚开始还被误称为后宫湖。那条路线我就去过一次，刚到门口就被唤了回来，据说在那条路上发生了好多有趣的事。

第二条路线是东二线，就是在东一线走到一半的时候改道向南行进，经过一座白莲大桥，就可以下行到后官湖的绿道上，绿道两旁满是高高低低叫不出名字的树木，绿道旁边就是后官湖。后官湖的湖水算是清澈，走上栈桥，还能看到湖里的河蚌壳，湖边的浅水里长了许多萌萌的铜钱草，还小心地带回了一棵水植在矿泉水瓶子里。向远处望去，能看到几座小山，但山间的几座高楼却给风景打了折扣。沿着绿道最远走到距酒店5公里的地方，在路上还见到了几株堪称草本樱花的蓼草，也小心地将一株带回酒店。

第三条线是南线，从超市旁边的凤凰路红绿灯向南走，过了汉蔡高速的涵洞，便是去后官湖的近道小路，窄窄的土路坑坑洼洼，很像小时候去农田的路，两边还有开荒地和蔬果大棚，好多人还去那里采摘过新鲜的草莓。

第四条是酒店北侧的小环线，出酒店右拐直行，先是一段修好但未完全开放的路，一侧是工厂，一侧是空地。继续北行，两侧都是工厂，路边种了好多红叶的石楠，还有野生的油菜花、燕麦和野胡萝卜。再向北走，路西是石洋湖，湖面上立着好多莲藕的干茎，湖边也布满了树木花草，离开那里的时候，还把在酒店水植的几株花草移栽到那里，也不知后续如何。在路东有一大片油菜花，黄黄的花田里偶尔还掺杂了几株白紫色的萝卜花和长相恐怖的蚕豆花。还有许多简易的棚子，不知道是不是防晒防雨或临时休息的地方。走到丁字路口就是琴川大道，右拐路北是一片油菜花，远处是搬空了的村落和五星小区。几百米后，红绿灯右拐，便是回超市方向的凤凰路，两侧基本上都是工厂，路边也是花花草草，在这条路上还有几条狗，一条是独来独往等人喂食的小黑，另外是两大四小的一个小家庭，估计是怕狗娃娃被偷走，每次路过都会被它们吠着吓跑。

第五条是酒店北侧的中环线，在刚才提到的丁字路口左拐，过了石洋湖和京港澳高速左拐，几百米后便可以看到左侧成片的迎春花，景色甚是壮观，右侧透过栅栏，还可以看到院子里的两棵开满白色梨花的梨树。这条路上有两个公共厕所，也算是一个优点。接下来左拐到了汉江路，左侧的非机动车道上，一直停着好几辆大卡车占着道路，路边长满了好多三叶草，非常罕见的五叶三叶草便是在这里发现的。继续前行到汉阳大街，左拐直行便

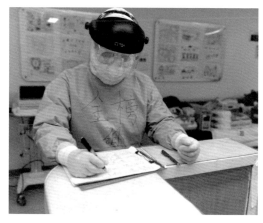

在书写护理记录

能到达酒店。

最后一条就是大满环线，向北到达琴川大道后，或者通过汉江路，或者经过五星小区西侧的小路，继续北行到达蔡江路。蔡江路北就是汉江，向西走是蔡甸县城，向东走是一个小村落，走过村落就是临嶂古城垣遗址，过了遗址的汉江段上有几处沙洲。春季汉江的水量不多，偶有货船经过，走下蔡江路，路过一片荒地还可以近距离接触江水。

几十天过后，商场开了、药店开了、肯德基也开了，我也离开了。这简简单单、普普通通的几条路，不但陪我度过了那段时光，还让我认识了好多可爱的小伙伴。她留给我的不仅仅是几株三叶草和一株铜钱草，她还赐予了我幸运和平安，以及那走在路上时迸发出来的灵感。希望有一天，我再回到这里，还能看到以前的老伙伴，还能看到湖边早已成片的蓼草、南天竹和指甲花。

第四部分

书信 · 寄情

等到胜利归来时——一封家书 [*]

王京岚

(北京协和医院呼吸与危重症医学科主任医师，国家医疗队第一批队员)

老王：

　　一转眼，你参加北京协和医院国家援鄂抗疫医疗队已经一个多月了。我现在后悔大年初二（1 月 26 日）一早送你去医院时车都没下就和你告别了。看到别的家属眼泪汪汪地在大巴车前送别的照片，当时心里还想干嘛搞得像生离死别似的。说心里话，当时确实没有想到疫情会这么严重，只给你准备了一个小箱子，几件换洗衣服，琢磨着会像之前参加过的紧急救援一样，最多一两周就可以回来了。

　　你是呼吸重症专家，2003 年抗击非典时你在国外进修，能做的只有给同事邮寄一箱当时国内稀缺的 N95 口罩。这次你责无旁贷，我也没有任何犹豫，这是你的工作，我必须支持。可这次一到武汉，情形就超出了所有人的想象，虽说出发前医院也进行了相关培训，可真要实战上战场，每个人心里还是忐忑不安，但抗疫在即，刻不容缓，你们只能上！你们也不愧是北京协和医院的队伍，迅速和北京另外 5 家医院的大夫护士一起改造病房、排班组队、接收危重病人。从各种报道里我能想象到你们遇到的困难，但从你嘴里说出来不断出现的状况仍然让我担惊受怕：有位教授刚从病房出来就滑了一跤，直挺挺地摔在地上，脑袋破了，缝了针；你有高血压、糖尿病，进了病房几个小时出不来，出现过全身哆嗦发冷的危险情况，担心自己这次要

---

[*]　这是王京岚的爱人刘昆平写给他的家书。

"挂"了……我只有嘱咐嘱咐再嘱咐，夜里睡不着，看着手机里前线医护人员的视频和报道掉眼泪。哪里有天生的勇士和英雄，只有医生的责任和使命支撑着你们克服各种困难，每天不停歇地抢救病人，到现在没有完整休息过一天。

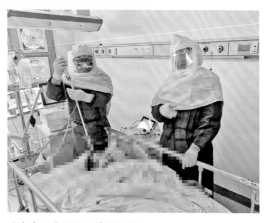

为患者做床边支气管镜检查

感谢国家，不惜一切代价采取措施稳住整个局势；感谢你们医院领导和同事以及各方组织和人士的支持和援助，让你们在武汉马上安顿下来，能专心地医治危在旦夕的病人，也给我们家属提供了充分的后勤保障。随着确诊/疑似病例数字的不断减少，我的心情也从担忧、焦虑、急躁变得平静了。除了每天晚上固定的电话时间，你每天都要研究处理棘手的病例和突发状况，我每天也忙于公司的工作。

冬天走了，春天来了，盼望我们的生活能尽快恢复到常态。你们要送走最后康复出院的病人还需要一些时间，不过我们都知道那天很快就到了。按我们说好的，今年找时间再一起去一趟武汉，就住你现在住的酒店，再去你工作的医院看一看。这是你亲身经历的一次艰难，也是我们一生难忘的回忆。等你平安回家！

夫人

2020 年 3 月 2 日晚

给女儿的一封信

周　翔

（北京协和医院重症医学科副主任、主任医师，国家医疗队第一批队员）

贝贝：

　　你好！

　　这是爸爸第一次给你写信。这也是从你出生以来，爸爸第一次离开你这么长时间，已经整整 52 天了。爸爸给你写信，是想和你说说最近发生的一些事，希望对你以后的成长有一些帮助。

　　春节前，虽没有得到出征武汉的消息，但其实爸爸一直密切关注着每日变化的疫情。看着不断飙升的数据，爸爸心情十分难受，没有和你，和你妈妈、爷爷、奶奶商量，爸爸向医院递交了请战书。因为这是爸爸作为一个医生的职责所在，更是作为一名共产党员的使命担当，希望你能理解。每一个人都有自己的使命与信仰。作为医生，爸爸在踏入医学殿堂的第一天就庄严宣誓："健康所系，性命相托。我志愿献身医学，热爱祖国，忠于人民，恪守医德，尊师守纪，刻苦钻研，孜孜不倦，精益求精，全面发展。我决心竭尽全力除人类之病痛，助健康之完美，维护医术的圣洁和荣誉，救死扶伤，不辞艰辛，执着追求，为祖国医药卫生事业的发展和人类身心健康奋斗终生。"这份誓言是爸爸从事医生职业的行为准则。作为一名党员，在这国家、民族危难关头，更是检验党性的实战。爸爸也希望你做一个有信仰、有本领、有担当的人，只有这样你才能经历种种困难与考验，始终秉持理想与信念，成为一个对国家、对社会有用的人，实现自己的人生价值。

　　大年初一晚上，医院发出集结令后，爸爸和你隆云大大为谁去前线争执起来。爸爸坚持爸爸更年轻，亲历过抗击非典的战斗，有经验，应该爸爸去。你隆大大也坚决不肯让步，坚决要上前线。最后还是医院决定爸爸去。爸爸和隆大大的这种"争执"，都是对对方全力的爱护。女儿，你要学会这一点，能够时刻关心、照顾别人，尤其在困难和危险面前，要会掩护战友，这样在你有困难时，也一定会有最可信赖的战友和最坚决的支持。战友，就是可以将后背交给彼此的人。

初到武汉，爸爸和一起来的叔叔阿姨们首先就经历了一场刻骨铭心、终生难忘的遭遇战。工作的艰难超过了之前的想象：一面是大量的危重病人蜂拥而至，一面是医务人员、设备的严重不足，完全进入战时状态。两军相逢勇者胜，在这场遭遇战中，爸爸和叔叔阿姨们没有一个人退缩。大家因地制宜，因陋就简，没有条件创造条件也要上。大家经常在"红区"，也就是污染区一干就是10多个小时。一个又一个病人在爸爸和叔叔阿姨们的努力

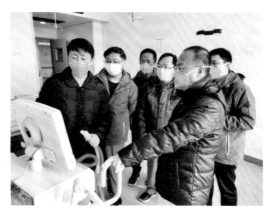

我（右二）与大家紧张筹建前线重症加强病房

下转危为安。很快，在党中央的部署下，援军不断从全国各地疾驰而来。4万多名医护人员会战湖北，爸爸单位的援军也一批接一批源源不断地赶来会师。在党中央坚强有力的领导下，在全体援鄂医疗队艰苦卓绝的奋战下，越来越多的医院整体腾空，一座接一座新的临时医院拔地而起，局面终于一天天好转起来。慢慢地，武汉不再一床难求，逐渐实现床等人，而不是人等床。宝贝，爸爸首先想告诉你的是，虽然并不是每个人都会遭遇这样的"战争"，但是人生中总有这样那样意想不到的困难在等着你，面对这些困难，不能逃避，要勇敢地去面对它，战胜它。其次爸爸要告诉你的是，要相信我们党和政府的力量，面对如此严重的疫情，是党中央坚强有力的领导，才能实现战局的根本扭转，这是我们国家社会主义制度的优势。

面对这样的疫情，说不害怕是不可能的。爸爸初进"红区"时，也是很担心的。除了自己要注意防护，更重要的是，还要照顾好团队的每一个

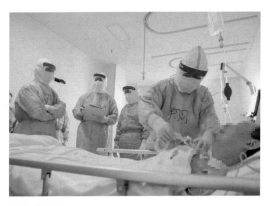

给患者吸痰

成员。爸爸的责任是把爸爸科里的叔叔阿姨们带到武汉，更要把他们都平平安安地带回去。令人高兴的是，尽管工作繁重紧张，但我们大家都很快熟练掌握了防护的知识，没有一个人暴露与感染。

在武汉的每一天，爸爸都会进到"红区"，和叔叔阿姨们一起查房。爸爸每天都会来到病人身边，查看每一个病人的病情，制定治疗方案，帮助叔叔阿姨们解决他们的困难。因为爸爸一直坚信，一个医生离病人有多近，就离真相有多近。不亲自查看病人，捕捉病人的每一个细微的变化，对病人的治疗是没有发言权的。尤其面对这样一个全新的、尚缺乏有效治疗手段的新型传染病，只有足够仔细深入地观察，才能捕捉到稍纵即逝的"战机"。一个又一个病人的康复，不仅给了病友们极大的信心，也给了所有援鄂抗疫医疗队极大的信心，这意味着，只要努力，这个病是可以治愈的！爸爸想告诉你的是，面对这样的困难，最后能帮到你的，是你对事物细致深刻的观察和你平时学习积累的专业知识和技能。专注、专业是制胜的核心竞争力。所以，你从现在起就要努力学习知识，长本领，这样你就有战胜困难的信心。

宝贝，武汉的春天已经来了。美丽的樱花在春风中如期盛开绽放，从一簇枝头，迅速蔓延到几棵早樱树，每时每刻都有新的花苞绽放。这是武汉最美的时节，已提着浪漫的粉色裙摆翩翩而至。随着疫情的好转，不久的将来，爸爸很快会回到你的身边。爸爸一直在想，等到疫情结束，爸爸会带你来武汉一起欣赏这美丽的樱花，看看这美丽而英雄的城市。

爱你的爸爸

2020 年 3 月 17 日于武汉

父子家书

——武汉前线父爱无边和北京墨墨爱的叮嘱

赵　静

（北京协和医院呼吸与危重症医学科主任助理、副主任医师，
国家医疗队第一批队员）

2020 年 2 月 29 日，四年一次的特殊日子，赵静奔赴武汉抗疫一线与儿子墨墨分别已有一月余。平日时常在耳边唠叨的老爸天天忙碌于武汉的重症加强病房，连跟墨墨视频聊天都鲜有机会，唯有一纸家书寄托思念。12 岁的墨墨也在这场战斗中成长，成为认真又自律的学习战士，肩挑爱护妈妈的重任，更不忘给爸爸爱的叮嘱。

墨墨：

你好！

转眼间，和你分别已经有 1 个多月了，不知道你有没有想爸爸？爸爸还清晰地记得我们大年初一晚上离开石家庄的情景，有点"狼狈"，好多计划好的事情都没有成行，爸爸答应你，这些都会在合适的时候给你补上的。我还记得，那天晚上 9 点，爸爸把你从甜美的梦乡中叫醒，你揉了揉惺忪的睡眼，没有半点怨言，积极配合，谢谢你对我工作的理解和支持。你也知道爸爸是呼吸科医生，而这次新型冠状病毒主要是攻击人体的肺部，造成呼吸衰竭，这是呼吸科医生和感染科医生主治的范围，作为呼吸科医生的爸爸责无旁贷！当国家和人民遭受病毒侵害，我们作为中国人，都应该为国家尽自己的一分力量。正所谓"国家有难，匹夫有责"，我希望你也能以祖国为傲。

当你长大后，如果国家有需要，你也要义不容辞地站出来，像爸爸一样，好吗？

爸爸在武汉前线一切都好，就是有点辛苦，想必你也看到爸爸从病房出来的样子，忙起来基本上就是浑身湿透。每次穿脱厚厚的防护服，都需要半个小时，程序非常严格，确保病毒不会被带到酒店而扩散。防护服里面非常热，而且会感觉有点呼吸困难、憋气、缺氧，严重时需要张着嘴喘气，这样才能够舒服一点。刚开始时，有不少医生护士出现晕倒、呕吐、虚脱等现象，现在慢慢适应了，大部分人都没有再出现这种现象了。另外穿着这身装备，原本很简单的操作都变得比以前难了，比如穿刺深静脉、气管插管，甚至在电脑上打字、写病历，都是一个一个手指敲的。时间长了，口罩的绳索把耳朵勒得生疼，像刀割一样，但也得咬牙坚持，最后摘了口罩，鼻梁往往被压红甚至被磨破皮。脸上、胳膊上都是口罩和手套压出的各种各样的印痕。爸爸在刚开始接触病人的时候，心里也是没有底的，也和病人保持 1 米以上的距离，非常担心自己万一被感染，如果变成危重症，有可能会撒手人寰，你就再也见不到爸爸了。如果真有这种情况，你一定要替我照顾好妈妈、姥姥、姥爷还有爷爷、奶奶。现在，随着对疾病的了解，我们知道只要做好防护，应该问题不大，爸爸也会一如既往地做好防护的，请放心！

爸爸目前所在的是重症加强病房，这里的患者都是最重的，也是疾病救治的最后一站。很多患者都无法呼吸、缺氧、二氧化碳潴留，我们需要从患者的嘴巴里插一根塑料管到患者的气管，

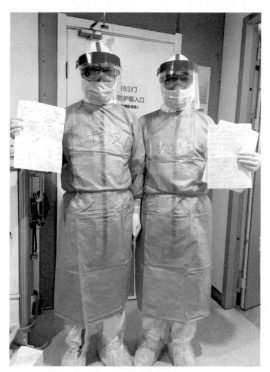

我（右一）和王京岚教授准备进入病房

然后接上呼吸机帮患者喘气，但即使这样做了，也有好多患者因为肺部病变实在太重，仍然会因为无法保证氧合和排出二氧化碳而离世。在短短 1 个月的时间里，爸爸所在的病区去世了几位患者，爸爸也感到很大的挫败感，但爸爸绝对不会气馁或者自暴自弃，我们依然每天认真地讨论患者的病情，精细调整患者的治疗方案，继续给患者俯卧位通气，持续床旁血滤以及体外膜肺氧合支持治疗。不抛弃、不放弃，尽可能去救治每一名患者。因为我们深知，每一名患者都是一条鲜活的生命，身后都是一个完整的家庭。我希望你也有这种品质，不要畏难、逃避，碰到困难，要有百折不挠的精神，迂回前进，想尽各种办法去战胜它，好吗？对于去世的患者，爸爸每次给患者家属打电话时，心情也是非常沉重的，因为电话的那头，有的家属也在其他医院住院。这个病毒感染，往往是家里一个人生病了，结果传染其他家人，大家都在住院，我们也感到很痛心。因此，国家要求你们居家隔离，就是保证每个家庭都平平安安。我也知道你很听话，几乎不下楼，请你继续坚持。

最后，爸爸说说你的情况吧。现在属于特殊时期，上课的方式有了很大的变化，但知识的学习是一辈子的事情，我也主张获取知识方式的多样性，你要学会改变一下哈！我知道，在你的心目中，爸爸是一个千嘴怪物，总有一千张嘴在你耳边嗡嗡，爸爸也是希望你能够听进去，可能方法不对，我会努力改变的，努力由千嘴怪变成万嘴怪！哈哈，逗你玩的，我会变成无嘴怪的。一定！

最后，祝赵子墨百尺竿头，更进一步！

赵静

2020 年 2 月 29 日

（今天是个特殊的日子，4 年才有一次哟！）

亲爱的爸爸：

您好！

我已经看了您给我写的信，我很感动，谢谢您对我的关心。

我知道，武汉的形势依然很严峻。一个月来，你们的工作压力丝毫未减，日复一日，一天连三顿饭都顾不上吃，经常是我睡午觉您上班，等您下班了，我又睡着了。我非常能理解你们的辛苦，你们的责任就是治病救人，但是，一定要注意照顾好自己的身体，每天保证睡眠，不要熬夜写文章。（P.S. 我刚才预测了你们的文章通过的可能性，发表概率很高哦！）

在电视里，每天听到武汉确诊病例数依然持续增加，我也感到深深的担忧，到今天，您已经去武汉 35 天了，其间您还过了 39 岁生日，在那边没有人给您开派对吧，您一回来，我们也会给您补开 party 哟！

另外，武汉大学的樱花开了喔，等到疫情过去时，我们再去看吧！我相信，明年的樱花一定会开得更加鲜艳！

现在，我已经开始按照学校的作息时间表开始作息，虽然每天不能睡午觉，但是午休时能在书海中遨游，我也很高兴了。期待您回来时，我们一起学习！

另外，送您一首词：

卜算子·抗疫

疫情突来狂，医护支援忙。新春之夜赴武汉，送大爱无疆。
疫控人不慌，各地复工厂。待到病毒彻灭亡，樱花分外香。

最爱您的儿子：墨墨
于 2020 年 2 月 29 日回父亲

"小奥特曼"写给妈妈的一封信

全胜利

（北京协和医院重症医学科二病房护师，国家医疗队第三批队员）

Hi，大家好，我叫六六，是一名幼儿园的小朋友。在大家眼里呢，我是个4岁的小屁孩，什么都不懂，最好的朋友是奥特曼，我家里有一整套奥特曼玩偶，我能准确地说出每个奥特曼的必杀技，甚至可以哼唱几句奥特曼的日文主题曲。每天最大的乐趣就是和妈妈一起玩奥特曼打小怪兽的游戏，有时候我是奥特曼，妈妈是小怪兽，也有时候我们都是奥特曼，代表不同的星系，也会有一些战争。其实我也不太懂什么叫"战争"，但妈妈告诉我只要团结一心，正义一定会打败邪恶，光明一定会驱散黑暗，虽然我听着迷糊，但记在了心里。

一天晚上，当我和妈妈"打"得正激烈的时候，妈妈的电话响了，妈妈说是单位打来的。爸爸告诉过我，妈妈的单位是"北京协和医院"，妈妈是一名护士，是白衣天使，有着神奇的力量，可以打败叫"病毒"的怪兽。妈妈的朋友们也都是有着超能力的"奥特曼"，他们团结协作，打败了一个又一个"怪兽"。妈妈平时的工作很忙，但是妈妈总说，能帮助别人恢复健康是件快乐的事情。妈妈接完电话，继续我们的"战争"。一边打，妈妈一边问我："宝贝，在另外一个地方，有很多人生病了，他们需要妈妈的帮助，这段时间妈妈不能回家陪你，你会乖乖等妈妈回来吗？""我不要妈妈走，妈妈咱们接着打怪兽吧。""妈妈你不要去别的地方，你还说要带我去泡温泉呢。"妈妈没有再说话，最终奥特曼打败了怪兽，妈妈轻轻亲了一下我的脸蛋，说："妈妈好爱好爱你哦。"这句话妈妈每天都说。"我也爱妈妈哟"，我回答道。

这一晚，我紧紧搂着妈妈的胳膊，我不知道"别的地方"是哪里，生病的人是谁，其他小朋友的妈妈也要去吗？夜里，我醒过来很多次，摸一下妈妈的脸，翻个身，一会儿躺在妈妈的肚子上，一会儿趴在妈妈的胸口上，一会儿枕在妈妈胳膊上，我的每一个小动作妈妈好像都知道，原来妈妈和我一样睡得不踏实。

第二天，妈妈很早去了单位，爸爸告诉我，有许多小朋友的爸爸妈妈，或者爷爷奶奶被"小怪兽"欺负了，妈妈就像奥特曼一样可以打败他们，这样小朋友们就会像我一样每天开开心心的。虽然此时的我依然不理解这是什么"小怪兽"，但我似乎知道妈妈要去做一件正确的事情，我会在家乖乖等妈妈回来的。晚上，我告诉妈妈这些，妈妈激动地说我长大了，这一晚，妈妈睡得比我还要甜。

第三天早上，妈妈说："宝贝，妈妈要走咯。"我回应道："好，妈妈再见！"虽然我假装在玩奥特曼，其实我更害怕与妈妈分别的场景，我是个小男子汉，不能轻易掉眼泪。奶奶告诉我，妈妈要去的地方叫武汉，那里有最美的樱花，有最好吃的热干面，还有最辣的周黑鸭，等妈妈把武汉的"怪兽"打败，我们要一起去玩。

每天，我最期待的就是妈妈发来照片和视频通话了。在手机里，妈妈好像变小了，头发也变短了，有时候还会穿着奇奇怪怪的衣服，有白色的，黄色的，绿色的，戴着厚厚的口罩，眼睛上有一个大大的眼镜，鞋子也是各种颜色。妈妈告诉我这叫防护服，是奥特曼的最强"武器"。妈妈每天讲的最开心的事情是，今天有一个"怪兽"被打败了，这位病人已经恢复"战斗力"可以回家了，又一个"怪兽"消失了。这时的妈妈笑得最开心，爸爸说，这是妈妈的"职业病"。

而我每次只会问："妈妈，您什么时候回来呀？"其实我心里还有许多话想要告诉您。我想说，今天爸爸又给我买了一个新的奥特曼；出门时候我乖乖戴上了口罩；爸爸带我去运河森林公园搭了帐篷；奶奶给我包了茴香馅的饺子，我一口气吃了 12 个。但我最想告诉您的是，昨天晚上我梦见了您，梦见我们一家子一起泡温泉，您陪我打水仗，还有我乱发脾气时您生气的样子。这些话都藏在我的心里，有时候和您视频的时候我突然跑开了，不是我不想和您通话了，而是怕我会哭出来。爸爸说，妈妈现在在帮助武汉的人民渡过难关，打败在武汉捣蛋的"怪兽"们。电视里，有许多和妈妈穿一样衣服的叔叔阿姨，每次我都使劲盯着电视，希望能看到妈妈。爸爸说，叔叔阿姨和妈妈都在努力"打怪兽"，等到所有"怪兽"都被打败的时候，妈妈就能回来了。我说："爸爸，我也是奥特曼啊，我也想去武汉打怪兽。"

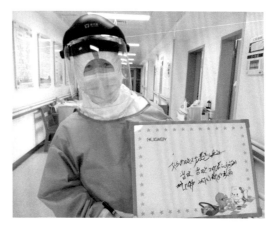

与爱心写字板合影

爸爸笑着说："六六是小奥特曼，长大了好好学习就能变成大奥特曼，那个时候就能像妈妈一样帮助更多的人了。"我好像有一点懂了……

今天又和您视频了，您说 4 月 30 日就能回家了。我太开心了，我说："妈妈，您一定要抱抱我，亲亲我，还有您答应给我买的新奥特曼玩具要带我去买啊，您还说要带我来酒店玩，这里有大城堡，有大浴缸，有大床可以蹦蹦跳跳。我已经等不及了……"

给"战友"的一封信

杨承武

（北京协和医院重症医学科一病房护师，国家医疗队第二批队员）

陈鑫：

　　自京城一别已有数月，你还好吧！原本我们约定于春节之际一起归乡把酒言欢，畅聊人生，而现在我却只能在战"疫"前线以这种方式寄托我对你的思念。

　　2020 年鼠年伊始，新型冠状病毒肆虐，湖北人民正遭遇着前所未有的疫情灾难。愈来愈多的人被确诊，愈来愈多的人失去生命，愈来愈多的家庭痛失亲人。病毒无情，人间有爱，全国各地的医务工作者火速驰援湖北。他们身着白衣义无反顾地与死神搏命救人，他们被称为"最美逆行者"。我们北京协和医院陆续派出了四批国家援鄂抗疫医疗队驰援武汉，我为我是其中的一员而感到骄傲和自豪。

　　我仍清楚地记得 2 月 7 日（出征当天）的前一天晚上，我们通了许久的电话，既有感慨时光飞逝的无奈，又有对昔日兄弟情义的怀念，但更多的是你对我即将奔赴前线的不舍和对我早日凯旋的盼望。我深深地记得你对我说过这样一句话："兄弟，这是一场没有硝烟的战争，你要用自己的专业知识和科学的态度去与新冠病毒作斗争。说实话，我对你还是挺羡慕的，能够以这种大无畏的牺牲精神为祖国的同胞无私奉献，我为有你这个兄弟感到自豪！"

　　每每在前线想起这句话，我总是斗志昂扬，拼尽十分的力气去看护病人。在前线病房的工作内容和在大后方基本上差不多，唯一不同的就是这边是隔离病房。我们要穿着病号服、"猴服"和隔离衣进行护理操作，这大大增加了我们进行动静脉穿刺、吸痰、静脉输液、翻身、俯卧位通气等操作的难度。我记得最清楚的一件事就是我第一天进入隔离病房工作的时候，身体极度不适应，呼吸不畅，严重缺氧，而且第一次也没有经验，把护目镜的挂绳调整得太紧了，进去一个小时以后头部极其疼痛。有好几次我都想拽开通向半污染区的房门直奔出去……

　　但是我没有这么做，我不断地尝试着去调整自己的呼吸，放平自己的心态，终于就这样坚持了下来。当时的那个感觉让我突然想起了往日我们一起健身的难忘画面，每次我打算放弃的时候，你总是用这样一句话来鼓励我："我们每个人都在被一张网罩着，这张网其实是我们自己给自己织的。织网是选择安逸而内心越来越怯懦，破网是选择斗争而内心越来越强大，选择权永远在自己手里。"我已经记不得有多少个这样的班次是这么坚持下来的，但是有一点可以确

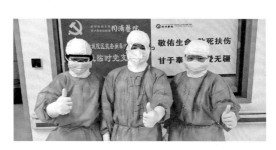

在重症病房，从左至右依次为刘湘玫、杨承武、徐颖臻

定，正是我们英勇无畏的战斗、不计生死的付出，才能够让这场战"疫"在如此短的时间内获得阶段性胜利。

　　不仅如此，在前线我还收到了一份特别的礼物，当时你没有猜出来。我告诉你那是你们学校93级校友集体智慧的结晶：一枚正面刻有"致敬抗疫天使"，反面刻有"东湖经雨，黄鹤临风。四海同心，无问西东"的清华书签。而且每一枚书签上还刻有独一无二的编号和清华校徽。在收到这份礼物后，我欣喜若狂地向你炫耀："以后我也算是你们半个清华人了！"这时候你也对我说了一句："兄弟，比起这个，我可能还有让你更高兴的事呢，前期为了不让你分心我就没告诉你，现在疫情形势渐好，我也就没什么担心的啦。其实我也为家乡的抗疫战争尽了自己的绵薄之力。"当时听到这句话的时候，我有点没搞明白。事后我才知道原来在我到达武汉支援的一周后，你也在咱们老家用自己的方式书写着抗疫华章。

　　从2月中旬到3月初，你加入了社区志愿者队伍，每天除了为出入小

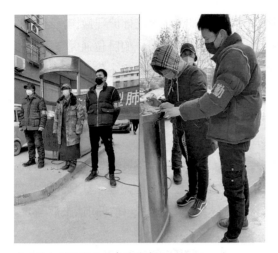

在后方担任防疫志愿者的陈鑫

区的居民测量体温办理登记外，你还要为社区的孤寡老人、残疾人扛米扛面，上下楼梯，奔波不停，哪里最忙，哪里就能够看到你的身影，充分展现了你武警服役时的优良素质和过硬本领。一想到这里，我内心无比愧疚。虽然那时的我在武汉前线与病毒作战，环境恶劣，但起码我有相对充足的防护装备，而且我在心理防线受挫几近崩溃的时候，还能够得到你的鼓励和支持。可是兄弟你呢，却是独自在承担着身体和心理的双重压力。要知道，当时你所执勤的小区是有一例确诊病例的呀！你是一位当之无愧的有担当、有品德、有本领、有情怀的清华学子。

都说我们这些在武汉前线支援的医务工作者是"最美逆行者"，那么我想说的是像兄弟这样特殊的志愿者，也是一名"最美战士"！

谨以此文献给我最想念的兄弟。

杨承武

2020 年 4 月 23 日

写给神经科同事的两封信

范思远

（北京协和医院神经科医师，国家医疗队第二批队员）

（一）

尊敬的各位师长，各位同事，兄弟姐妹们：

不知不觉，来武汉已经一个月了。谢谢大家的关心和牵挂。这期间收到很多问候的信息，但因作息较乱，下班多在休息，未能一一尽表谢意；深感必须写点什么，向大家汇报一下情况。我们在同济医院中法新城院区的重症加强病房工作，目前一切安好。医院和科室提供了无微不至的后勤保障，解除了我的后顾之忧，也让我感受到家的温暖。

在这里确实遇到过一些个人困难，但想到武汉人民作出的牺牲，想到武汉的医务人员在防护条件有限的情况下作出的奉献，我个人的困难也就不值一提了。"纵死侠骨香，不惭世上英。谁能书阁下，白首太玄经。"这次疫情，共有4万多名医护人员支援湖北，近两百协和人驰援武汉，大家"协力同心，和衷共济"（协和—同济），困难也就迎刃而解了。

很多朋友希望我多发发这边的照片。就说现在吧，2万多确诊病例，5000多重症病例，3000多死亡病例。看着这些数字，回想起那一个个虽经抢救但没有留住的生命，心情十分沉重，不知该发些什么。再想到那些感染的医护人员，我个人的工作与付出真的微不足道。

"有时去治愈，常常去帮助，总是去安慰"这是我最近常想起的一句话。这句话对于在ICU奋战的我们，也是一种宽慰。虽然工作中有很多无能为

451

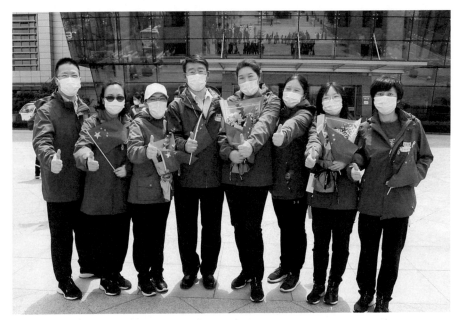

我（左一）与神经科队友和韩丁副院长（左四）合影

力，但我想，这次我们既有"知其不可而为之"的决心，也有"万里赴戎机，关山度若飞"的行动，那么即使有遗憾，也绝不后悔。

今年，我在武汉度过生日。回忆在武汉的经历，回忆起可爱的战友，回忆起伟大的战"疫"，这必将成为我人生中一个重要的生日。此外，我也成功地为新冠肺炎病人完成了腰穿。我想，在这种环境下的腰穿操作，任何一名神经科医生都将难以忘怀。

"长风破浪会有时"，我们已经能够看到胜利的曙光。但在云开雾散之前，我将继续以平和的心态去工作，迎接挑战，严格做好防护，希望能够平平安安回到北京。"更喜岷山千里雪，三军过后尽开颜。"我们北京再会。

范思远
2020 年 3 月 7 日

（二）

尊敬的各位师长，各位同事，兄弟姐妹们：

"黄沙百战穿金甲，不破楼兰终不还。"作为最后一支坚守在武汉的国家援鄂抗疫医疗队，我们历经两个多月的奋战，终于完成任务，踏上返京之旅。

在返程路上，众多武汉市民夹道欢送。我们看到了"谢谢你们，为武汉拼过命""风雨与共，守望相助，携手奋战，感谢有您"的标语，看到了市民真挚的目光，也看到了无数飘扬的国旗。此时此刻，我心情激动，但最想表达的还是感恩。

我想感谢国家。面对此次疫情，全国上下一盘棋，实事求是，科学防控。我们作为抗疫医务工作者，是亲历者，也是见证者。所有新冠肺炎患者得到了国家免费而积极的救治。投身其中，我更能体会到国家采取积极抗疫措施的不易，更能感受到国家对人民的关爱。我想，疫情防控只有在国家层面取得阶段性胜利，才会有我们团队的胜利。能够为国家去拼搏，无怨无悔！

我想感谢武汉人民。武汉人民顾全大局，积极配合防控工作。从白雪皑皑到春暖花开，他们团结一心，日夜守望，足不出户，共克时艰。我们来到武汉，与他们同呼吸共命运，对他们的付出有着更加深切的体验。武汉胜，则湖北胜；湖北胜，则全国胜。他们都是默默付出的英雄！

我想感谢战友们。两个多月的时间，我们同舟共济，不畏艰险，互相支持，互相帮助，建立了深厚的战友之谊。能够与这些可爱的战友并肩作战，是我人生中难忘而荣幸的经历。

我想感谢医院和大后方的兄弟姐妹们。感谢你们对我和家人的关心。无论是防护物资，还是生活用品，你们提供了坚强的支持与保障，让我们得以顺利完成任

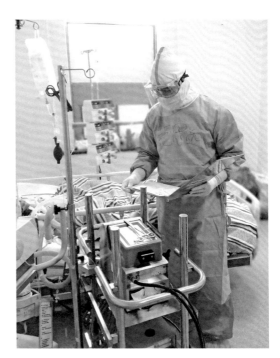

在患者床边核对信息

务，平安踏上归程。

在返程途中，两个多月以来的各种场景仍历历在目。我即将回到北京，回归昔日的生活与工作。"一语天然万古新，豪华落尽见真淳。"我将继续保持一颗平常心，踏上新的征程。

范思远

2020 年 4 月 15 日

给天使妈妈的信

蒋 茜

(北京协和医院神经科一病房护士长、主管护师，国家医疗队第二批队员)

给妈妈的信

妈妈，从我记事起，我的每一天几乎都是在您温暖的陪伴下一起度过的。这是我第一次给您写信，也是我们第一次漫长的分别。您已经到武汉10天了，有的时候一整天都联系不上，我非常想念您。

您平时在家就怕冷，南方的冬天没有暖气，上夜班的时候怎么办？听爸爸说防护服密封性很强，再戴上口罩和护目镜，第一天的时候呼吸非常憋闷，这几天好些了吗？爸爸还说，你们每天穿防护服的时间很长，为了节省防护物品，提前一两个小时就不能喝水了，上岗期间也不能去卫生间。每天那么长时间是怎么坚持下来的？

我知道患者最多、救治工作很辛苦、感染概率最大的城市就是武汉。您在那边一定要做好防护，注意休息，调整饮食，增强身体免疫力。我还知道妈妈也想家，也害怕被感染，所以一直不忍心和姥姥、姥爷打电话，每天都是我和爸爸代为

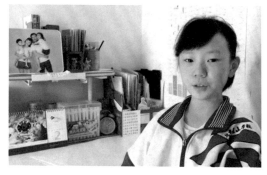
女儿在家录制给妈妈写的信，希望妈妈早日回家

455

转达。我知道妈妈不敢给姥姥、姥爷打电话，是因为怕他们掉眼泪。

但是妈妈在我心中是最勇敢的！我原来总以为身强力壮、武功盖世的大英雄最勇敢。但是现在觉得，像妈妈一样，明明自己面临危险与恐惧，还能克服各种困难与艰辛，义无反顾、勇往直前的人才是真正的勇士！

我要向妈妈学习，学习您不畏困苦、敢于奉献的精神；学习您身先士卒、一马当先的魄力；学习您临危不惧、一往无前的勇气；学习您国难当头、匹夫有责的担当！

妈妈虽然一个人在远方，但是您不必感到孤独。因为有我和全家人一直挂念着您。妈妈也不用为家里担心，只管做好工作，保重好自己。爸爸在家办公，事情很多，一个人家里家外忙不过来。我已经开始学着给爸爸炒菜做饭了。虽然味道还不够可口，但是可以节省爸爸很多时间。开学后我会努力学习，绝不让妈妈失望。

妈妈，我还想最后问一句，您什么时候才能回来呀？

都都
2020 年 2 月 15 日

妈妈的回信

都都你好，妈妈看了你写的信，感到非常欣慰。妈妈听爸爸说这几天你主动帮忙承担很多家务劳动，感觉你一下子长大了不少。妈妈每天都非常想念你和妹妹！

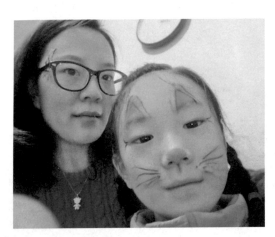

与大女儿平时的合影

武汉的天气与北京不同，感觉非常湿冷。妈妈工作时为了保暖，每次都穿两套保暖内衣，很冷的时候会贴暖宝宝取暖。这几天妈妈已经慢慢适应了防护服的憋闷，可以正常呼吸，抢救病人的时候跑起来也不成问题了。妈妈上班前，一般提前三四个小时就不喝水了，防护服里面还穿了成人纸尿裤，以防万一。下班后我会尽量多喝水，补充身体所需水分。

妈妈目前在武汉同济医院中法新城院区的重症加强病房工作，这里的患者可谓重中之重。在这里我们每天要密切观察病人的病情变化，同时要承担繁重的治疗以及护理工作。工作之余妈妈很少给你和妹妹打电话，不是妈妈不爱你们，是怕你们问妈妈什么时候回家。这个问题妈妈没有办法回答。但是请你们记住，只要这场战"疫"打完了、打胜了，妈妈就可以回来了。这也是作为一名医务工作者责无旁贷、义无反顾的责任！

每个人都有自己的价值、责任和使命。在你们幸福生活的背后，有无数无名英雄默默地支持着社会的运转。妈妈希望你通过这次疫情可以更加懂事，更加明确自己的目标，更加努力做好自己的事情。希望你更多地理解爸爸妈妈的工作繁忙，更多地为他人着想，更多地关心社会与未来。希望你能以妈妈为榜样，在自己的学习和生活中有积极、向上、认真的态度，有坚定的毅力和勇敢的担当。

再过两天就是你 10 岁的生日了。这个生日妈妈没办法陪在你的身边，但是你要记住，妈妈是非常、非常爱你的！我会让爸爸代表妈妈为你准备一个漂亮的大蛋糕。希望你能开开心心地度过这个 10 岁生日！

都都，妈妈永远爱你！

蒋茜

2020 年 2 月 17 日

一封没有寄出的情书

李晓霞

（北京协和医院感染内科病房主管护师，国家医疗队第二批队员）

亲爱的老公：

回北京已经 7 天了，在武汉的日子仿佛还在昨天。记得 2 月 6 日下午在医院培训时接到护士长的电话，被告知第二天出发，当时真的没有想太多。下午 5 点匆匆结束培训，给你打了电话，你从单位直接开车来接我直奔麦德龙超市，也不知道应该买些什么。同学兼同事王玲姐姐把她打探的消息源源不断地告诉我，减轻了我很多焦虑。当时得到的消息是前线物资缺乏，上完一天的班浑身湿透，又不知是否能方便洗衣服，于是准备了充足的袜子和内裤，足足有半百的数量。你跟我说每天一换，不用洗。

我们是相识于高中的同学，2003 年非典的时候我们开始恋爱，当时我也上了前线。经历了非典，更是知道疫情来临将要面对什么，说不紧张和恐惧是不真实的，但是你没有过多的言语，只是默默给了我一个拥抱，久久不舍地放开我，你给予了我最大的支持。国家有难，匹夫有责，这是吾辈医者应该担当的责任。

虽然很牵挂江城人民，但说实在的我也在乎家里，在乎你们，两个儿子只能交给你照顾，幸好过年时接来了爷爷奶奶，只能再次麻烦老人了。去武汉驰援之事我一直没敢告诉姥姥姥爷，但愿能瞒住。姥爷有高血压，希望不会影响他的血压，姥姥看似大大咧咧，实际心重，只能瞒一时是一时了。对于他们来说越晚知道我去武汉越好。临出发时告诉了妹妹，把父母托付给妹妹照顾。她和妹夫都在医院上班，虽然当时没有去武汉，但是面对国难，作为医生的他们也都报名了。一夜几乎无眠，比较不舍得小儿子，他才 4 岁，比较黏着我，每晚都是我哄着睡觉，但愿你能搞定。

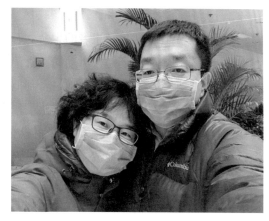

出发前与丈夫的合影

2 月 7 日早早就起床，吃过奶奶做的丰盛的早餐，大小儿子、爷爷奶奶一一拥抱送我出门。你开车送我去医院，托运行李，开预防用药，领衣服，拍合照，一切有条不紊地进行……临上飞机前，大家怀着无比复杂的心情，深深地吸了几口北京的空气。

下午 3 时 20 分，第二批援鄂抗疫医疗队所乘的专机顺利抵达了武汉天河国际机场。从没来过武汉的我，对一切都是未知与陌生的。记得飞机降落在机场的时候，武汉的天空阴沉沉的，下着小雨，感觉整个城市都被按下了暂停键。机场空荡荡的，所有店面关闭、航班停飞，一个工作人员都见不到，整个机场除了我们，连一个人影都找不到。下了飞机转乘大巴车，行驶在驻地酒店的高速路上，除了我们，路上一辆车都没有。大家一路上一言不发，不知是沉浸在离家的情绪中，还是对未知的不可预测中。

这次我们援鄂医疗队由医院的张抒扬书记、韩丁副院长亲自带队，护理部吴欣娟主任放心不下大家的安危，也惦记江城的百姓，同我们一起来到了抗疫一线。感染内科的李太生主任、刘正印教授都在，还有很多很多你不认识的专家一同坐镇，你不用过于担心。

度过了第一个班的紧张，慢慢我也适应了重症加强病房的工作节奏，虽然夜班前还是睡不大好，可能年龄是一个无法逾越的障碍。我工作之余，尝试了很多办法，有药物，有运动，有时还喝点红酒，慢慢地适应了这种连着上三个白班、三个夜班的节奏。

闲暇之余，我爱上了徒步运动，还结识了一群志同道合的伙伴，大家一起健身，这样可以锻炼好身体，也能保证工作质量。每天我都会围着酒店至少走 5 公里，这样在武汉的 69 天，我没有一个班不适，圆满完成了自己的任务，不辱使命，不负协和。

我们想尽一切办法挽救患者的生命。看着患者一天天好转，然后转出我们重症加强病房，心里还是很激动的。犹记得第一个转出的患者，他的名字和我只差了一个字。我一直看护他，看到他病情好转，特别开心，那种开心无法用语言形容。他是一个年轻的小伙子，我觉得我能帮助他康复，心里实实在在有一种成就感。这次医院派出的队伍集中了协和各个科室的精兵强将，大家想尽一切办法，血滤、ECMO、俯卧位通气……以前从没见过的临床操作这次都亲身经历了，我们护理第三组是爱学习的小组，大家不断地融合新知识、新方法来解决救治过程中遇到的各种问题，努力帮助患者解决病痛。同济医院的老师和我们一起协作配合，大家心往一处想，劲往一处使。看着病人的情况不断好转，病房一次次有患者转出，我感觉我们是一个非常出色的团队，是最棒的团队！

每天闲暇时都能和你一起视频，聊聊生活，聊聊我们的两个儿子，我的心理压力也得到了缓解。在这段时间里"翔哥"感觉长大了不少，懂事了，自己主动学习，妇女节还收到了他弹钢琴曲的视频，送给我当作礼物，我真的是太满足了。皓哥不是很喜欢视频，但是喜欢妈妈买给他的好吃的、好玩的。我知道，这都是你为他们准备的吃的、用的、玩的，然后告诉孩子们是妈妈给买的。恋爱17载，结婚15载，感谢你对我的包容和爱。我一定保护

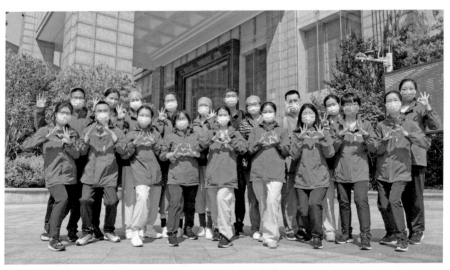

最后一个班结束，第三护理组在一起合影，我在一排左四

好自己，平安归来！

武汉是一个伟大的城市，武汉人民也很伟大。随着疫情的好转，4 月 8 日，马路上出现了车辆，超市也开始营业。虽然限流，但是感觉这个城市又重启了。勤劳、善良的武汉人民对我们特别友好，酒店设置了意见本，尽量满足大家的各种需求，大家把想吃的东西写在上面，接下来餐厅就会做出可口的美食。我们吃的每一餐，都体现了武汉人民的爱。因为爱，使这座城市变得温暖；因为爱，使这座城市始终坚强；因为爱，使这座城市重新春暖花开，百花绽放！

4 月 12 日这天，位于同济医院中法新城院区的北京协和医院国家援鄂抗疫医疗队接管的新冠肺炎重症加强病房转出最后一位病人，终于关闭了，这也意味着我们可以回家了。

与来时不同，归时的天气是阳光明媚的，心情是阳光的。4 月 15 日，回京的路上武汉人民给予了我们热烈的掌声，市民自发组织队伍，欢送我们。我们怀着无比激动的心情，与武汉这座英雄的城市告别。

国家安排了最高礼遇迎接我们凯旋。赵玉沛院长亲自带队到机场迎接我们。去时众志成城、勇往直前，归时满面春风、心系江城。经过简短而隆重的欢迎仪式，我们被大巴车接到昌平，进行集体休整。虽然不能出酒店，但是不影响我学习健身。归家近在咫尺，我一定在这段时间调理好身体状态和精神状态。

相伴 17 年，感谢你对我工作的理解和支持，感谢你把两个儿子照顾得这么好，感谢你这么多年对我的爱，让我可以做更好的自己。今后的路，让我们执子之手，与子偕老。

　　　　　　　　　　　　　　　　　　　爱你的妻子
　　　　　　　　　　　　　　　　写在恋爱 17 周年的日子

成　长

王　静

（北京协和医院内分泌科一病房护师，国家医疗队第二批队员）

感染人数从个位数快速升至千位数、确定人传人、排除已知的各种传染病命名为"新冠"……当各种信息从四面八方扑面而来时，不待我去细细品味，全国医护人员已开始驰援武汉，我也参加第二批国家援鄂抗疫医疗队于2月7日抵达武汉。

踏进武汉的那一刻，我看到空无一人的街道上风驰而过的抢救车，我突然意识到这可是疫情的中心，从此刻开始，我将与它有着生命之交。在这段不知道什么时候能够结束的日子里，它将在我的职业生涯里留下深刻的印记！

在这场没有硝烟的战争中，我和万千医务工作者一道被称作勇士。但我也是平凡的人，不能说没有恐惧，上有年迈的父母，下有4岁半的儿子。走的那天我没有让家人送别，把坚强的背影留给家人，让他们放心。听见儿子那句"妈妈再见"，似懂非懂地说"妈妈你什么时候回来呀"，我的泪水就再也忍不住了。但我是一名医护人员，在疫情面前我要舍小家为大家。

来到武汉的当晚我们进行了防疫强化培训。我们承接的是重症加强病房，这就意味着所接触的是传染性极强的最危重的病人。我们必须做好个人防护，这是铁的纪律，也是我们在战场上的最好装备。面对扑面而来的病毒，我们也有了不惧怕的信念！

我参加过2003年抗击非典的战斗，有着20多年的护理经验，即便如此，

2月8日晚8点进入同济医院中法新城院区重症加强病房，穿戴好防护服，感觉很憋气，心里还是有些害怕和恐惧的，但我必须战胜自己。通道是如此的长，还有好多的门，当看到最后的门上标为5，我勇敢地走进污染区，各种声音充斥在耳边：匆匆的脚步声、呼吸机的报警声、呼叫声、电话铃、医生查房、护士床旁边交接。三分之二以上的病人都上了呼吸机，我们穿着厚厚的防护服，臃肿而笨重，给患者做完护理，尤其是翻身、俯卧位通气之后，因为防护服严密不透气，里面全是汗，有时候护目镜上也全是雾，什么也看不清楚。不过我们也有小窍门，就是等有水珠划过时会出现清晰的一道缝，我们就透过这道缝隙去工作。病区24小时通风，没有暖气，汗水冰凉使人打寒战。后期气温升高，大家还相互调侃着说，穿着防护服，感觉像是蒸桑拿，但蒸4个小时也受不了啊，于是就头上顶着冰块来降温。我从开始的紧张、恐惧、憋气、头痛，到后来经住了考验，时常给自己加油，心里喊"坚持，再坚持"。

感谢一路同行的队友的关心，有一次选择了不太合适的护目镜，到工作3个小时的时候，两边的太阳穴被勒得突突地疼，不能集中精神。队友们说："你不舒服先出去吧，我们可以的。"我衷心地说一声："谢谢你们，我的

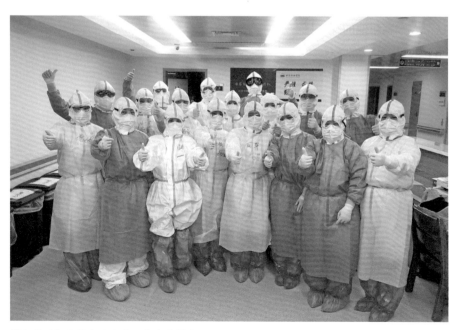

第七护理组队员在清洁区，我在前排右二

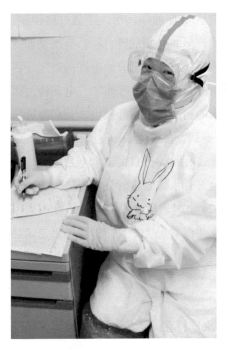

在书写护理记录

伙伴！"前一个月我们没有休息日，隔20小时就上4小时，工作强度很大。一个月后第三批队员来支援，我们可以轮休了。队友说："你昨天休息我们还挺想你的，我们一起工作是过命的交情，今天阳光灿烂一起走走吧。"

感谢前方的领导和科室的兄弟姐妹们，每周都会问我们缺什么，想吃什么，有什么需求尽管提。他们尽可能地给我们买来北京特产和美食，千里迢迢地从北京快递到武汉来，这里面都是满满的感动！

每天通过电话视频看到儿子和家人健康，爱人每天默默地付出，完成好一个父亲的角色，照顾好孩子，还要去照顾我年迈的父母。所谓爱，就是感恩，感谢命运安排我认识了这个人，感谢他的存在！

你好女儿

徐颖臻

（北京协和医院呼吸与危重症医学科一病房护师，国家医疗队第二批队员）

亲爱的宝贝：

你委托妈妈同事寄来的日记，妈妈收到了，已经读了不下10遍了。一篇篇日记记录着你这段日子的点滴、你的开心、你的难过，还有你生气的样子，就像你的缩影，妈妈更是被你的善良、成长而感动。今天是我们分开的第76天，回想起出发那天的情景还历历在目。

2月6日的下午，你就那样一步不离地跟在我身后，看我收拾东西，你小声问我："妈妈，你是不是要去武汉？"

"啊？不是，妈妈得去医院发热门诊值班，但得一段时间不能回来。"

第二天早上，你早早醒来，陪我吃早饭，问："妈妈你多久回来？"我说："应该不会时间太长。"但没想到，一下子就分开了70多天。原谅妈妈当时骗了你，其实更主要的是怕你知道后告诉姥姥、姥爷，他们年事已高，特别是姥爷之前刚做完手术，而且睡眠也不太好……

后来我才得知你和姥姥、姥爷其实第二天就知道了，因为电视上报道：北京协和医院第二批国家医疗队出征武汉。你后来在视频里和我说："妈妈我知道你去帮助武汉人民了，你是我的骄傲，你别担心，我会自觉完成作业，听爸爸的话，帮助姥姥、姥爷干家务的。"说完还给我扮了个鬼脸。女儿真的长大了，在国家有难，武汉告急，需要医务人员帮助的时候你能理解妈妈，我为你的深明大义感到开心、自豪。

一边是对武汉患者的责任、使命，一边是对你的担心，我的心情沉重又复杂。我和 100 多位叔叔阿姨一起登上了去武汉的飞机。还记得那天的武汉，天空是阴沉沉的，马路上没有一个人影。因为工作的需要，当天晚上妈妈就投入到工作中，正如你在电视里看到的，穿上厚厚的防护服，戴上护目镜，真的好沉、好憋，作为一名呼吸科的护士都感觉呼吸困难。之前都是妈妈给病人吸氧，这次，妈妈居然也"享受"了一次吸氧的待遇。当那细细的氧气管通过护目镜的间隙把氧气送进来，我用力吸了几大口，顿时就好多了。你也不要为妈妈担心，妈妈是太紧张了，刚开始没经验，不过很快妈妈就适应了，继续投入到工作中。妈妈一直觉得自己身体挺好的，当看到别人努力地投入到工作中，内心还有些许自责。然而这一切都是亲身体验，任何经历将来对自己都是财富。

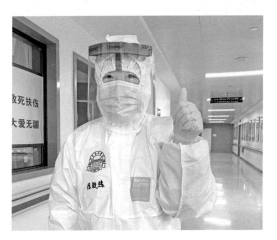

病房留影

宝贝，你在日记中写道，你学会了打羽毛球，学会了骑自行车，学会了……武汉之行，妈妈也学会了很多。因为工作的需要，妈妈调到清洁区。清洁区是病房最重要的物资保障环节，要协调并处理污染区、半污染区的突发事情等。和妈妈一起工作的三个阿姨都是协和很资深的护士长，和她们相比妈妈深知自己有很多不足，生怕自己干不好。但没有人是生来就什么都会的，在她们的帮助指导下，妈妈迅速适应了工作的节奏并经历了考验。再比如说新冠肺炎这是个新的疾病，医务人员也是通过学习一步一步地了解它，在摸索中掌握治疗方法。学习是终身的事情，所以遇到不懂不会的事情不要怕，哪怕是简单的事情，要勇于承认不足，在一次次的锤炼中不断成长。

你看电视里不少人称医务人员是英雄，记得有一次你问我："妈妈你是英雄吗？"妈妈告诉你，我不是，妈妈就是一名普普通通的医务人员，一个普通人。当初踏入病区时，妈妈也会害怕，和你分别时，也会挂念我们的小家，来到这里也就是做好自己的本职工作而已。在武汉有很多平凡而伟大的人，比如我们的班车司机周师傅，带着武汉人民的热情，每天风雨无阻地接我们上下班，不厌其烦地满足我们琐碎的需求。其实，他的父亲前不久感染了新冠肺炎去世了，他说对父亲他已尽了最大的努力，不可能事事如意，他用最快的时间调整好心情，继续为大家服务。还有不能回家的警察、病房的清洁工、火神山工地的建筑工人等等，我们每个人都有自己的责任，各自做好自己该做的事情。正因为大家的共同努力，武汉的疫情才迅速得以控制，所以无论你以后选择干什么，都可以在普通而平凡的岗位上发光发热。

虽然妈妈和你分开了这么长时间，但是我们是很幸运的，因为我们活着。你还问过妈妈："人为什么会死亡？"生命是脆弱的，人这一生会有很多事情发生，生命是无常的，但伴随生命的无常，还有爱。就像妈妈的一位队友说："凡人虽不可永生，但爱可以。"人们害怕死亡是不舍与爱的人分离。

宝贝，妈妈爱你！我也希望你心中充满爱：爱老师、爱同学、爱一切美好的事物和美好的人，好好爱别人的同时，也去享受别人对你的爱。好不好？

武汉是座英雄的城市，武汉人民是了不起的，希望明年春天可以和你一起再回武汉，看看妈妈战斗过的地方，游游长江大桥，登登黄鹤楼，尝尝武汉的美食，感受武汉，感受成长！

宝贝，等着妈妈回家。永远爱你。

家书意万重

柏小寅

（北京协和医院消化内科主治医师，国家医疗队第二批队员）

亲爱的儿子：

沐沐，早上好。此刻的你，是不是已经开启一天的玩耍，接受着阳光的沐浴？

90天前，北京的一场大雪让你欣喜万分，爸爸妈妈还带着你堆起了雪人。即将到来的新年，在春雪的映照下更烘托出喜庆的氛围，一切也显得那么宁静和美好。80天前，你迎来两周岁生日，崭新的服饰、灿烂的笑容和精美的蛋糕，在大家的簇拥下，你开心得像个小王子。然而，就在此时，疫情悄然袭来，在荆楚大地蔓延开来。与此同时，北京的防控力度也逐渐加强，周央中叔叔支援协和医院发热门诊，早已开始了病毒的筛查工作。与此同时，在医院的号召下，经过科室遴选后，爸爸成为内科抗疫预备队员，时刻待命准备奔赴武汉。75天前，年后北京的第一场大雪来得出奇猛烈，昔日熙熙攘攘的门诊楼也变得异常安静。新闻滚动播放着武汉前线疫情的实时报道，当地患者人数的激增让形势变得艰难，全国各地一批又一批医护人员奔赴前线抗疫。爸爸也在那天晚上接到医院的电话，次日即去往武汉。通知来得既突如其来，也在意料之中。妈妈二话不说，立刻根据有限的前线信息，着手准备各类生活必备物资，尽可能保证爸爸能在前线安心工作。爸爸知道，年幼的你尚无法理解那一晚爸爸妈妈的忙碌，也看不懂爷爷奶奶眼中的担心，依然调皮地拉着妈妈一起看动画片。

短暂的一夜后，天还没有大亮，你安静地躺在小床上，打着小呼噜。爸爸不忍打扰你香甜的睡眠，悄悄离别。后面的日夜，爸爸过得有些颠倒，繁重的临床工作让爸爸更加想念你的天真和可爱，担心妈妈的辛苦和操劳。每日都期待着能通过视频和你们见见面、聊聊天。起初，你以为爸爸只是像往常一样在医院值班，偶尔还跟爸爸撒个娇、生个气。

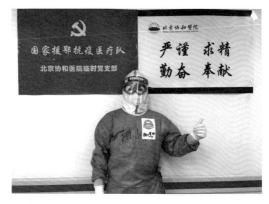

病房留影

后来，你才发现爸爸已经有段时间不在家了，那个喜欢和你摆事实、讲道理的爸爸消失了。奶奶告诉你，爸爸在做一项重要的工作，需要等到春暖花开才能回来。你仿佛突然长大了一样，每天按时守在视频前，等待爸爸的如约出现，也会问问爸爸在吃什么、爸爸在干什么，间断还炫耀下新玩具、展示下小才艺。爸爸看到你这么开心，心中的担忧也就淡了许多，更有动力全心全意地工作。

有一天，你突然戴起了家里的听诊器，像模像样地给洋娃娃做起了体格检查，奶奶问你在干吗，你说和爸爸一样在杀病毒。远在武汉的爸爸，心一下子暖暖的，看来这段日子，爷爷奶奶和妈妈没少给你讲战"疫"的故事啊。两个月来，在大家的一起努力下，武汉的重症病人越来越少，武汉这个城市逐渐恢复了生机，爸爸的心情也愈发舒畅，你还告诫爸爸出门要戴好口罩，机灵至极。

如今，爸爸终于回到了北京，生活节奏逐渐恢复正常，看着日出日落，哼着小曲唱着歌。你也恢复了往日的调皮，对美食和电视继续充满了向往和依赖。然而，我们和病毒的斗争远没有结束。17 年前，爸爸作为高中生，独身求学在外，经历了那场非典病毒的流行；17 年后，爸爸作为最强医疗队的成员，经历了这次鏖战。如今的你，会渐渐忘却这段分离的时光，未来也可能不会去从事这个行业，但是爸爸希望你多年之后，能用心去体验这份情感，做好自己该做的事情。

爸爸：柏小寅

2020 年 4 月 23 日

经历成长——给儿子的一封家书

李宾宾

（北京协和医院国际医疗部内科楼一段五病房护士长，
主管护师，国家医疗队第二批队员）

亲爱的儿子辰辰：

见信好！妈妈不知道你什么时候可以看到这封信，也不知道你能否看懂这封信。在这个特殊而难忘的冬春里，注定了不平凡。2020 年初的冬天，我们经历了新冠病毒肺炎的来袭，经历了母子分离数月。妈妈 2 月 7 日赴武汉一线参加抗疫，你停课在家。现在抗疫胜利在望，相见指日可待。此刻的武汉阳光明媚，樱花正艳，感触良多，与你分享。

经历即成长

人生百年，白驹过隙。在武汉开心、感动、难过、痛苦、无力甚至崩溃，每一刻的感受都是独特而难忘的。

妈妈所工作的地方是同济医院重症加强病房，是武汉最最危重的病房，也是离死亡最近的地方。第一天进病房是一个下午，我穿上了厚厚的防护服，最后戴上护目镜的那一刻，呼吸困难、头晕接踵而来，我不得不在还没有接完班的情况下离开了病房。在半污染区，我摘下护目镜，心里默念："我一定可以，我一定能行。"调整好防护物品后，当我再次进入时，我看到了这个忙乱的病房。我所管的病人正在抢救，尽最大努力抢救结束后，我瞥见墙角一双靴子，一双病人的靴子……他也许曾穿着它在工作的地方努力奋斗，也许曾穿着它和他的家人一起旅游，穿着它走过山川河流……

在治疗和护理病人的过程中，我们经历过失败，也有过成功，这些都在不断地促进我们成长。在往后时光里，我们一定还会经历更多的人和事，这一切都是为了让我们经历和成长！

所以，无论你此刻正在经历什么，于你都是成长！

这一切与英雄主义无关，唯一的法宝是正直

铺天盖地的英雄主义，在信息网络化的今天你大概也没少看到。妈妈有时候看得也是热泪盈眶。离开家的时候你正痴迷于《三国》，你告诉我你最喜欢的是刘备，因为刘备是个英雄。许多人称妈妈也是英雄，但妈妈不是！妈妈是个凡人，是个普通人，来到这里只是做好自己的本职工作罢了。2008 年汶川地震，冲锋陷阵的就是解放军叔叔；每次的奥运盛会，英勇拼搏的就是运动健儿……在特殊的时刻，我们这些普通人，只是尽心尽力地做好本职工作而已！

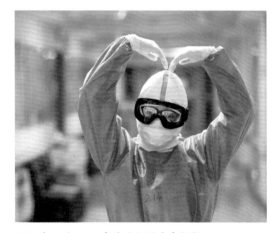

2020 年 2 月 14 日在重症加强病房留影

亲爱的辰辰，你已经长大，已经有了自己的理想和目标。无论你将来是当个卖冰激凌的售卖员，还是足球运动员，还是科学家……正直地做好自己就好。

凡人不能永生，但爱可以

妈妈一直没有正式和你谈过死亡这个话题，也不知如何开口，直到前两天听到同事引用这句话："Human beings are mortal，but love is not."意思是：凡人不能永生，但爱可以！

不瞒你说，新闻上每天公布的死亡数字里有些就是出自妈妈病区里的。昨天上班，我把所有死亡病人的遗物一一登记整理，准备最后消杀，转交给他们的家人。他们的手机里可能存有他们珍贵的笑容，他们的证件证明着他

们来过这个可爱的世界，他们的钥匙记忆着家的味道……人本身都是向死而生！当那一刻来临的时候，我们扪心自问，这一生是否精彩？是否难忘？哪怕有憾……我们是否努力？是否正直？是否爱过？如果有爱，那便永生……

无论何时何事，爱都是一剂良药。妈妈希望你的人生路上充满爱，希望别人爱着你，更希望你也爱着别人！在成长的路上，爱会化作力量。

越自律，越自由

今天，爸爸发来你的作文，你居然把这句话歪歪扭扭地写在了作文纸上。惊讶于我洗脑式的教育真的成功了的同时，也怀疑你是否真正理解其中的道理。没关系，你慢慢经历，慢慢体会吧！

妈妈带你参加长跑，让你体会开始的热情、中途的痛苦和崩溃、坚持到终点的自由。希望你自律地生活、自律地运动、自律地学习，将来的你才可以有自由的经历、自由的思想、自由的工作。妈妈身边有许多优秀的人，这些优秀的人既努力又充满了爱，他们都是我学习的榜样。这些人既自律又自由。

希望明年的春天，妈妈能带你再来武汉，带你经历武汉，经历成长！

爱你的和你爱的妈妈

2020 年 3 月 18 日星期三

怜子如何不丈夫

王春耀

（北京协和医院内科 ICU 主治医师，国家医疗队第二批队员）

3 月 26 日是我儿子小午的生日。在过去 6 年里，即使身在香港，在这一天小午也会飞到我身边。今年因为疫情影响，首次缺席了小午的生日，仅以家书一封，聊寄思念。

亲爱的小午：

2014 年 3 月 26 日午时，当护士阿姨推着一个包裹得严严实实的襁褓从我身边经过时，我还没有意识到，你已经呱呱落地。而在病房里的惊鸿一瞥（原谅我还要去等待你妈妈从麻醉恢复室推出），我看到了一个胖乎乎、满头黑发的小天使，正斜眼打量着这个对他而言崭新的世界。

之后 2015 年至 2019 年每年 3 月 26 日，即使是我在香港威尔斯亲王医院学习的时候，你也随着你母亲一起来到香港。在过去的 5 个生日里，我们一起买了礼物，吃了蛋糕，许了愿望，我们也见证了你从一个牙牙学语的婴儿，变成满地飞奔的幼儿，再到钢琴旁信手弹奏的儿童。这个生日之后，今年的 9 月，你也将进入正式的学习阶段，成为一名小学生。正如我私下和你所说，6 岁之后，爸爸不会再随便抱着你走了，你已经是大孩子了。

然而，今年的生日注定爸爸不能陪伴在你身边，希望寄去的奥特曼和怪兽，能够陪伴我的小午，成长为坚强、勇敢、听话、仗义的小小宇宙英雄。

2020 年初的新冠肺炎疫情席卷武汉，作为一名内科重症医师，协和医师的责任和重症医师的担当，早已把爸爸的心带到了武汉的战场，更何况那

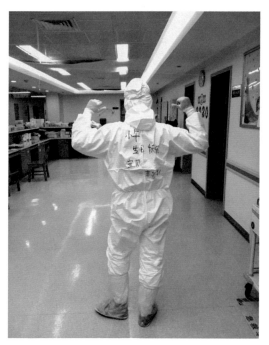

在武汉夜班里给儿子小午的祝福

里还有敬爱的师长、亲密的同事和挂念的朋友。2月初，爸爸接到了第二批驰援武汉的征集令，并在元宵节前飞抵武汉，于次日投身于病房工作。

作为一名重症医师，我们见过生死，也见过别离，但武汉病房的困难却和已经成建制并有固定规程的北京病房完全不同。12小时的夜班，有时还需要继续待在病房完成辅助工作，虽然劳累，但爸爸还是很顺利地完成了那一段相对困难的工作。在各位领导、各位师长的带领之下，武汉病房的工作逐渐走入正轨，随着第三批战友的到来，工作强度相对有所减轻，所以，不用担心，不用挂念。

亲爱的小午，妈妈有时还在抱怨你的任性和贪玩，爸爸希望你在进入学习生涯前，能够更加善解人意，更加知书达理，同时也不失天真烂漫。爸爸在家的时候，也时而手机不离手、电脑在身边，也曾因为一个电话连夜奔赴医院，并没有给你起到好的带头作用，但是爸爸希望你今后成为一名责任心强的男人。正如本次武汉疫情，爸爸奔赴武汉，只是尽一名普通的内科重症医师的责任，一名普通协和大夫的职责，一名普通中国医者的天职而已。

愿我们的祖国繁荣昌盛，早日摆脱疫情。

愿我们的武汉繁花似锦，早日浴火重生。

愿我的宝贝小午，茁壮成长。

2020年3月25日于武汉

4月15日，乐多港休整房间里，来自科里的小小快递处，却有一封让我喜极而泣的书信。小午以稚嫩的字迹和夸张的画风，表达了对父亲的思念和爱护。

男儿有泪不轻弹，然，最喜小儿无赖，床旁卧打"怪兽"。

亲爱的爸爸：

欢迎您凯旋！您在武汉的60多天里，我每天都在想您，虽然我过生日时您不在家，但我不怪您，因为您正在武汉抢救病人。我为有这样的爸爸感到自豪，爸爸我爱您。

爸爸，我要以您为榜样，好好学习，天天向上，我还有一个小心愿：希望爸爸平时多运动，抽空和我一起玩"打怪兽"的游戏。

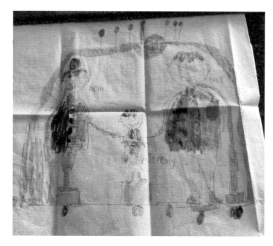

儿子小午画笔下的明年生日

爱您的小午

2020年4月10日

最短的家书，最长的告白

贾觉睿智

（北京协和医院内分泌科医师，国家医疗队第二批队员）

第一封家书：致母亲

援鄂第 46 天，今天是我的生日，想了想还是给你打了电话。

"喂，妈，家里还好吧，你辛苦了啊！

"辛苦啥啊！宝贝，你今儿过生日，记得吃点好的！我和你爸这边都好，没啥好挂念的，你注意好防护就行。好了，你快去休息吧，挂了。"

我一个三十好几的人了，也只有在你眼里还是"宝贝"。你从来都不是一个煽情的人，来武汉工作的这段时间，你也很少给我打电话，生怕耽误我工作和休息。但我知道，你比我还紧张，从阿姨那里听说你已经失眠了好几个晚上。

从小到大，你虽然对我很严厉，但是在很多人生大事上都非常尊重我个人的决定，包括我选择学医，包括我这次来武汉。疫情暴发那段时间，你和我爸正好来北京陪我过年。本来我觉得挺好，至少有我一个医生能在身边照看你们。所以突然接到援鄂通知的时候，我一度很慌乱，无数顾虑袭来：要不要让你们回老家，这样别的亲戚还能照顾你们？可是你一个路痴加网络恐惧者，要怎么自己买票、坐飞机？如果不回去，你们俩人生地不熟的，怎么在北京照顾自己？反而是你很笃定地跟我说："去！大义面前不要顾虑这些细节。我和你爸都这么大人了，这点问题还解决不了吗？"

前几天收到你发来的信息，内容很短，却感受到了你深深的挂念。"儿

476

子，有很多话想跟你说，但知道你一切都好就行。虽然我担心，但是更自豪。你守护国家，我守护你。等着你回家！"我给你回复了几张我在武汉生活和工作的照片。因为我知道，只要看到我，你的担忧就会减少。

妈妈，我爱你！

第二封家书：致女朋友

接到援鄂通知的那天，你还在外地，因为疫情的原因你也没有办法回来。犹豫了很久，还是在深夜给你打了电话。电话那头的你，虽然强装着平静，只是间断地问我："去多久？爸妈安排好了吗？衣服带够了吗？"但我早已听到你话语间夹杂着的啜泣声。

"好了，不说了，你赶紧睡吧。"你匆忙挂断电话，生怕我知道你已泣不成声。

"该去！爸妈和 Captain（我狗狗的名字）你不用担心，我回北京后第一时间就去照顾。你给我完整回来，不然我跟你没完。"临睡前你给我发来信息。

"嗯，遵命！"我笑了笑，回复道。

我们在一起三年了。平日里，你总是更坚强、更独立的那个，我从没见过你因为任何困难或者变故而哭过。第一次哭，却是因为我。我知道你虽然害怕，但更知道在未知的疾病面前，我们都害怕。我既然选择了医生这个职业，在这种时候就有责任站出来，很感谢你一直以来都那么理解和支持我的事业。

按照约定，你很快回到了北京，亲自送爸妈去了机

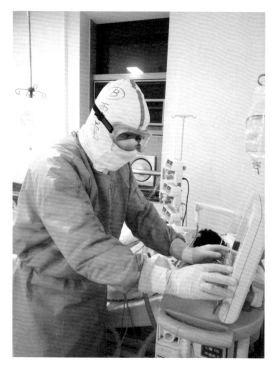

在工作中

场。你会每天给我发来 Captain 的照片，告诉我它今儿又干了什么蠢事。你知道吗？收到这些，我真的很安心。对了，春天来了，疫情已经在好转了，等我回去，我们再一起去看郁金香吧。

和你一起成长

李源杰

（北京协和医院全科医学科（普通内科）主治医师，国家医疗队第二批队员）

亲爱的女儿，乐乐：

爸爸来到武汉工作已经 4 周了，抱歉现在才给你回信。通过你给爸爸的信，我知道你长大了。你虽然只是一年级的学生，但已经懂得关心家人，逐渐养成了自觉学习的好习惯。爸爸也和你说一说我最近一段时间的成长。

春节前，得知武汉的疫情发生后，爸爸一直在关注疫情的发展，并积极参加了北京市和医院组织的"新型冠状病毒感染诊疗"相关的知识和技能培训。因为我感觉到病毒感染很可能会蔓延开去，如何去处理这种新的疾病，对于医生是一场大考。就像你们准备考试一样，爸爸也需要认真地准备，所以春节期间没能用更多的时间陪你，都在看新闻、查资料，还请你原谅。

正因为爸爸有所准备，当得知需要支援武汉医院的时候，我没有害怕。就像你在家里每天练习舞蹈，就不怕老师检查了；记住了加减法的技巧，就不怕考数学

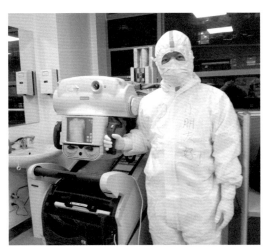

在重症病房操作床旁 X 光机

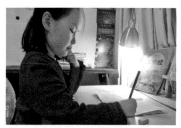

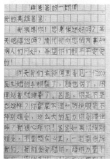

女儿在家给爸爸写信

了。不过，爸爸刚到武汉的时候还是有些紧张的，因为这是一种新的病毒，我不知道我的准备是否充分而正确；好像你很辛苦背会了三字经，妈妈却突然考你一首没有记熟的唐诗。所以刚到武汉的时候我一直很小心，因为贪快容易出错。我还仔细观察最先到达武汉的老同志们，学习他们的防护技巧，请同事们监督我防护装备是否穿得正确。等我完全掌握了方法就一点都不紧张了。而且这里有很多爸爸的大伙伴们在一起工作，大家相互帮助就更不用害怕了。我们团结在一起，可以解决很多一个人解决不了的问题，帮助武汉的患者。相信我们一定能够尽快战胜新冠病毒的，也祝你和小伙伴们一起在线上学习愉快！

你说想爸爸了，爸爸什么时候能够回家呢？估计要等到你开学的时候，或者是可以和妈妈一起去玉渊潭公园看樱花的时候吧。代我向姥姥、姥爷、妈妈，还有妹妹问好！

爱你的爸爸
2020 年 3 月 6 日

写给未来宝贝的一封信

马乃翠

（北京协和医院心外科病房护师，国家医疗队第二批队员）

亲爱的安安：

妈妈在写这封信的时候，正值北京的 4 月，我正坐在靠窗的沙发上，度过为期 14 天的集中休憩期。此时的妈妈还是一位傲娇独立的单身女性，只唤你一声安安，希望能将心底的江城记忆表述于未来 18 岁的你。

不久前，妈妈所属的医疗队作为援助武汉最后一支国家医疗队的从武汉撤离，那天，武汉当地的民众站在香樟树下为我们欢呼送行，我们拭去眼角的泪水，在交警的护送下一路远去，结束了长达两个多月的战疫。

安安，你或许还不能够理解什么是灾难，妈妈小时候也一样，2003 年非典暴发，妈妈还在小学的教室里调皮打闹，所以不足以理解。这个病毒，就像一个"魔王"疯狂掠夺你的朋友或者陌生人的生命，却有很多人逆行而上，与之奋战，而人们称这些人为战士、英雄。

2020 年 1 月新冠肺炎疫情以武汉为中心迅速蔓延，卫生部门密切关注新冠病毒的传播途径，频更通告，提醒民众注意自我保护。伴随着全国各地陆续出现新冠肺炎感染病例，1 月 26 日（大年初二），北京协和医院响应党中央的号召派出第一批国家援鄂抗疫医疗队。2 月 7 日，第二批援鄂医疗队出发，而妈妈就在那一天作为医疗队的一员抵达武汉，民众称我们为逆行的天使。

安安，人们对于未知的事物常常带有惧怕心理，妈妈在出发前也会怕，怕武汉的疫情比媒体报道的还要严重，怕没有特效药的当下，这一走会是永

481

别。可是安安，惧怕毫无帮助，如果作为医务人员的我们都不能挺身而出，还有谁能够与病毒抗争到底？

还记得我们第一次进病房的时候，一个个立在更衣室里层层穿戴防护服，大家都不说话，护目镜箍在头上，橡胶手套使劲儿往胳膊上拽。穿戴完毕后，我们在清洁区等候，督导们过来帮我们完成最后一步——检查并扯掉防护服的胶条，随后一行人被带领进入病房。

我们所接手的是重症加强病房，病房有两个大的排气扇，一个进风，一个排风，分别在病房两端嗡嗡作响。上一个班次的同事透过护目镜上的水珠看了我一眼，转身和我做床旁的交接。病人病情不容乐观，气管插管连接着一旁的呼吸机，双足因为末梢缺氧而变得青紫，药物的原因使他陷入睡眠状态……一个上午，眼前都是同事们忙碌的身影，忙碌使我常常忘记身处何地，但又会常常提醒自己，无论如何都不可以放松警惕。

妈妈就是在这样的环境中工作的，我们同多数病人的交流仅限于轻轻的身体接触。所以，当后来方舱的广场舞和八段锦在网络上爆红的时候，妈妈也曾有过丝丝的羡慕，轻症患者能带给医务人员欢笑与宽慰，在我们这里显得弥足珍贵。妈妈从不敢主动去想这一切所撕碎的背后的那个家庭，怕这背后的温情化作悲伤侵蚀自己坚强的身心。

安安，妈妈相信在你成长的过程中终将有一天会明白死亡的真正意义，它剥夺了一个人对未来的所有规划与憧憬，强迫所有的延续终结于眼下。即便是常常碰触死亡的妈妈，也常常会陷入旁观者的悲伤。

而团队的力量在那时成为我愈合心灵创伤的良方，那次，我负责的病人突发室颤，同事们迅速聚集在床旁，除颤及胸外按压交替进行，妈妈在旁配合医生进行抢救，防雾处理过的面屏抵不过汗水的蒸腾，汗水从面屏两侧顺着脸颊流到脖颈，而在场的所有人依旧使出浑身的力气，为病人去拼一线生的可能，那时的妈妈感动又心疼，担心身边最可爱的同事，在相对缺氧的情况下，敌不过如此强度的体力透支。彼时的他们算是在拼命了吧！因为有这样拼命的团体，妈妈时常被治愈。

妈妈在武汉的日子也不都是感伤，常常会有让人开心的事情突然闯入，某某患者可以下床活动了；回到酒店，餐厅的师傅尝试做了新的菜品；生日那天收到了意外的生日蛋糕和后方同事的在线祝福；曾不经意向当地志愿者提过缺湿纸巾，隔天就收到了武汉人民的捐赠……瞧，我们从来都不是自己在战斗，因为大家团结在一起，妈妈不曾感觉孤独。

安安，从武汉返京时，妈妈哭过一次，因你的姥姥、姥爷给妈妈写了一封信，信封中附了一个大大的"爱"字。一个爱字，囊括了太多太多。庚子年春的这场江城大疫，医务人员因爱而集结，无数个小家因爱共筑中国这个大家。而妈妈

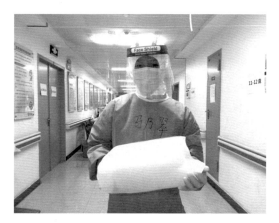

病房留影

这封信，只短短告诉你关于江城的爱和感动。因为这份爱，我们得以勇往直前。妈妈也愿你在将来的某天，也可以载爱前行。若国有难，亦可召必到，战必胜！

爱你的妈妈

2020 年 4 月

我的爱给特别的你

袁 胜

（北京协和医院心内科心导管室护师，国家医疗队第二批队员）

老婆：

　　转眼已经来武汉整一个月了，抗击疫情的工作从紧张到坦然，从不知所措到有条不紊，我和战友们用最快的速度适应，眼看着重症病人经过我们的治疗和护理逐渐好转。病人说："是你们给我带来了希望。"实际上他们的康复也让我们看到了曙光。

　　在这里每天第一件事是关注疫情动态，此外最重要的就是和你视频。打开视频的一刹那，看着你们笑着聊天，看见视频中的你们、看见家里的每一个场景，每一天的沟通，我从未觉得如此亲切，相信这是能让彼此放心的最好方式。可能这就是所谓的"至近至远东西，至深至浅清溪，至高至明日月，至亲至疏夫妻"了吧。

　　喜欢追剧看综艺节目的你从来不关注新闻，但每次视频时都看到你一直关注着新闻中的疫情

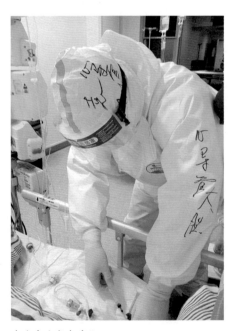

在床旁为患者采血

484

信息。我打趣地让你多看综艺节目，开心一下，你总是呵呵地看着我笑而不语。从你的眼神中我看出了你对我的担心和早日回家的期盼。

职责所在，为了这场战斗，我没有陪你和孩子过春节。虽然你极力地表现出家里一切都好让我放心工作，但同为医务工作者的你，也作为一个再次怀孕的准妈妈，每天也要上班去面对患者，我很心疼你，知道你也很辛苦。在家照顾儿子学习的同时，还要承受着肚子里二宝调皮时对你的"拳打脚踢"，每天还要帮我去安慰咱妈，减轻她对我的担心。

当看你一个人去产检，跟我视频的时候笑着说，六个孕妇一起做糖耐量检测，都有老公陪着，只有你是一个人孤零零在等待的时候，我感受到了喉咙一紧。不知该如何表达，只能说：你辛苦了！

2月，武汉的天气变幻莫测，我们经历了狂风暴雪前一晚的电闪雷鸣，也亲身体验到了寒意逼人的南方湿冷空气。还好我们的集体很温暖，医护团队协作默契，同时也感受到了协和大后方的关爱。随着疫情逐渐被控制，相信离我们凯旋的日子不远了！

3月已经来到，武汉这座城市的春天已经悄然而至！等着我，下次产检一定陪你去，陪你一起迎接我们即将出生的二宝。春天的武汉很美，这里有"黄鹤楼中吹玉笛，江城五月落梅花"的天下第一楼；更有"樱花红陌上，杨柳绿池边"的美丽东湖；更重要的是这里有你最爱吃的小龙虾。疫情过后，咱们全家一起再来武汉，带你和孩子来我曾经战斗的地方看看，陪你吃遍美食，到武大淋一场樱花雨，到东湖感受十里春风，登上黄鹤楼念一首千古流传的诗句！

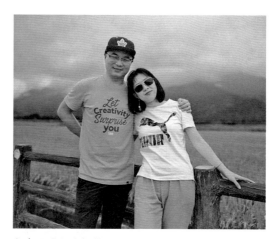

与妻子旅行时留影

致亲爱的你们

刘文静

（北京协和医院血管外科病房护师，国家医疗队第二批队员）

致闺蜜：

春节假期还未结束，武汉的疫情却愈发严重了。我报名去支援武汉这事，猜你开始肯定没当回事，还插科打诨地说这种国家大事轮不到平凡的我。可是当我在酒店办理完入住，发给你我此生在武汉的第一张照片的时候，你久久没有回音。

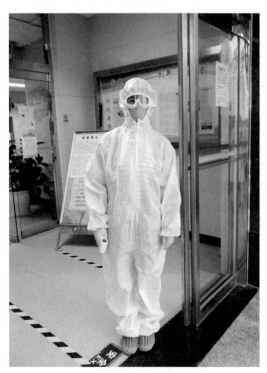

守好第一道门

回来之后我翻看我们的聊天记录，在武汉的每一天，不管是凌晨还是深夜，你总会抽空找我闲扯几句，每次都不会漏掉的那句就是"不要大意，做好防护"，你碎碎叨叨的样子像极了老太太，不过我都记在心里了。其实我知道你也很忙，疫情暴发后，虽然没有到医疗一线去，但身在卫生系统内的你也为防控疫情奋斗着，每天完成本职工作后，你还到附近的社区去做志愿者，宣传疫情防控知识，嘱咐大家减少不必要的外出。你打趣问我是不是想孩子了，其实从疫情开始你也很久没见过咱们可爱的小闺女了，每次你绘声绘色地给我讲小闺女最近跟你视频聊天又解锁了什么新技能，总是难掩那份思念之情。

其实你我都是平凡人，但有时候平凡的人也能做出不平凡的事。

致张先生：

印象中还是在春节假期，医院开始组建疫情后备梯队，自愿报名。我想报名到第一梯队去，当然还是要征询你的意见。虽然当时你沉默了一下，但还是很肯定地支持了我。你的支持，是我最大的依靠。从得到"做好准备随时出发"通知的那一刻起，我知道，你开始紧张了。虽然你嘴上不说，但是你的行为还是出卖了你，手机屏幕黑了你都没有注意到。这一切我都看在眼里，不忍心拆穿你，哈哈。

确定支援武汉后，医院组织了专业培训，记得那天下了一场大雪，你还坚持要陪我去，一路上你也没怎么说话。到培训地点的时候，天已经黑了，我让你找个暖和一点的地方等，你只是点点头，示意我赶紧好好培训去。等培训结束出来，才发现你一直在黑冷的楼道里默默地等，一刻也没有离开。

出发这一天，你早早送我到医院，全程陪同让同事羡慕坏了，在我耳边嘟嘟说了一路。直到坐上去机场的大巴车，你就站在车窗外望

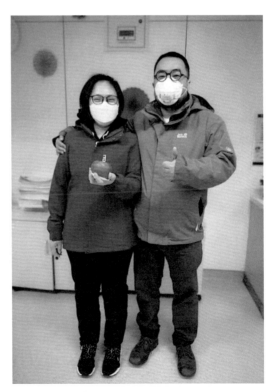

平安归来后，我与先生的合影

着我，从你的眼中我看到了担心与不舍。不知道大巴车从你的视线中消失的时候，你的眼泪有没有溢出眼眶，反正你是不会承认的。

在武汉期间，只要不上班的时候，你都会跟我视频聊聊天。有次你悄悄地告诉我，说每次跟我视频的时候，妈妈都会在旁边安静地听着，她想看看我，自己却不敢跟我视频，她怕打扰我休息，也怕给我增加压力。你还说家里让我放心，你会照顾好他们的。

武汉疫情得到控制，作为国家医疗队最后一批撤离武汉的队伍，4 月 15 日我们踏上了归途。抵京后，医疗队员们还要接受 14 天的医学观察。一天下午，你打来电话，接通就说"看外面"。透过窗口远远地望出去，隔着小花园、一排小房子、一条小河，还有一条尘土飞扬的路，你站在远处向我挥手，远远看就像一个玩具小人似的，眼泪瞬间就落了下来。你说虽然看我只是一个小黑点（我的身材你确定嘛），但心里的那块石头也终于落了地。

张先生，这次我们扯平了，你为祖国扛过枪，我为祖国抗过疫，看你还怎么神气。

战"疫"家书

刘　艳

（北京协和医院胸外科病房护师，国家医疗队第二批队员）

亲爱的老爸老妈：

见字如晤。

你们的女儿接受医院的调遣，援助武汉同济医院中法新城院区，已经有些时日了。我们这里防护得很到位、餐厅每天的伙食也很棒，晚上也能得到很好的休息。爸爸妈妈，请你们不要挂念。

庚子年初，新冠肺炎疫情席卷荆楚大地。武汉等地情势危急，病人激增，医疗资源告急。此刻，党中央从全国调集医护力量支援武汉。女儿自从接受命令以来，身穿厚重的防护服在前线工作，尽自己的微薄之力挽救新冠肺炎的患者。女儿用所学所会努力为患者提供精心的护理，不敢有一丝马虎，希望能够让这些病人早日康复，不辜负爸爸妈妈对我的期望，不辜负医院、国家的托付。

离开家的时候还是二月初，转眼间一个月已经过去了。还记得走的前一天，老爸您一个不怕疼不怕累的铮铮铁汉，当知道我要去前线时竟流下了眼泪。但你们知道，在国家大义面前不容退缩，只是告诉我要注意防护。我懂你们对我的担心，也懂你们怕我有心理负担。如今虽已入春，但春寒料峭，你们还是要多穿衣服，一定不要着凉。老妈是不是每天还是忙忙碌碌，照顾一家人的吃穿用度？现在疫情严峻，一定要做好防护。这段时间一定不要外出，不要外出，不要外出！医院每周会把食物和日用品定时寄到家中，感谢他们让我们在武汉前线无后顾之忧。之前在家里时常听到你们二老的唠叨，现在我去到了前线，反而对那些唠叨甚为想念，最放心不下的就是老爸老妈！女儿不在家中，爸爸妈妈，请照顾好自己，等待女儿平安归来！小妹你也要注意防护，家里的事你要多上心，一定要照顾好父母，多陪陪他们。

武汉这场应收尽收、应治尽治的战"疫"，国家从全国各地抽调了4万多名医生护士，一起战斗。随着每天治愈人数的增加、确诊病例的减少，疫情结束的那一天已经离我们不远了，我们这些与疫情抗争的战士们一定会平安凯旋的。我们一定不会忘了我们的初心，等到完成使命归来的日子，忠义、孝心一定可以两全。然而疫情变化莫测，若我不幸感染新冠肺炎，也会及时得到治疗，希望父母不要过于担心，你们一定要保重自己的身体。女儿响应国家的召唤，成为北京协和医院国家援鄂抗疫医疗队186人中的一员，是一件值得自豪的事情。

女儿工作的地方有数十名新冠肺炎患者，他们都是危重症患者，整个医疗队都在拼、都在搏。这些病人有的全家病倒了，有的已经失去了不止一位家人，而他们自己也在生死线上，女儿一定会竭尽全力让他们平平安安回家！

父亲从小就教导我热爱自己的国家，希望我能有好的前途。女儿不才，现在依旧平凡，可爱国却是记在心间。告诉你们二老一个好消息，参加抗疫战斗不久，我就提交了入党申请书。我切身体会到只有在中国共产党领导下，政府和人民团结一心，才能战胜疫情。而且在抗疫战斗的过程中，党员同志们勇于奉献、敢打敢拼的作风也时时刻刻感染着我、鼓舞着我。我无比渴望加入中国共产党，成为其中的一员，并为党的事业奋斗终身。

从忧心忡忡，到信心满满，从如临大敌，到同舟共济，灾难的发生不可避免，从来就与人类相伴相生、如影随形。疫情中，女儿我见证了许多感人的场景。灾难给我们带来伤痛，也见证着所有人的成长。

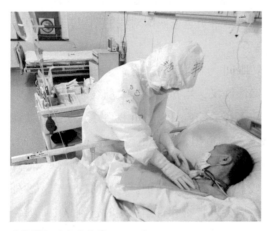

为气管切开患者换药

别怕漫长的黑夜

抬头看看星星此刻正连成线

也许是一场考验

看散落的心灵此刻是否并肩

当你祈祷能看见奇迹

你是否相信那答案就是你

……

邓紫棋声援防疫创作的《平凡天使》，女儿时常会听着它入眠。全国上上下下是一条心，大家都在为抗击疫情作出力所能及的贡献，这让女儿心中感到踏实。

护士，其实就那么简单，没有那么多光辉的事迹，也没有那么多动人的故事，女儿我就是一个普通人，刚好有这个机会，穿上一身白衣，套上一身防护服，"挡"在武汉市民前面。做护士该做的事情，就那么理所当然。没有从天而降的英雄，只有挺身而出的平凡人。

春日画卷已然铺展开来，抗疫篇章仍在书写，请二老放心，女儿一定会平安归来！

爱你们的女儿

2020 年 3 月 7 日

爱的传递——给儿子的家书

王丽梅

（北京协和医院国际医疗部外科楼十层一病房护士长、主管护师，
国家医疗队第二批队员）

亲爱的儿子：

你好！

给妈妈的信收到了，突然觉得，你长大了，不再是那个黏着妈妈的小"跟屁虫"，你已经是个小小少年了。

转眼，距离2月7日我们奔赴武汉已经一个星期了。按照计划，这个时候我们应该在马来西亚槟城，准备第二天全家一起愉快地度过元宵节。为了妈妈能够随时待命，咱们大年初二早早就从奶奶家返回了北京。当2月6日下午妈妈接到通知，第二天就要出发奔赴武汉的时候，你竟然表现得比爸爸都淡定！不过，妈妈知道你的担心。通过各种媒体，你也知道了这次新冠肺炎的严重性和危险性。但是，正像你在信中所说的，作为一名参加过17年前抗击非典的"老兵"，我没有半点犹豫，对于我来说疫情就是命令，防控就是责任！没错！这就是妈妈作为一名护士的责任，也是作为一名中国人应有的担当。"国有召，召必来"，妈妈希望你以后也能成为有担当的男子汉！

妈妈一切都好，工作生活也适应了。我们的防护也很到位，可以放心！每天，我们都需要穿着厚厚的防护服在病区里工作4个小时。而且，我们负责的是重症加强病房，病人病情很重。正像你说的，这里是"和死神直接交锋、争夺生命的主战场"。妈妈和每一位同事都在尽心尽力，想尽一切办法把病人从死神的手中夺回来！因为他们每个人的背后都是一个家庭，亲人们

都在等着他们回家。

每天，在病区里的叔叔阿姨们都要承担很多繁重的工作，给病人吸痰、抽血、输液、翻身、用注射器灌注营养液、整理床单……还要为插着呼吸机管路的病人做俯卧位通气，一次就需要 5 个人才能完成。还有的病人用着血滤机、ECMO 的支持治疗。这样的工作量可想而知。妈妈的工作不在污染区的病房里，而是在半污染区的配液室，我的职责就是整理、接收、配置病区里所有病人需要的药品和注射泵。在没有护理员阿姨上班的时候，还需要整理半污染区所有的医用垃圾。在 4 小时的一个班次里，妈妈最多的时候需要配置几十个甚至上百个 50ml 为一管的不同药物、浓度、剂量的注射泵，还要整理 20 多袋医用垃圾。而且，配置药品的时候绝不允许有丝毫的错误。因为药品是病人救治的基础之一，配置要求必须快速准确。有时候配置一个 50ml 的注射泵，妈妈需要掰开 50 支 1ml 的小玻璃瓶，再把药液都抽吸到针管里。有时候，手指掰得生疼。但是，在工作的时候往往感觉不到疼痛和不适，只有在下班脱掉防护服的时候，才发现浑身湿透，像刚从水里爬出来一样，脸上满是深深的压痕。妈妈和每一位刚下班的叔叔阿姨，都是如此。

每天的工作虽然很辛苦，但是，妈妈和同事们都在努力坚持，尽我们所能为病人缓解痛苦，将他们从死亡线上拉回来。每当看到病人能够脱离呼吸机，拔掉气管插管，准备转到普通病房，向我们竖起大拇指的时候，就会感到这一切的辛苦付出都是值得的！但是，有的病人仍然会因为病情过重而离开我们，我们的心里也非常难过。生命，是脆弱的也是坚强的，每一个生命都应该被尊重，不论是离开的时候，还是正在经受病魔煎熬的时候，我们都会陪伴在他们身边，让他们获得应有的尊严和尊重。儿子，这些你现在也许还不能够完全理解，妈妈只是希望你能够坚强、勇敢地面对生活中所有的问题和困难，尊重自己，也尊重他人。

儿子，很多人把我们医护人员称为"英雄"。我想说，我们不是"英雄"，我们只是普通人。当踏入病区时，内心会害怕。因为，我们也有牵挂，我们也想爸爸妈妈，想爱人和孩子，时刻惦念着我们的"小家"。但是，在面对病人的时候，我们的这些惦念和小心思都被藏好，藏在内心深处的角落里，而只有在休息的时候、一个人的时候，才会小心地捧出来。今天是情人节，在我们餐厅的墙面上，有一个很漂亮的"心愿墙"，我们把小心愿写在这里，寄托我们的思念。儿子，记得去年的情人节吗？我们一家三口在沙

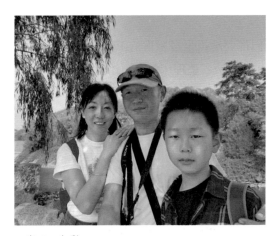

一家三口合影

巴看萤火虫！今年，是个特殊的情人节，传递的是不一样的"爱"。这"爱"里有妈妈对你、对家人的"爱"，有对医院、对同事兄弟姐妹们的"爱"，也有对所有病人的"爱"……

儿子，你是个大孩子了，很多事不需要妈妈反复唠叨了，知道你也很烦这个，是吧？妈妈希望你在家里安排好学习、读书、运动的时间，多帮爸爸做些家务，经常给姥姥姥爷、爷爷奶奶打打电话，视频一下，陪他们聊聊天。妈妈也会在休息的时候和你视频，好吗？

最后，祝你一切都好！妈妈爱你！等我平安回家！

妈妈：王丽梅

2020 年 2 月 14 日

附：儿子给妈妈的一封信

亲爱的妈妈：

您好！

这是我长这么大以来给您写过的最长的一封信，有些话用语言难以表达，就通过写信的方式吧！

元宵节的前一日，您赴武汉参加抗击新型冠状病毒肺炎的工作，虽然当时我看似很平静，但内心却十分担忧，我知道这种病毒的传染性极强，可以引起重症肺炎，甚至死亡！但您没有半点犹豫，对于您来说疫情就是命令，治病救人就是责任！

当我得知您负责重症病区的医护工作时，我更加惦念您，我知道那里是和死神直接交锋、抢救生命的主战场。当看到您发来的照片时，我的眼泪掉了下来，脱下防护服的您全身湿透，像刚从水中爬出来一样，脸上是护目镜和口罩的深深压痕。此刻，在我的眼中您不仅仅是最伟大的母亲，更是最英勇的战士！

　　元宵节晚会上，有一个诗朗诵节目里是这样说的："朋友，在中国，在这个特殊的时期，你看到了什么？记住了什么……"我想说，我看到了像您一样成千上万的医护人员主动请缨，驰援一线；我看到了病毒在你们白衣天使面前逐渐退却；我看到了越来越多的患者治愈出院。我坚信你们一定能够打赢这场疫情防控的阻击战。等待您平安凯旋。

您的儿子：宸宸

2020 年 2 月 12 日

寄往北京的家书

马　佳

（北京协和医院乳腺外科病房护士，国家医疗队第二批队员）

亲爱的妈妈：

不知何时您才能看到这封家书，在这个信息发达、通信方式便捷的时代里，手写的这封家书，也许更能表达我对您和爸爸的思念。

2020 年初，我们遭遇了新冠肺炎疫情。由于您工作在外地，而我在北京，我们已然分隔数月。接到奔赴武汉一线参加抗疫的通知后，我们甚至都没有来得及见个面。记得那时的北京漫天飞雪，那时的武汉一片沉寂。如今来武汉已经 60 天了，北京早已春光明媚，而武汉也早已樱花正艳，抗疫胜利在望，我们相见指日可待。

我工作的地方是武汉同济医院中法新城院区重症加强病房，是武汉收治最危重病人的病房，这里也是离死亡最近的地方。2 月 7 日来到武汉，没有过多休息，凌晨 3 点我们就起了床，5 点便第一次进入了病房。当我穿上了厚厚的防护服、戴上护目镜的那一刻，我就听到自己沉重的呼吸声，喘憋胸闷、头晕恶心接踵而来，心中充满了恐惧。但是我没有放弃，心里默默告诉自己，我可以的，我一定能行。当我克服了不适，慢慢调整好了自己的呼吸，才真正注意到这个忙碌的病房。每一名医务工作者都在尽力地救治着病人，我也很快投入到工作中。随着逐渐适应环境，工作有条不紊地进行着，我刚开始的紧张与不安慢慢变得淡定从容。唯一不变的就是每天下班后即使再疲惫，我也会马上拿出手机发一条微信给您。我知道手机的那头不管几点，您都会马上回复我的信息，因为您早就看着日历上标注的排班时间，等待着我的消息。您怕我休息受影响，所以从来不直接发微信或打电话，即使再担心与牵挂，也一定会等着我的信息先到才会问问我的情况。

在领导和朋友们的眼中，我独立、坚韧、稳重，这都归功于从小您对我的培养与教导，给予我充分的自由和信任。您把一切事情都交给我自己来作选择。我经常会开玩笑地说，我是被"散养"长大的，但其实和父母相处更像是朋友，无话不说、无话不谈。您给予我的是正确的指引，然后便不再作更多的干涉，只会告诉我，想好了就去做，但是一定要先想好后果，只要自己不后悔就可以了。小到填报志愿，大到选择工作，再到这次报名参加援鄂抗疫医疗队，您给予我的都是鼓励与肯定。当您得知我要去支援武汉的时候，表现得竟然比我还淡定，虽然刚开始您说还以为是在北京支援，语气中满满的都是担心，但是马上您又说："去吧，踏踏实实地，家里我们都会照顾好自己，不会给你添麻烦的。我们支持你！国家有难，我闺女能为国家、为人民尽一份责任，是我们的骄傲。"正是因为生长在这样一个家庭，有您强有力的支持，给予了我更加坚定的信念与必胜的决心，让我可以更安心地奋斗在一线。虽然您嘴上不说，但我知道您有多担心，前方的院领导、同事，在物资、工作、生活、精神和心理各个方面都给予了我们充足的保障，后方的领导和同事们也时刻牵挂着我们，暖心地为我们准备各种生活用品和美食。您不是也常说嘛，这就是协和，不仅技术过硬，而且对待员工也体贴入微，把你们照顾好的同时，还为家属提供了各种物资，我们家属都跟着一起沾光。所以说，作为一名协和人，我感到骄傲与自豪，同时您也放心，我一定会照顾好自己的。

工作的原因，我们一家

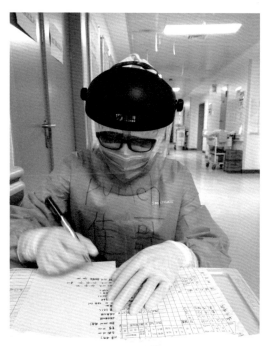

在书写护理记录

人也是分散各地，过年都没有聚在一起吃顿饺子，其实挺对不住您的，陪伴在您身边的日子太少了。现在我在一线支援，虽然辛苦，但我知道在后方的家里人才是最牵肠挂肚的。我很牵挂您和爸爸，您们一定要照顾好自己。

武汉是一座英雄的城市，坚强的武汉人感动着医疗队的每一个人，希望不久的将来，可以与您和爸爸一起来到樱花盛开的江城，看看闺女曾经战斗过的地方，听我讲讲曾经发生在这里的故事。咱家院子里的玉兰已经开花了吧？紫藤又满院飘香了吧？我也要回家了。等休整结束，给您和爸爸做一桌可口的饭菜，有日子没尝到女儿的手艺了吧，是否很想念呢？最后一定要照顾好自己，做好防护，注意身体，想您和爸爸。

爱您的女儿

致我最珍爱的宝贝

王汐嬅

（北京协和医院基本外科三病房护师，国家医疗队第二批队员）

亲爱的宝宝：

先让妈妈隔空亲一口，窗外的雨毫无章法地敲打在玻璃上，我看着手机屏幕背景上你的照片，思绪万千。今天是妈妈来到武汉的第 26 天，也是离开宝宝身边的第 36 天，想念你的第 36 天。妈妈给你取名"灿灿"，寓意一生无忧，像阳光一样灿烂，你在妈妈心中比什么都重要，我总想把最好的给你，却在疫情和你之间选择放下你，奔赴前线。妈妈知道你才两岁多，复杂的话都很难理解，等你长大了看到这封信，就知道当时妈妈是为了更多人的爸爸妈妈，或者他们的孩子，才不得不先把你放在一边，但妈妈爱你的心永不变，与你分别的每一天都刻骨铭心地想念你。

2020 年的春节，注定是个难忘的春节。以往妈妈每年除夕都值班，今年我提前跟领导申请除夕休息，这样咱们一家三口就能过个团圆年了。计划赶不上变化，因为突如其来的新冠肺炎疫情，身为护士的妈妈必须要做好战斗的准备，而你在身边妈妈可能会兼顾不过来。所以在与你爸爸商量之后，我狠下心把你送到大连的姥姥家。腊月二十九这一天，妈妈紧急跟同事换了班，值完除夕的 24 小时班，初一一早就跟爸爸一起开车出发，10 个小时的车程你玩得很快乐，累了就睡觉，一点也不闹，殊不知这个新年妈妈只能再陪在你身边一天了。

初二休整一天，爸爸连续开车太累了。这一天我跟姥姥絮絮叨叨交代了好多事，包括你一日三餐怎么吃、吃饭用什么碗，一日三顿的奶是什么时间喝、喝多少量，都喜欢吃什么水果，喜欢哪件衣服、哪个玩具……初三天刚亮，妈妈抱着你亲了亲你的额头，看着你朦胧的双眼，告诉你已经是两岁多的大宝宝了，妈妈不在身边要听姥姥的话，姥姥一个人看你不容易，要乖乖。听着你稚嫩的声音重复着我最后一个字"乖"，我把你放到姥姥身上仓皇上车，怕多留一秒钟都会后悔自己的决定而留下来。

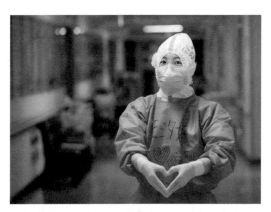

情人节送给家人的爱心

回到北京后，妈妈一直处于待命状态，其实我内心是非常纠结的，一方面自责把你送走得太早，如果你在北京，妈妈每天都会陪在你身边，给你做好吃的，教你说话，看你成长；同时又想我随时可能接到命令立即"上战场"，到时候就来不及把你送走了。随着时间的推移，每过一天，这种内心的煎熬就加深一层，直到2月6日接到领导的电话，简短而明确：明天出发，你能走吗?"我快速地回复："能。"那一刻我觉得我释然了。2月7日早上，我告诉姥姥今天要去支援武汉，姥姥沉默一会儿说："注意安全，孩子在我这儿你放心，别挂念。"

到武汉的前两天，妈妈一直都很忙，忙着熟悉环境，收拾物品；忙着投身工作，挽救生命。我甚至一度喜欢上这种忙，因为忙起来妈妈就没空想你了。看着照片里你胖乎乎、肉嘟嘟的小模样，或者看到朋友圈里有父母陪小宝宝玩耍的视频，对你的思念便发了疯般狂涨。妈妈所面对的这个病毒像是个"超级大怪物"，妈妈所救治的是一个个原本健康的生命，他们背后是无数个家庭，妈妈所在的重症加强病房是病患和家属最后的希望。妈妈的工作容不得半点马虎，为了对我所救治的生命负责，为了能够平安地回家再一次抱抱你，妈妈要保证心态稳定，抱歉，妈妈暂时不能想你。

有人说母亲对孩子的挂念是天性使然，是无法割舍的。即便我白天再怎么暗示自己忘记"灿灿"，晚上你总会偷偷地出现在我的梦里。梦里的你摔倒把头磕破了，梦里的你要喝奶却把热水打翻，梦里的你吵着要妈妈……我哭着惊醒，妈妈实在是太想你了，于是我主动拿起手机拨通姥姥的微信视频，来武汉一周，妈妈终于看到宝宝了，姥姥把你照顾得很好，还是肉肉的。记得春节前的一天晚上，我搂着你入睡，楼上传来咚咚的声音，你爬到我身上说"宝怕"，我抱起你轻拍着后背，不断告诉你："妈在，宝不怕。"然后你就学会了这句话。跟你视频的时候，你用含糊不清的儿音对我说："放（鞭）炮，妈在，宝不怕。"我对着手机泣不成声。亲爱的孩子，我实在不知道该怎么告诉你：妈妈不在你身边。

我知道就算我不在你身边，你依然会成长。我一直在安慰我自己：灿灿才两岁多，什么都不懂的。而最近姥姥教会你说"妈妈加油"，你像迷上了一般，每次视频都要对我说一遍。面对疫情，我毫不犹豫地冲到前线，承担起属于我自己的那份责任，而面对作为母亲的责任，我只能暂时"失职"了。我亲爱的孩子，请原谅妈妈没有陪在你身边，离开你的日子，妈妈难过地哭了好几次，要知道妈妈在面对可能被感染的危急时都没哭一下。昨天看到一篇文章题为《你心中的美好生活》，我在想如果此时疫情结束，妈妈能够抱抱你、亲亲你，对我来说就是最美好的生活了！

我的灿灿：愿你一生努力，一生被爱；最想要的都拥有，得不到的都释怀！

爱你的妈妈
书写于武汉
2020 年 3 月 3 日

生命之托，重于泰山

杨　芳

（北京协和医院基本外科四病房护师，国家医疗队第二批队员）

亲爱的爸爸、妈妈、老公、我挚爱的宝贝：

你们还好吗？我知道你们一定会说："家里一切都好，放心去吧。"是啊，想想如果是我的话，我也一样会这样回答的。来武汉驰援已经整整一个月了，你们一定有很多问题想问我吧？下面我就一一解答你们心中的疑问。

从春节前发生疫情开始，除了工作，我脑子里想的全是如何才能用我所学保护好我的家人，让你们不被感染。接到有可能会支援发热门诊或武汉的通知后，我就再没睡过一个踏实觉。何时会走？我走了你们怎么办？家里的防护物品够不够？脑子每天都围绕这些问题转。2月5日，其实并没有什么特殊，现在想来，仿佛冥冥之中我预感到要走一样，把行李打包好备用。2月6日上午，冒着北京几年来少见的大雪开车带孩子拔完牙，回家时已是中午，刚想睡午觉的我接到领导的电话说，第二天就要出发驰援武汉。说实话，我感觉心脏顿时停跳了2秒，不是因为害怕，而是因为牵挂。

爸爸，我最担心您的心脏病，您是家里的山，我唯一的靠山。请一定放平心态，控制好血压，不要着急，不要担心，我一定会以最大的努力保护好自己。我知道您心里有多么不舍、多么忐忑，我又何尝不是呢？虽然您嘴上不说，但是我其实都听得到。临走前一晚您为我做的独一无二的鱼香鸡蛋；睡觉前一遍又一遍地看我是否睡着；出发日我迈出家门的那一刻，您和妈妈强压住泪水，颤抖地说一句"放心、保重"，这一幕幕都像刺青一样，一针针刺在我的心上。而我也故作坚强地草草说了句："放心吧，我没问题的！"

就赶紧关上房门下楼，我不敢回头，因为已泪如泉涌。

　　妈妈，您是一位老党员。我知道，纵有再多不舍，在国难面前，您和爸爸绝对是支持我的。您担负着照顾孩子的重任，请千万注意血压、血糖，按时吃药，让孩子做些她力所能及的事情，千万别舍不得。儿行千里母担忧，我长这么大，从来没有离开你们那么远、那么久，这次也给我个机会向你们证明我的能力和我真正的成长吧。现在科技如此发达，我只要一有空就会跟家里联系，让你们放心。纵然我们相隔千里，但我们彼此的心却被拉得更近更紧。

　　我的天使、我的宝贝，我已经找不到恰当的词来形容我对你的牵挂和思念有多强烈。记得你3岁时，我离开你去洛阳参加婚礼，那是从你出生后我第一次不在你身边超过24小时，跟你视频通话后我就忍不住大哭了一场。那时候我就意识到，我对你的依赖远远大于你对我的依赖。

　　你一直以我是医护人员而骄傲，你酷爱看医学知识，自己第一时间在网上了解了关于新冠肺炎的知识，真是出乎我的意料。当你知道妈妈要去武汉驰援的时候，你眼中闪着坚毅的光芒，用你稚嫩又不失坚定的语气对我说："妈妈加油！你一去武汉，病毒就会被吓跑了！"

　　最近听说你在家里帮姥姥、姥爷做家务，姥姥夸你又懂事了，小小的你总是不断地给我惊喜，我真的很欣慰。

　　我的宝贝，其实我最想对你说的是：能够做你的妈妈，是我这辈子最幸福的事！我会用我的一生，最大限度地陪你走好成长的路。虽然我有很长一段时间不能在你最需要陪伴的时候陪你，但我知道你会理解的。等疫情结束，我一定多多陪你！咱们拉钩钩！另外，我也希望给你做个好榜样，让你了解责任的分量。

　　老公，感谢你的支持，感谢你的鼓励，照顾家里老人、孩子的重担就交给你了。你现在是家里的"老大"，一边操心家里，一边跟我聊天缓解我的紧张情绪，真的是不容易。

　　作为一名医护人员，一年365天，有三分之一的时间都在上夜班，每天真正和家人在一起的时间不超过8小时，这其中还包括睡觉的时间，能照顾家里的时间少之又少。但是，既然选择了这份职业，就要承担这份责任，这也是我们职业道德的体现。作为国家医疗队中的一员，我除了感到身担重任以外，更感到无上光荣。我们一如既往地用我们所学的专业知识和多年来积

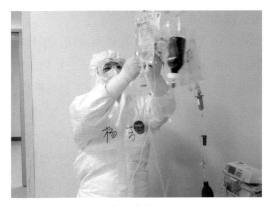

在重症加强病房内为患者换液

累的临床经验竭尽全力地去救治每一位患者。因为，患者把最宝贵的生命交给我们来守护，我们就要当作是自己的生命一样珍惜。

我的亲人们，请你们放心，我在这边一切安好。虽然工作强度和心理压力异常之大，但是医院一直在大后方想尽一切办法保障我们一线人员的需要。除了保障防护物资，还组织我们定期培训，使我们能够熟练、高效、准确地完成工作。医院还关心每一位一线人员的生活需要，不断询问我们的需求，并且第一时间为我们解决衣食住行，面面俱到。2月14日情人节时，餐厅摆满的娇艳盛开的玫瑰花让我们的心情瞬间放松了很多。对于抗疫期间赶上过生日的队员，领导们也细心地为他们准备了生日蛋糕和长寿面。总之，医院领导对我们一线人员的关心和照顾，就像和煦的阳光刺破武汉的阴云，照在我们每个人的心里，让我们的内心充满温暖。也请你们相信，我一定会保护好自己。待疫情结束，春归大地，我必凯旋！

第五部分

探索·前进

痴迷的努力，科学的胜利

李太生

（北京协和医院感染内科主任，主任医师，第二批国家医疗队队长，
第四临时党支部书记）

手持科学的武器与病魔展开生死较量，尽我所学、为国尽力，勇攀科学高峰、护佑人民健康，是一名感染内科医生责无旁贷的历史使命。

出于职业敏感，我很早就开始关注疫情在武汉的发展，了解疾病特点，部署科内做好各项准备，其中一个重点是安排韩扬副研究员带领实验室团队尽快建立检测方法。2020 年 1 月 16 日，协和感染内科实验室成功开展临床可疑病例筛查，1 月 19 日正式启动新型冠状病毒检测服务，助力医院成为北京市第一批检测试点单位和第一个获批将检测结果作为确诊依据的医疗机构。

1 月 22 日，协和医院委托我主持制订《北京协和医院关于"新型冠状病毒感染的肺炎"诊疗建议方案》。来自感染内科、呼吸与危重症医学科、重症医学科、内科 ICU、急诊科、检验科、放射科、药剂科、麻醉科手术室等近 30 位专业人员用不到 2 天的时间，于 25 日形成了"协和方案"并对外发布。"协和方案"提出的加强医务人员防护培训、强化早期筛查、规范重症治疗等观点，受到业界高度评价，并向全国推广。我因此受邀参加 1 月 30 日李克强总理主持的国务院疫情防控工作多部委协调会议。在专家发言阶段，我提出可考虑应用免疫球蛋白以及康复期病人血清抗体治疗的方法。

医生的战场在病人床旁，我必须亲眼去看病人！疫情不断吃紧，我科刘正印教授和白卉主管护师于 1 月 26 日随首批国家援鄂抗疫医疗队前往武汉。

2月7日，北京协和医院第二批国家援鄂抗疫医疗队出征。在坚持不懈的要求和争取下，我终于踏上了前往武汉的征程，并肩负着队长的重任。

在武汉同济医院中法新城院区，协和承担的是"重中之重"的救治任务。疾病的复杂程度令我整个人一直处于战时的亢奋状态。每天查完房，我都要对着记录了各病床指标数据的本子"发呆"一段时间，定下心来让大脑高速运转。新冠肺炎是全新的病毒所导致的全新疾病，对它可能引起的变化，我们知之甚少。因此，我必须动用所有的知识储备，不断琢磨、想对策，比对每天的变化，再去调整、验证。

针对新冠肺炎危重症病人病情的瞬息万变，甚至是突然的急转直下，我们提出，不能被动防御，必须主动出击，才能达到降低病亡率的目标。关口前移的关键是找到预警指标。我们指出，代表免疫功能的淋巴细胞计数和T淋巴细胞亚群的改变，代表肾功能的肌酐、血糖，代表心肌损害的心肌酶谱和肌钙蛋白，炎症指标C反应蛋白等都是重要的参考因素，再结合病人的临床表现、年龄、基础疾病等，就能更好地作出预警。

在武汉，肢端紫绀症的临床发现引起了我的高度重视。这本是已经休克甚至濒临死亡的病人的症状。然而一些病情还不是很严重，没有上呼吸机的病人也出现了。我一边和同事们拍下接收的每一名病人的手、脚部照片，一边迅速查看了他们的D-二聚体、血小板计数、纤维蛋白原等凝血相关指标，随即发现这些尚不危重的病人血液已经处于高凝状态，并判断如果不及时干预，后期很可能会恶化为弥散性血管内凝血。新冠肺炎不仅是一种肺炎，更是一种新冠感染综合征！病毒感染可累及全身各系统，之后出现的炎症和高凝状态是导致危重症化和死亡的重要原因。我们制定了尽早抗凝的治疗原则，给予低分子肝素，联合早期足量的人免疫球蛋白（IVIG）治疗。

我清楚地记得那一天是2月17日，从第二天开始使用这一方案后，治疗的感觉就明显不一样了，整个团队也有了更充足的信心。一系列原创性策略及措施使北京协和医院对新冠肺炎极危重症病人的"总攻"取得了可喜成果，越来越多的病人成功脱离危险，转入普通病房。如今，协和的这些临床观点已经被国内外普遍认可和应用。

3月20日，以上研究成果以"Hypothesis for Potential Pathogenesis of SARS-CoV-2 Infection–a Review of Immune Changes in Patients with Viral Pneumonia"为题发表在 Emerging Microbes & Infections 杂志，首次在学术

期刊上探讨了新冠病毒的潜在发病机制，并提出 IVIG 联合低分子肝素抗凝治疗是新冠肺炎重症患者的重要治疗策略之一。早期足量免疫球蛋白的治疗策略写入了 2 月 14 日国家卫生健康委办公厅发布的《新型冠状病毒肺炎重型、危重型病例诊疗方案（试行第二版）》。*Open Forum Infectious Diseases* 发表了《高剂量静脉注射免疫球蛋白可作为新冠病毒（COVID-19）病情恶化患者的一种治疗选择》（High-Dose Intravenous Immunoglobulin as a Therapeutic Option for Deteriorating Patients with Coronavirus Disease 2019）。而且，2020 年 5 月 20 日，美国 FDA 批准了免疫球蛋白治疗新冠重症患者的新药试验。

4 月 12 日，经历了 80 多天战斗的北京协和医院国家援鄂抗疫医疗队关闭了 ICU 病房，将离汉返京，成为最后撤离的一支国家医疗队。应武汉市请求，经孙春兰副总理批准，在所有国家医疗队撤离后，留下 20 名国家级专家作为"压舱石"坚守武汉，直至战"疫"全面胜利。6 名协和医护专家光荣地加入了"顶配专家团"，继续留守武汉，攻坚"最后的堡垒"。我与刘正印教授、周翔副教授、刘金榜主管护师进驻金银潭医院和武汉市肺科医院，与北京地坛医院蒋荣猛教授组成一个工作团队，奔波于两家医院之间开展工作。其间累计查房 760 余人次，指导含多种并发症的重症、疑难病例

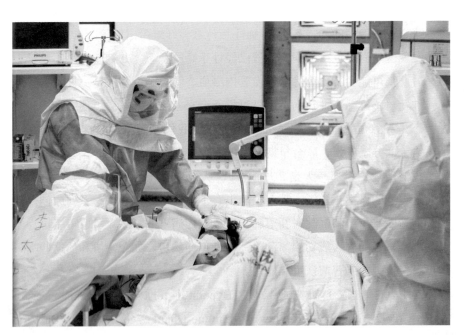

我（左一）在取咽拭子（环球时报 崔萌摄）

的诊治；召开 12 次研讨会，针对特殊患者病例资料进行调研，最终形成工作建议上报国家卫生健康委；多次参加肺移植评估与围手术期处理等指导工作。

在 4 月 20 日举行的孙春兰副总理与留守武汉的 20 名多学科重症救治专家座谈会上，我代表协和医疗

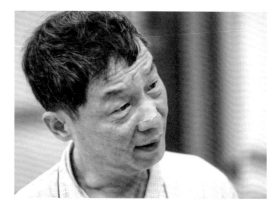

取下医学防护口罩的压痕 （环球时报 崔萌摄）

队介绍了医疗救治工作经验。孙春兰副总理对始终战斗在最前线、承担了大量急难险重救治任务的医疗和护理专家的工作予以充分肯定。

4 月 26 日，武汉新冠肺炎住院病例实现清零，武汉街头重新热闹起来，老百姓的脸上又露出了笑容。留守武汉的 6 名北京协和医院专家光荣完成重症救治攻坚的使命，于 4 月 27 日"收兵"撤离武汉，乘坐高铁返京，为援鄂抗疫征程画上了圆满的句号。

背水一战，智加勇者胜。2 月 7 日至 4 月 27 日，为武汉拼过命的 81 天，我实现了"不获全胜决不收兵"的誓言。中国的疫情已得到控制，但世界范围的流行还远未结束。

用科学的光芒照亮未来的道路，逐步揭开疾病的谜团，我们应铭记，地球本是微生物的世界，人类才是入侵者，要敬畏自然、与微生物和平共存。

2020，我的武汉工作纪实

刘正印

（北京协和医院感染内科党支部书记，主任医师，第一批国家医疗队队长，
第一临时党支部书记）

2003 年，作为主治医师，我有幸参与了非典的抗疫工作。非典的经验，推动国家建立了比较完备的公共卫生体系。庚子年初，一场突如其来的疫情开始出现在武汉。

1 月中下旬知道出现"人传人"现象，我立即向李太生主任主动报名，"如果需要去武汉，一定考虑我先去"，大约 2—3 天后医院党委发出致全体党员的公开信。1 月 22 日，应国家卫生健康委要求我紧急前往沈阳参加卫健委新型冠状病毒感染肺炎督查工作。1 月 24 日（大年三十）晚上，我完成督查工作回到家中，告诉家人医院可能会组建医疗队前往武汉抗疫。1 月 25 日（大年初一）晚上，我就接到前往湖北的通知，面对家人的忧虑，我说"没事，我是感染科教授，又经历过非典，我不去谁去？放心吧"。作为北京协和医院首批国家援鄂抗疫医疗队队长，身兼感染、感控两职，面对院领导"保证零感染""保证协和水平的科学救治"的两大任务，备感自己肩上担子沉重。1 月 26 日，在韩丁副院长的带领下，我们当晚到达武汉。从事感染专业工作几十年的我，在面对未知的传染性极强的病毒时，既往的实践及理论经验在这次疫情中能发挥多少作用？我心里的确并不清楚。这就如同摸着石头过河，所幸河里有石头，而不会不知深浅地蹚着过。但当我们真正与"它"较量时，我意识到，这将是一场激烈的博弈！

从机场坐车到酒店的途中，往日车水马龙、人来人往、熙熙攘攘的繁华已不见，看到的只是依旧的路灯发出刺眼的光，冷清的大街上罕见行人往

来，武汉变得陌生，毫无生机。武汉的冬季是湿冷的，冰冷的空气可以从袖口、领口渗透到皮肤，带走温度。所有人都意识到，等待着我们的不仅仅是没有暖气的武汉寒冬，还有一场硬仗。

1月27日，经过半夜休整，医疗队来到武汉同济医院中法新城院区。首先所面临的挑战，是将普通病房迅速改造成为隔离病房，时间不允许重新改造管路及结构，怎么办？没有条件创造条件！简易的排风扇、大功率的鼓风机、持续送风的风屏，用简单的物理手段来解决病房负压及空气流通问题，用三道门把污染区和缓冲区分开，缓冲区和清洁区也是一道简易的门。一天时间完成病房改造，于1月28日（大年初四）我们开始收治患者。

当时的武汉"一床难求"，而对那些"终于"入院的患者在感到"有救"的同时，那种来自灵魂深处的恐惧和强烈求生的欲望在时刻折磨着他们，而这些往往会加重患者的缺氧症状，使病情加重。作为一个医疗队中经历过非典的老兵，我一边疏导缓解队友们的压力，一边不断地鼓励着住院的患者："我们是来自北京的医务工作者，请安心在这里治病，我们会想尽一切办法救你们的。"当我看到一位患者的眼神从迟疑变成了坚定，我更加深刻地理解"有时治愈，常常帮助，总是安慰"的意义所在。那防护服虽然厚厚的，但却隔不断医护之间的感情，那护目镜上的水雾也不防碍我看清患者那清澈明亮的眼神，那戴着双层手套的手依旧能感觉到患者的体温。

与此同时，我作为感染内科党支部书记，也深深感到共产党员在关键时刻的重要性。来到武汉次日，我给医院党委打报告，建议成立国家援鄂抗疫医疗队北京协和医院临时党支部，很快得到医院党委批复，我担任临时党支部书记，周翔任组织委员，赵静任宣传委员，夏莹任生活委员。于是一个坚强的党支部集体在前线诞生，王玉娥同志、张颖同志、孙雪峰同志随即递交入党申请书，党旗飘扬在抗疫第一线。

一周后，疫情的曲线居高不下，重症患者人数仍在飙升。国家卫生健康委要求各医疗队伍整建制接管病房。北京协和医院负责承担极危重症患者的救治工作。全队日夜奋战，在韩丁副院长的带领下，在周翔等主要参与下，在不影响C12西病房救治工作的同时，进行ICU病房的改造及筹建工作。短短48小时内，于2月4日晚，C9西重症加强病房正式启用。我们联合北京医院医疗队、江苏医疗队、同济医院迎来了第一位患者，随后大量重症患者在第一时间被送进来，全体队员全部上岗，与时间赛跑，与病毒较量，在几小时内收治 18 位重症患者。救护车放下患者就赶往别处，个人信息发病过程常常来不及交接，性别是我们对病人所知的唯一信息。送来的病人都需要立即展开抢救，插管上机、中心静脉穿刺……最终的结果是每一位病人都得到了必要的精心救治，每一名医护人员都湿透了衣衫，当太阳升起时才感到"浑身的冰冷""满身的疲惫"与"饥肠辘辘"。难忘今宵！

2 月 7 日，在张抒扬书记带领下，第二批 142 名协和队员与我们会合。我与师兄李太生，自 2003 年非典后再次携手共赴新冠战场。当晚，我们就开始探讨新冠肺炎的现况及治疗方法。

春节后的武汉天气潮湿阴冷，尤其病房里没有暖气，再加上排气扇造成空气的强对流，即使穿着防护服，也感到侵入肌肤的寒冷。病房里那些给予呼吸机辅助治疗的患者，尤其血液净化的患者，更是出现了明显的低体温状态，这一切都深深揪着所有医护人员的心。我们把所有能拿到的被褥都给患者盖上，把医院发给自己的电热毯、暖宝宝给患者用上，想方设法在某些特殊病人房间放上电暖器。他们很多都是"90 后"啊！这次疫情的洗礼使我深深感到"医者仁心"之精髓。年轻的队友们尤其是"90 后"的队友，经过这次抗疫斗争的洗礼，最大的感触就是"这一辈子值了，此次抗疫永不会忘记"。

最难以忘记的事情就是使我失态"号啕大哭"的事。从 ICU 病房迎来第一例病人后，死亡的病人就接连不断，很多都是在一周内死亡，沉痛难过无力的感觉时刻刺激着我们怀着强烈使命感的心。探讨新发传染病的机制成为大家救活病人的基础，从病理上了解新冠病毒对重要脏器的损害成为重中之重，这就需要取到受损器官的组织，尤其是遗体解剖。众所周知，在疫情肆虐的武汉，很多家庭都是聚集性发病，最严重的有一家 4 口先后病故，一线医生在繁重的工作中很难和患者家属沟通成功，于是动员尸检的重任就落在我们三线医生身上。3 月 4 日一位患者不幸去世，我值三线，打电话给家属，才知道患者的爱人、弟弟和弟妹也因新冠肺炎在不同医院住院。这一家有 4 人身患新冠肺炎，易位而感，悲从心起。我设身处地从家属的角度谈了我的感触，也谈到新冠肺炎认知现状，从浅显的道理上说明对器官病理认识的重要性，最后征求他对遗体捐献的意见。患者儿子毫不犹豫地答应了。当我向张书记报告尸检动员成功时，已是泪流满面，哽咽难语。身处困境中的武汉人，你们值得敬佩与尊重。

在"有条件要上，没有条件创造条件也要上"的日子里，在简陋改造后的呼吸道传染病房里，要保证零感染，任务无疑非常艰巨，尤其对我一个身兼感染和感控医生的队长，压力山大，早期最好的两位搭档就是夏莹护士长和李奇护士长。医疗队至今保持的零感染，她俩功不可没。那时听着夏莹护士长嘶哑的声音"宝贝，你这个口罩没有戴好""亲爱的，你的头发怎么还露在外面""好啦，队长，她可以进病房啦"。有时看着李奇护士长默默地帮着即将下班离开"红区"的队友们按照程序一丝不苟地脱着隔离服，偶尔会说"下次注意，防护感染脱比穿更重要"。等第二批医疗队来到时，第一批医疗队所有队友都成了院感的老兵，她（他）们对每一个队友都严谨地执行着防护的每一道工序，每每想起，白卉、王玉娥拿着体温枪给每一位队友测体温时的姿容，赵静指导着每一位医护人员穿脱防护服的儒雅风度，仍历历在目。吴欣娟主任、孙红书记等主导制订的驻地防护规章、病房终末消毒程序、多重耐药菌的防护等制度都是我们医疗队战斗力不减的法宝！

2020年4月12日下午，我们将最后一位重症患者转至过渡病房，当我和周翔等队友推着病床走出C9西一层大门，看到那明媚的阳光，看到病床上病情逐渐好转的病人，心情顿时舒畅。我们终于迎来了曙光，迎来疫情转折点，C9西病房也完成了它在此次疫情中的使命。其间共收治109例患者，战况最激烈之时，32张床有28位患者给予呼吸机辅助呼吸治疗！4月15

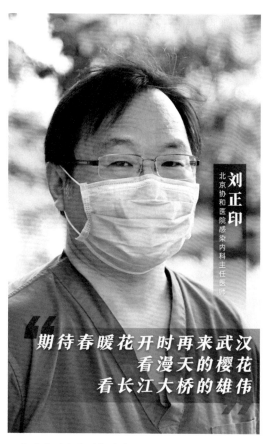

刘正印
北京协和医院感染内科主任医师

"期待春暖花开时再来武汉
看漫天的樱花
看长江大桥的雄伟

从寒风凛冽战斗到春暖花开

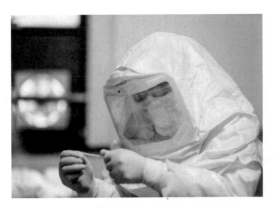

正在为患者进行标本采样（环球时报 崔萌摄）

日，北京协和医院国家援鄂抗疫医疗队最后一个离开武汉，班师回京，胜利凯旋！4月16日，所有队友检测病毒核酸均为阴性。我们实现了院长交给的任务，"零感染，以协和标准精心救治病人"！

2020年的新冠肺炎疫情对于我这个感染科的老兵来说，要思考和总结的东西太多太多。非典的经验教训随着时间的流逝，人们"好了伤疤忘了痛"。在这次突如其来的疫情面前，在具备完整的公共卫生防御系统面前，起初的我们，仍旧忽略了许多重要信息。传染病只是感染性疾病范畴中的一类，但近年来，新发的传染性疾病越来越多，当疫情发生时，必须依靠感染科的专业团队发挥力量，在预防上、治疗上做更多的前驱工作。无论物资还是专业人才队伍的培养，要在平常做好充足的准备，大力发展感染学科，以应对各种各样的传染性疾病。

人类的医学道路还很漫长，在身型如此渺小但却嚣张无比的病毒面前，身为医者的我们是那么的无力，而我们所拥有的就是医者仁心。正如张孝骞教授所说：病人以性命相托，我们怎能不诚惶诚恐，如履薄冰，如临深渊！

我们承认失败，但我们不畏惧失败，依旧在拼尽全力救治每一位患者，恭敬地为每一位逝者送行。

武汉抗疫彰显医者使命

严晓伟

（北京协和医院内科学系副主任，心内科党支部书记，主任医师，
第三批国家医疗队队长）

己亥岁末、庚子年初，新冠病毒突袭湖北，江城武汉首当其冲，数万例病患的集中暴发，不仅严重耗竭了当地的医疗资源，而且造成医务人员感染。2020新年伊始，疫情没有得到有效控制，呈现出向全国蔓延的趋势。在此危急时刻，党中央提出了"武汉胜则湖北胜、湖北胜则全国胜"的口号，为本次全国范围的新冠肺炎疫情防控指明了方向，在江城武汉展开了一场举世瞩目、以来自全国各地4.2万名医务人员为先锋的疫情防控阻击战。我作为北京协和医院国家援鄂抗疫医疗队第三批出征的"特种兵"队长，见证了这场没有硝烟的战"疫"。

在武汉，北京协和医院国家援鄂抗疫医疗队受命接管同济医院中法新城院区的ICU病房，共32张病床，收治的是极危重的新冠肺炎患者，80%以上是气管插管、机械通气的患者，很多患者同时合并由新冠病毒导致的细胞因子风暴而诱发的多脏器功能衰竭。我作为ICU病房的医疗决策人、病房的两位医疗主任之一，在张抒扬书记和韩丁副院长的带领下，身先士卒，不畏艰辛，与整个协和援鄂医疗队的战友们一起，圆满完成了新冠肺炎危重症救治的艰巨任务，在武汉疫情防控的最前线，为此次新冠病毒防控阻击战的胜利，贡献了自己的力量。

新冠肺炎是一种新的呼吸道烈性传染病，至今为止，仍然没有针对病毒及其相关炎症风暴的特效治疗。而当时面对蜂拥而至的新冠肺炎危重症

患者，怎么办？我们只能依靠我们的"看家本领"，发挥我们的特长，那就是我们数十年来在协和练就的"基本理论、基本知识、基本技能"；以及面对困境的"严格要求、严密组织、严谨态度"。我们依靠浸入在协和人骨子里的严谨、求精、勤奋、奉献的工作作风，还有协和老一辈传承下来的协和传统。我们拥有身怀绝技的各学科的专家，还有踏实苦干、不怕牺牲、乐于奉献的一线医生和护理团队，以及协和后方无时不在的关怀和学术上的支持。正是依靠这些，我们在最困难的时候能够坚持下来，并且逐渐摸索出了针对危重症新冠肺炎的治疗经验，初步掌握了疾病发展的规律。在没有特效药物的情况下，通过我们团队的共同努力，不仅延长了患者在重症加强病房的存活时间，而且大大提高了气管插管、呼吸机机械通气患者的拔管率、脱机率，让很多危重症患者从我们的 ICU 转到普通病房。

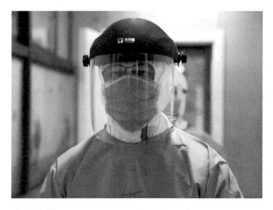

病房留影

通过这次出征武汉，我再一次深刻感受到作为一名医者所肩负的责任和承担的使命。而自 2003 年非典流行到 2020 年世界范围内新冠病毒肺炎的暴发，让我国的医务人员一次又一次经受了烈性呼吸道传染病疫情的考验。每当我们穿上隔离衣、戴好防护屏，穿过缓冲区进入污染区的时候，就好像荷枪实弹的战士进入前沿阵地与敌人殊死搏斗一样，我们所面对的敌人就是新冠病毒，我们所捍卫的也是我们的国家、我们的人民，以及在一起并肩作战的战友。武汉疫情得到有效控制后，新冠病毒在全球的肆虐，更让我深刻地感觉到取得抗疫的全面胜利任重而道远，我们必须时刻准备好，在疫情卷土重来之时，在祖国和人民需要我们的时候，贡献自己的知识、热情，甚至生命。

在武汉的两个月时间里，几乎每天亲临病房指导医疗救治工作，我感触最深的有以下几个方面：

第一，综合内科知识的掌握和运用。新冠病毒感染引起的炎症风暴，不仅攻击呼吸系统导致新冠肺炎，同时还可累及全身的组织器官，并可能导致患者原有慢性疾病的进一步恶化。治疗中所涉及的知识范围包括危重症的救治、肺部感染的诊断、鉴别诊

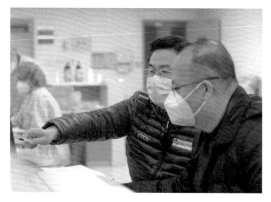

与同事周翔（右一）讨论患者情况

断与救治、抗凝及其适应证的掌握、脓毒血症的救治、心律失常的识别与处理、心力衰竭的诊断与治疗、肾功能不全的鉴别诊断与治疗（血液透析、滤过与吸附）等。所具备的知识范围越广，越能更好地把握患者的病情，明确治疗的主要矛盾，从而制定出最恰当的个体化治疗方案。长期坚持临床一线工作，尤其是坚持参加每周一次的内科大查房，在提高综合内科诊治能力方面的作用不容忽视。这是协和内科近百年来形成的优良传统，也是临床内科在高度专科化方向不断发展的今天，未来在医学人才培养方面必须长期坚持的策略；还是在今后国家突发重大公共卫生事件时，保证协和在疾病诊治方面引领地位的重要措施。

第二，协和多学科团队的群策群力、鼎力相助。在武汉工作期间，一共完成了 24 场与协和后方多学科团队的远程会诊，针对患者肺部病变的鉴别诊断、糖皮质激素的应用、抗凝抗血小板治疗、总体治疗决策等，前后方团队进行了密切的沟通，解决很多极危重症患者的治疗困惑，对提高 ICU 病房患者存活率、脱机率起到了非常积极的作用。院领导和医务处的同事们为此作出了辛勤的努力和付出，让我们在前方能时刻感受到。协和多学科团队强有力的临床和学术支持。也让我更清醒地认识到，真正体现协和医生诊断和救治最高水平的，应该是协和多学科团队的综合实力，尤其是在面对疑难重症患者或在治疗中出现难以抉择的危急关头时。这是任何个人智慧和力量都无法达到、不能比拟的。

第三，北京协和医院——患者生命相托的最后一站。在武汉，从各级领导到其他医疗队的医务人员，再到患者和患者家属，在他们最困难、希望最

渺茫的时候，都会把目光投向北京协和医院。这是百年来协和的前辈们用自己的满腔热情和对医学事业的无私奉献所铸就的"金字招牌"。正是肩负着这种责任、铭记着这份嘱托，协和国家医疗队的186名医护人员，在张抒扬书记和韩丁副院长的带领下，顽强拼搏、无私忘我，竭尽全力地挽救病房里的每一位患者。不仅如此，我们还与很多患者家属建立了深厚的情谊，其中5位患者家属在他们的至亲逝去以后，同意把患者的遗体捐献给协和医院，希望由此提高我们对新冠病毒及其所致疾病的认识，在今后能救治更多的病人。有些家属在患者去世后，还希望见一见在他们的亲人弥留之际、替他们日夜陪伴在患者身边的协和医院的医生们。陈毅元帅曾经说过：淮海战役的胜利是人民群众用小车推出来的。同样，我们今天在武汉新冠肺炎疫情防控阻击战的胜利，也离不开英雄而坚强的武汉人民对我们的支持与信任，这是支撑着我们信念的精神支柱。作为北京协和医院的一员，唯有用我们的努力、汗水和对医学孜孜不倦的追求，来报答人民对我们的恩情、付出和支持。在"战时"是这样，在平时也应该是这样。我知道，我们别无选择！

浅议抗疫斗争中的兵家思维

吴　东

（北京协和医院消化内科党支部书记，主任助理，副主任医师，
国家医疗队第二批队员，第三临时党支部书记）

《孙子兵法·军形篇》中说："昔之善战者，先为不可胜，以待敌之可胜。"意思是说，善于带兵作战的将军，总是先创造条件使自己立于不败，然后再等待可以战胜敌人的时机。毛泽东同志将其总结为一句朗朗上口的短语："保存自己，消灭敌人。"在历次革命战争中，我军指挥员总是激励战士们英勇杀敌，不怕牺牲，同时又强调保存实力，寻求有利时机歼灭敌人。立于不败而后求胜，这是具有辩证法色彩的深刻思想，不仅具有划时代的指导意义，而且也超出了军事学的范畴。

接　敌

兵贵神速。2020年1月26日，国家有关部门一声召唤，北京协和医院国家援鄂抗疫医疗队（以下简称"协和医疗队"）第一批队员先期抵达武汉。2月7日、19日、28日，第二、三、四批队员分别赶来驰援。前后共186名队员组成的协和医疗队，形成了一个战斗集体，整建制接管了同济医院中法新城院区重症加强病房，集中收治危重型新冠肺炎患者。我们是一个特殊时期紧急组建的团队，肩负着降低新冠肺炎病亡率的国家任务。初到武汉，环境陌生，物资紧张，在短时间内收治大量病情重笃的患者，即使实施机械通气、血液净化、ECMO等高强度的治疗，患者病亡率依然居高不下。战场环境不可谓不险恶。

"狭路相逢勇者胜"，值此紧要关头，协和人一致的"三观"、强大的学

习能力和一致的文化基因迸发出巨大的战斗力。我们的队员来自全院 17 个专业和 41 个科室，出征之前彼此并不熟悉。但在医疗队核心组的坚强领导下，我们在很短的时间内完成了磨合，梳理了诊疗流程，确定了工作职责，医疗和护理工作日益走上正轨。队员们日夜奋战，顶住巨大压力，克服重重困难，全力以赴与死神搏斗，救回了一个个生命之火行将熄灭的危重患者。经过几个星期的艰苦努力，猝不及防的"遭遇战"演变为多兵种合成的体系作战，我们终于夺回了战场的主动权。

持　重

勇敢不等于莽撞。"兵者，国之大事，死生之地，存亡之道，不可不察也。"新冠病毒传染性强，医务人员不注意防护极易被传染，甚至牺牲。保护一线医护人员安全，保证零感染始终是医疗队的头等大事。抗疫是一场艰巨的攻坚战，必须依靠科学，对病毒实施"精确打击"。我们的技术人员深入病房，直接来到患者床旁采样送检病毒核酸。样本包括呼吸道分泌物、呼吸机管路中的冷凝水、血液、直肠拭子等，以准确评估每一例患者的传染性大小。为了检测病房环境中的病毒浓度，他们还将蒸馏水置于房间的各个角落，数小时后回收送检。通过这样的全面检测，客观反映了新型冠状病毒在环境中的分布，让队员们做到心中有数，以便针对性地做好防护。

《孙子兵法·始计篇》说："夫未战而庙算胜者，得算多也；未战而庙算不胜者，得算少也。多算胜，少算不胜，而况于无算乎！"强调在开始作战前，必须经过周密的侦查、分析、思考和谋划。然而，新冠疫情来势汹汹，没有给我们留出宽裕的时间。收治大量具有高度传染性的危重患者，此前我们也缺乏类似的经验。然而越是这样的突发情况，就越需要决策者冷静思考，周密处置。如果没有顶层设计和制度保障，队员们容易陷入各自为战的境地，不仅影响工作质量，而且增加暴露风险。规范诊疗内容，制定诊疗流程，是保证医疗质量的关键举措。协和团队在很短时间内就制定了"新型冠状病毒肺炎危重型病例诊疗方案"，国家方案的很多内容即脱胎于此。该方案是我们在一线工作的指南针。此外，医疗队组织骨干力量加班加点编写了 ICU 工作清单。一份翔实的工作清单包括患者基本信息、感染途径、确诊日期、临床症状、病毒核酸和肺部影像学检查、就诊经过、既往基础病、主要辅助检查、心电图、肺部超声和胸片、心脏超声、呼吸和循环支持条件、镇静镇痛药物、营养支持、抗感染药物等。通过填写清单，医护人员的诊疗思维得以保持在一个频道上，如同在战场上通信联络畅通无阻。医疗工作标准化，数据结构化，有助于督查和提升医疗质量，也为总结诊治经验和开展科学研究奠定了基础。

信 念

军人视荣誉如生命。协和人的使命感和荣誉感，较军人也不遑多让。作为在武汉战斗时间最长的国家医疗队，我们始终牢记患者的重托和后方的期盼，如临深渊，如履薄冰。对每一位患者，我们都"视如己出"，努力用协和标准来完成每一天的工作。每天早上，由三线查房教授带领二线主治医生、夜班医生和当日值班的医生进行早交班，沿袭了北京协和医院多年来坚持的医疗制度。早交班不仅仅要介绍夜间患者情况，还要就病情变化作出分析，进行讨论和制定当日的诊疗决策。每值一个班，队员们都要身穿密不透风的防护服紧锣密鼓地工作 6—8 小时。由于患者病情危重，工作强度很大，队员们回到清洁区后衣服常常湿透，仍要继续工作 2—3 个小时，以讨论诊疗决策，斟酌用药方案，书写病历记录。协和人遇到疑难危重病例，总是"两眼放光"，队员们集思广益，热烈讨论，甚至错过了下班的通勤车。回到驻地之后，大家对病人仍然念念不忘，通过微信和电话与值班医生沟通讨论，出谋划策。工作微信群常常热火朝天，直至深夜。第二批队员刚到武汉，看到查房教授身先士卒，在污染区从上午 8 点一直工作到下午 6 点，不吃不喝，不眠不休，极大地激励了队员们的信心和斗志。

"党指挥枪""支部建在连上"，是我们党领导下的人民军队的军魂。此次协和援鄂医疗队的队员中，党员占半数以上，党组织的凝聚力和战斗力显露无遗。来到武汉之后，医疗队成立了临时党总支。在总支的统一部署下，北京协和医院的党员群体成立了 6 个临时党支部。各支部发挥了特殊时期的战斗堡垒作用，带领大家克服了医疗物资紧张、患者病情危重、工作条件艰苦等不利因素，为抗击疫情作好政治保证。对医疗队党员们来说，"人民利益高于一切"从来不是随便说说的口号。大家都是冲在最前，勇敢战斗在急难险重第一线，没有一个人退缩。来到武汉后，医疗队先后有多名同志递交了入党申请书，尽显协和人"泰山崩于前而色不变"的英雄气概。经过上级党组织批准，共 41 名工作表现突出的医疗队员"火线入党"，成为光荣的中国共产党党员。由于党员的先锋模范作用，协和医疗队的党旗始终在疫情防控斗争第一线高高飘扬。

协　作

现代战争早已不是单一军种之间的对抗，而是体系和体系之间的对抗。要想在战争中取胜，就必须有效集成各作战单元和要素，并在正确的时间和地点投放力量。同样的，抗击疫情也不是医护人员个人的单打独斗，必须紧密团结，在工作中交流分享，加强合作。注重多学科协作是协和人多年坚持的优良传统，在这次抗疫斗争中大放异彩。

危重型新型冠状病毒感染常常造成多器官功能障碍，包括急性呼吸窘迫综合征、休克、急性心肌炎、急性肾损伤、弥散性血管内凝血等。病情危重，且错综复杂，治疗矛盾突出，"一招不慎，满盘皆输"，救治难度极大。在积极维护和支持器官功能的同时，必须着眼于整体，抓住病情的主要矛盾，多学科密切协作，才能改善患者预后。医疗队依托北京协和医院后方的强大学术支持，多次为疑难危重病例组织远程会诊。北京协和医院各专科的专家们为武汉患者会诊，不仅为他们赢得了更多的治疗机会，也将前方和后方的心紧紧连在一起。医疗队率先制定了针对新冠肺炎所致炎症风暴、弥散性血管内凝血以及急性肾损伤的诊治方案，展示出协和多学

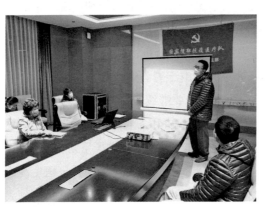

在党课上与大家分享自己的心得，党课"武汉三镇与中国革命"

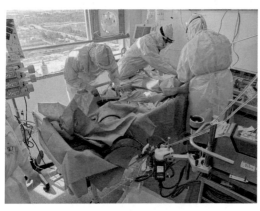

团队协作为患者实施 ECMO 治疗

科协作的综合实力。

我们的排班也充分体现了这一思想，例如在污染区工作的两位二线医生，始终保证一人来自危重症专业，一人来自其他科室。两人一起查房，各施所长，合理整合机械通气、循环支持、抗感染、肾脏替代、抗凝、营养和水电平衡等各项治疗，为患者提供治疗方案的"最

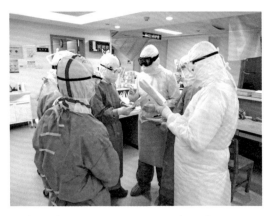

我（左四）和ICU张宏民副教授（左三）进行疑难病例讨论及交接班

优解"。队员们虽然专业背景不同，但都在协和完成了规范的住院医师培训和专科训练，具备扎实的临床基本功和"一专多能"的特点。大家在工作中互相学习，分工协作，短短一个星期就完成了磨合，在后来快节奏、高强度的工作中，成功经受住了考验。为了精准施治，队员们自己操作床旁超声来评估血管内容量和心脏功能，并实时反映肺实变、胸腔积液，甚至气胸等异常改变，为治疗提供了有力依据。肾内科团队为炎症因子急剧升高的危重患者实施血浆吸附治疗，效果显著。面对重症患者，人人奋勇争先，真正营造出多学科协作的氛围。重症医学科和内科团队是主力，但其他科室的队员们也不甘示弱。胸外科医生为气压伤患者实施胸管引流，骨科为肩关节脱臼的患者复位，整形外科为软组织感染坏死的患者清创，神经科为脑血管病和颅内高压的患者进行会诊，并实施腰穿操作。医疗队还与第三军医大学、上海瑞金医院和武汉协和医院病理科等兄弟单位建立了协作关系。

对协和人来说，从北京到武汉，改变的只是地点和环境，不变的是勇气和信仰。同新冠病毒的严峻斗争不啻为一场战争，战争总是有代价的。《孙子兵法·谋攻篇》中深刻指出："百战百胜，非善之善者也。不战而屈人之兵，善之善者也。"危重症新冠肺炎患者即使救治成功，也要付出巨大的代价。因此，古往今来所有针对疫情的斗争，预防都是第一位的。对于不幸被感染的患者，如何早期给予针对性治疗，以较小的代价阻断病情向重症发展，是亟待解决的重要课题。我相信，深入研究兵家思维和理论，并与疫情防控和临床工作相结合，会给我们带来更多有益的启迪。

团 队

李 奇

（北京协和医院重症医学科二病房护士长、主管护师，
国家医疗队第一批队员）

2020 年的春节是惊心动魄的，新冠肺炎疫情的暴发让这个春节充满了血和泪，武汉作为湖北的省会城市，不仅牵动了一省也牵动着全国人民的心。当集结号声响起的时候，全国的医务工作者迅速组队奔赴武汉，拉响了抗击新冠疫情的阻击战，一支支队伍，一面面旗帜，一颗颗爱心温暖着疫情笼罩下冰冷的城市。

国家医疗队

1 月 26 日傍晚，飞机降落在武汉天河机场，往日不分昼夜、灯火通明的航站楼没了灯光的映衬，已经看不出原来的面貌，121 人的北京国家援鄂抗疫医疗队抵达，队伍由来自北京 6 家医院的医务人员组成。1 月 27 日，工作开始稳步展开，6 家医院的队员在领队韩丁副院长的带领下，进行战地培训并进入同济医院中法新城院区现场考察，了解病房设置改建情况。在疫情突起紧迫时刻，大家团结协作，本着最快速、最实用、最简便、保证安全的原则，规划和确定病房区域划分，制定工作流程；人员排班、防护流程、物资管理也迅速达成统一。由于防护物资有限，大家录制防护服穿脱视频用于"战"前学习，每家医院一套防护服用于所有队员的反复穿脱练习，练习的过程中，大家互相监督、互相指导，遇到问题及时沟通解决，面对挑战大家斗志满满、充满信心。在那一时刻，我们不论来自何方，不分你我，我们是一个团队，我们是国家医疗队！

重症加强病房

新冠疫情持续蔓延，重症患者越来越多，同济医院中法新城院区被指定为新冠肺炎重症患者治疗定点医院，普通病房设计不能满足患者治疗需求，医院需要将现有病房进行改建以收治重症患者，临时组建的病房改造小组成立了。在韩丁副院长的带领下，ICU副主任周翔和我以及同济医院领导、ICU主任、护士长和基建改造相关人员进行了实地查看，现场讨论，最终确定改建C栋9层西区病房为重症加强病房。

病房位置选定了，改建方案需要进行详细推敲，中法新城院区的会议室中，病房原始的建筑图纸铺在桌面上。新冠病毒传播属于呼吸道飞沫传播，重症患者需要气管插管进行辅助通气，导致医护人员暴露风险增加，病房应配备负压系统过滤空气。然而疫情控制刻不容缓，短时间内无法完成这样大规模的病房改造。条件不具备，开动脑筋，明确要点，分析可行性，最终确定"气流保证"为最佳方案：污染区走廊尽头安装大功率轴流风机，将病房通道内的气体向外排放，每间病室内安装一个排风扇，保证室内气体的排出，两种排气设备的安装保证了污染区内的空气中病毒含量的降低；在污染区与潜在污染区之间加装两道风幕机，使污染区气体不可反向流入潜在污染区，在潜在污染区和清洁区之间安装一道风幕，进一步降低了整个病区内含有病毒的气体的扩散，最大限度地保障了医护人员的安全。

深夜2点，我们下了夜班再去看看改造中的重症加强病房，工人们在连夜赶工，病室内的排风扇已经安装好了，大家试试效果如何，"不太行，风力太小！"连夜与同济医院基建部门联系，每个屋子再加装一个排风扇。在那一时刻，无论是同济医院还是援鄂医疗队，无论是领导还是员工，无论是

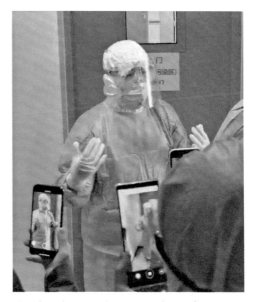

为国家医疗队内6家医院的队员演示穿脱防护服

医学专家还是装修工人，每个人都在为同一个目标努力着，不分昼夜，不辞辛苦，我们是一个团队，我们的目的只是快点建好病房，让重症患者尽早得到妥善医治，给他们带来生的希望！

俯卧位小组

新冠肺炎重症患者肺脏损伤极大，随着病情进展极易发生急性呼吸窘迫综合征（ARDS），而俯卧位通气治疗被证明是治疗 ARDS 的有效手段。在污染区内，医护人员身着层层防护服，戴上口罩、手套、护目镜，动作严重受限，要给患者进行常规的卧位改变已是不易，更何况进行 180 度的体位翻转呢！

于是，"俯卧位小组"默契地成立了。一个病人一个小组，责任护士为组长，安排工作同时翻转患者上半身；责任医生负责翻转患者头部同时保护气管插管；第三人站在责任护士的对侧协助翻转患者上半身；另外两人分别站在患者左右床侧靠下肢的位置，协同翻转患者双腿同时保证引流管路的安全；五个人喊着号子"一、二、三"，动作协调熟练，有序不慌乱，患者被稳妥地翻转过来，轻轻地放在床面上，再垫好软枕，摆好舒适的体位。穿着防护服的他们喘气明显变得急促，浑身已被汗水浸湿，护目镜上的雾气一下变成水珠，但他们没有丝毫停顿。在那一刻，大家想到的只有，为了患者的治疗，为了挽救生命。他们是俯卧位小组，临时组建的一支小小团队。

最小的团队

两个人的团队应该是最小的团队了，在我们的新冠重症监护病房中每天都有这样的团队，两人一组出污染区，这是工作流程要求的。两人一组互相监督消毒双手，进入缓冲区按流程脱去防护装备，"手消毒，脱鞋套"，我看着你做，你看着我做；"手消毒，摘护目镜"，我帮你摘，你帮我摘；"手消毒，脱隔离衣"，我帮你解带子，你帮我解带子……最终一前一后共同走出污染区。我们是战友，我们互相信任，彼此依靠，我们是最小的团队！

历经 81 天的援鄂抗疫阻击战告一段落，武汉的街头恢复了车水马龙，我们平安返京。此刻回想那些激情燃烧的日子，一幕幕的场景从眼前划过，一张张笑脸、一句句问候、一份份体贴，是队友们的通力协作换来了今天的胜利，共同的信念指引着我们。我们是一支战无不胜的团队，我们是北京协和医院国家援鄂抗疫医疗队！

新冠随想

曹 玮

（北京协和医院感染内科副主任、副主任医师，国家医疗队第二批队员）

2020 年，是发生了很多大事件的一年。而很多历史上的大事件，都是由无数个小事件机缘巧合构成的。

有时候，在这种偶然的小事件里，一个人或者一群人很可能不小心就创造了历史。

在没有医学、没有疫苗之前，人类也经历过很多次瘟疫，甚至是世界范围内流行的大瘟疫。但这些瘟疫的结束往往是以感染人口的死亡和免疫形成平衡而告终，也就是形成所谓的群体免疫。有时候，为了达到这种平衡，需要人类付出巨大的代价。无论敌我多寡，在幸存者中建立起的群体免疫总能将微生物阻挡在人群之外，形成一种平衡。这种人口学的洗盘，参与了历史的书写，最终造成了很多次人类发展史的转折点。

当人类产生了真正的医学之后，这种动辄由于传染病就洗盘的局面才稍有改善。然而，尽管有了抗生素，有了疫苗，有了经过千万次摸索而辛苦得来的防疫经验，人类依然需要不时面对自然界的挑战，追赶微生物变异和进化的速度，随时上演一次又一次改变命运之战。

如果要总结人类成年以后应对瘟疫的成功经验，我觉得有两条，一是科学，二是谦逊。

4 月 25 日，UpToDate 创始人、美国著名肾内科医生伯顿·巴德·罗斯博士因新冠肺炎去世。他不是这场疫情中去世的唯一的划时代的人物。截至 4 月 25 日，这场新年伊始的新冠疫情在全球的感染人数已经超过了 250 万

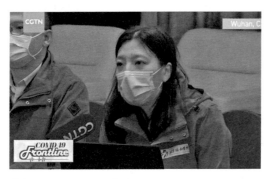

参与 CGTN 组织国际交流

人，并且还在以每天新增感染 5 万人以上的速度递增，死亡人数已经超过了 2009 年的 H1N1 大流感。

这场疫情造成的也不仅仅是病痛和死亡。新型冠状病毒对于人类而言，是一个新的未知领域。疫情中的每个时刻，在对社会各个环节形成巨大影响的同时，也在进行无数关于科学、关于人性、关于是非的争论。我经历的、我看到的或我听说的，从疾病的发现、检测、治疗到预防，从政要、科学家、医者到平民，从粮食、手纸、口罩到日记，一切有形或无形的，都在经历一场前所未有的冲击和荡涤。

而保持科学的头脑，保持谦逊的精神，现代教育所赋予的本质，在群体喧嚣的浪潮中有时会显得微不足道，有时会被裹挟前进。你，我，以及经历这一刻的每一个人，最终又将以何种姿态被镌刻？

当浪头渐渐退去，留下的沉淀才会显出真正面目。

旧时代不断落幕，新时代不断重启，无愧本心，不怯来路。

在武汉，我们有许多改变

李尊柱

（北京协和医院重症医学科副主任护师、一病房护士长，
国家医疗队第二批队员）

在武汉工作的日子里，我们倾注了太多的心血，让临床的工作方式发生了很大的变化。在中法新城院区工作快结束的那段时间，我同一起工作的战友们回忆我们两个多月的经历。在工作由复杂趋向简单的改变过程中，每一项都值得我们认真记忆和总结。

大家是否还记得我们一开始抽血操作有多么困难？那时候，我们需要戴着多层手套，在患者动脉上面认真地摸索，寻找那最强烈的跳动点，期望着能够一针见血地将标本采集完。时常我们会感觉到搏动最强的地方却抽不出血来，那是因为多层手套使我们的感觉发生了偏移。有时候我们需要10—20分钟才可以将化验标本取出来，给护理人员的心理造成了较大的负担。其实，"穷则变，变则通，通则久"。我们迅速转变思路，为患者留置动脉导管，连接密闭式压力传感器。就是这样一个改变，让我们的采血时间减少到2分钟以内。护士们再也不害怕抽血这项操作了。在后期，当密闭式压力传感器使用完之后，护士们使用科室现有的耗材，自己组装出简易的采血装置。可见，大家的工作在持续地改变中。

说到改变，还得提一下大便收集袋，这也是从协和医院带过去的。在100多名患者中，难免会有几个腹泻的。患者的腹泻不止会增加失禁性皮炎的发生率，还会增加患者压力性损伤的发生率。同时，还会大大增加护士的工作量。也许是有先见之明，我们从北京带过去一些这样的袋子，在给患者

使用上这样的袋子之后，每班认真交班，防止大便收集袋脱出。患者失禁性皮炎发生少了，护士的工作量也减少了。

我们从协和医院带过去的口腔护理用牙刷，也大大减少了护士口腔护理的工作量，带过去的气管插管用胶布，也更适合于戴着手套来进行操作。其实，类似的改变还有很多，这些都是北京协和医院对武汉人民的爱。

在工作中，还有许多操作上的改变。例如，使用超声引导下动、静脉导管的置入，比非战时作用更大。因为戴着多层手套，原本那些细致的操作让护士失去之前良好的触感，成功率会大大下降。此时使用这样的技术，让那些掌握这项技术的护士有较大的成就感，这也是他们工作的动力。在有的工作小组，组长与副组长两个人默契配合，一人拿超声机探查血管，另一人进行穿刺，形成了一种成熟的工作模式，得到了组员的极大尊重。

在进行无菌操作时，护士所戴的手套很容易污染到无菌接头内侧，一旦污染到的话，就很容易引起患者感染。为此，护士们在进行这样操作的时候，需要使用止血钳拧开或者拧牢固接头，这样就最大限度地减少了感染的机会。类似的要求还有很多，例如，我们每天都会进行至少 4 次病人房间内以及护士站的消毒擦拭等工作，这些要求筑牢了患者安全的防线。

其实，在穿脱防护服方面，大家也越来越有心得。我们常规是穿好防护服之后戴第一层手套，然后穿上隔离衣，再戴第二层橡胶手套。当然，在戴好第一层手套之后，戴第二层橡胶手套就比较困难了，于是大家集思广益在两层手套之间加一层 PE 手套，并将最外层隔离衣袖子包裹住，这样第二层橡胶手套就会非常容易戴上，而且还不会将隔离衣的袖子打折，会让操作者较舒适。每个人经过多次穿脱隔离衣之后，都会有不同的心得，我们将这些心得集中在一起，就会完善我们的防护细节，必将提高防护水准。

我们再回想一下，在短短的时间里，我们很快就适应了使用排痰机给患者吸痰拍背；很快就会熟练地给感染患者脱机；不知不觉中我们就熟练地开展了俯卧位通

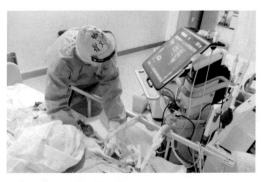

超声引导下进行动脉置管

气这项技术，我们惊喜地发现所有人都用一种方法进行中心静脉换药，再后来我们觉得患者下地活动也不在话下……

让我们再回想一下，在寒冬，我们在病房里穿着棉衣；在暮春，病房地上的箱子里，装满了大量的冰块儿。

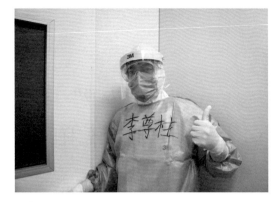

病房留影

初来武汉时，每个人的心里都有不同程度的紧张、害怕；然而返回北京时，更多的是不舍与牵挂。

细数这些改变，似乎让人觉得很枯燥，很乏味。但这是我们工作中的细节啊，这些倾注了我们太多的心血。也许，再过几年，这些细节的印象会逐步地变得模糊。我们需要把它记录到书中，让它成为我们美好的记忆，并激励我们一直在不断地改变，追求完美。

"专业"与"广博"：
我们需要怎样的一支医疗队伍

吴 炜

（北京协和医院心内科副主任医师，国家医疗队第三批队员）

随着武汉抗击新冠肺炎疫情战"疫"取得阶段性胜利，终于有时间静下心来回忆和思考过去 81 天的救治工作。病房如战场，同样的惊心动魄和血肉模糊，不同的是我们的敌人无声无影。虽然我们拼尽全力从病魔手中抢救回一些生命，却仍然为那些逝去的生命深感痛惜。就像电影《辛德勒名单》结局中，辛德勒离别时哽咽说出的那段话："I could have more out. I could have got more. I don't know. If I'd just... I could have got more."（我可以救更多人的。我本可以救更多人。我不知道，如果我试试……我本可以救更多人的。）如今，抗疫取得阶段性胜利，也许我们可以反思，如果回到疫情刚开始的

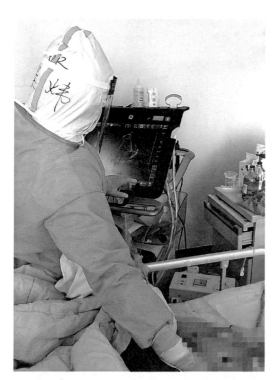

在床旁为患者做超声心动检查

时候，从个人到国家、从医疗机构到全社会各部门，大家如何做得更好？我在想，我们需要怎样的一支医疗队伍？这个问题也许可以作为突破口，留下些许思考的痕迹。

医疗队伍的关键在于医务工作者，就像上战场杀敌的战士一样，我们的士气和心理状态在很大程度上影响着医疗水准的发挥和效果。医务工作者是人，而且是更懂得病毒传染性和致死性的人，初次面对病人时，同样也会出现恐惧和心理应激。在北京的集中休整期间，大家谈起各自的心路历程时，每一个人都毫不掩饰当时的内心感受：既有对病毒的恐惧感，也有对逝者的无力感，更有对能否胜利的迷茫感。通过这次战"疫"，我们完成了这样的心路转变：在有效的防护面前，病毒并没有攻击的空间，只要我们坚持下来，切断病毒的传播途径，最终胜利一定属于我们。希望这样的信息能够传递给每一位医务工作者以及人民群众：新冠病毒既可怕也不可怕。只有这样，我们才能拥有心理健康的医疗队伍，以科学严谨的态度投身于抗击疫情的战斗中。

ICU——重症加强病房，是此次新冠疫情中的一个热点词。ICU承载着病人对生的渴望，家属翘首盼归的期许，其专业化水准和救治水平的高低决定了病亡率的高低。进入病房见到的多数病人已气管插管上了呼吸机，身上布满了各种管路和线路，病床周围是各种生命支持仪器。在这种特殊疫情下，ICU里战"疫"工作者的专业性如何？北京协和医院派出了全院一半的重症医学专业医生和护士，人数占整个医疗队伍的30%，他们无疑是整支医疗队伍的中坚力量。但在严重的疫情面前，重症专业人员的数量是远远无法满足需求的。在前线，重症专业的"专业"二字对非ICU队员提出了挑战，因为这决定了整个团队的战斗能力。北京协和医院在这方面有着成功的经验，在十几年前就已经播下种子，坚持把重症医学轮转纳入实习医生、住院医师和执业护士的培训计划中。如今，种子结出了丰硕的果实，本次派到武汉的186名队员中，70%以上有过ICU培训和轮转经验的。我自己是2006年在内科ICU学习工作了3个月，接受了高强度的培训，未曾想14年后可以在武汉这座英雄的城市发挥自己的力量。我想，这种ICU轮转制度以及所有二级学科内的轮转计划值得在许多医疗机构规范化开展。

在疫情之中，绝大多数病人有多器官功能损害，意味着病人的综合救治需要各个专科的共同决策。就像一支能战斗的特种部队需要狙击、爆破、通信、驾驶等多种作战技能的战士，一支能战斗的医疗队也应该是一支涵盖多学科、多专业的医疗队。在一个收治新冠感染病人的隔离 ICU 病房里，所有的人和物如果没有密切防护是不允许随意进出的，病人也不可以移动到其他检查场所或者诊疗房间去，几乎所有的诊疗操作都是在床旁进行的，因此，病房中始终需要一支全方位的队伍。北京协和医院医疗队在这次整体救治过程中之所以能发挥巨大作用，与多学科的团队合作密不可分。在病房里，我们有麻醉科医生的镇静管理与气管插管，有 ICU 医生的呼吸支持、气道管理和血流动力学监测，有呼吸科医生的床旁支气管镜和肺部影像判断，有心脏科医生的床旁超声心动图和电复律，有肾内科医生的床旁血液净化治疗，有血液科医生的病房内骨髓涂片观察，有检验科专家的床旁病原学采集和鉴定，有耳鼻喉科医生的气管套管更换，胸外科医生针对气胸的床旁闭式引流，骨科医生的关节复位和软组织感染切开清创，以及临终关怀专科护士的专业支持。在这个神奇又复杂的病房里，我们看到的是一个浓缩精华版的北京协和医院。"广博"的综合诊疗理念充分体现在每一次查房讨论、每一个治疗操作和每一例精心护理中。

在疫情面前，我们需要一支怎样的医疗队伍？我想，心理健康、专业能力强且全方位覆盖的多学科团队，就是我们需要的队伍。我们要时刻建设准备着这样一支召之即来、来之能战、战之能胜的队伍，在国家和人民需要我们的时候方能挺身而出、冲锋陷阵、救治生命，践行医者的家国情怀。

疫情初期的困难及应对

徐　源

（北京协和医院外科医师，国家医疗队第二批队员）

2020 年 2 月 7 日，我受医院派遣，作为北京协和医院国家援鄂抗疫医疗队的一员，赴武汉参加危重症新冠肺炎患者的救治工作，克服种种困难，圆满地完成了救治任务。如今抗击疫情取得阶段性胜利，我得暇回顾这段宝贵经历，将疫情初期我们遇到的困难及如何应对记录下来。

心理关：前所未有的挑战

抵达武汉的当天晚上，即有护士加入了当天的救治工作，我们医生则是第二天一早来到病房。首先需要克服的就是心理关：对个人防护的担忧。尽管我们里三层外三层包得严严实实，但最关键的防护——呼吸道的防护，实际上无法做到密不透风。回想第一个班时，还是很紧张的，每个人都花了很长时间穿戴防护设备。

进入污染区后，我们也很谨慎。坦率地讲，第一轮班我们的医疗措施极为有限，主要有两个原因：一方面，抽血、化验、取药这些平时很简单的事，当时在污染区都举步维艰；另一方面，大家处于高危、陌生的环境中，普遍还是非常谨慎，比如反复检查防护设备，靠近患者床旁就要三级防护等。

第一轮轮班下来，心理关作为突出问题受到了大家的重视，我们普遍意识到这个问题必须解决。在第二轮班上，很多医生开始带头行动起来：加强了患者巡视，几乎整个班都在患者床旁；有的医生主动给患者吸痰，有的二线一夜未歇，给小组所有危重症患者进行了深静脉穿刺和动脉穿刺，使及时查血成为可能。

让我印象尤为深刻的是，早期因缺乏气管插管所需器械，我们的气管插管是请同济医院麻醉科医生进行（请他们携带器械进入）。当时尚未提出早期插管的想法，因此实际插管的人不多，同济医院的医生尚能应对。随着大家对早期插管重要性的认识，很快我们便需要进行大量操作。众所周知的是，气管插管时气道开放，气溶胶传播的风险很高，要说医生心里不害怕是不可能的。但是让我深为震动的是，微信群中，我们的医生们主动提出"立足自身""争一口气"，主动要求同济医院尽快提供设备，让我们自己插管，不再需要同济医院麻醉科的帮助。此后我们果然没有再请同济医院麻醉科协助插管。

杜斌主任在答记者问时援引了《鼠疫》中的一句话："这一切与英雄主义无关，唯一的法宝是正直。"在抗疫前线医疗队中迸发出的勇气，并非是头脑发热、一时兴起的英雄主义，而是深深根植于医生灵魂的、对医疗事业的忠诚，对守护生命的执着。这种忠诚与执着，是在协和长期工作、学习中积淀而来的，是在长久熏陶和耳濡目染中形成的，这也是医疗队"召之即来，来之能战"的核心法宝。

流程：从无序到有序

甫至武汉时，很多同事一腔热血，本打算着抽丝剥茧探究疾病的奥秘，一展宏图施展职业抱负，却发现不但医疗物资短缺，许多流程也有待梳理和改进。

一是物资配送问题。初至时，无论是取药还是调配耗材都非常缓慢。经过领导的沟通、同济医院的大力配合，这个问题很快得到了缓解。令我印象深刻的是，领导在微信群中问"大家有哪些推荐的常备药"后，大家很快接起龙来，几分钟内就列出了30多种常用药，如速尿、氯化钾、碳酸氢钠等。第二天我上班时，就看见这些药已整齐摆放在配液室了。护士站也整整齐齐地摆满了常用的耗材，如纱布、注射器、缝针等。

二是信息传递问题。由于工作强度大、长时间于污染区工作暴露风险较高等原因，医生每个班次为6小时，每位患者每天需经历4次交接班，而危重症患者病情变化快、治疗措施复杂，导致交接班效率不高。印象中最初每次交完班，都要花很长时间翻阅病历、化验单熟悉病情，很快又要再次交接班了。尽管我在纸上写了密密麻麻的注意事项给接班的同事，但还是有大量的信息丢失了，经常下了班看到有人问：某某药给过了吗、某某结果汇报上级医生了吗之类的问题。意识到交接班存在的问题后，我们设计了专门的表格（如血气结果与呼吸机条件记录表，当前治疗表，每日化验结果表等），每个班次实时更新，有效提高了信息传递效率。我们还采用了在线文档的形式，将患者最新病情变化记录在在线文档中，每个班次下班后在清洁区更新，方便所有队员、尤其是即将接班的队员快速掌握病情。在我们的不断改进下，交接班流程迅速得以理顺，医疗安全也得以保障。

治疗：狠抓基本功

回顾疫情初期，在对疾病缺乏认识的情况下协和提出的诊疗方案，其中一些观点（如"避免不恰当使用抗生素，尤其是联合使用广谱抗菌药物""重症患者建议早期使用激素"等）至今仍有很强的指导价值，体现出了协和水平。医疗队能始终保持清醒和冷静，对患者进行合理有效的救治，取得了良好的成绩。

成绩的取得主要建立在上级医生们丰富的临床知识，和对疾病的深刻洞察之上，从一线医生的角度来说，扎实的基本功是我们能够贯彻上级医师意图的法宝。得益于协和长期对住院医师"三基三严"的要求，青年医生在规培期间能够建立广博的专业基础、全面的知识结构和整体的临床思维，使之面对新冠肺炎这一全新课题，能够迅速抓住临床基础问题（如水电解质平衡、酸碱平衡、能量平衡、

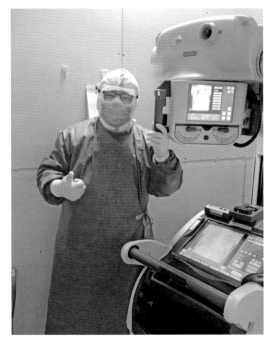

病房留影

组织器官功能平衡等）。例如评估全身容量时，平常在后方 ICU 常用中心静脉压（CVP）判断，但在抗疫前线，患者不适合或不具备常规监测 CVP 的条件，实时需要大家依赖生命体征、体格检查、化验指标及床旁超声等，实时综合评估患者容量情况，评估是否发生休克及休克类型，给予对应处理。再如能量平衡方面，患者病情变化快（如发热、低白蛋白血症时考虑增加营养支持等）、肠内营养效果欠满意（如俯卧位时经胃管行肠内营养困难，部分药物抑制胃肠蠕动等），且前线药房供药紧张，常常出现某一营养剂断货、需要更换情况，需要一线医师随时评估患者能量平衡状态，调整营养支持的方式和营养剂类型。

武汉抗疫已经结束，回顾这 81 天我们的表现，可以说是兢兢业业、恪尽职守，始终如临深渊、如履薄冰，始终把对病人的救治放在所有工作的第一位。于我个人而言，这 81 天既是奋斗的 81 天，也是成长的 81 天，81 天中收获了知识和技能，也收获了友谊和感动。如今国内疫情得到控制，我们已取得阶段性胜利，但这段宝贵的经历会始终留存在我们心中，激励着我们对职业素养、职业精神的不懈追求。

吹尽狂沙始到金

赵明曦

（北京协和医院重症医学科二病房护师，国家医疗队第一批队员）

从大年初二来到武汉，到今日踏上北京的土地，我们医疗队走过了无数"雄关漫道真如铁"的昨天，跨越了无尽"人间正道是沧桑"的今天，历经这一次次的洗礼，向着"长风破浪会有时"的明天迈出了铿锵有力的步伐。回想这 81 天，从白雪到阳春，从阒无一人到车水马龙，从临床中发现问题到不断地优化流程，从患者满病房到仅剩下几位可以转至普通病房的患者，忆往事如烟，惜浮生如梦，浅笑而安。

雄关漫道真如铁

2 月初，我们医疗队整建制接管重症加强病房，接收的全是病情重、变化快、并发症多的危重症患者，其中绝大部分患者需要进行有创呼吸机通气治疗，给护理工作带来了极大的挑战。我和我的同事们在工作中开展患者的整体护理，密切监测患者生命体征和病情变化；同时还严格做好气道管理，及时吸痰保持气道通畅，做好呼吸机管理、俯卧位通气以及体外膜肺氧合（ECMO）的护理等。患者使用呼吸机时，需要加强气道湿化，这也就导致了呼吸机管路中冷凝水积聚。冷凝水长时间不处理的话会导致携氧量降低，呼吸机使用失常，甚至会导致患者呼吸机相关性肺炎（VAP）的发生。按照协和的标准，及时处理肯定是毋庸置疑的，但如何科学规范处理才是我们要解决的问题。

李奇护士长及夏莹护士长带领工作组组长开会讨论，咨询了感染内科刘正印教授及院感办相关老师后，从班次安排、人员安排与防护和消毒水配置、收集方法和污水处理等方面共同制定了呼吸机冷凝水处理试行方案，在试行过程中又完善了环境要求与其他人员要求，通过排风扇使每个病室形成了简易负压病房，倾倒冷凝水后，关上房门，20分钟内尽量减少人员出入。

纸上得来终觉浅，绝知此事要躬行

目前，临床中通过断开呼吸机管路和倾倒集水罐的方式去除呼吸机管路中的冷凝水，两种方式均会导致冷凝水的喷溅。对于新冠肺炎等呼吸道传染疾病来说，冷凝水喷溅会导致病菌扩散，增加环境中的病毒含量，甚至会形成气溶胶，增加医护人员及其他患者的感染风险。断开呼吸机管路的过程中，一是可能会导致冷凝水回流到患者肺部，增加VAP的发生率；二是对于急性呼吸窘迫综合征（ARDS）的患者来说会导致患者氧合下降，造成致命性后果。

延续着协和前辈们解决问题时创新的方式与严谨的态度，我们思考传染病传播的三个途径：传染源、传播途径、易感人群。传染源我们正在努力应对，医护人员虽然采取了三级防护，但病毒仍然有传播的可能。是否可以切断传播途径？是否可以安装一个密闭式冷凝水回收装置，控制病毒不扩散？该装置连接在呼吸机管路后，下方通过连接负压，将冷凝水吸引出去，整个过程密闭，避免喷溅，降低医护人员及其他患者的感染可能性，且避免断

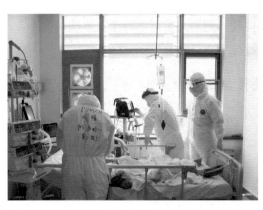

在尝试装置能否连接呼吸机管路

开呼吸机。在提出基础想法、画出装置简图，与队员们商量分析可行性后，我们与专利公司工作人员联系，在此过程中医院领导给予了大力支持，护理部也开通绿色通道，迅速联系科研处，进行逐层审核。

入之愈深，其进愈难，而其见愈奇

草图虽然已经画出，但是专利申报需要很久的时间，生产与临床使用更有一定的距离。可目前临床上急需，我们便商量能否利用现有的材料改装出来。这时候作为组长的优势——对污染区的耗材及其他用物了如指掌——就显露出来了。休息的时候我们就在脑海里模拟，利用现有的材料能否制作出一个雏形。在班上忙完手头工作后，开始将能拿到的材料，拼拼凑凑，就像一个木匠似的，这个拆了，那个补上，这个对不上修剪一下，那个塞不进打磨一下。到最后，总是会在连接至呼吸管路时碰到障碍，因为总有一端契合不上，无法连接到呼吸机上。正当一筹莫展时，突然想到在本院工作时，给机械通气的患者做雾化时使用的 T 形管；又与同济主管老师沟通是否有类似的耗材，结果从箱子的最深处探寻到了一个类似的物品，再次修改拼接组装，当 T 形管两端都可以连接到呼吸机管路上时，那一刻兴奋不已，雏形终于做出来了！

吹尽狂沙始到金

由于单个装置就已使用了多个耗材，光靠改装仍然无法批量制作，供不应求，于是接下来要加快与专利公司沟通，做好后续工作。我想起了作为医疗队"90 后"党员代表，参加"学习习近平总书记给北京大学援鄂医疗队全体'90 后'党员回信重要指示精神"专题座谈会时，马晓伟主任的鼓励："未来的大厦谁来建，未来的天地谁主宰，革命的红旗谁来接，就是你们，你们年轻的新一代。"国家给了青年人许多平台与机会，协和青年人也善于把握，满眼生机转化钧，天工人巧日争新。在护理危重症患者时，我们始终不断思考改进方法，提升护理质量。例如，我们利用超声技术动态引导外周动脉穿刺与置管，提高穿刺成功率。面对鼻饲耗材与机器不匹配问题，通过改装添加可调节输液器来控制胃肠鼻饲速度等。

面对新的环境、新的疾病，专家们、老师们以身作则、冲锋在前的精神，深深地影响着我们。也正是站在各位"巨人"的肩膀上，在他们的带领下，我们才能迅速投入到救治患者的战斗中，用最快的速度完成了开展防护培训，建立岗位职责、工作流程等标准化管理工作，使病房工作有序进入正轨。

协和人应该时刻谨记自己作为协和人该有的担当，拼尽全力为患者服务！

淡去的记忆

高　鹏

（北京协和医院心内科副主任医师，国家医疗队第三批队员）

　　己亥年岁尾，辛苦了一年的人们都在喜悦中准备着迎接中国最为传统的节日，期盼着全家团聚的一刻。一场突如其来的新冠肺炎疫情悄无声息地降临到荆楚大地，唤起了 2003 年那年的记忆。但这次的疫情中心远离北京，远离自己和家人，尽管曾亲身参与过当年那场抗击非典疫情的战"疫"，随后安宁的岁月和对于公共卫生直报系统的信心，使我对新冠疫情只是略有些警觉。直到武汉疫情突袭，出兵的号角响起，我作为国家援鄂抗疫医疗队的一员再次投入这看不见对手的战"疫"时，经过短暂的对未知的恐惧，穿上双层防护服那熟悉的感觉再次来临。

　　2003 年，我还只是个刚工作 3 年不到的"菜鸟"——住院医生，正在轮转急诊流水。当时，医院还没建立发热门诊，所有就诊患者都挤在小小诊室里面或者排着长长的队等在门外。那时候，虽然听到传言"广东出现不典型肺炎"，我以为这只是像支原体一类的特殊病原体感染，再加上不喜欢戴口罩憋闷的感觉，并没有做好严格的个人防护。印象最深的是那个夜班，我接诊了一个发热的中年男性患者，询问病史时得知，他已经是家里 11 口人中第 10 个发热的，但当时我并没有很强的防范意识，只是按惯例给他做了检查和对症处理就结束了诊疗。非典之后，每次想起这个患者就有些后怕，武汉一线医生的感染多发生在早期没有做好防护的时期，同他们相比我当年实在是太幸运了。那个时代，在医学院接受的知识很少涉及公共卫生方面，传染病只知道诸如"黑死病""天花""鼠疫"等历史事件。

印象中当时没过多久就有发热人数激增的情况发生了。后来，内科通知我们 4 个住院医生跟随呼吸科教授筹建非典传染病房。我们几个住院医生当时都是家在外地的单身男青年，没有太多羁绊，和家里打了个电话就到新病区工作了。当时无知而无畏，觉得既然学了医学那就是自己应该承担的责任。17 年后再次出征，心境却已不同，父母老了，孩子刚上中学，作为独生子和家里的支柱，有了那一刻的犹豫和畏惧。最终医生的使命感激励着我前行，我是瞒着母亲去的武汉，后来她通过媒体看到了我的名字和照片，也只是反复叮嘱注意防护。

记忆中 2003 年传染病房筹建是白手起家的，从普通病房规划出污染区、缓冲区和清洁区，制定防护和值班流程，甚至连值班的鞋子和消毒的水桶都是一点点凑齐的。那时候 N95 口罩对于我们还是传说，双层防护就是戴两个纱布口罩（共 32 层纱布），穿 2 层棉布手术衣，步鞋套里面穿着自己买的千层底布鞋，每次穿戴齐整后里面已经湿透了，下班时鞋子能倒出水来。现如今都能回忆起那用于消毒的醋酸和某种药片泡水后产生的过氧化氢的味道。现在的防护用品好多了，我们在武汉救援时，物资供应已不再那么紧张。我们有了 N95 口罩、面屏、鞋套和"猴服"，各种消毒的酒精和免洗啫喱也很充足，最幸运的是武汉气温在二三月间比较低，在室内穿着笨重的防护服感受要比 17 年前北京的盛夏轻松一些。

这次驰援武汉我们承担了武汉市最危重患者的救治任务，真正体验了面对死亡束手无策的迷茫与无助，经历了心理和身体上的疲劳与负荷。医学在这 17 年间迅速发展，很多呼吸重症新知识和理念，各种先进仪器设备如 ECMO、炎症因子吸附、CO_2 体外清除等，在我们抢救危重症患者中发挥了重要作用。检验技术也不可同日而语，当年的非典病原学测试是无法普遍用于临床的，完全根据流行病资料、临床表现结合影像学检查进行诊断，理论上会出现因临床误判导致医源性感染的情况。而这次新冠病毒的基因序列在很短时间内就确认并公布，强大的检验能力使我们能够快速检测病毒核酸和抗体，做到了精准诊断并有效地保护了医务人员和其他患者。

最大的变化是网络和大数据的普及和应用。2003 年我们还在为污染区和外界的沟通绞尽脑汁，只能通过有线电话联系，而现在都是电子化病历和医嘱系统，通过社交软件甚至可以直接视频沟通，也留下了许多宝贵的影像资料。大数据的应用使流行病学家对传染来源及传播路径的掌握更加精准，在疫情控制方面起到至关重要的作用。当然事物都是有两面性的，网络上满是铺天盖地的真相与谎言交织的信息，每个人都成了监督员和批评者，有看到丑恶现象的愤怒，有看到相关人员被追责的释怀，有看到无私奉献的感动，也有看到凄惨现状的悲愤。网民们也能更为成熟包容和明辨是非。

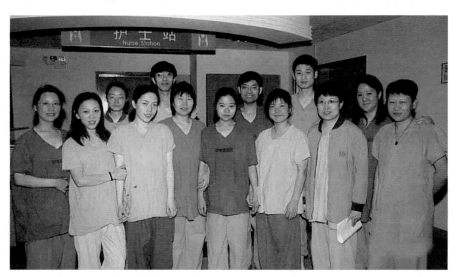

2003年抗击非典时，我（左五）与同事合影

印象中，非典似乎一夜间就销声匿迹了。医护人员不久之后就被安排到小汤山疗养区休整了，没有现在这样隆重的告别和欢迎仪式，没有铺天盖地的鲜花和掌声，只记得抗疫胜利回归正常生活的喜悦。感谢同事分享了当年抗击非典疫情的照片，看着照片里那一张张笑脸，看着自己那消瘦的身形、长长的头发，仿佛又回到那段青春的岁月。若干年后，这次新冠肺炎疫情也终将成为人们深藏的记忆和茶余饭后的谈资，希望这次沉重的疫情能够促进人类长久团结，促进公共卫生机制完善和医学进步，吸取经验教训，如比尔·盖茨在著名的演讲中所说："做好准备应对未来的危机"。

心怀锦缎，白衣逆行

陈　焕

（北京协和医院重症医学科主治医师，国家医疗队第一批队员）

还记得非典时我正值学医生涯的第二年，当时的北大校园安静而严肃，虽然没有完全停课，但紧张的气氛和空旷的大街，冲击感还是强烈的……我这才深深意识到，"重大公共卫生事件"的含义会远超出一个普通人的认知边界。

曾经的少年对未来的职业充满憧憬。大年初一，看到可以报名参加武汉抗疫工作，我立即填写了申请单。晚上和一家人包着饺子的时候接到出发通知，便立即开始收拾行李。"我必须去，很快就回。"母亲眼含泪光没说话，我说："没事，我是医生，这是应该做的。"临走前，母亲做了一碗暖暖的清汤面，这是家人对我最大的支持。面对疫情，全社会各行各业一条心，作为

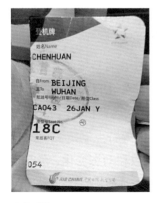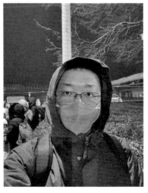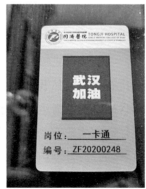

出征武汉

身披战甲的我们，更应毫无畏惧、勇往直前！

在病房筹备及启用初期，对于第一批前线的每一位队员而言，超强的病患救治压力和自身防护到位的严格要求，每一步都是极限挑战。

这是一段一生最难磨灭的记忆。时间虽然短暂，但武汉同济医院中法新城院区 C9 楼西的每个日日夜夜，"氧合掉了""血压低了""发烧了""没尿了""来帮忙俯卧位""试试脱机拔管""自己呼吸别着急"……一字一句，时刻都在脑海里回荡着。有幸成为"逆行"的一分子，希望将其中点滴回忆和些许反思，作为对这段人生的纪念。

重症医学知识储备常用常新。对于突如其来的疫情，协和人的担当、重症医学的担当让全世界见证了一个又一个奇迹。临时组建的队伍虽来自全院各科室的精兵强将，但在临床工作的早期，医学知识背景的多样性的确存在些许沟通效率难以匹配高强度工作的情况，如何做到重症医学知识的快速储备？张抒扬书记带领的核心组首先想到的就是全员培训！既有知识培训、操作技能培训，还有每天晚上在驻地的疫线课堂，以及每一位队员在床旁进行的交班、查房，相互教学，取长补短。让每一个人成为"钉"在那里的"螺丝钉"，其方法就是同质化的教学工作。在保证教学质量同时，需要在床旁进行反复实践。在全体队员的努力下，严格把握教学的"底线思维"，秉持"一定比任何人都还好、都还准"的理念，严格执行每一次临床医疗和护理查房的意见，排除万难、艰苦奋斗，拼尽全力的救治每一位新冠重症患者。

回顾往事，我们更加坚定地推进重症医学专业梯队建设，不断加强基于重症医学核心技能的住院医师培训制度，让每一位医生都能成为关键时刻可以依赖的关键力量。从地基起起，全员掌握心肺复苏，人人会用 AED，以及具备关键学科的抢救能力；从认知开始，训练大家在压力下工作、生存的能力，进一步提高全员重症医学知识储备的"常用常新"。

细节决定成败。每一个日日夜夜都有各级团队给予患者持续的关注。每一次查房，虽然我们都身披"战甲"，但关注病人身体变化每一个细节，毫不含糊。刘大为主任教导过我们："你离病人有多近，就离真相有多近！"我们仔细观察重症患者肺损伤不同，根据对俯卧位反应等特点制定"一人一策"，通过持续守在床旁，获取体征、呼吸机各项参数和动态变化；完善床旁肺部超声，评估循环功能受累程度；再到克服各种困难地进行床旁胸片和外出 CT 检查等。在新冠病毒的认知早期，杜斌老师、周翔老师就带领团队进行个体化的治疗。一部分患者的二氧化碳潴留严重且难以逆转，周翔老师带领团队尝试了体外清除，延缓了高碳酸血症引起的一系列病理生理改变，为患者赢取了更多的恢复时间。一开始，大家还没注意到患者下肢温度下降，李太生老师、刘正印老师发现了个别患者的脚趾发黑，到肖盟进一步完善抗凝相关检查，再到张炎发现抗凝异常激活的过程以及对凝血功能的影响，最后我们大胆采用抗凝治疗，得到了很好的治疗效果。如今多篇相关论著发表在顶级期刊上，为全世界医学同道提供了极为重要的理论和治疗参考。专家们、队员们细致钻研的精神让我们赞叹，也激励我们不放过每一个患者的细节，真正做到"细节决定成败"。

简短的叙事远远不够，协和人拥有扎实的基础知识技能，可以有效把握患者治疗的整体全局，同时兼顾每一项临床细节。对于每一位重症患者采用个性化的方案进行救治，在如此困难的条件下工作强度比管理普通病人更大，却丝毫没有因为防护因素而妥协每一次查房、每一项操作。协和团队利用最前沿的技术、业界公认最扎实的基本功来全力救治武汉同济中法新城院区重症加强病房里的每一位患者。有理由相信，这样队伍一定能在未来继续"披荆斩棘，所向披靡"。

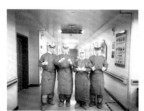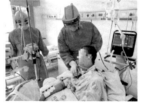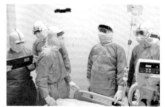

积极投入工作

发扬协和精神，在新冠战场洒下人文之光。病毒无情、人间有情。在这场没有"硝烟"的战场上，我们同病毒进行着搏斗，同时不忘关注每一个个体在这场战"疫"中的隐忍。关爱患者的同时，关爱身边人也包括自己。还记得和几个病人一起过生日的场景，以及她们发来康复后的生活照时我们在聊天群里的各式欣慰表情；还记得带着患者下地锻炼呼吸肌力，从一而终的执着和全力的执行让"硬肺"逐渐恢复；也还记得每一次和家属谈遗体捐献以及庄重的遗体告别仪式……每个瞬间都深深刻在我们的心里，回想起来仍然收不住眼眶中的热泪。关注、关心、关爱我们身边的每一个人，"不抛弃、不放弃"的精神，让抗疫的人文之光璀璨夺目。人文精神的内化，让我们在常态化防控的今天，继续让希望的种子深根发芽，结出文明灿烂的花。

漫漫长夜，记忆里全都是我们一同战斗的场景，艰难之处犹记于心。但我们又是幸运的，有幸我们能相遇，有幸我们能并肩作战，有幸我们能救活那些重症患者。我们更有幸，得到了党、国家和人民的关心和爱护，我们也没有辜负期望。在党和国家、医院各级领导下，我们有责任、有信心、有能力在未来的工作中不忘初心、不辱使命、砥砺前行。医者仁心，我们就是为治病救人而生。心怀锦缎，白衣逆行，为国、为民，也为更好地完善自我，不虚此行，不忘终生！

论俯卧位治疗在新冠重症加强病房中的应用

江　伟

（北京协和医院内科 ICU 主治医师，国家医疗队第二批队员）

2020 年 4 月 15 日，我们登上返回北京的航班，结束了这段毕生难忘的援鄂抗疫经历。集中休整期间翻阅手机里这两个多月拍下的照片和视频，复习这些重症患者的病历，脑海里回忆起同济中法新城院区 C9 西病房里发生的点点滴滴。医疗队每位成员的体会可能各不相同，而我自己作为重症专科医生，在这样一个承担着最危重新冠肺炎患者诊治的病房里，更是感受良多。

1 月下旬，武汉疫情突袭。2 月初医院组织第二批援鄂抗疫医疗队，我终于入选并在 7 号登上去武汉的专机。初到武汉，心里还是非常忐忑，并不是担心染上新冠，因为经过前期的防护培训和传染病知识培训，对自身防护安全还是很有信心的。我比较担心的是面对这么多棘手的危重患者，我们靠什么去挽救他们的生命，毕竟我们团队里只有 10 个左右从事重症或呼吸危重症的专业医生，30 多个重症加强病房专科护士。最终协和人叹为观止的团队作战能力很快就打消了我的顾虑，在赵玉沛院长的后方统筹和张抒扬书记的现场指导下，前线的医生们迅速制定工作流程，一线二线三线各担其责，每个班次分工清晰，重症培训井井有条，各科护士在重症专科护士的带领下快速掌握了气管插管及气切病人气道管理、血滤及 EMCO 病人翻身、特殊管路维护等重症病人护理技能，感染内科和检验科的老师们变戏法似的就把实验室建好了，在病房内采集监测的大量阴性核酸结果更为大家服下了一剂"定心丸"。

作为重症医生，回顾这两个多月的工作历程，我们在专业上对新冠肺炎患者最深的体会是建立、管理和运行一个"协和标准"的重症加强病房对于提高救治成功率至关重要。后来学术界的各项研究也证实了新冠病毒并没有特效抗病毒药，激素等抗炎治疗在某个特定阶段或许有效，但对于我们所收治的患者来说，他们大多数处于病程晚期，恰当的呼吸支持方式、完善的院内感染防控和必要的其他器官支持手段才是真正有益的。在这些措施中，俯卧位治疗是最具有鲜明特点的手段，也是我心目中此行抗疫最值得铭记的关键词之一。

俯卧位治疗是针对重度急性呼吸窘迫综合征（ARDS）的一种常用治疗措施。2013年新英格兰杂志发表过一篇关于俯卧位治疗的随机对照研究，显示俯卧位治疗能够显著提高重度ARDS的存活率，从此被陆续写入了各个国家和学会的指南。俯卧位能够改善肺的均一性，改善通气血流比，改善痰液引流，这些都可能让患者获益。尽管如此，俯卧位治疗在国内许多基层重症加强病房中仍没有得到很好应用，因为会有人力成本高、管路安全和压疮等担心与顾虑，但其实这些都是可以通过培训和实践加以解决。我一直认为，俯卧位的水平在一定程度上可以反映重症加强病房的管理水平。

C9西病房2月4日开张，我院医疗队2月7日全面接管。经过短短数天的适应和培训，2月12日左右就陆续开展俯卧位治疗。31床病人俯卧位好转后的成功拔管，进一步增强了大家对俯卧位的信心，病房内最多时同时有十个病人在接受俯卧位治疗。我们建立了相当完善的俯卧位医护配合流程：教授查房启动俯卧位，二线医生确定每个患者的开始时间和结束时间，每个患者每天至少需要翻身2次，俯卧位时间12—16个小时以上，俯卧位期间每1—2小时调整头部方向。为了避免单个班次的工作量过大，我们将所有患者统筹安排，保证每个护理班次的翻身人数不超过4—5个。每次需要翻身时，由护理组长牵头（通常由高年资的ICU专科护士担任），团队包括当班医生二线、主管一线、床旁护士和小组护士，即使患者处于ECMO支持状态，通常5—6个人也能实施翻身工作。俯卧位前按照核查单，确保患者的呼吸循环处于相对稳定状态，确定气管插管、深静脉、动脉留置管、尿管等重要管路位置，拆除心电监护电极，放置必要的防压疮贴膜，由二线医生保护气道，一声令下，三步走，统一方向平移转体再平移，到位后护士们再整理管路，重新放置心电监护电极。

这个流程看似简单，实则不然。俯卧位治疗过程中，患者的血管通路、气管插管、ECMO 通路都有可能因为体位的变动而受到压迫打折，进而引起重大的循环和呼吸波动，与此同时俯卧位下进行任何管路操作都是难度加倍的，在这种情况下，我们专业医护人员的素质和经验就起到重要作用，有时候在关键位置比如髂前垫个沙袋，就能解决股静脉或 ECMO 的通路不畅问题。后来许多病人从急性呼吸衰竭中存活下来，因为短期内不能撤机而做了气管切开，这类患者接受俯卧位治疗时需要将头部伸出床头，将气切口空出来避免受压，这进一步增加了治疗难度。此外，俯卧位还可能会给镇静、肠内营养等治疗带来一些困难，幸好我们的团队富有相关经验，都能够一一克服。另外的挑战来自压疮，俯卧位时患者的面部、胸壁和双肩双髋的突出部位都会受到身体的巨大压力，而这些部位的皮肤通常不如后背的皮肤抗压，同时因为常常需要偏深的镇静水平，患者的自主调整能力缺失，因此积极的压疮防护也至关重要。通过各种防护垫的使用、及时的头部角度更替、定期翻身等措施，我们病房所有的俯卧位患者都没有发生严重压疮。

在常规的重症加强病房里，俯卧位是国内外标准的治疗手段之一，但需要较高的人力成本和专业经验。在新冠病房里，医护人员都是在二级防护条件下完成上述常规措施，更是对体力和精力的巨大考验，我们的队员都是好样的，特别是一些来自非重症科室常规不会使用俯卧位的老师们，他们很快度过了早期的适应阶段，从陌生到熟悉，把自己打造成全能战士，令人刮目相看。

武汉支援期间，医疗队与多个国家的临床医生开展了线上经验分享活动，期间我们重点指出的经验之一就是俯卧位治疗的应用。后来当意大利等欧洲国家疫情袭来时，新闻里常常出现新冠 ICU 病房里成排的俯卧位患者，证实我们早期的实践经验得到了广泛认可。

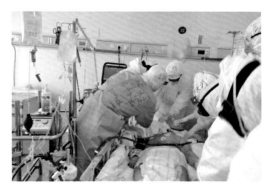

内科 ICU 王春耀医生和 ICU 李尊柱护士长等在为 ECMO 患者行俯卧位治疗

俯卧位治疗是重症加强病房诊治体系中重要元素，

以它为代表的一系列"协和标准"ICU 管理措施，让这群危重症新冠患者获得了新生，同时也让我们清醒地认识到，面对新的疾病，特别是这种病毒性肺炎，只要我们不忘初心，将我们熟悉的、已经掌握的"非特异性"经验做好，就能做到临危不乱，就能让病人获益，这也是多年来协和培养给我们留下的最宝贵的财富。

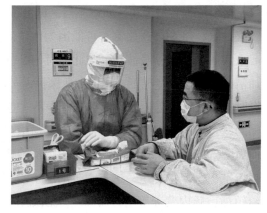

与杜斌主任讨论

死生兴亡论

马鸿鸣

（北京协和医院重症医学科一病房护师，国家医疗队第一批队员）

岁月不居，时节如流。庚子之年，颇多流离。九州之内，天地恸哭；四极五荒，皆有流疫。感生命之脆弱，叹天地之不仁。若使忧能伤人，则千万万人孰可存焉。

昔有疫病者，起于毫末，发于市集，渐广于众。时当佳节，南北人群之往来交通，遍流阡陌；岁值年关，亲朋好友之应酬团聚，喧闹门庭。然时疫者，不识五礼，不通六艺，不易时节，不避寒暑，传播扩散；上至期颐，下及襁褓，无一幸免。染者五军之数，亡者亦可连营。每每思至，悲涕欲绝。

吾辈白袍执甲，龙战于野，救一人不遗余力，然天道有缺，人间难敌，回首百日，德无尽乎？西有四夷，名使群分，舍耄耋而不顾，弃寒门于泥浆，焉有近道也？荀子云：水火有气而无生，草木有生而无气，禽兽有知而无义，人有生有气有知有义，故为天下贵。

吾等亦自知：天道无尽而人力有穷。然以有穷而逆无尽，损有余而补不足，此道何以为继？孟子曰：尽其道而死者，正命也。求则得之，舍则失之，原始反终，故知死生之说也。天地逆旅，千变万化，安有常则？未始有极，又何足患？经此流病，六极汹涌，短、疾使人忧；贫、弱促人恶；五福消减，何以考终命，唯有攸好德。何以为德？行仁而成德。何以行仁？为其义尽，所以仁至。何为以尽？礼记有云："蜡之祭，仁之至，义之尽也。"祭以事鬼，然未能事人，焉能事鬼？是故，尽人事而听天命；何为天命，岂非人事哉？夫祸患常积于忽微，岂得之难而失之易欤。人定胜天，故方其盛也，举天下豪杰，莫能与之争！

夫今生民之患，知死而不知生，知忆而不知改。天下苟不免于用兵，时疫不免于起复，则何如？荆州虽平，不敢忘战。见四方而无事，然变故自有；以无知而疲怠，则必有不测。当使生者皆知死，兴者皆有亡，故曰：天下之势，譬如一身。善养者，能逸能劳；善战者，可进可退。逸则修身养性，不陷于口舌；劳则出入寒暑，不避于风雨。进者行走于生死之间，退者畅游

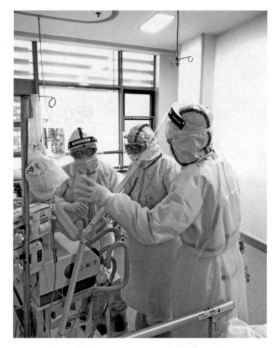

我（右一）与同事一起调节呼吸机参数

于天地之大。地有东西南北，事有迟速远近。速近之事，强健己身；南北之极，防避外患。

今天下顿驻已久，百业待兴，岂容宵小豪横而多怨，何故？其心以为天地皆为吾左右，惟我而已。如使人皆晓死生，民多知兴亡，则破其浅见，使其悔悟。利害之际，岂不明欤？

收拾行囊，路在前方

崔永豪

（北京协和医院泌尿外科二病房护师，国家医疗队第二批队员）

第二排靠窗，这是我每次坐班车必选的位置，感觉隐蔽且安静，窗外一闪而过的景象很适合让我思考很多东西。

当得知自己去武汉的时候，内心没有太大的情绪起伏，可能是初生牛犊不怕虎，仗着自己年轻，无所畏惧。面对亲人、朋友的关心和问候，也只是"敷衍"回复。来武汉的路上，大家互相鼓励，互相说笑，仿佛这次是一次集体"旅游"。现在回想起来，很多人是在用笑声掩盖自己内心的恐惧。

我的乐观一直持续到了进病房的前一刻。当推开病房门的时候，一种窒息的感觉瞬间把我包围，仿佛高原反应一般，让人不敢有太多动作，每做完一项操作都要休息好久，当时真的有一种自己是否能坚持下去的疑问。现在回想起来，真的要感谢同组的老师。大家彼此鼓励，主动承担很多额外的工作，也正是在她们的帮助下，我才能一步步坚持下来。

每次上班的路上，我都会想，病房的病人今天有没有转出的，有没有去世的，今天14床爷爷的病情有没有好转，12床的奶奶有没有脱机，我所要接班的队友此时此刻在干什么。队里的每一个人都很清楚，我们面对的病人，我们只知道他的基本信息、目前的病情，他们来到这里后完全与外界隔离。但是，我心里清楚地知道，病床上与死神作抗争的人正是谁的父亲、母亲，抑或是谁的女儿、儿子，他们都有牵挂的亲人，所以我们更应该用尽全力，不放弃任何一线生的希望。

　　刚来的日子，武汉一直是阴天，路上的车辆很少，仿佛整座城市在沉睡，但是我们都知道，她肯定会迎来重新激活的时刻。队友们每天都在记录自己的心情和感悟，来武汉的大部分时间都是独处，这让我们更有时间去重新审视自己，我自己便是如此。自己在护理的工作岗位已经工作两年多了，是否自己虚度了许多光阴，有没有对自己的工作尽心尽力？有没有认真地过每一天？这是我最近经常思考的问题，一个人思想的转变确实需要经历一些事情。在武汉的这段日子里，我更加明白了生命的可贵，明白了战友的真情是值得一辈子珍惜的情谊，明白了尊重生命，不要在没有意义的事情上浪费时间，抓住机遇埋头苦干，不要等到失去了才去后悔。

　　2月18日，我向党组织递交了入党申请书，有朋友问我：你之前说过你没有想过入党，这次是怎么想的？我的心作出最真挚的回答：我真的从心底想入党，没有外界的干扰，就是发自内心的行为。我想成就更好的自己，想用一种身份激励自己，想在优秀的组织和人的引领下不断地实现自己的价值，重拾年少时充满斗志的心境，在未来的日子里努力过好每一天。

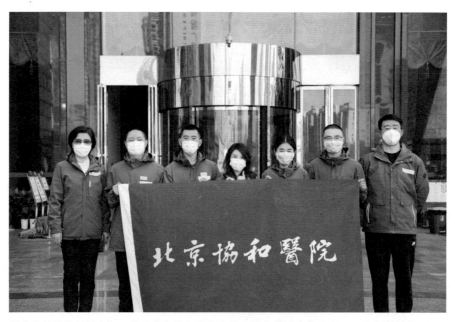

撤离前领队张抒扬书记、韩丁副院长与泌尿外科队员合影，我在右二

武汉之行是我人生中重要的转折点，我会铭记这段经历、这场战疫。它不仅让我变得对生命更加敬畏与尊重，对生活的更加热爱与期待，更让我清楚地认识自己的内心，收拾行囊，重新上路。面对未来，用心去爱，用心活着。

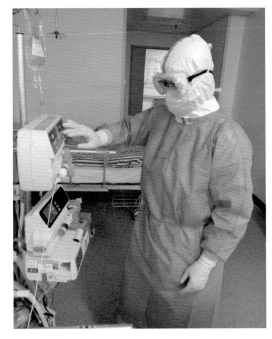

在调节注射泵

战"疫"归来忆江城

徐 琨

（党委办公室处长助理，助理研究员，国家医疗队第二批队员）

对于身处江城武汉的每个人来说，通往 2020 年春天的道路都极不平凡。面对来势汹汹的新冠肺炎疫情，每个人都拼尽全力，共同构筑起坚不可摧的战"疫"堡垒。

天使，身披战袍

我是 2 月 7 日随第二批医疗队前往武汉的。作为医疗队中唯一一个没有医学背景的人，我有幸见证了我的队友们在一线与新冠病毒斗争的全过程，近距离感受他们的悲伤和喜悦、激情与梦想。也只有站在医护人员的身边，看到他们因为患者成功拔管而兴奋，因为无力挽回生命而伤心时，才能更加理解"使命"二字意味着什么。

重症加强病房患者的病情瞬息万变，生死只是一瞬间。特别是在刚到武汉的那段时间，眼看着病人像狂风吹过的草一样倒下，医护人员都难抑心头的遗憾。医疗队每晚召开核心组例会，专家和护士长们讨论一天下来病房里的情况，有时会为了一位患者的用药治疗问题争执不下，有时身经百战的专家因为无力回天而失声痛哭，让我既震惊又深受触动。

医疗队有许多资深的顶级专家，他们不但是冲锋在前的战士，更是凝心聚力的压舱石。采集病人咽拭子标本，是个危险的工作，因为采标时患者一个张嘴的动作，都可能产生大量携带病毒的气溶胶。医疗队里几位大名鼎鼎的教授带头亲自采标，大家看到这些大主任、大专家都没有躲在后面，自然也就不慌了，变得更有勇气、更有底气。我逐渐明白，平日里看似威严有加、有距离感的教授，其实都是心中装着使命、眼里满是柔情的白衣天使。

没有人生而英勇，只是选择了无畏。记得刚到武汉时，确诊患者数量每天还在成百上千地增长，医疗队每个人都在各自的岗位上坚守忙碌，大家把所有的焦虑深埋心底，为了一个共同的使命勇往直前。一次远程会议前，播放了央视制作的战"疫"MV《白衣长城》。听到坚定有力的歌声，看到全国各地医护人员同样坚定的眼神，大家仿佛被击中了一般，感受到了心灵相通的力量，所有积蓄已久的情感一下子宣泄出来，许多人泪流满面。

在这场战"疫"中，无数白衣战士直面病毒、英勇战斗，承受了难以想象的压力，付出巨大的牺牲，几千人确诊感染，几十人以身殉职。他们的医者仁心和无疆大爱，必将为历史所铭记、为人民所铭记。

后浪，正在奔涌

在这场战"疫"中，"80后""90后"甚至"00后"的年轻人如同奔涌的后浪，在斗争最前线绽放出最绚丽的青春之花。

"哪有什么白衣天使，不过是一群孩子换了一身衣服，学着前辈的样子，治病救人，和死神抢人罢了。"这句在网上流传很广的话，正是青年一代挺身而出、担当奉献的生动写照。据统计，支援湖北4.2万余名的医务人员中，"90后""00后"有1.2万人，差不多是整个队伍的三分之一。从性别来看，女性有2.8万人，占到三分之二，其中绝大多数是"80后""90后"的年轻人，她们巾帼不让须眉，用实际行动书写了中国当代青年女性敢于担当、甘于奉献的动人故事。

经过这场疫情，年轻人也经受了深刻的思想洗礼和实践历练。在武汉期间，协和医疗队有50多人递交了入党申请书。年轻人主动向党组织靠拢，积极参加党支部活动，关心国家发展和社会进步。他们，是正在奔涌的后浪，更是绵绵不绝的希望。

生命，永不止息

协和的医疗队在武汉接收的都是极危重患者，尽管耗尽了全部心力去救治，但死亡还是会不可避免地发生。为了认识病毒、了解致病机制，必须尽快通过遗体解剖，拿到病理"金标准"。张抒扬书记很早就认识到这一点，她积极协调各方资源，与具备遗体解剖条件的兄弟医院联系，经过不懈努力，终于促成了遗体解剖工作的顺利实施。

印象最深的，是一个和我差不多大的女孩，她57岁的母亲在我们的病房去世了。当医生在电话里问她是否同意遗体捐献，她答应了。她说，母亲在这个世界上的时间太短暂了，还没来得及为这个世界做些什么，想通过捐献遗体，让母亲为这个世界多做些什么、留下些什么。医生问她有什么要求，她说，最大的遗憾就是还没来得及为母亲尽孝。

面对未知的烈性传染病，医疗队的许多人在奔赴抗疫一线前，都是放下生死、甚至抱着来了就没想着要回去的决心。但在死后是否会捐献自己的遗体，或者在失去至亲时是否能够下决心捐献遗体，许多人都无暇多想，或者不敢深想。也许正因如此，那些在生命垂危时用颤抖的手写下"我的遗体捐国家"的重症病人，才更加值得我们敬重。

人民，真正的英雄

习近平总书记在考察武汉时指出，在这场严峻斗争中，武汉人民用自己的实际行动，展现了中国力量、中国精神，彰显了中华民族同舟共济、守望相助的家国情怀。在武汉的这两个多月，我们无时无刻不感受着武汉人民的坚强与真情。在疫情最严重的那段时间，武汉的街道空无一人，但每个角落都有配合应对疫情的市民。医疗队驻地酒店旁边就是一个社区，每当夜幕降临，看到家家户户都亮起了灯，想象着每一盏灯光下的柴米油盐、喜怒哀乐，心中便充满了温暖。

去武汉前，对武汉人了解不多。初到武汉，给我留下第一印象的，是在驻地酒店工作的两位年轻女孩。当我们还在为"空气中弥漫的病毒"坐也不敢坐、站也不敢站时，她们却沉着冷静、井井有条地为医疗队服务，用周到细致的工作为医疗队的日常生活提供保障。不止她们，在武汉接触到的每个人，从坚守岗位的医护人员，到不惧风雨的普通民警；从不辞辛苦的志愿者，再到风雪无阻的班车司机……他们的眼神里都有着同一种坚定，身上都散发着同一种力量。坚忍顽强的武汉人，在与病魔短兵相接中，在用行动守卫家园中，展现出不惧困难、坚毅前行的英雄气概。

浩浩长江水，见证着武汉这座英雄城市的不屈不挠；巍巍黄鹤楼，铭记下武汉人民的众志成城。

我辈，时刻准备着

在这场没有硝烟的战斗中，14亿中国人民都是抗击疫情的伟大战士。历经疫情磨难，我们看到了担当重任的医者仁心，看到了践行誓言的青春风采，看到了中华儿女的逆行与坚守、大爱与奉献。我们更看到了中国共产党团结带领中国人民集中力量办大事的强大领导力、组织力、执行力，看到了国家日益提升的治理能力和治理水平。更加深切地认识到，风雨来袭，中国共产党的领导是最重要的保障、最可靠的依托。

面对疫情大考，大到一个政党、一个国家、一座城市，小到一家医院、一名队员，能力和水平都得到了充分检验。实践告诉我们，战场上考验的是平时的积累，是点滴铸就的基本功。只有平时多流汗，战时才能少流血。无论是医生、护士还是行政管理人员都是如此。战"疫"归来，唯有只争朝夕、不负韶华，在实践磨砺中不断增长才干、提高本领，才能在危急时刻冲得上、打得赢。我们时刻准备着。

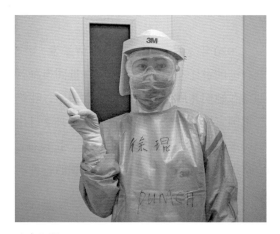

病房留影

众志成城，共克时艰

陈　洁

（北京协和医院妇科内分泌与生殖中心护士长，病房主管护师，
国家医疗队第二批队员）

2020年1月，新冠肺炎疫情暴发。作为一名临床护士，我深切地意识到自己的责任和使命。看着第一批同事踊跃奔赴前线，我既为她们担心，又期待和她们并肩作战。经过多次请愿，我终于如愿以偿作为北京协和医院第二批国家援鄂抗疫医疗队队员于2月7日出征武汉。

走过严冬，已迎来春暖花开，抗疫征战取得了阶段性胜利。回望历程，一路走来，我心里充满着关于协和的各种动人旋律。

激　励

此次出征，最激励我的是护理部吴欣娟主任。她是护理学界的"领头羊"，一直挺身在第一线。此次危难当头，她带领协和护理人又一次挺身而上，这种勇敢无畏的献身精神和家国情怀深深地打动着我，更鼓舞着我的斗志。"我也是协和人！"那一刻，正是我接力的时候，有个信念指引着我，那就是——把协和人的印记带到武汉前线去！

传　承

我所在的医疗队接管了武汉同济医院中法新城院区重症加强病房，承担着最艰苦的工作和最危重的病患。在第一批医疗队队员的培训指导下，我们快速进入角色、火力全开。

病区建立伊始，由于两家医院的医嘱系统、工作方式及流程差异较大，

病房整体化管理存在困难。得益于协和规范的管理体系，我们快速统一了岗位职责、工作流程、物资管理等一系列管理标准。为了保障患者安全和提高工作效率，双方充分考虑各自团队的优势，进行分工合作、各取所长。患者的医嘱处理、药品领用等由同济医院的护理骨干们承担；协和团队负责病房的管理和病患的用药以及临床护理。我作为护理督导组成员，主要负责污染区护理质量控制、风险预警，同时参与临床护理工作。在工作的具体开展中，协和精神"严谨、求精、勤奋、奉献"八字箴言给了团队莫大的指引。

一是严谨。工作中，无论何时何地、人前人后，都要严格遵守操作规程。例如，在患者皮肤护理方面，我们有着严格的评估、护理和治疗流程。初期，当发现病患皮肤有压疮风险时，即使物资有限，同事们一起想办法采取措施，用手套自制水囊为患者受压部位减压；再配合协和医院紧急调来的溃疡油、硼锌糊、莫匹罗星软膏等，有效地解决了患者的皮肤问题。为了促进患者痰液排出，清醒的病人我会边给他们鼓励加油，边指导并协助他们排痰；对于镇静病人，我在床旁帮助他们做肺部物理治疗，一站就是4个小时。看着患者们病情一天天好转，我觉得自己充满了信心和力量。

二是求精。求精体现在细节上，细节决定成败。我们督导组的3名护士长深入临床，及时发现问题、解决问题，同时制作了7期工作提醒：监护仪呼吸次数快了注意吸痰；翻身操作后注意检查管路连接处；输液速度变慢了注意静脉管路是否弯折；病室内药物注意标注患者名字；注射泵贴标签处注意位置；根据病室温湿度注意患者保暖情况……每发现一个隐患、每规范一个流程，病人的安全感和舒适度就会上升，护士工作就能得到优化。

三是勤奋。这里的病患病情危急、变化快。只有勤，才能防患于未然。每个班次我们都认真巡视病房，4小时不停歇。勤观察、勤响应、勤思考，物资储备少了及时添加，污染区物品多了及时整理处置。一次，一位患者进行足部切开负压引流术，需要超声刀，同济团

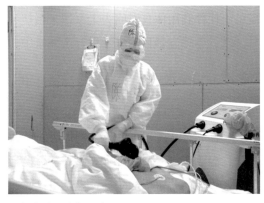

为患者进行肺部理疗

队快速响应、联系协调，手术所需设备立即到位；协和团队迅速开展手术操作、用药和护理，全程无缝衔接，为患者及时救治和早日恢复节约了宝贵的时间。

四是奉献。除了做好各项治疗护理的本职工作外，护士更在工作中倾注了无私的爱心。在一位重症离世的患者前，同事一边做着最后的整理一边说："知道您喜欢干净整洁，每天都让我们给您梳头擦脸，现在您离开了，我也希望您干干净净"，接着用温热的毛巾一点一点为她擦拭身体，每一个胶布印儿都擦得干干净净。护士温柔地做着这一切，让护理有了温度。

支　持

虽然我们在前线，但完全没有后顾之忧。来自各方的温暖包围着我们。

首先，有来自各级领导的关心，关心前线每一位同事和家庭。各级领导们了解到当时武汉的天气寒冷潮湿，送来了电热毯、暖宝宝；为了督促我们锻炼增强体质，送来了跳绳、瑜伽垫等室内健身器材；队员过生日时，送来浓浓的祝福和喷香的长寿面……此外，医院关心队员们的家庭，建立了爱心联络组了解情况，一对一帮扶解决各个家庭的困难。临行前，我所在科室妇科内分泌与生殖中心的陈蓉副主任，心系出征的全体姐妹，组织全科力量为大家做坚强后盾，帮助姐妹们做好抗疫期间的个体化月经管理，迄今我们已经帮助30余位前线的同事成功解决了妇科内分泌问题。

其次，有来自工作伙伴的友爱互助。近两个月的相处，我们不仅是工作中的好战友，还是生活中的好姐妹。一天，一位协和的小伙伴嘀咕道："好想吃蛋糕……"当晚下班后就收获了来自同济医院的小伙伴的惊喜，同济医院的小伙伴利用休息时间为大家送来蛋糕和比萨。分享的时刻，小伙伴们分外感动、备感温馨！离家千里，亲如家中，留下了一段段美好的回忆。

誓　言

我宣誓：奉行革命的人道主义精神，坚守救死扶伤的信念，遵守医德、捍卫生命；要以真心、爱心、责任心对待每一位患者，永葆天使圣洁；勤奋好学、忠于职守、兢兢业业，把毕生精力献给护理事业；不忘今天的决心和誓言，接过前辈手中的蜡烛，燃烧自己、照亮别人！

在突发事件应对中，护士是医疗救援队伍的重要组成部分。参与这次抗疫救援工作，也让我重新审视了护理专业的价值，依托这份职业，我们帮助他人、挽救生命，通过践行"救死扶伤，护佑健康"的使命，为健康中国添砖加瓦。我想这就是当初我们在南丁格尔像前宣誓的初心，也是白衣天使们共同践行的使命！我们坚信，抗疫必胜！

江城流水

邢宝坤

（北京协和医院泌尿外科二病房教学老师、主管护师，
国家医疗队第二批队员）

　　还记得在 2019 年 12 月那个时候，我是在微信的好友群里看到了武汉发生了类似于非典的消息。当时除了和朋友之间聊天，又多了一个谈资以外，也没想到事情会变成后来的样子。

　　时间一转眼就到了 2020 年，仅一个月形势突然变得紧张起来，医院开始层层下达各种防控疫情的指令。通过新闻的报道我们也看到了，感染疾病的人数呈指数上升。等到了大年初二，医院抽调重症、呼吸、感染专业的同事，组建了第一批北京协和医院国家援鄂抗疫医疗队，奔赴武汉。我想着，虽然我在泌尿外科已经工作了一年多时间，但是我之前一直在重症加强病房工作，对于重症护理，我并不是门外汉，兄弟们都已经上了，我也应该去。于是就张罗着写请战书，心里想着虽然第一批没有我，但第二批也应该让我去了吧。我的请战书也带动了科室里许多同事和我一起联署，在请战书里我是这么说的："虽然我们属于外科，但我们也有危重症科室的轮转经验，我们坚信自己能够胜任疫情防控相关的护理工作，我们志愿加入到临床一线，与已经在那里的兄弟姐妹一起倒班，分担重任，并肩战斗。我们已经放弃休假安排，退掉回家的车票，枕戈待旦，时刻听命。我们将依令而行，作出贡献，绝不辜负党和国家对我们的教育和培养。恳请党组织批准我们的请求！"

　　我们泌尿外科的护理人力资源一直比较紧张，一开始我并没有在第二批

的派出名单里，可能是考虑到我诚恳的态度，医院把我的派出提前了，通知我去参加第二批的行前培训，在这里，我要对医院及护理部的领导说一声谢谢。刚开始接受培训的第一天下午，情况又有了变化，国家开始要求每个援鄂的医院整建制地承接病房，所以行前培训就变成了行前准备，因为第二天就要出发去武汉了。

到武汉的第一天，刚刚放下随身的背包，行李还没有到，匆匆忙忙吃了几口晚饭，我们工作第一小组就开始进入病房了。在武汉的第一个班，从晚上9点到凌晨1点。印象里这个班次还是有一些混乱的，毕竟是和其他医院护理同仁进行交接，而且对于病人之前的情况，我们也不是很了解。在之后的聊天当中，有同事曾经提到过，他们对第1天的班还是很不适应的。但我感觉也还好，因为毕竟有重症护理工作经历。在这里我还要特别谢谢那些曾经和我一起搭过班的队友们。在隔离病房的工作中，因为护目镜的雾气而影响视野，因为防护服的穿着而导致行为不便，因为多层手套的穿戴而使手指触感缺失，同事之间互相的配合如果不好，许多护理工作是无法完成的。

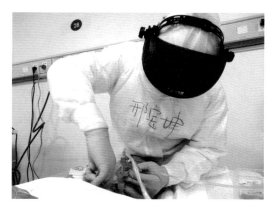

为患者吸痰

在之后的工作里，我们开始对武汉，对中法新城院区所在的蔡甸区以及驻地酒店周边一点点的熟悉和了解。有汉江，有石洋湖，有后官湖国家湿地公园，有柳芽，有樱花，有一年四季常绿的树，这是一座美丽的城市。曾经和媳妇聊天的时候说起过，为什么要来武汉，我说有些事情总得有人来做。你也怕承担，我也怕危险，事情没人管，你在北京待着也不再安全。最后还要感谢武汉，感谢英雄的城市、英雄的人民，在抗击疫情中作出的奉献和牺牲。

我是一名护士，我只是做了一点点微不足道的本职工作。

太阳照常升起

葛冠男

（北京协和医院外科医师，国家医疗队第二批队员）

一

2020 年 4 月 12 日凌晨 3 点，我按着标准流程一丝不苟地脱下全部防护装备，缓步走出污染区，完成了自己在抗疫前线的最后一个夜班。

冲到清洁区打开冰箱找出一瓶冰可乐，拧开瓶盖，盯着漂浮而上的气泡，我忽然想起读王小波先生《我的师承》时学到的一首诗——朝雾初升，落叶飘零，让我们把美酒满斟！想想过往两个月经历的种种，我不由得感叹，人世间最美妙的时刻不外如是。

二

我不知道自己是不是准备好了，或者说，我不知道怎样才算准备好了。我没有什么雄心壮志，也不觉得自己很伟大，这是我的工作，我只是换了一个地方工作。这不是我的专业，不会就学，学会了就行了，不用紧张，没什么可担心的。

2 月 7 日出发前的那个早上，我和老婆说了这么一番话，现在想来，更像是说给自己听的。紧接着就是走马灯似的整队、誓师、登机、落地。事实上，从接到入选援鄂医疗队的通知，到我真真正正站在武汉天河机场，还不到 24 小时。我记得那天武汉挺冷，微微下了点小雨，街上空空荡荡，车窗外雾蒙蒙的，路过同济医院中法新城院区的时候，隐约听大家说那里就是我们接下来要工作的医院。我瞄了一眼，雾气裹着几栋白色大楼，感觉它们像气泡一样似乎一戳就破。我狠狠戳了几下，手有点疼。直到当天晚上11点，终于安顿好行李洗漱完毕躺在酒店的床上，我依然被巨大的不真实感笼罩着：

"真的，就这么来了？"

三

嗯，真的就这么来了。

该怎么去形容最初的几个班呢，就好像一辆跑车以极限的速度冲向你，眼看要撞到你脸上了，突然告诉你它其实是变形金刚，变了身之后不光能挥拳揍你、抬脚踹你，并且还会打哑谜念金刚经，一股脑地全都要砸在你身上。

就连见多识广的 ICU 副主任周翔老师都感慨："疫情下的 ICU，我们面对的这批患者，病情比平时家里 ICU 要凶险得多。"我记得第一个夜班，还伴随着第一次穿着防护装备的笨拙感，我推开污染区大门，看到的场景是：所有监护仪器的报警铃声都在响，不是心律失常就是血氧下降。全病房 32个病人，23 个气管插管，2 个 ECMO。

如果是我自己面对这一切，那我百分之百死定了，幸好我身边有一帮最好的队友。情况即使再难，我们也一起扛过来了。

谢谢赵静老师！是你在第一个夜班一步步带着我穿脱防护服，并且帮我据理力争，让管库房的人帮我从箱底找出了合体的防护服，在今后的大部分夜班中作为我的二线，带我平稳度过。

谢谢郭帆男神！是你在我第一次进污染区的时候，言简意赅地连比画带猜，用 5 分钟给我讲解了呼吸机的真谛，展现了扎实的协和医院高年资内科住院医功底。

谢谢内科 ICU 的王春耀、江伟和两位师兄！你们好像是两本重症百科全书、精准强大的答疑解惑机器。能在这两个月中成为你们领衔的 D 组的一员，我很荣幸。在你们的带领下，我们组管理的床位中，甚至出现了 31床这样的"神床"，残酷的两个多月中，凡是住过这张床的危重症病人，全部都完好地走出了重症加强病房。是你们，用知识、用担当、用奉献，愣是在残酷的抗击新冠战"疫"中打造出了这样一方"风水宝地"。

谢谢和我搭过班的全体护士女神男神们！我猜，将来脱下防护服回到医院，我们可能会在彼此间擦肩而过时完全认不出对方，但是我始终认为这两个月来所有最终转危为安的危重症病人，功劳有一大半是你们的。尤其是当我看到属于我们协和医疗队的"成绩单"，看着上面有创呼吸机、ECMO、CRRT 患者数量，脑中回想起忙碌不歇的身影。我更加体会到了护理团队的不容易。

谢谢后方坚持邮寄物资"投喂"我的家人们。谢谢李永宁主任、卞伶玲护士长、翟雨佳小姐姐！是你们不辞辛劳，变着花样地给我寄来全品类的各种物资，比我自己想得都细，甚至我还没来得及发现自己缺什么，就已经预先补充到位了。看着自己房间里足以开小卖部的物资储备，我感觉自己每天工作起来自信了许多。

总之，有了你们，一切很快步入正轨。从无到有，到应有尽有。超声、ECMO、动脉套装、有创模块、CRRT……当我看到王京岚教授用两台废弃的呼吸机的零件自己攒出来一台移动呼吸机，兴高采烈地对我们说"这回终于能推所有病人出去做 CT 了"的时候，我明白，没有什么能阻挡我们。

于是，跟着你们，我学会了"玩转"各种呼吸机，学会了如何做粗浅的肺部超声、心脏超声、血管超声等各种超声，学会了判读血气，学会了自己推机器做床旁胸片，学会了许多五花八门的技能和知识。回到了北京我依然是一名外科医生，但是在武汉我相信自己是协和抗疫重症团队一颗合格的螺丝钉。

要感谢的人，真的太多了。每一位默默奋战在一线的队友，都是值得感

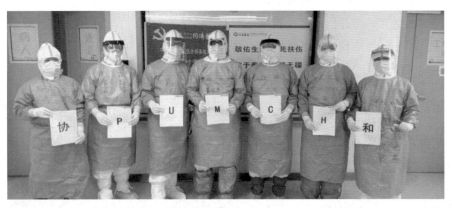

2020 年 4 月 12 日凌晨 2 点，我（左四）的最后一个夜班

激的，你们没有畏惧，没有浮夸，专注于本职工作。你们是真诚的，这是关于胜利最重要的事。今当远离，临表涕零，不知所言。

四

边想边写，不知不觉，太阳照常升起，但一切都将不同。时维四月，序属初春，我结束了在武汉的全部工作，问心无愧地喝着可乐。再见了武汉，虽然今天是个阴天，但可乐真的很甜！

特别鸣谢

新华社、光明日报社、
环球时报社、中国人口报社、
湖北日报社、北京卫视
以及其他所有参与武汉抗疫的媒体单位
对本书的大力支持。

责任编辑：任　哲

图书在版编目（CIP）数据

生命至上：北京协和医院国家援鄂抗疫医疗队武汉亲历手记 /
　张抒扬，韩丁 主编 . — 北京：人民出版社，2021.8
ISBN 978 - 7 - 01 - 023414 - 4

I. ①生… 　II. ①张… 　②韩… 　III. ①卫生防疫 – 医疗队 – 先进事迹 –
北京 　IV. ① R197.2

中国版本图书馆 CIP 数据核字（2021）第 081843 号

生命至上

SHENGMING ZHISHANG

——北京协和医院国家援鄂抗疫医疗队武汉亲历手记

张抒扬　　韩　丁　主编

人民出版社 出版发行
（100706　北京市东城区隆福寺街 99 号）

北京雅昌艺术印刷有限公司印刷　新华书店经销

2021 年 8 月第 1 版　2021 年 8 月北京第 1 次印刷
开本：710 毫米 ×1000 毫米 1/16　印张：36.75　插页：7
字数：600 千字

ISBN 978 - 7 - 01 - 023414 - 4　定价：136.00 元

邮购地址 100706　北京市东城区隆福寺街 99 号
人民东方图书销售中心　电话（010）65250042　65289539